AF525936

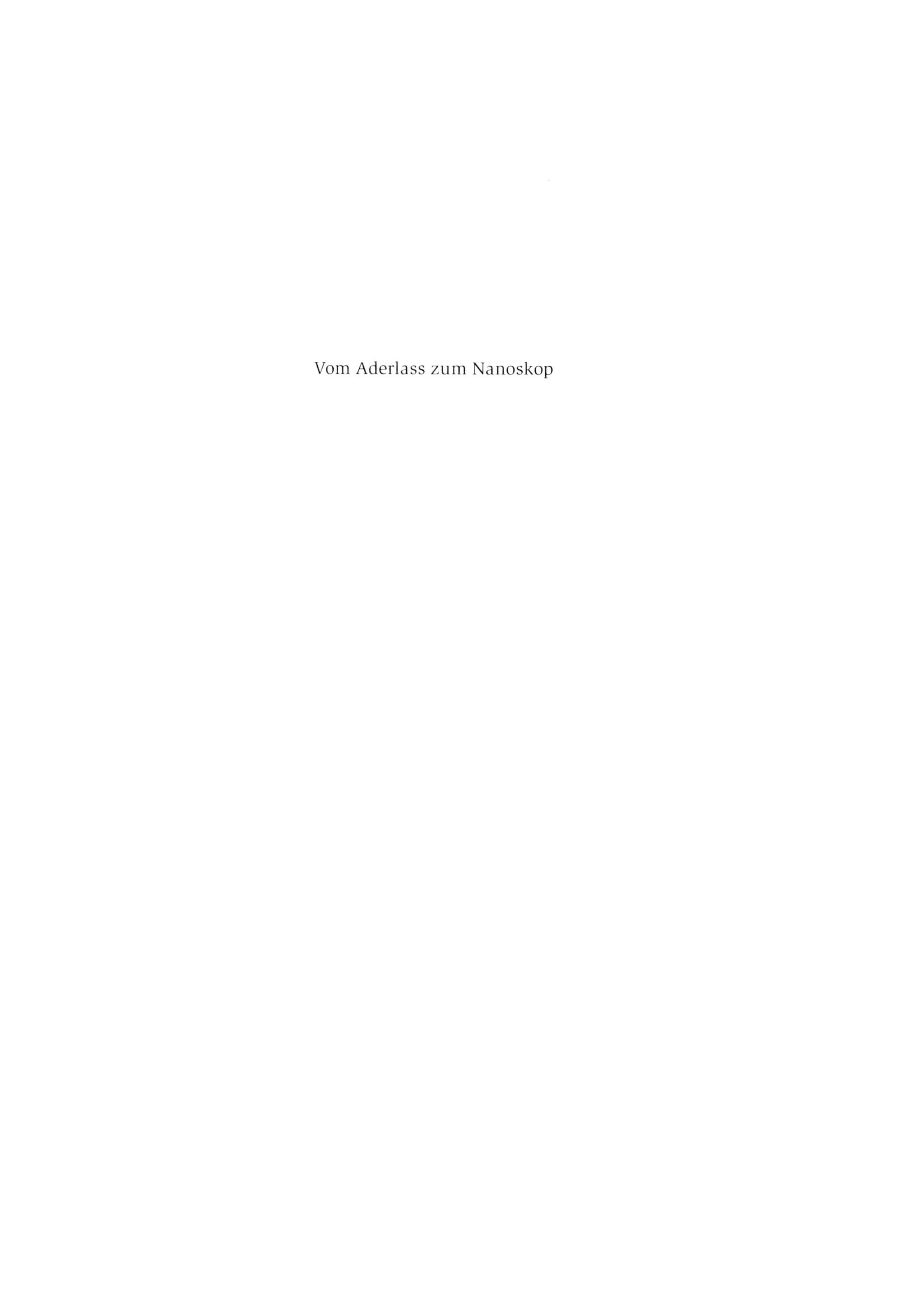

Vom Aderlass zum Nanoskop

Alexander Sigelen

Vom Aderlass zum Nanoskop

Eine Geschichte der Medizintechnik

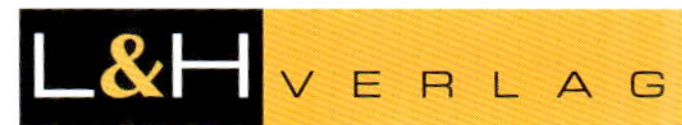

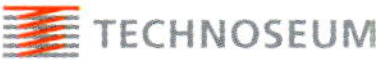

Herausgeber: TECHNOSEUM Landesmuseum für Technik und Arbeit in Mannheim
Autor: Alexander Sigelen
Lektorat: Thies Schröder, L&H Verlag
Herstellung und Covergestaltung: Mareike Hutsky, L&H Verlag
Satz: typegerecht, Berlin
Printed in the EU

Bibliografische Information der Deutschen Bibliothek
Die Deutsche Bibliothek verzeichnet diese Publikation in der Deutschen Nationalbibliografie. Detaillierte bibliografische Daten sind im Internet über http://dnb.ddb.de abrufbar.

ISBN 978-3-939629-45-0

Erste Auflage 2018

INHALT

4. MIKROKOSMOS MENSCH ... 123

5. EINGRIFFE IN DEN KÖRPER ... 167

6. »ERSATZTEILE« FÜR DEN KÖRPER ... 223

7. AUSBLICK: DIE ZUKUNFT DER MEDIZINTECHNIK ... 267

VORWORT

Das TECHNOSEUM dokumentiert in seinen Sammlungen Technik und Naturwissenschaften seit der Industriellen Revolution und vermittelt in seinen Ausstellungen deren Grundlagen und Wirkungen. Es macht so in einer immer komplexer gewordenen Welt technische Entwicklungen verständlich und veranschaulicht ihren Einfluss auf die Lebens- und Arbeitswelt der Menschen. Dabei werden Chancen, aber auch Risiken moderner Technologien aufgezeigt. Das Museum ist somit nicht nur ein Ort des kulturellen Gedächtnisses, sondern auch ein Forum für die Diskussion von Zukunftsfragen der technischen Moderne.

In kaum einem Feld berühren Technik und Naturwissenschaften den Menschen so unmittelbar wie in der modernen Medizin, wie sie sich seit dem 19. Jahrhundert herausgebildet hat. Sie geht uns im wahrsten Sinne des Wortes »unter die Haut«. Ihre technischen Errungenschaften helfen, Krankheiten zu erkennen und zu heilen. Für viele Menschen mit chronischen Erkrankungen sind sie heute selbstverständlicher Teil ihres Alltags, vom Blutzuckermessgerät über das Hörgerät bis hin zur Hüftgelenks-Prothese. Die rasante Entwicklung der Medizintechnik wirft jedoch auch ethische und gesellschaftliche Debatten auf.

Einen mehrere tausend Objekte vom 18. bis ins 21. Jahrhundert umfassenden Schwerpunkt unserer Sammlung bildet daher die Technikgeschichte der Medizin. Eine Auswahl bedeutender Exponate, ergänzt um hochkarätige Leihgaben aus Fachmuseen, Forschungseinrichtungen und Herstellerfirmen, wurde in der Großen Landesausstellung Baden-Württemberg »Herzblut – Geschichte und Zukunft der Medizintechnik« im TECHNOSEUM gezeigt. Die Ausstellung, die wichtige Entwicklungslinien der modernen technisch und naturwissenschaftlich geprägten Medizin für ein breites Publikum anschaulich darstellte, erfuhr einen sehr erfreulichen Zuspruch.

Es freut mich daher sehr, dass wir in Zusammenarbeit mit dem L&H Verlag den vorliegenden, nicht nur an Fachleute, sondern insbesondere auch an Laien gerichteten Überblick über die Geschichte der Medizintechnik seit dem 19. Jahrhundert umsetzen konnten. Dieser beruht im Wesentlichen auf den Recherchen, die für die Ausstellung durchgeführt wurden und präsentiert deren Ergebnisse in Form einer allgemeinverständlichen Übersicht über die Entstehung der technischen Möglichkeiten der modernen Medizin, ihre naturwissenschaftlichen Grundlagen, aber auch der mit diesen verbundenen gesellschaftlichen Fragen. Mein Dank gilt an dieser Stelle Alexander Sigelen, der nicht nur als Projektleiter die Konzeption der oben genannten Ausstellung verantwortete, sondern der auch mit großer Kennerschaft die vorliegende Publikation erarbeitet hat.

In diesem Sinne wünsche ich allen Leserinnen und Lesern viele gedankliche Anregungen und interessante Erkenntnisse nicht nur im Rückblick auf die Geschichte der modernen Medizin, sondern auch für deren Gegenwart und Zukunft.

Hartwig Lüdtke
Direktor des TECHNOSEUM

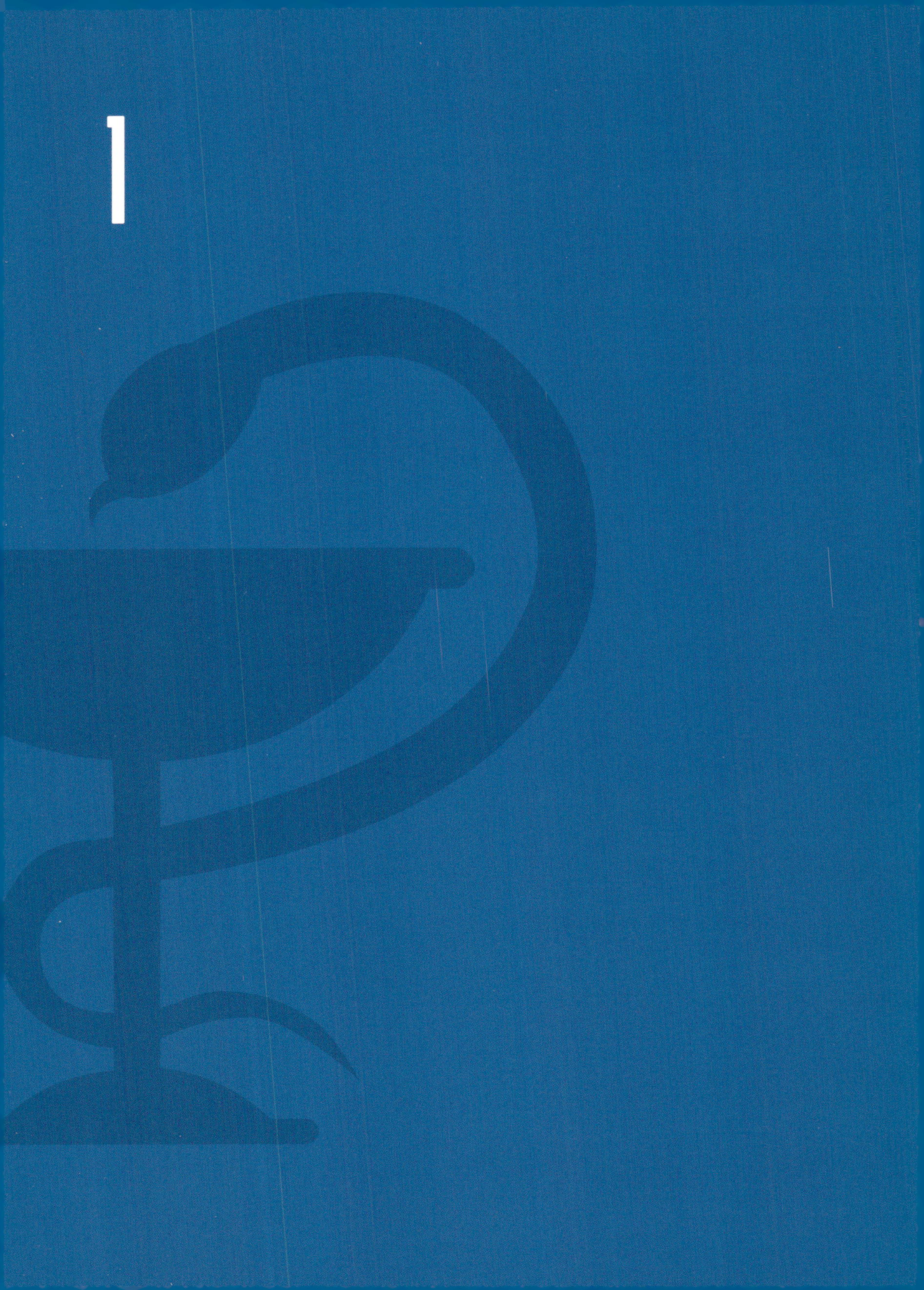
1

DIE ENTSTEHUNG DER NATURWISSENSCHAFTLICHEN MEDIZIN

Medizin und Medizintechnik haben unsere Welt entscheidend geformt. Sie haben beeindruckende Erfolge erzielt und sind Gegenstand großer Hoffnungen, zugleich aber auch intensiver Auseinandersetzungen. Die Ursprünge der heutigen Medizin reichen bis zum Beginn der gezielten Erforschung des menschlichen Körpers und seiner Anatomie im 16. Jahrhundert zurück. Durchgesetzt hat sich diese Form der Medizin jedoch erst im 19. Jahrhundert. So ist die Medizin heute von naturwissenschaftlichem Denken und dem vermehrten Einsatz technischer Instrumente und Geräte geprägt. Mit diesen können Vorgänge im Körper genau gemessen und das Körperinnere sichtbar gemacht werden. Medizin kann heute immer umfassender in Körperfunktionen eingreifen und sogar Gliedmaßen und Organe ersetzen, zumindest teilweise. Medizintechnik ist Teil unserer Welt – und zwar so umfassend, dass wir uns dessen häufig nicht mehr bewusst sind.

Fieberthermometer, Blutdruckmessgeräte oder künstliche Hüftgelenke sind Alltäglichkeiten. Die Medizin prägt unsere Gesellschaft, von einer Vielzahl medizinischer Berufe bis hin zum öffentlichen Gesundheitssystem. Ihre Erfolge sind enorm und ihre Möglichkeiten werden immer größer. Doch führt dies auch zu neuen gesellschaftlichen und ethischen Debatten, etwa um die Transplantationsmedizin oder die technische Verbesserung des Menschen. Gibt es Grenzen der Entwicklung zum Cyborg?

Diesen spannenden und spannungsreichen Entwicklungen wird in diesem Buch nachgegangen. Dabei wird einerseits das Wechselspiel naturwissenschaftlicher Entdeckungen und technischer Innovationen, etwa bei Instrumenten für Forschung, Diagnostik und Therapie, in den Blick genommen. Andererseits liegt ein Schwerpunkt auf den Veränderungen in der Konzeption des menschlichen Körpers sowie unserer Vorstellungen von Gesundheit und Krankheit. Auch sozialgeschichtliche Fragen, so die Veränderungen des Verhältnisses von Arzt und Patienten, die Professionalisierung der Medizin und die bis heute nicht abgeschlossene Medikalisierung als Prozess der immer weiteren medizinischen Deutung und Durchdringung der Gesellschaft und des Lebens, werden angesprochen.

Als Leitlinien lassen sich fünf Tendenzen feststellen, bei denen Technik- und Körpergeschichte eng verflochten sind:

Blick in den Körper: Mit Hilfe verschiedener Instrumente wie des Stethoskops, des Augenspiegels oder der Röntgenröhre gelang es der Medizin schrittweise, nicht-invasiv in den Körper zu blicken und Strukturen und Vorgänge im Körperinneren, zunächst vermittelt über Schallphänomene, zu erschließen. Moderne bildgebende Verfahren nutzen heute neben Schallwellen auch Röntgenstrahlen oder Magnetfelder. Durch computergestützte Schnittbildverfahren sind die diagnostischen Möglichkeiten seit den 1970er Jahren erheblich gewachsen. Je nach Verfahren lassen sich so Knochen, Organe oder Blutgefäße auf Verletzungen oder Veränderungen untersuchen. Einige Verfahren machen neben anatomischen Strukturen auch physiologische Vorgänge sichtbar, etwa Stoffwechsel oder Blutfluss.

Vermessung des Körpers: Die neue Medizin begann, den Patienten gezielt zu vermessen. Physikalische Vorgänge im Körper wie Temperatur oder Blutdruck wurden mittels neuartiger Instrumente – wie beispielsweise dem Fieberthermometer oder dem Blutdruckmessgerät – messbar gemacht und als Kurven über die Zeit aufgezeichnet. Im 20. Jahrhundert trat mit der Elektrodiagnostik die Vermessung elektrischer Nerven-Impulse hinzu. Auch die Biochemie des Körpers wurde in den Blick genommen. Der größte Teil der chemischen Analysen von Körperflüssigkeiten, die früher per Hand und mit dem Auge durchgeführt wurden, ist heute vollautomatisiert und läuft innerhalb kürzester Zeit ab.

Mikrokosmos des Körpers: Die neu entstehende naturwissenschaftliche Medizin nutzte das Mikroskop, um den Mikrokosmos des Körpers zu erforschen. Auf seinen Einsatz gehen zwei grundlegende medizinische Konzepte zurück: die Zellularpathologie, die die Vorstellung begründete, dass jede Krankheit auf Störungen in den Zellen des Körpers beruhe, sowie die Bakteriologie, die in Bakterien als mikroskopisch kleinen Krankheitserregern die Ursache für viele Infektionskrankheiten entdeckte. Heute nimmt die molekulare Diagnostik die Gene von Körperzellen, aber auch von Krankheitserregern in den Blick.

Eingriffe in den Körper: Diese Entdeckungen und technischen Innovationen wirkten auf die Möglichkeiten, in den Körper einzugreifen. Die Chirurgie erfuhr im späten 19. Jahrhundert durch zwei Innovationen eine Umwälzung: Die Einführung der Anästhesie sowie die technische Umsetzung der Grundsätze der Antisepsis und Asepsis ermöglichten Operationen, die zuvor undenkbar waren, etwa im Bauchraum. Im 20. Jahrhundert gelangen der Chirurgie immer anspruchsvollere Eingriffe im Bauch- und Brustraum sowie am Gehirn. Neue Operationsmethoden und technische Neuerungen gingen dabei Hand in Hand. So konnte sich in den letzten Jahrzehnten die minimalinvasive Chirurgie etablieren. Dabei wird mithilfe spezieller Optiken und Instrumente durch kleine Schnitte operiert.

Ersatzteile für den Körper: Obwohl einfache Seh- und Hörhilfen sowie Prothesen als Ersatz für Gliedmaßen schon lange nachweisbar sind, ermöglichte erst ein weitergehendes Verständnis der menschlichen Anatomie, Physiologie und Biomechanik seit dem 19. Jahrhundert funktionale Prothesen, die ihrem natürlichen Vorbild immer näher kommen. Prothesen wurden aktiv steuerbar, zunächst rein mechanisch. Inzwischen werden auch Nervenimpulse zur Steuerung verwendet. Blieb die Verbindung von Mensch und Prothese lange äußerlich, werden Prothesen heute auch implantiert. Einige Implantate geben elektrische Steuerimpulse sogar direkt in Muskeln und Nerven.

Gleichgewicht der Säfte – Medizin in Antike, Mittelalter und Früher Neuzeit

Eine Voraussetzung für diese Technisierung der Medizin war ein Wandel der Körperbilder, wie er zwischen dem 16. und 19. Jahrhundert stattfand. Die Medizin im frühneuzeitlichen Europa kannte eine Vielzahl medizinischer Körperkonzepte und daraus abgeleiteter Praktiken. Eines der wirkungsmächtigsten war die Vier-Säfte-Lehre oder Humoralpathologie. Sie sah den Körper geprägt durch vier Körpersäfte (*humores*): Blut, Schleim, gelbe Galle und schwarze Galle. Der Mensch war gesund, wenn die Säfte in einem Gleichgewicht standen. Krankheit wurde mit einem Ungleichgewicht der Säfte erklärt, etwa wenn einer überhandnahm, eindickte, ins Stocken geriet oder sich ablagerte. Auf diese Säfte wurden auch seelische Erkrankungen zurückgeführt, zumal sie in enger Verbindung zum Charakter und Temperament des Menschen gesehen wurden.

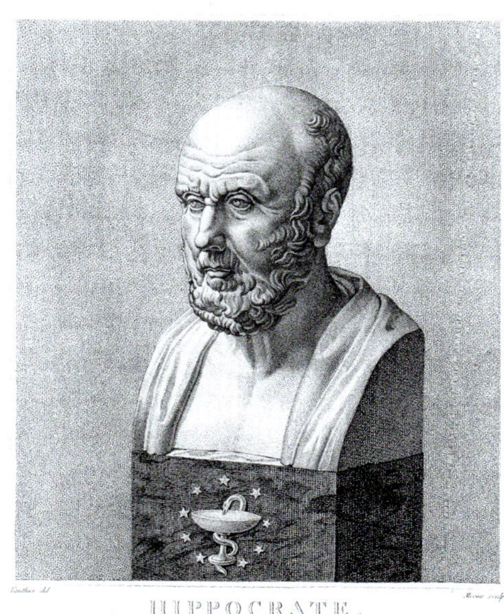

Hippokrates (um 460 – um 370 v. Chr.) als »Vater der Medizin« (in einer Darstellung des 19. Jahrhunderts)

Die Lehren der Humoralpathologie wurden zurückgeführt auf den griechischen Arzt Hippokrates von Kos (um 460 – um 370 v. Chr.). Über Hippokrates weiß man außer Legenden wenig mehr, als dass er als Wanderarzt in der griechischen Welt des Mittelmeers herumreiste. Das unter seinem Namen überlieferte *Corpus Hippocraticum* ist ein Konvolut von rund sechzig Schriften, die wohl zwischen 400 vor und 100 nach Christi Geburt entstanden sind. Selbst die Verfasserschaft der zu seinen Lebzeiten entstandenen Schriften ist unklar.

Dennoch haben Hippokrates als Symbolfigur des Arztberufs und die mit seinem Namen verbundenen Texte große Wirkung entfaltet. In ihnen werden nämlich zentrale Vorstellungen der Humoralpathologie formuliert, so die Idee, dass das Gleichgewicht von Körpersäften zu Gesundheit führe, ihr Ungleichgewicht zu Krankheit. Krankheit wurde dabei als ganzheitlicher Vorgang gedeutet, der den gesamten Körper betreffe. Sie wurde mit natürlichen Vorgängen und Fehlfunktionen im Körper erklärt und nicht mit dem Walten übernatürlicher Kräfte, also göttlichen Heimsuchungen. Diese Deutung wird besonders deutlich in einem Traktat über die Epilepsie. Diese galt den Griechen als eine »heilige Krankheit«, bei der der Betroffene von einer göttlichen Macht besessen sei. In der Schrift stellt der Autor zu Beginn fest: *»Nach meiner Meinung ist sie in nichts göttlicher oder heiliger als andere Krankheiten, sondern hat, wie andere Erkrankungen, eine natürliche Ursache, aus der sie entsteht.«*

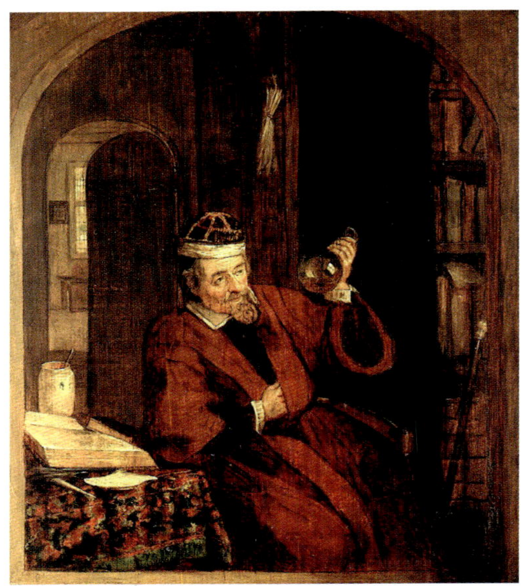

Harnschau (in einer Darstellung des 17. Jahrhunderts)

Als diese Ursache betrachtete er, dass im Gehirn kalter Schleim in das warme Blut fließe, worauf das Blut abkühle und zum Stocken komme.

Diese Konzepte überführte der Arzt Galen (Galenos von Pergamon 129–210 n. Chr.) in römischer Zeit in ein medizinisches Lehrgebäude. Er stammte aus der Stadt Pergamon in Kleinasien und war dort und später vor allem in Rom tätig, zunächst als Gladiatorenarzt, dann als Leibarzt der Kaiser. Er vervollständigte die Humoralpathologie und machte sie zum Mittelpunkt seiner medizinischen Theorie, ergänzt um Ansätze aus anderen Schulen. Galen entwickelte etwa eine Lehre von den Lebensvorgängen, von der später noch die Rede sein wird. Hippokrates erhob er zum Gründervater der Medizin schlechthin.

Über die Überlieferung von Galens Schriften, die mehr als 300 Einzeltraktate umfassen, wurde die Humoralpathologie teils bis ins frühe 19. Jahrhundert der entscheidende Rahmen der Medizin und wesentliche Grundlage der akademischen Ausbildung von angehenden Ärzten. Dieser lang andauernde Erfolg ist nicht zuletzt aus dem eingängigen Modell verständlich, mit dem sich alle Krankheiten erklären ließen.

Das aus diesem Körperbild abgeleitete diagnostische Vorgehen zielte darauf, zunächst das Verhältnis der Säfte zu bestimmen. Die seit dem Spätmittelalter bedeutendste Untersuchung war die Harnschau. Der Urin des Patienten wurde in einem besonderen Glasgefäß aufgefangen und im Licht betrachtet. Dieses Harnglas bestand aus dünnem, durchsichtigem und ungefärbtem Glas. Es war bauchig ausgeweitet und hatte einen nicht zu weiten, aber auch nicht zu engen Hals. Seine Größe sollte der einer gefüllten Harnblase entsprechen, um den gesamten morgendlichen Urin aufnehmen zu können. Von dessen Beurteilung nach Konsistenz, Farbe, Beimengungen, aber auch Menge, Geruch und gar Geschmack versprach man sich Auskünfte über verborgene Vorgänge im Körper. Harn werde bei der »Verkochung« der Nahrung im Körper gebildet, bei der die vier Körpersäfte entstünden und der Harn als ein Abfallstoff ausgeschieden werde. Von der Farbe des Harns erhoffte man sich daher Rückschlüsse auf das Mischungsverhältnis der Säfte. Bei der Bewertung von Trübungen spielte die Vorstellung eine Rolle, dass viele Krankheiten durch krankmachende Stoffe entstünden, die aus Nahrung oder verdorbenen Körpersäften hervorgingen, oder auch über die Luft oder die Berührung von Kranken übertragen werden könnten. Von ihnen befreie sich der Körper über den Harn.

Ziel jeder Behandlung war es, den Körper dabei zu unterstützen, sich dieser krankma-

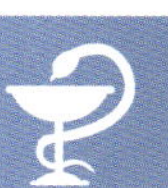

chenden Stoffe sowie verdorbener oder überschüssiger Säfte zu entledigen. Dazu dienten »ausleitende« und »reinigende« Verfahren wie der Entzug von Blut durch Aderlass, Schröpfköpfe oder Blutegel sowie die Anwendung von Einläufen, etwa mit Klistierspritzen. Auch Bäder mit verschiedenen Zusätzen wie Asche, Senf oder Salz wurden verschrieben. Man verfügte zudem über ein breites Spektrum an Arzneistoffen pflanzlichen, tierischen und mineralischen Ursprungs, die als Pulver, Pillen, Tropfen oder Aufgüsse verabreicht wurden.

Das bekannteste Verfahren, das bereits in der Antike Anwendung fand, war der **Aderlass**. Einen Überschuss an Blut machte man unter anderem für Fieber, Schlaganfälle und Kopfschmerzen verantwortlich. Vorgenommen wurde der Aderlass in der Regel von handwerklich ausgebildeten Bader-Chirurgen. Der Arzt war nicht anwesend, verordnete allerdings häufig die Prozedur, bestimmte die Menge des entnommenen Blutes in Abhängigkeit von der Erkrankung und begutachtete im Anschluss das in einer Schale aufgefangene Blut. Es war aber ebenso üblich, dass Patienten im Rahmen von Frühjahrs- und Herbstkuren sich vorbeugend auf eigenen Wunsch einem Aderlass unterzogen.

Der Aderlass erfolgte durch die chirurgische Öffnung einer Vene (*venea sectio*) – in der Frühen Neuzeit der häufigste chirurgische Eingriff. Dazu dienten Instrumente wie Flieten, Lanzetten oder Aderlassschnäpper. Eine Fliete bestand aus einem eisernen Stiel, an dem rechtwinklig eine lanzettförmige Klinge angesetzt war. Diese Klinge wurde auf der Vene aufgelegt und mit einem Schlegel durch die Haut getrieben. Beim Schnäpper wurde eine Klinge mit einem Federmechanismus gespannt. Über einen kleinen Hebel ausgelöst schnellte sie blitzartig durch die Wand des Blutgefäßes. Die Klinge wurde parallel zum Verlauf der Vene aufgesetzt. Am gebräuchlichsten war die Öffnung einer Vene am Arm. Dazu wurde zunächst eine Staubinde fest um den Oberarm gelegt, um die Venen durch Stauen des Bluts hervortreten zu lassen. Meist umgriff der Patient einen auf der Erde stehenden Stab, um den Arm ruhig zu halten. Wenn die gewünschte Menge entzogen war, wurde die Binde wieder geöffnet und ein Verband angelegt. Grundsätzlich galt, dass der Aderlass abgebrochen werden sollte, sobald der Patient in Ohnmacht zu fallen drohte.

Die an den Universitäten gelehrte Medizin und die Chirurgie, die ein Handwerk war, waren in der Frühen Neuzeit voneinander getrennt. Dennoch gab es Chirurgen, die akademisch gebildet waren, und Ärzte, die

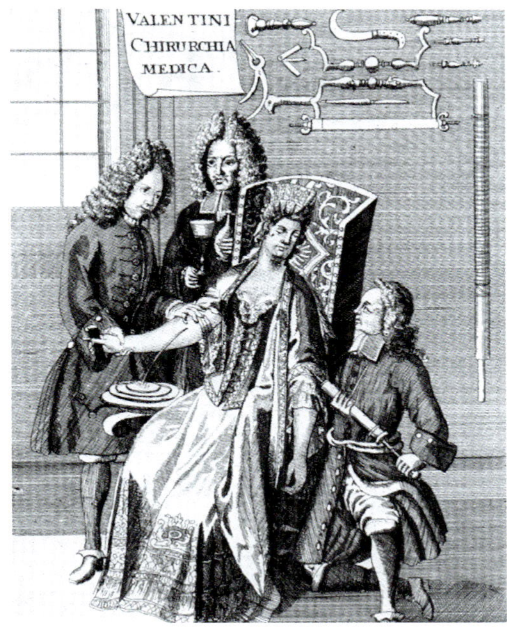

Aderlass (in einer Darstellung des 18. Jahrhunderts)

Operationen vornahmen. Trotzdem bestand eine klare Unterscheidung und auch deutliche Abstufung zwischen der Medizin, die vor allem auf der Kenntnis kanonischer, in der Regel lateinischer oder gar griechischer Texte wie der Schriften Galens beruhte, und der praktischen Kunst der Chirurgen, die diese bei einem Lehrherren erwarben. Eingriffe, die Chirurgen mit eigens hierfür gefertigten Instrumenten durchführten, waren der Starstich und der Steinschnitt, also die Entfernung einer durch den grauen Star eingetrübten Linse im Auge, sowie die operative Entfernung von Blasensteinen. Ersteres bildete oft ihr Gesellenstück, letzteres wurde häufig als Meisterstück von ihnen verlangt.

Ein weiterer schwerwiegender Eingriff war die Amputation von Gliedmaßen, etwa Oberschenkelamputationen, für die eigene Bestecke zur Verfügung standen. Diese Operationen wurden beispielsweise bei schweren Zerquetschungen, Knochentuberkulose oder bei der Verletzung eines großen Blutgefäßes durchgeführt. Seit dem späten 17. Jahrhundert wurde zunächst die Schlagader im Oberschenkel mit einem Tourniquet, einer Aderpresse, abgeklemmt. Haut und Muskeln wurden mit dem Amputationsmesser durchtrennt, der Oberschenkelknochen mit der Amputationssäge. Die durchteilten Arterien wurden mit einer kleinen Zange gegriffen und mit einem Faden abgebunden. Die Wunde

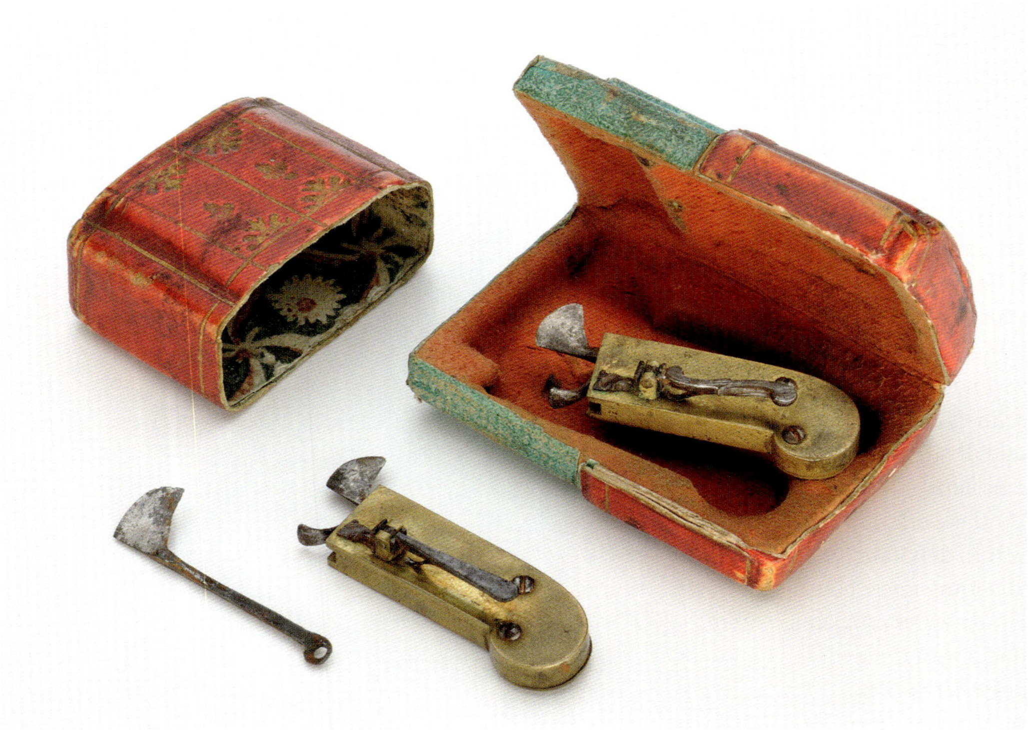

Aderlassschnäpper im Etui (1750–1800)

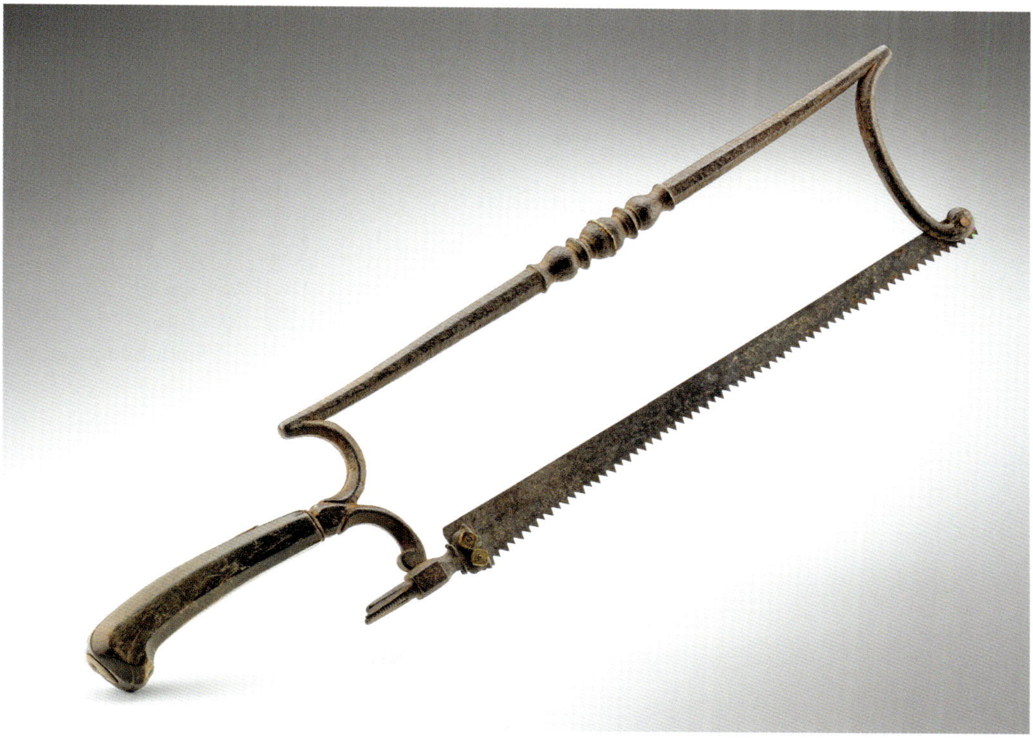

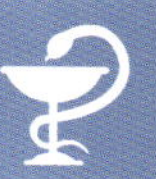

Amputationssäge (1650–1700)

wurde nicht mit einer Naht verschlossen, sondern mit einem Verband versehen, der die Wundränder über den Knochenstumpf zog. Der einzige Weg, den Operationsschmerz zu lindern, bestand darin, dass der Chirurg schnell arbeitete, weshalb er, seine Gehilfen und die Instrumente optimal vorbereitet sein mussten.

Das Verhältnis von Ärzten und Patienten war in der Ständegesellschaft entscheidend von Rang und Geburt gekennzeichnet. Adlige Patienten empfingen den Arzt in ihrem Haus und zogen ihn zwischen den Hausbesuchen per Brief zu Rate. Oft ließen sie sich von verschiedenen Ärzten behandeln und zogen auch Chirurgen, Bader, Barbiere oder Laienheiler hinzu. Der einzelne Arzt musste sich also bemühen, um gehört zu werden. Auch Angehörige niedriger Stände bewegten sich selbstbewusst auf dem Markt der Heilkundigen. Ärzte und Patienten der Vormoderne, so kann man es aus Praxisbüchern entnehmen, teilten dieselben in der Humoralpathologie begründeten Grundannahmen über den menschlichen Körper und nutzten der Alltagssprache entlehnte Begriffe für Vorgänge im Körper, wie »Stockungen« und »Flüsse«. Wesentlich für die Diagnose war das Gespräch zwischen Arzt und Patient. Bei der Untersuchung kamen keine Instrumente zum Einsatz. Der Arzt berührte aber den Patienten, tastete ihn ab, fühlte Puls oder Temperatur. Patienten traten

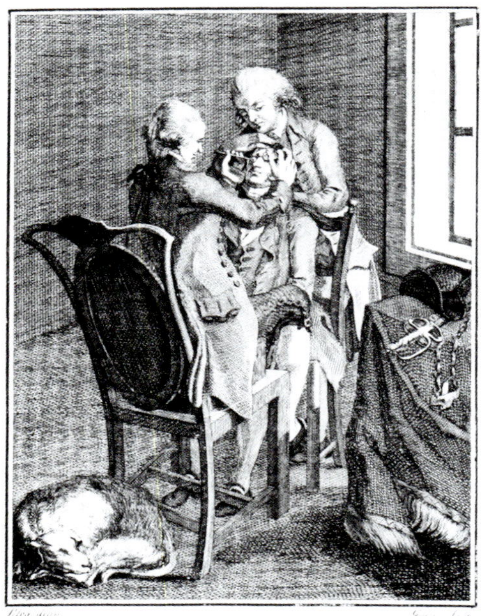

Starstich (in einer Darstellung des 18. Jahrhunderts)

den Ärzten häufig sehr bestimmt entgegen, forderten etwa bestimmte Behandlungen, wie den Aderlass, oder die genaue Dosierung eines Medikaments ein. Ärztliche Maßnahmen wurden immer wieder neu ausgehandelt.

Deutlich zeigt dies die **Harnschau:** Diese war ein Verfahren, von dem man sich unabhängig von Empfinden und Wahrnehmung des Patienten Aussagen über dessen Zustand versprach. Obwohl die akademisch gebildeten Ärzte sie seit dem 16. Jahrhundert zunehmend hinterfragten, hielt die große Mehrheit der Patienten bis ins 19. Jahrhundert daran fest. Auf Verlangen der Patienten und um im Wettbewerb mit Chirurgen, Badern, Apothekern und Hebammen bestehen zu können, nutzten auch die Ärzte das Verfahren. Bezeichnenderweise galt in der Kunst das Uringlas zwar als Symbol des Arztes, ist aber in keinem von einem Arzt selbst in Auftrag gegebenen Porträt nachweisbar. Diese zeigen Ärzte vielmehr in vornehmer Kleidung mit Büchern, Instrumenten, manchmal auch bei anatomischen Forschungen oder mit chemischen Gerätschaften. Statt der Harnschau betonten die Ärzte der Frühen Neuzeit verstärkt das Gespräch. Ihre Ansprüche auf einen hervorgehobenen Rang gegenüber anderen Heilkundigen untermauerten sie vor allem mit dieser Form der Diagnose, mit der sich charakteristische Merkmale des Patienten erkennen und die Fähigkeit einer maßgeschneiderten Behandlung betonen ließen. Ein weiteres Alleinstellungsmerkmal bot die aufstrebende Anatomie, durch die sich den Ärzten ein völlig neuer Zugang zum Körperinneren auftat.

Kartierung des Körpers – Die »Anatomische Revolution«

Für die medizinische Praxis blieb der lebende menschliche Körper bis ins 19. Jahrhundert eine »Black Box«. Allerdings erlangte die Anatomie seit Beginn des 16. Jahrhunderts den Rang einer Grundlagenwissenschaft der Medizin, zunächst durch akademische Schausektionen. Für diese Sektionen wurde seit dem späten 16. Jahrhundert mit dem Anatomischen Theater ein eigener Bau geschaffen. Ausgehend von einer Bühne mit dem Tisch, auf dem anatomische Zergliederungen stattfanden, erheben sich über diesen, vergleichbar einem Amphitheater, aber sehr viel steiler, die Reihen mit Sitzen für die Zuschauer. Im 18. Jahrhundert wurden Sezierkurse für angehenden Mediziner üblich. Mit der Erforschung der menschlichen Anatomie ging ein entscheidender Impuls zu einem Wandel medizinischer Vorstellungen vom

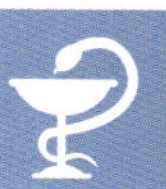

Körper einher. Er ist so grundlegend, dass von einer »Anatomischen Revolution« gesprochen wird. Die an den Universitäten gelehrte akademische Medizin schöpfte Wissen über den inneren Aufbau des Körpers und das Zusammenspiel von dessen Teilen nicht mehr nur aus antiken Autoritäten, sondern setzte an deren Stelle das forschende Erkunden des Körperinneren.

Bis zu dieser »Anatomischen Revolution« galt Galen als maßgeblich auch in der Anatomie. In seinen anatomischen Schriften finden sich zahlreiche Aussagen über den inneren Aufbau des menschlichen Körpers und die Aufgaben seiner einzelnen Teile. Durch seine Tätigkeit als Gladiatorenarzt verfügte er auch über genaue Kenntnisse des Baus der Gliedmaßen. Das Körperinnere war ihm jedoch nur über Sektionen von Tieren wie Affen, Schafen, Schweinen und Ziegen bekannt, an denen er auch physiologische Versuche durchführte. Bei der Übertragung dieser Erkenntnisse auf den Menschen blieben Irrtümer nicht aus.

Im 14. Jahrhundert begannen die medizinischen Fakultäten zwar mit öffentlichen Schausektionen. Die erste bekannte führte um 1315 Mondino di Luzzi (um 1270–1326) in Bologna durch. Diese frühen Sektionen waren

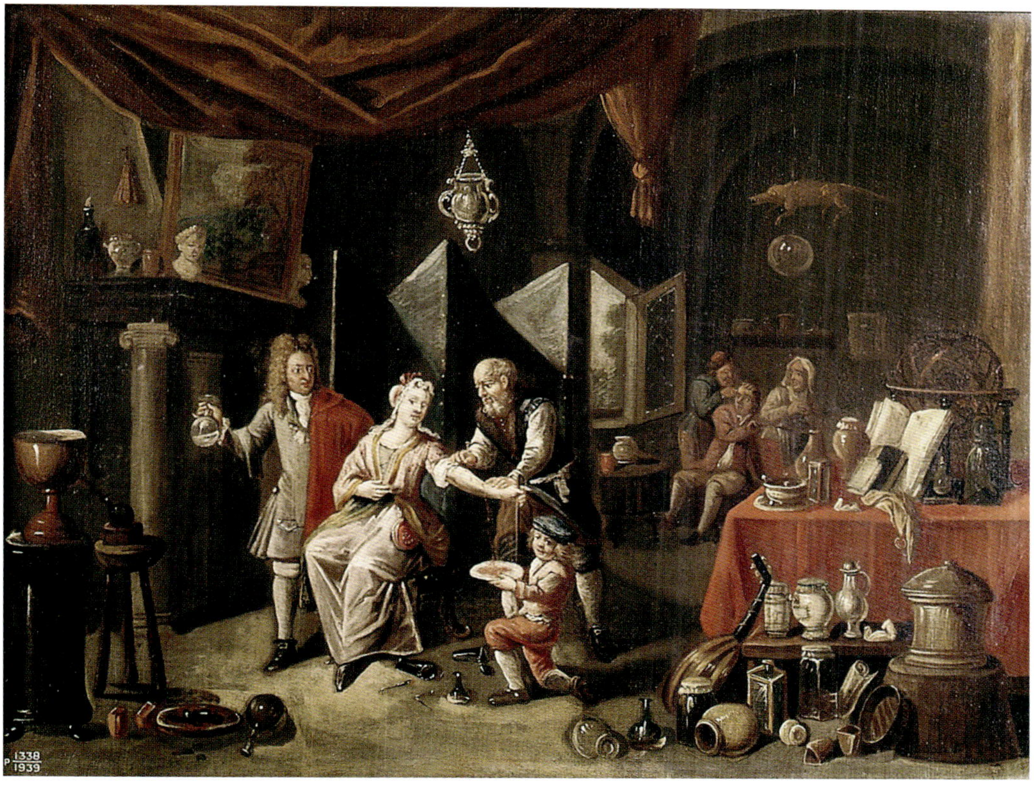

Behandlung einer Patientin durch einen Arzt mit Uringlas und einen Bader-Chirurgen, der sie zur Ader lässt (in einer Darstellung des 18. Jahrhunderts)

allerdings lediglich der Veranschaulichung des aus den antiken Schriften entnommenen Wissens gewidmet. Während ein Gehilfe des Anatomen, der Prosektor, die Obduktion vornahm, verlas dieser die entsprechenden Abschnitte aus dem Werk medizinischer Autoritäten.

Ein Wandel hin zur Erforschung des Körpers fand um 1500 auf zwei Feldern statt: Der Kunst und der Medizin. Die Künstler der Renaissance strebten eine naturalistische Darstellung des menschlichen Körpers an und studierten dessen äußere, aber auch seine innere Beschaffenheit. Sowohl in der Kunsttheorie als auch in der Praxis erlangten daher anatomische Kenntnisse und Erfahrungen einen hohen Stellenwert. Leonardo da Vinci (1452–1519) etwa verfertigte detailreiche anatomische Zeichnungen, unter anderem zur Embryonalentwicklung oder zur Muskulatur, und stellte Untersuchungen und Überlegungen zur Mechanik des Körpers an. Sein anatomisches Werk blieb allerdings von der Medizin unbeachtet, da keines seiner Manuskripte vor dem Ende des 18. Jahrhunderts gedruckt wurde.

Stark auf die Medizin wirkten andere, weniger bekannte Künstler. Durch die von ihnen entwickelten Techniken der gegenständlichen Darstellung des menschlichen Körpers zeichneten sich die großen anatomischen Werke seit dem 16. Jahrhundert aus.

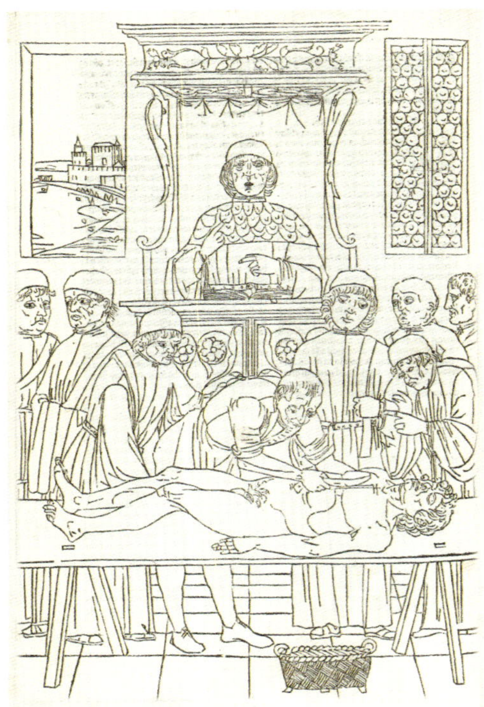

Anatomische Vorlesung und Sektion
(in einer Darstellung des 15. Jahrhunderts)

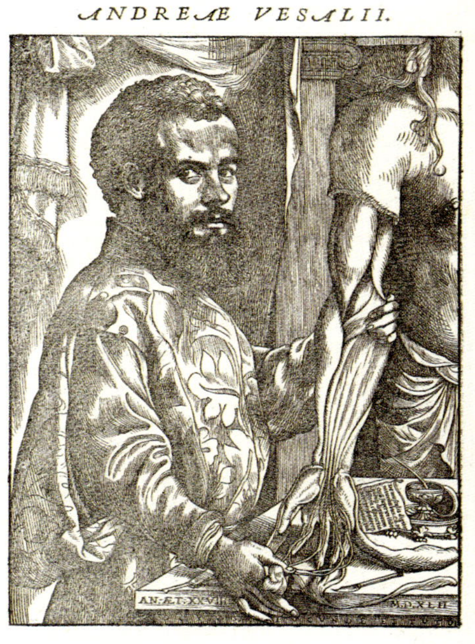

Andreas Vesalius (1514–1564)

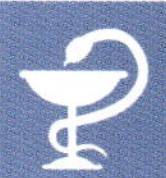

Mittels des Buchdrucks verbreitete sich das neue anatomische Wissen schnell und weit.

Immer mehr begannen sich Mediziner an den Universitäten für den anatomischen Aufbau des menschlichen Körpers zu interessieren und diesen mit eigenen Augen zu erforschen. Der bekannteste unter ihnen ist der flämische Anatom Andreas Vesalius (1514–1564), der seit 1537 in Padua als Professor für Anatomie und Chirurgie tätig war. In seinem 1543 in Basel erschienen Meisterwerk »De humani corporis fabrica« (»Über das Gefüge des menschlichen Körpers«) beschreibt er detailliert Skelett und Muskeln, Nervensystem und Blutgefäße sowie die inneren Organe. Der Künstler Jan Steven van Kalkar (1499 – ca. 1546), ein Schüler Tizians, illustrierte den Text mit herausragenden anatomischen Zeichnungen. Vesals Werk kennzeichnet eine Wendemarke: Er überprüfte Galen systematisch in Hinblick auf die menschliche Anatomie und deckte dabei auch Irrtümer auf, die durch die Übertragung der tierischen Anatomie auf den Menschen entstanden waren. Auch stellte er grundlegende Forderungen an die Vorgehensweise der Anatomen. Die Sektion sollte vom Anatomen selbst vorgenommen werden. Das eigene Sehen sollte an die Stelle medizinischer Autoritäten treten, und alle Behauptungen über den Aufbau des Körpers sollten am Leichnam überprüft werden. Die humanistischen Anatomen, von denen Vesal der bekannteste ist, wirkten zwar revolutionär. In ihren Anschauungen über die physiologischen Vorgänge im Körper waren sie aber der Theorie Galens verpflichtet, auch wenn sie durch ihre Sektionen deren sachliche Irrtümer aufdeckten.

Die Forschungen der humanistischen Anatomie führten letztlich dazu, dass die humoralpathologischen Körperkonzepte hinterfragt wurden und die Physiologie auf neue

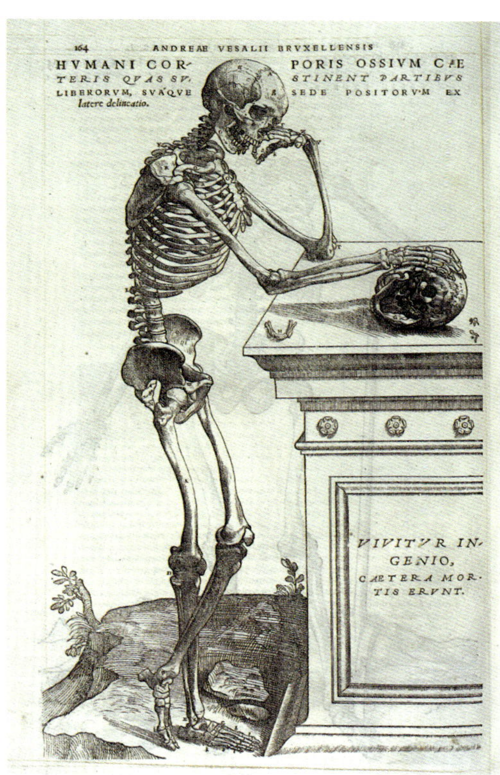

Darstellung des menschlichen Skeletts aus Vesals »De humani corporis fabrica« (1543)

Grundlagen gestellt wurde. Dies zeigt sich an einer der fundamentalsten Innovationen der frühneuzeitlichen Medizin: Der Entdeckung des Blutkreislaufs durch den englischen Arzt und Anatomen William Harvey (1578–1657). Seine bahnbrechende, 1628 erschienene Abhandlung bezeichnete er als eine »Anatomische Übung über die Bewegung des Herzens« (»Exercitatio Anatomica de Motu Cordis«). Darin behauptete er, dass das Blut vom Herzen in zwei Kreisbahnen, von denen eine über die Lunge, die andere durch den restlichen Körper führe, unaufhörlich durch den Körper gepumpt werde. Arterien und Venen

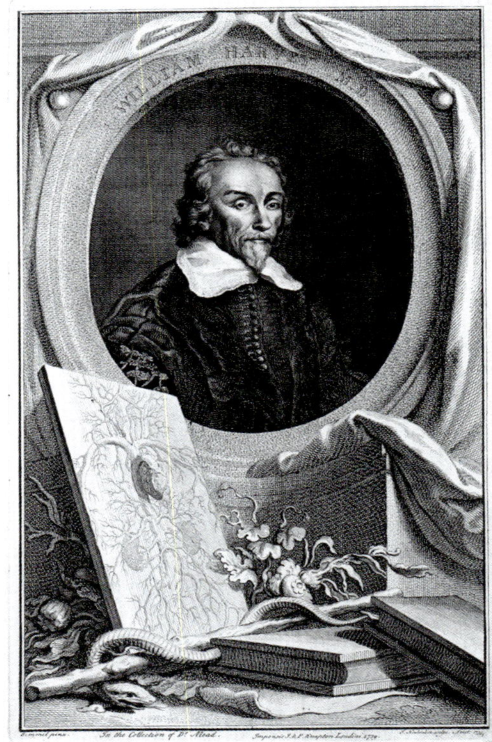

William Harvey (1578–1657) (in einer Darstellung des 18. Jahrhunderts)

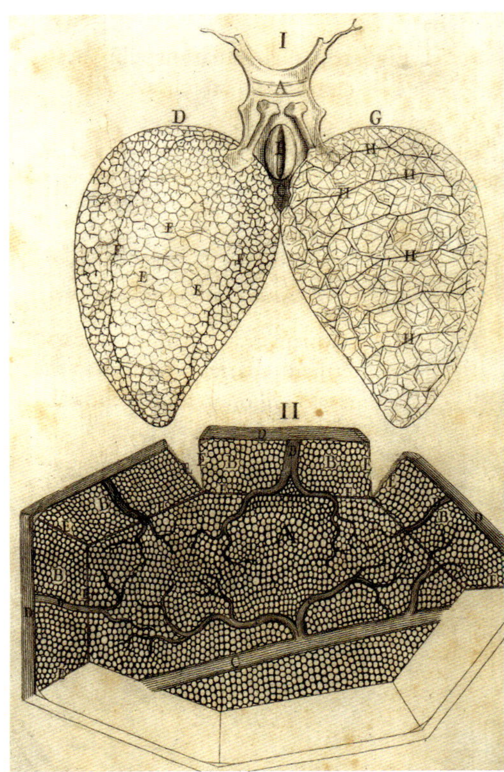

Darstellung der Kapillaren in den Lungen eines Frosches aus Marcello Malpighis »De pulmonibus observationes anatomicae« (1661)

seien daher als miteinander verbunden zu denken.

In der Nachfolge Galens gingen Ärzte bis dahin davon aus, dass es zwei Arten von Blut gebe, die jeweils auf unterschiedlichen Bahnen in den Körper geleitet und dort – vom Hunger der Organe angesaugt – restlos verbraucht würden: Das Blut in den Venen, das in der Leber gebildet werde, ernähre den Körper und trage zu seinem Wachstum bei. Das Blut in den Arterien gelange vom Herzen in den Körper und trage die Lebenskraft. Eine Schwachstelle der Theorie war die Frage, wie die beiden Bestandteile des arteriellen Bluts, nämlich venöses Blut und Luft, in die linke Herzkammer gelangten, wo sie in arterielles Blut umgewandelt würden. Galen ging daher davon aus, dass es unsichtbare Poren in der Herzscheidewand geben müsse, durch die venöses Blut von der rechten in die linke Hälfte des Herzens übertrete.

Die humanistischen Anatomen lieferten immer mehr Anhaltspunkte dafür, dass Galens Theorie nicht haltbar sei, allerdings ohne die entsprechenden Schlüsse zu wagen. Vesal etwa entdeckte, dass die Hohlvenen, von denen Galen vermutet hatte, dass sie venöses Blut von der Leber in die rechte Herzkammer

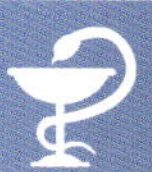

transportierten, nicht in der Leber entsprangen. Auch bestritt er, dass die Herzscheidewand durchlässig sei. Harvey griff diese und die Entdeckungen anderer Anatomen auf, ergänzte sie durch eigene anatomische Forschungen, wie Sektionen lebender Frösche, Berechnungen sowie Experimente. So erklärte er: »Ich […] bekenne, dass man die Anatomie nicht aus Büchern, sondern aus Zergliederungen, nicht aus philosophischen Glaubenssätzen, sondern in der Werkstatt der Natur erlernt und lehrt.« Seine Behauptung, dass das Blut im Körper zirkuliere, beruhte unter anderem auf der Beobachtung, dass bei jedem Ausstoß von Blut in die Hauptschlagader so viel Blut ausgeworfen werde, dass es undenkbar sei, dass diese große Menge im Körper verbraucht werde.

Anatomisch konnte Harvey den Blutkreislauf jedoch noch nicht nachweisen. Die feinen Kapillaren, die Arterien und Venen miteinander verbinden, lassen sich nicht mit bloßem Auge erkennen. Dieser Nachweis sollte erst 1661 dem italienischen Anatomen Marcello Malpighi (1628–1694) gelingen, als er mit Hilfe eines Mikroskops in den Lungen eines Frosches solche Haargefäße entdeckte. Zunächst wurden Harveys Thesen daher überwiegend energisch abgelehnt. Doch Harvey fand auch einflussreiche Unterstützer. Der französische Philosoph René Descartes (1596–1650), der als Begründer des frühneuzeitlichen Rationalismus gilt, erkannte seine Entdeckung als einer der ersten an und übernahm sie in sein naturphilosophisches System. Dadurch und durch Malpighis Forschungen gelangte auch Harveys Entdeckung zum Durchbruch, obwohl Harvey Descartes mechanistischen Ansätzen kritisch gegenüberstand. Der Körper stellte für Harvey keine bloße Maschine dar, sondern wurde von Lebenskräften bewegt.

Das neue Körperbild führte bald zu neuen Therapieversuchen. Die naheliegende Idee war, das im Körper kreisende Blut zu nutzen, um Arzneistoffe zu verteilen. Davon abgeleitet kam rasch die Vorstellung auf, Blut zu übertragen. Schon ab 1650 experimentierten Ärzte und Naturforscher in ganz Europa sowohl mit der Injektion von Medikamenten als auch der Bluttransfusion, vor allem an Tieren, aber auch am Menschen. Der Pariser Arzt, Philosoph und Mathematiker Jean-Baptist Denis

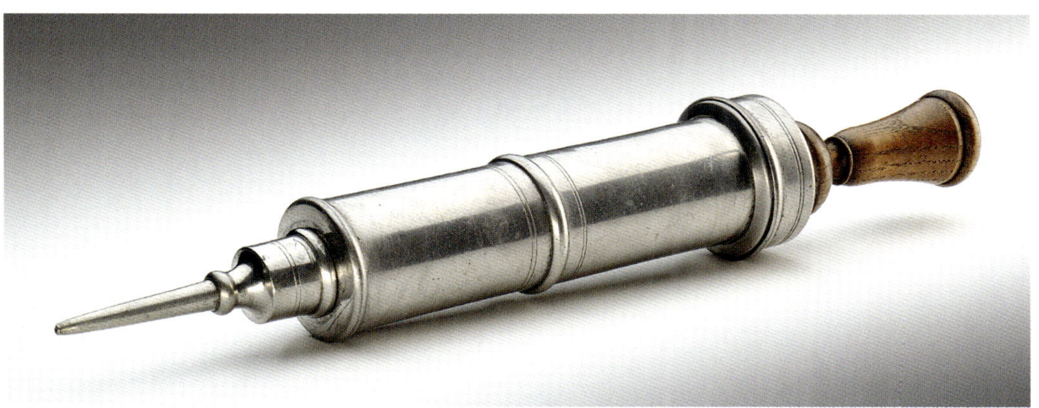

Klistierspritze (1750–1800)

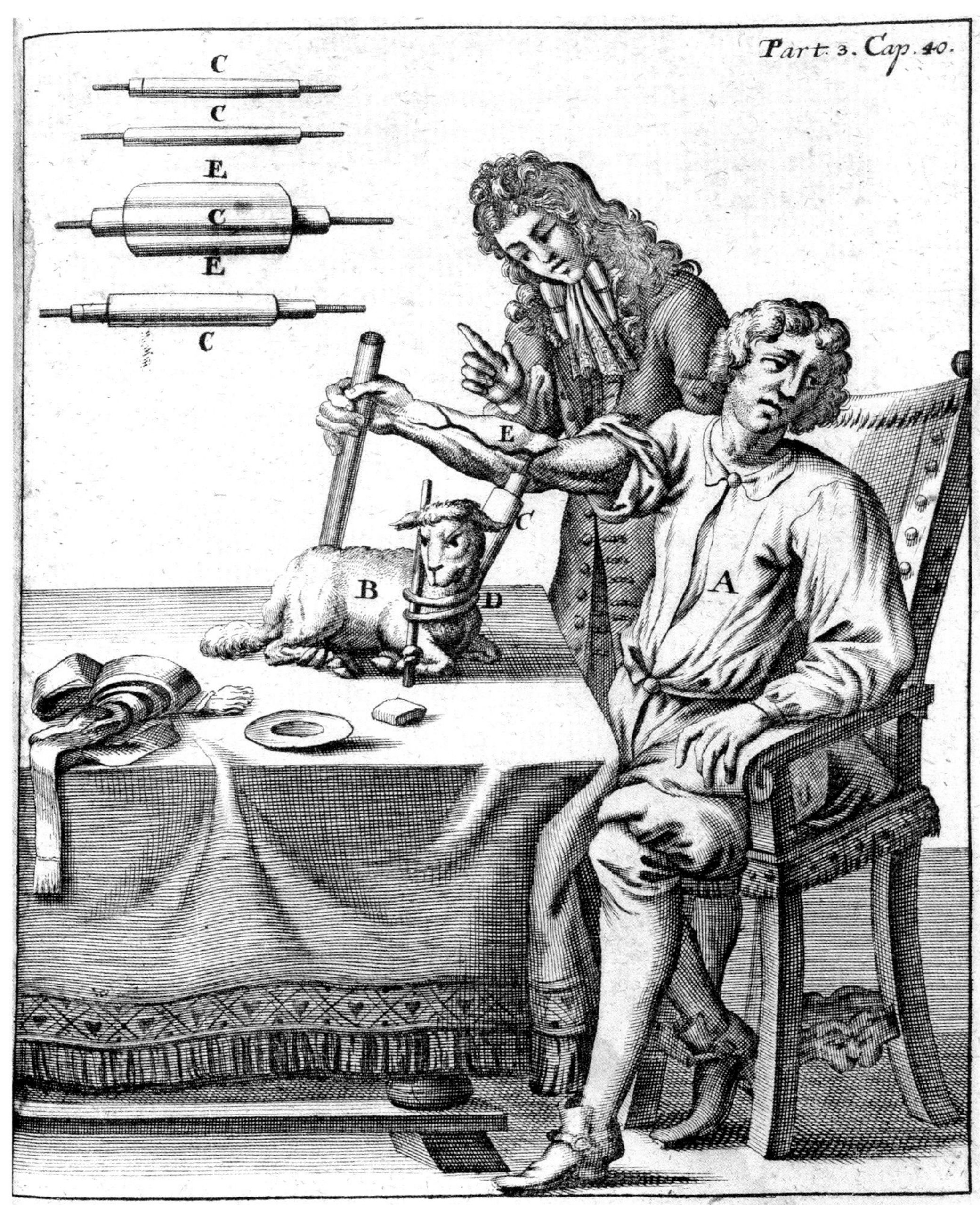

Bluttransfusion von einem Lamm auf einen Menschen (in einer Darstellung des frühen 18. Jahrhunderts)

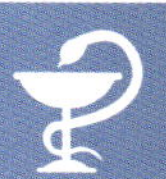

(1640–1704) versuchte etwa, einen »Wahnsinnigen« durch Transfusionen von Kalbsblut zu behandeln. Noch ganz der Humoralpathologie verpflichtet hoffte er, dass die »Milde und Frische« des Kalbsblutes »die Hitze und das Aufbrausende im Blut des Mannes lindern könnte«. Der Patient verstarb jedoch bei der dritten Transfusion. Auch andernorts kam es zu Zwischenfällen oder gar zum Tod der Patienten, so dass das Interesse erlahmte.

Die technischen Lösungen, die zur Injektion genutzt wurden, wirkten jedoch fort. Die Mediziner verbanden für die Injektion mit dem Klistier und dem Aderlass zwei erprobte Techniken. Spritzen aus Metall sind seit dem 15. Jahrhundert bekannt, wurden aber vor allem für Einläufe und Spülungen genutzt. Da keine natürlichen Körperöffnungen zur Verfügung standen, musste eine Vene chirurgisch geöffnet werden. Dies war durch den Aderlass Routine. Der einzige Unterschied zum Aderlass bestand nun darin, dass die Staubinde nach dem Öffnen der Vene wieder entfernt wurde, um das Arzneimittel einspritzen zu können.

Mit den anatomischen und physiologischen Forschungen wandelten sich auch die Menschenbilder: Descartes »Maschinentheorie des Lebendigen« begriff den Körper als wohlgeordneten Mechanismus. Die Erkenntnisse der entstehenden experimentellen Naturwissenschaften wurden auf ihn übertragen. Vorgänge im Körper sollten physikalisch erklärt, mechanisch dargestellt und mathematisch berechnet werden. Diese Konzentration auf den inneren, mechanischen und materiellen Aufbau des Körpers bedeutete eine entscheidende Abkehr von der Vier-Säfte-Lehre. Vollendet wurde dieses mechanistische Bild des Lebendigen im 18. Jahrhundert durch den französischen Arzt und Philosophen Julien Offray de La Mettrie (1709–1751). Sein Hauptwerk trägt bezeichnenderweise den Titel »L'homme machine« (1748) (Die Maschine Mensch). Auf die Medizin übertragen wurde dieses Konzept als Iatrophysik, wörtlich: Ärztephysik, die Gesundheit und Krankheit bestimmt sah durch den inneren physikalischen Aufbau des Körpers, seine äußere Form sowie sein mechanisches Zusammenspiel. Gesundheit und Krankheit wurden verstanden als Gleichlauf oder Störung der Körpermechanik.

Ein neues, weiterführendes Konzept von Gesundheit und Krankheit entstand im 18. Jahrhundert mit der Solidarpathologie. Sie wandte sich den festen Bestandteilen des Körpers, den *solida*, zu, deutete diese aber nicht mechanistisch. Krankheiten wurden aus Veränderungen und Störungen der festen Teile des Körpers erklärt, vor allem der inneren Organe. Dies setzte voraus, dass die Organe als eigenständige, bestimmte Vorgänge regelnde und steuernde Bestandteile des Körpers begriffen wurden und nicht mehr nur als Wirkorte eines übergeordneten Ganzen.

Die einzelnen Organe als Sitz und Ursprung von Krankheiten rückten im 17. Jahrhundert in den Fokus, als Anatomen bei Sektionen dort *curiose* Veränderungen bemerkten. Eine Theorie, die die Ursache von Krankheiten in den festen Bestandteilen des Körpers suchte, formulierte erstmals der italienische Arzt Giorgio Baglivi (1668–1707), der als Assistent von Marcello Malpighi tätig war. In seiner anatomischen Praxis wandte Baglivi sich der mikroskopischen Untersuchung von Muskelgewebe zu. Er stellte 1702 die Behauptung auf, dass die *solida* eine größere Bedeutung für die Entstehung von Krankheiten hätten als die Säfte, wobei er sich auf Muskelfasern bezog. Die Organe als Ort von Krankheiten identifizierte erstmals der in Padua lehrende Anatom

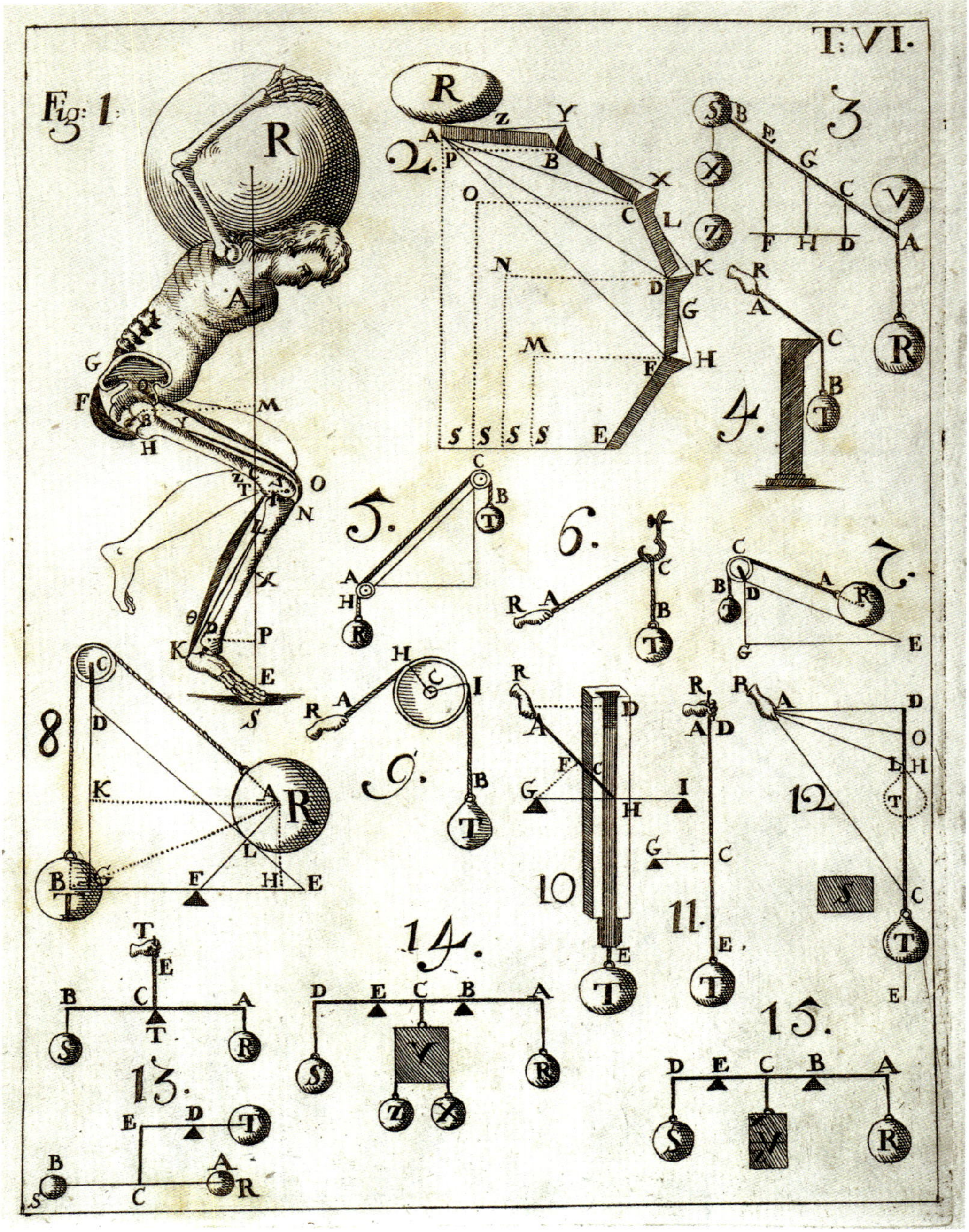

Der Mensch als physikalischer Mechanismus in einer Darstellung aus Giovanni Alfonso Borellis (1608–1679) »De motu animalium« (1680/81)

Giovanni Battista Morgagni (1682–1771). Auf Grundlage von rund 700 Autopsien wies er die Spuren nach, die bestimmte Krankheiten in den Organen hinterließen. Er konnte zeigen, dass Krankheitssymptome und Veränderungen oder Schädigungen in Organen übereinstimmten und dass Krankheiten auf diese Schäden zurückzuführen waren.

Ein neues Bild vom Menschen – Medizin und Naturwissenschaften seit 1800

Im späten 18. Jahrhundert bahnte sich nicht nur in den Körperbildern, sondern auch in der medizinischen Praxis ein grundlegender Wandel an. Das Zentrum dieser »Revolution in der Medizin« war das revolutionäre Paris – und dort die großen Krankenhäuser der französischen Metropole. Die Ideen, Konzepte und Verfahren, die dort die medizinische Ausbildung und die ärztliche Praxis beherrschten, fanden Anklang in ganz Europa. Ein Auslöser der Entwicklungen war, dass die Revolutionsarmeen Ärzte benötigten, die zugleich akademische Mediziner und handwerklich ausgebildete Chirurgen waren. 1794 wurden daher in Straßburg, Montpellier und in Paris Ärzteschulen eröffnet. Dort stand die praktische Erfahrung, die Studierende am Krankenbett erwerben sollten, im Mittelpunkt, ebenso wurden die bislang getrennten Bereiche Medizin und Chirurgie zusammen gelehrt. Dadurch gewann das auf lokalisierbare Verletzungen oder Veränderungen gerichtete Denken der Chirurgie Einfluss auf die Medizin. Der entscheidende neue Begriff war der der *Läsion* oder übersetzt: Schädigung, mit dem eine von einer Krankheit verursachte, mit dem Mikroskop oder dem bloßen Auge sichtbare krankhafte Veränderung bezeichnet wurde. Auf diese Weise rückten die festen Bestandteile des Körpers und ihre Schädigungen endgültig in den Fokus.

Die ärztliche Methodik änderte sich grundlegend. Sie baute nunmehr auf drei Prinzipien auf: Der physikalischen Diagnose, der Verbindung von klinischer Praxis und anatomischer Pathologie sowie der Anwendung statistischer Verfahren zur Entwicklung diagnostischer Kategorien und zur Beurteilung therapeutischer Maßnahmen.

In den großen Pariser Krankenanstalten erlangten Ärzte einen unmittelbaren Zugriff auf den Körper ihrer Patienten, der vorher undenkbar war. Dadurch änderte sich das Verhältnis von Arzt und Patienten grundlegend. Dazu trug bei, dass die Patienten in den Hospitälern häufig arm und wenig gebildet waren. Auf ihre Behandlung hatten sie kaum Einfluss. Außerdem forderte die neue Lehre die Ärzte auf, nach objektiv erkennbaren Zeichen der Krankheit und den Spuren zu suchen, die diese am und im Körper hinterließ, statt auf die Schilderung des Kranken zu bauen. Dessen genaue Untersuchung spielte dafür die entscheidende Rolle: Bei der Inspektion wurde der Patientenkörper betrachtet und nach Krankheitszeichen gemustert. Anschließend wurden bei der Palpation einzelne Stellen des Körpers betastet, etwa um Schwellungen festzustellen. Mit den Verfahren des Abklopfens von Brust und Bauch sowie des Abhörens von Geräuschen aus dem Körper, der Perkussion und der Auskultation, drang die Diagnostik auf der Suche nach Läsionen ins Körperinnere vor. Einige dieser Verfahren wurden vorher bereits vereinzelt eingesetzt. Die französischen Kliniker jedoch führten sie zusammen und machten sie zur Routine. Mit dem Hörrohr oder Stethoskop wurde hierbei auch erstmals ein Instrument zur körperlichen Untersuchung eingesetzt. Diese Neuerungen setzte sich jedoch nur langsam durch: Anders als die bedürftigen Patienten in den Krankenanstalten mussten wohlhabende und zahlende Patienten erst von deren Nützlichkeit überzeugt werden, ebenso die Ärzteschaft.

Die Suche nach Läsionen beschränkte sich nicht auf den lebenden Patienten. Selbst nach dem Tod forschten die französischen Kliniker im Leichenschauhaus nach den Spuren von Krankheiten im Körper. Die Autopsie ermöglichte es, die Diagnose zu bestätigen oder auch zu verwerfen, um so Krankheitsbilder immer genauer zu beschreiben. Dazu wurden die regelmäßigen Untersuchungen am Krankenbett und die Aufzeichnungen der Krankengeschichte zu den pathologischen Befunden in Bezug gesetzt. Wirksame Therapien standen der neuen Medizin nämlich kaum zur Verfügung. Mit der Leichenschau sollte Krankheit durch die tastbaren, sichtbaren und messbaren Befunde der Pathologie weiter objektiviert und systematisiert werden.

Die Begründung der Pathologie, also einer »Krankheitslehre«, die die festen Bestandteile des Körpers in den Blick nahm, fällt dem französischen Anatomen und Pathologen Marie François Xavier Bichat (1771–1802) zu. Er wirkte von 1797 bis 1802 als Professor der Anatomie am Hôtel-Dieu in Paris und nahm in dieser Zeit über 600 Sektionen vor. Dies war nur möglich, weil er den Seziersaal kaum verließ. Vielmehr diente er ihm auch als Wohnung und sogar Schlafstätte. Den festen Ort der Krankheiten sah er nicht mehr in den Organen, sondern in insgesamt 21 verschiedenen Arten von Geweben, aus denen die Organe

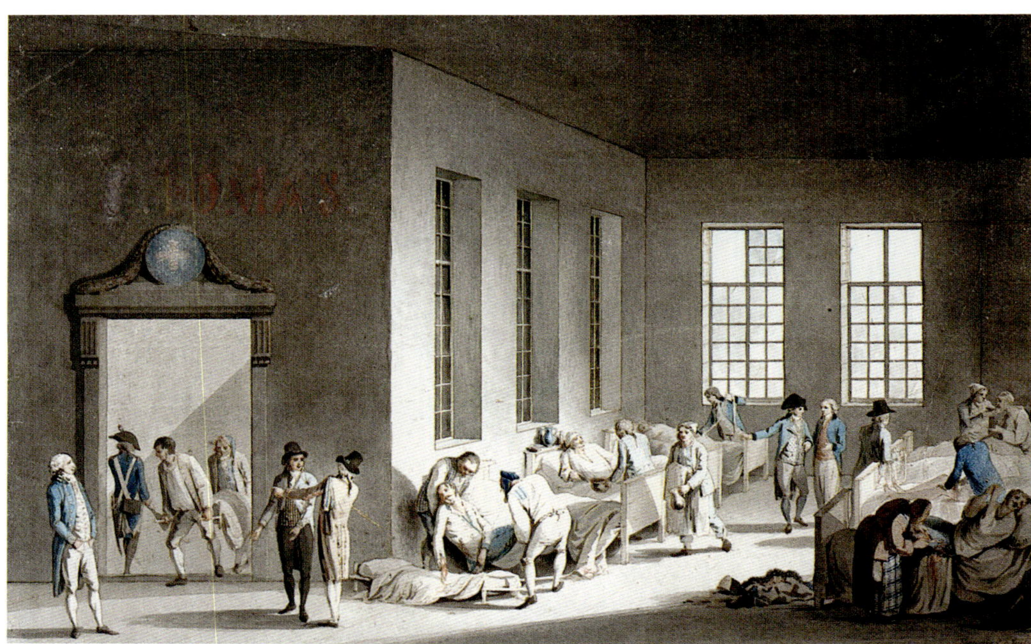

Medizinische Versorgung von verwundeten Soldaten in einem Hospital (1805)

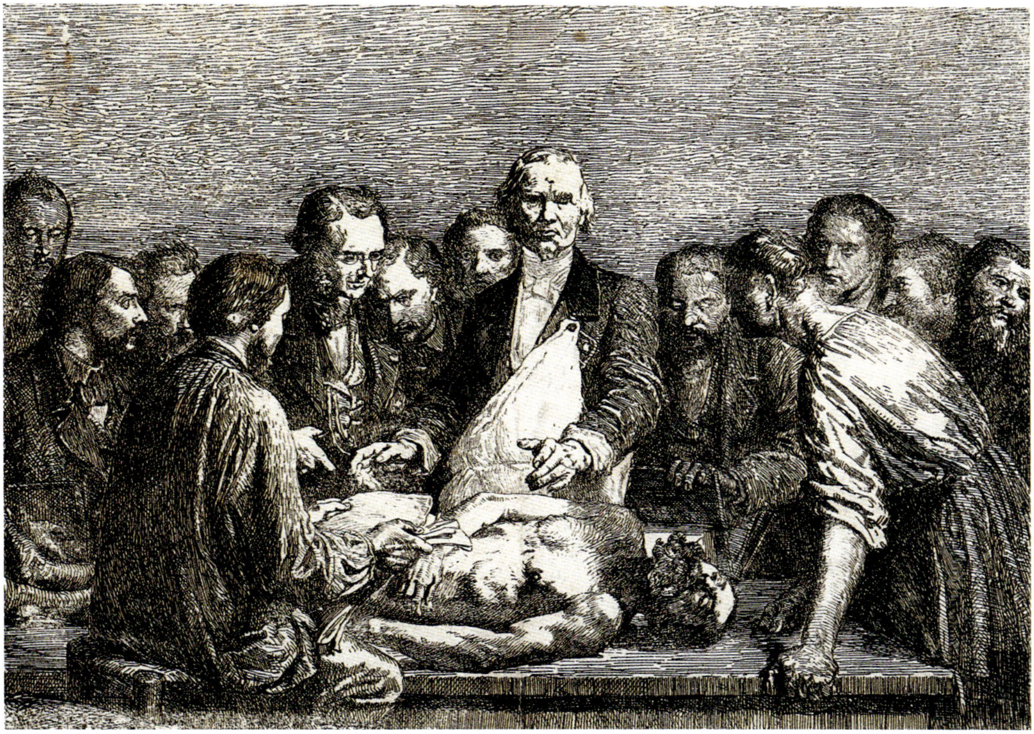

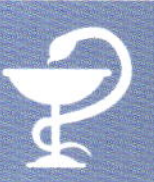

Der Chirurg und Anatom Alfred Velpeau (1795–1867) führt eine anatomische Untersuchung durch.

aufgebaut seien, wie etwa Binde-, Muskel- und Nervengewebe. Die Säfte spielten für Bichat gar keine Rolle mehr. Die festen Bestandteile des Körpers standen nun im Fokus und eine neue Systematik und Klassifikation von Erkrankungen wurde geschaffen. Die Pathologie löste die Anatomie als Königsdisziplin der Medizin ab, denn sie machte die Folgen von Erkrankungen augenfällig beweisbar und führte zu einer neuen Lehre von den Krankheiten.

Die Pariser Krankenanstalten konnten mit einer Zahl von 20.000 Betten mehr Patienten aufnehmen als alle Hospitäler in ganz Großbritannien. Allein schon durch diese große Zahl von Patienten eröffneten sie den Ärzten die Möglichkeit, schwer kranke Menschen aus den Unterschichten zu untersuchen, zu behandeln und zu beobachten. Diese hatten kaum eine andere Wahl, als ihren Körper der klinischen Medizin zur Verfügung zu stellen, wollten sie in den Genuss ärztlicher Behandlung und pflegerischer Fürsorge kommen. Die dort praktizierte Verbindung von körperlicher Diagnose und pathologischer Autopsie begründete ein neues Krankheitskonzept. Sie schuf aber auch neue Machtstrukturen im Hospital des 19. Jahrhunderts. Die Kranken wurden häufig nur als »Material« betrachtet und sogar bezeichnet. Die numerische oder statistische Methode war die dritte Säule, auf der die Hospitalmedizin und mit ihr die »medizinische Revolution« beruhte. Sie schuf

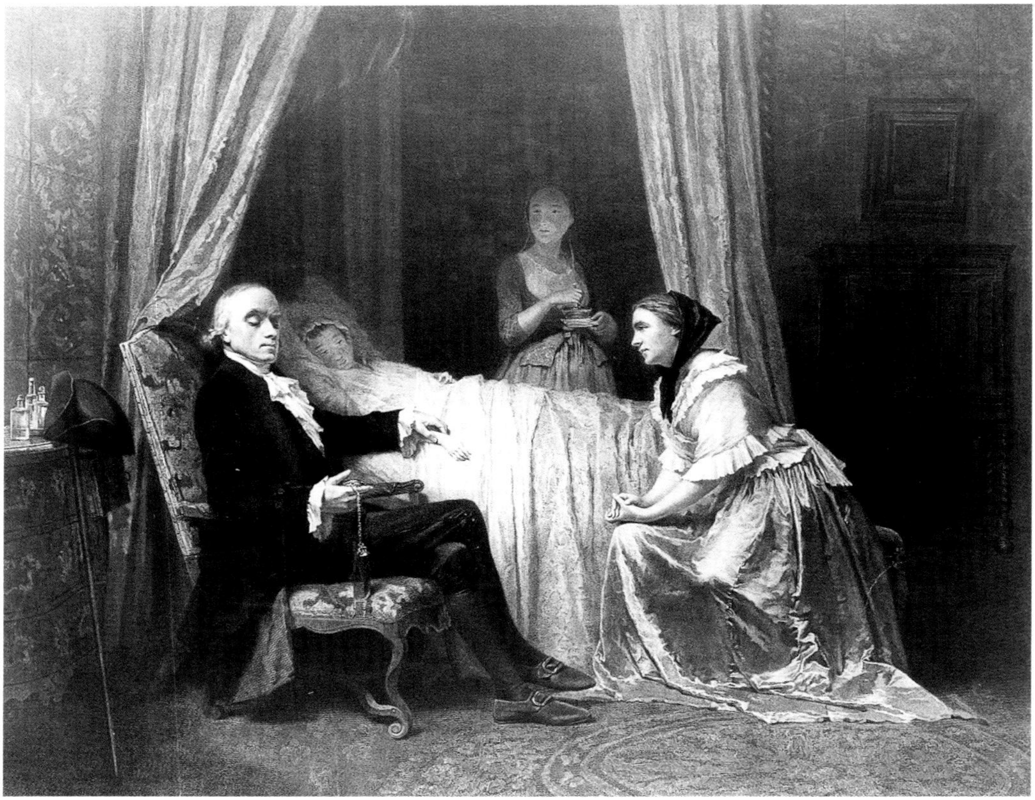

Pulsmessung mit der Uhr (in einer Darstellung des 19. Jahrhunderts)

Kategorien zur Diagnose und bildete die Grundlage zur Auswertung von Therapien.

Der Begründer dieser numerischen Methode in der Medizin als Vorläufer der Epidemiologie und der modernen klinischen Studie war der französische Arzt und Pathologe Pierre Charles Alexandre Louis (1787–1872). Seine grundlegenden »Untersuchungen über die Auswirkungen des Aderlasses bei einigen Entzündungskrankheiten« bewertet die Wirkung des Aderlasses bei Lungenentzündungen in Abhängigkeit davon, wann dieser erfolgte, ob morgens oder abends, und in Beziehung zur Menge des abgenommenen Bluts. Patienten mit ähnlichen Merkmalen teilte er in Gruppen ein und verzeichnete die Ergebnisse seiner unterschiedlichen Behandlungsmethoden. Er führte also einen klinischen Test durch. Die moderne Medizin begründet sich nicht zuletzt auf der von Louis entwickelten numerischen Methode. Die Statistik bot Gewissheit, wenn es darum ging, klare diagnostische Kategorien zu entwickeln, aber auch, wenn es Therapien zu beurteilen galt.

Ausgehend von diesen Wandlungen in der Praxis entstand in der ersten Hälfte des 19. Jahrhunderts ein naturwissenschaftliches Bild des Körpers, das gleichwohl nie un-

umstritten und stets von Gegenströmungen begleitet war. Die naturwissenschaftliche Medizin war geprägt von der Vorstellung, dass alle Vorgänge im Körper auf die Gesetze der Physik und Chemie zurückzuführen seien. Daher seien sie erklärbar und vorhersagbar sowie im Versuch an Tieren oder auch an Menschen erforschbar. Vorstellungen, es gebe eine im Körper waltende, der Empirie nicht zugängliche Lebenskraft, wurden kategorisch abgelehnt. Technik begann eine entscheidende Rolle einzunehmen. Vorgänge, die beobachtet, aber nicht erklärt werden konnten, hofften die naturwissenschaftlichen Mediziner durch technische Innovationen verstehen zu können, auf die sich ihre Fortschrittserwartungen richteten. Wie die entstehenden Naturwissenschaften wurde auch die Medizin zu einer messenden Wissenschaft. Die vormoderne Medizin hatte eine qualitative Erfassung des Gesundheitszustands des Patienten angestrebt, indem sie etwa verschiedene »Pulsqualitäten« unterschied. Die neuen Ärzte begannen nun mit dem Sekundenzeiger ihrer Uhren die Pulsfrequenz zu bestimmen.

Der kranke Mensch als Subjekt mit seinem Befinden und seinen Empfindungen geriet in der naturwissenschaftlich geprägten und technologisch unterstützten Medizin des 19. Jahrhunderts gegenüber den objektiv ermittelten Befunden in den Hintergrund. Allerdings war dies für die neue Medizin kein Selbstzweck. Die naturwissenschaftliche Erforschung von Krankheitsursachen und -verläufen, die statistische Auswertung von Versuchen dienten nicht nur wissenschaftlicher Erkenntnis. Sie zielte vielmehr darauf, die Behandlung von Kranken zu verbessern. Die naturwissenschaftliche und immer stärker technisierte Medizin hat seitdem gewaltige Erfolge erzielt, stets aber auch Fragen aufgeworfen. Beidem soll im Folgenden nachgegangen werden.

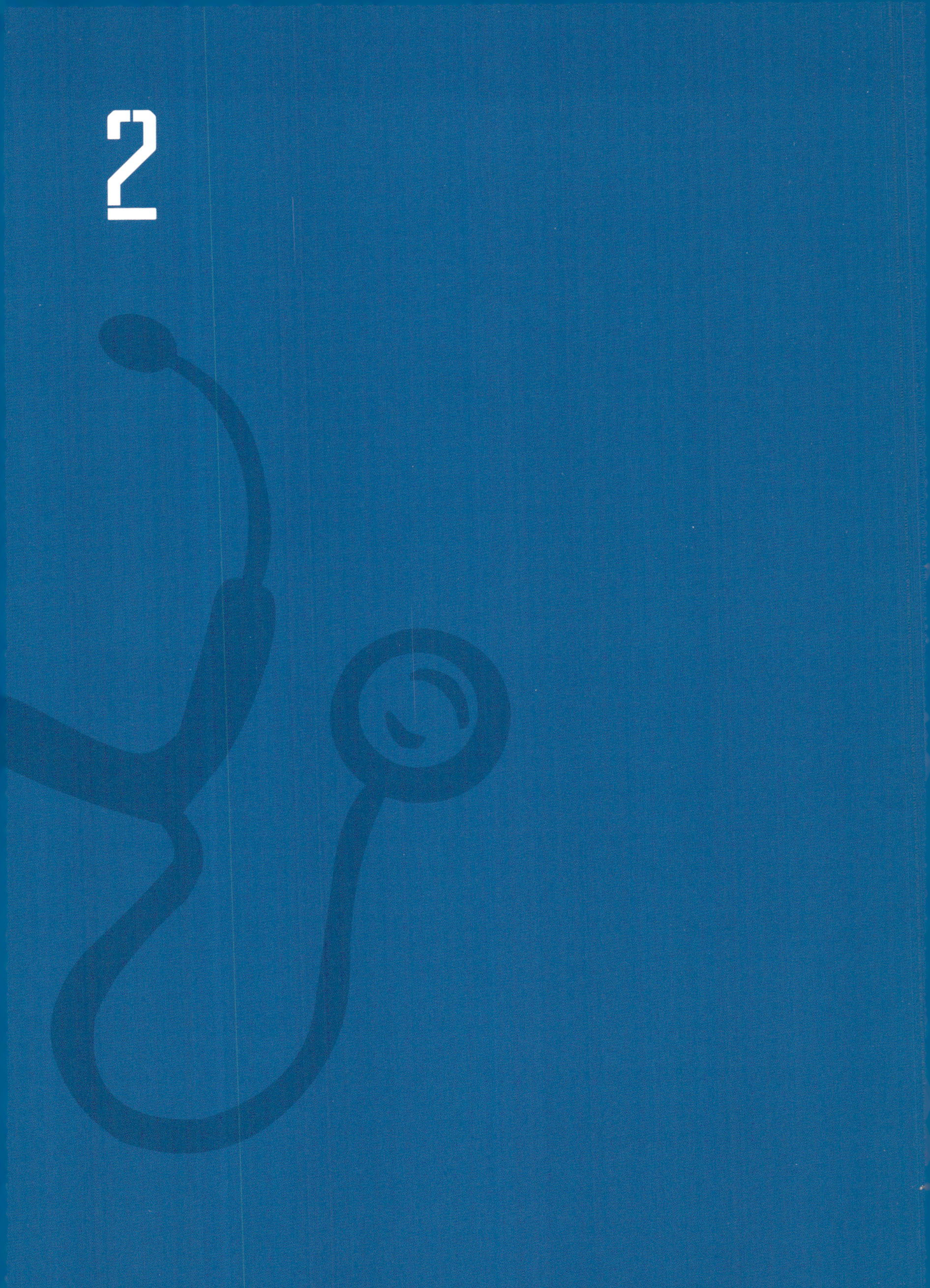
2

BLICKE IN DEN KÖRPER

Je mehr über den Aufbau des Körpers bekannt wurde, desto mehr rückten die inneren Organe, das Skelett und deren Schädigungen in den Fokus der Medizin. Beeinflusst von den wachsenden Erkenntnissen der frühneuzeitlichen Anatomen begann im 18. Jahrhundert die Pathologie, im toten Körper nach Spuren zu suchen, die Krankheiten dort hinterlassen hatten. Sie lieferte damit die Grundlage zu einer veränderten Wahrnehmung von Krankheit: Erschien Krankheit in der Vormoderne als Zustand des Körpers und seiner Säfte als Ganzes, wurde sie nun an bestimmten Stellen im Körper fest verortet.

Eng damit verbunden ist die *neue,* von Bichat entwickelte Pathologie, die sich um 1800 nicht mehr allein den Organen zuwandte, sondern auch den Gewebearten, aus denen diese aufgebaut sind. Krankheiten wurden nun als krankhafte Veränderungen bestimmter Gewebe begriffen. Mit diesem gewandelten Konzept von Krankheit änderte sich das ärztliche Vorgehen. Die Suche nach krankhaften Schädigungen (Läsionen) am und vor allem im Körper des Patienten wurde zum Ausgangspunkt der Diagnostik. Der technisch vermittelte Blick des Arztes in den Körper, der die naturwissenschaftliche Medizin bis heute prägt, nahm seinen Anfang.

Zunächst wurden zu Beginn des 19. Jahrhunderts in den großen Krankenanstalten von Paris von den Vertretern der sogenannten »Pariser Schule« grundlegende Verfahren der physikalischen Diagnostik entwickelt. Mit dieser Begriffsschöpfung wurden die neuen Untersuchungen bezeichnet, mit denen sich der Zustand des Kranken unabhängig von dessen Schilderung beurteilen ließ. Die Suche nach den Läsionen führte zu immer neuen Verfahren, das Innere des lebenden Körpers zu erschließen: Begonnen beim Abklopfen und Abhören mit dem Stethoskop über den Blick in den Körper mit optischen Instrumenten, wie dem Augenspiegel oder Endoskopen, bis hin zur Erzeugung von Bildern aus dem Körperinneren unter Ausnutzung verschiedener physikalischer Effekte und Messwerte, die von bildgebenden Verfahren in Bilder umgesetzt werden.

In den Körper hören – Stethoskope

Die ersten Verfahren, das Körperinnere der Diagnostik zugänglich zu machen, beruhten nicht auf dem Sehen, sondern auf dem Hören. Durch Abklopfen (Perkussion) und Abhören (Auskultation) wurden krankhafte Veränderungen im Körperinneren erfahrbar. Zum Abhören wurde das Stethoskop als das erste Instrument der neuen naturwissenschaftlichen Medizin erfunden. Beim Abklopfen

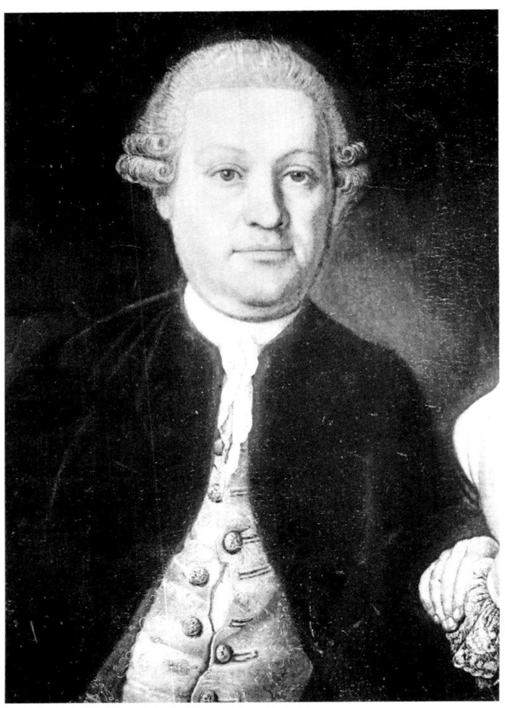

Leopold Auenbrugger (1722–1809)

wird Gewebe im Körperinnern in Schwingungen versetzt und erzeugt so einen hörbaren Klopfschall. Dieser gibt Aufschluss über den Luftgehalt etwa der Lunge oder des Bauchraums. Der Klang des Schalls ermöglicht zudem Rückschlüsse über die Größe und Lage eines Organs oder den Zustand und Luftgehalt des Gewebes. Bei luftgefüllten Hohlräumen erklingt beispielsweise ein hohler Ton. Größere Mengen Flüssigkeit bewirken dagegen einen dumpfen, leisen Klang.

Erstmals beschrieb der Wiener Mediziner Leopold Auenbrugger (1722–1809) diese Methode in einer 1761 veröffentlichten, in Latein abgefassten Schrift. Übersetzt lautet ihr Titel *»Neue Erfindung, mittels des Anschlagens an den Brustkorb, als eines Zeichens, verborgene Brustkrankheiten zu entdecken«*. Seine Erkenntnisse beruhten auf jahrelangen Untersuchungen an Patienten. Seine Ergebnisse überprüfte er – wie später auch die Pariser Ärzte – durch Obduktionen. Außerdem erhärtete Auenbrugger seine Vermutungen durch Versuche an Leichen. Er spritzte unterschiedliche Mengen Flüssigkeit in deren Brusthöhle und bestimmte die wechselnden Klopfgeräusche.

Die Anregung für sein Verfahren entstammte wohl dem damals üblichen Beklopfen des Bauchs, um zu unterscheiden, ob dieser durch Flüssigkeiten oder durch Gase gebläht ist. Unter Umständen liegt die Idee aber auch in Auenbruggers Herkunft begründet, dessen Vater Gastwirt in Graz war. Eine weitverbreitete Anekdote berichtet, er habe als Kind von diesem gelernt, den Pegelstand von Weinfässern zu ermitteln, indem er gegen deren hölzerne Außenwände klopfte.

Auenbruggers Erkenntnisse gerieten fast vierzig Jahre lang in Vergessenheit. Sie setzten sich erst um 1800 durch, als die Pathologen der Pariser Schule auf sie stießen. So entdeckte Napoleons Leibarzt Jean-Nicolas Corvisart (1755–1821) Auenbruggers Schrift, übersetzte sie ins Französische, ergänzte sie um viele eigene Beobachtungen und Erfahrungen und veröffentlichte sie 1808 in Paris.

Auenbrugger nutzte die direkte Perkussion, bei der mit vier Fingern aus einer im Handgelenk schwingenden Hand unmittelbar auf den Körper geklopft wird. Später wurden auch Plessimeter und Perkussionshämmer als Instrumente zum Abklopfen genutzt. Das Plessimeter wurde 1826 vom französischen Arzt Adolphe Piorry (1794–1879) erfunden, der damit den Bauchraum der Diagnostik erschließen wollte. Es besteht aus einem flachen, spatelförmigen Plättchen, welches fest

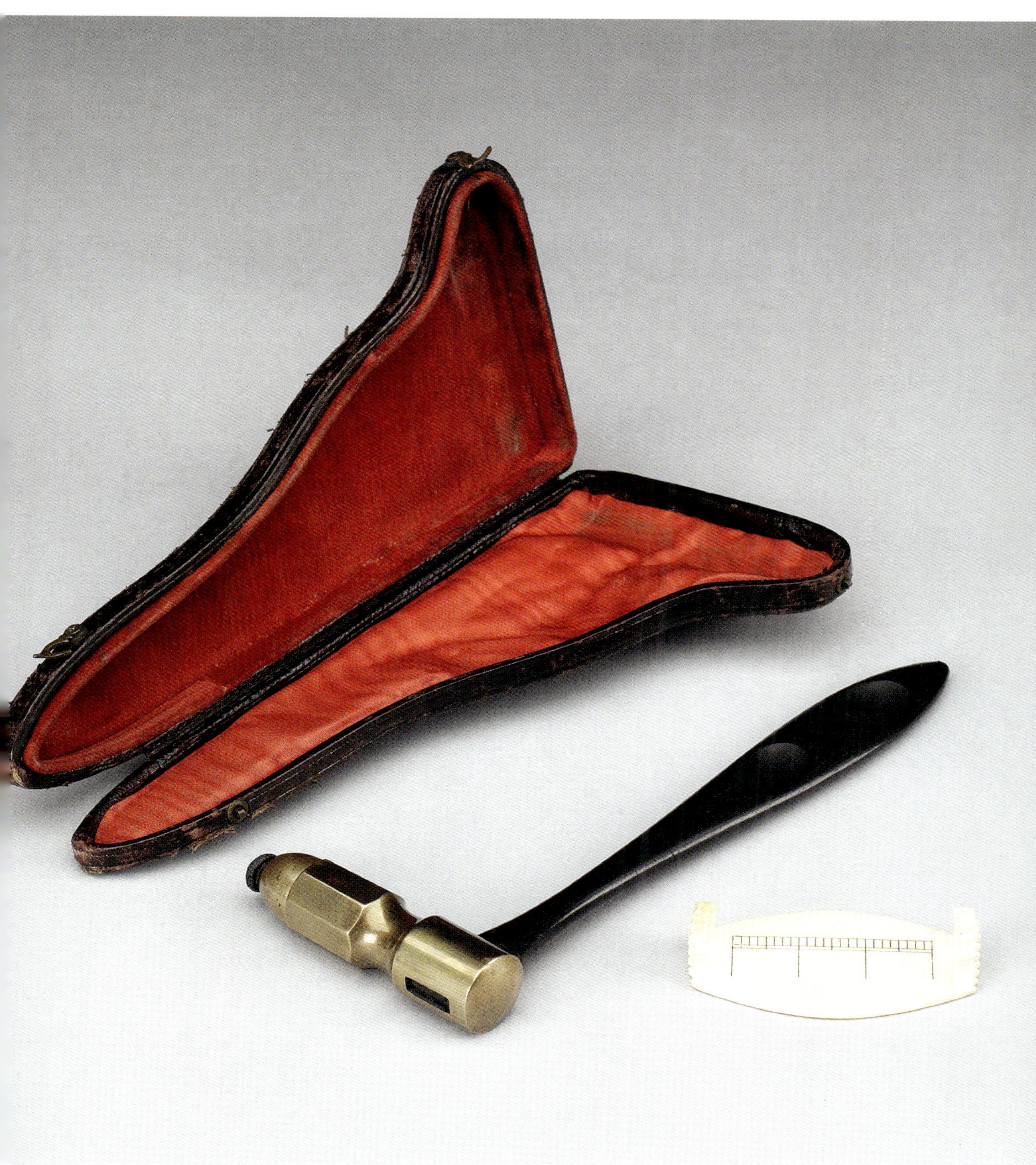

Perkussionshammer und Plessimeter (ca. 1850–1920)

auf die zu untersuchende Region des Körpers gedrückt und mit der Hand oder einem Perkussionshammer beklopft wird. Der Vorteil besteht darin, dass die Finger des Untersuchers geschont werden und der erzeugte Klopfschall bedeutend lauter ist als bei der Perkussion mit den Fingern, die jedoch bis heute am gebräuchlichsten ist. Aus dem Perkussionshammer wurde der Reflexhammer.

Eng mit der Untersuchung des Verhaltens von Schall im Körper ist auch die Erfindung des Stethoskops verbunden. Mit diesem werden die Geräusche von Lungen, Herz und Gefäßen sowie der Bauchraum abgehört, wobei bei letzterem vor allem Darmgeräusche untersucht werden. Durch das Aufsetzen des Instruments auf den Körper des Patienten leitet ein Trichter oder eine Membran die Schallwellen vom Körperinneren über eine Röhre oder einen Schlauch bis in das Ohr des Untersuchenden. Zwischen der Stelle, auf der der Stethoskop-Kopf auf der Haut des Patienten aufliegt, und dem Trommelfell des Untersuchenden entsteht eine Luftsäule, die den Schall überträgt. Die Schallverstärkung wird durch einen Trichter im Stethoskop-Kopf erreicht, vergleichbar einer Trompete.Das Stethoskop wurde 1816 vom französischen Arzt René Théophile Hyacinthe Laënnec (1781–1826) erfunden. Der Name, den er seinem Instrument gab, ist eine Wortschöpfung, die sich aus den griechischen Wörtern *stethos* für »Brust, Inneres« und *skopein* für »sehen, betrachten, untersuchen« zusammensetzt. Dies verweist auf den Blick in den Körper, der die Medizin zu prägen begann. Wohl nicht zufällig wurde dieses Instrument zum Sinnbild ärztlicher Tätigkeit. Mit ihm wurde die systematische Untersuchung des Körpers mit technischen Mitteln zur »Grundlage ärztlicher Wahrnehmung« (Jens Lachmund). Bis zur Erfindung der Röntgentechnik Endes des 19. Jahrhunderts verließen sich die Ärzte stark auf das Ohr als Sinnesorgan, das mit dem Stethoskop an den Körper des Patienten gekoppelt wurde.

Die Idee zu diesem Instrument kam Laënnec, da er nicht, wie damals üblich, sein Ohr auf die Brust einer jungen Patientin legen wollte. Hierbei spielten wohl vor allem moralische Überlegungen eine Rolle. Es zeigt sich, wie kulturelle Normen des Umgangs mit dem Körper die Medizintechnik prägten und prägen. Der Arzt verwendete zunächst eine Papierrolle als »Hörrohr«. Dabei stellte fest, dass er so nicht schlechter, sondern sogar besser hörte. Seine Entdeckung beschrieb er in seiner Abhandlung folgendermaßen:

»Ich wurde 1816 von einer jungen Frau konsultiert, welche die Zeichen einer allgemeinen Herzerkrankung aufwies […] Das Alter und das Geschlecht der Erkrankten untersagten mir, mein Ohr direkt auf den Brustkorb zu legen. Ich erinnerte mich an ein allgemein bekanntes akustisches Phänomen, dass nämlich das Kratzgeräusch am Ende eines Baumstammes über viele Meter hinweg am anderen Ende sehr genau, ja sogar verstärkt zu hören ist. […] Ich nahm daher ein Papierheft, rollte es fest zusammen, legte das eine Ende auf das Präcordium [= den Teil der Brustwand vor dem Herzen] *und das andere Ende an mein Ohr. Ich war erstaunt, wie deutlich ich die Schläge des Herzens hören konnte, deutlicher und genauer, als wenn ich mein Ohr direkt auf den Brustkorb gelegt hätte.«*

So trieb Laënnec die Entwicklung des Stethoskops voran. Es bestand zunächst aus einem recht massiven Rohr aus Eichenholz, in dessen unteres Ende ein Trichter gefräst war. In der Mitte konnte es auseinandergeschraubt werden.

Die von Laënnec anekdotisch beschriebene Erfindung des Stethoskops trug sich, wie der Wissenschaftshistoriker Jens Lachmund beschreibt, mit großer Wahrscheinlichkeit in dessen Privatpraxis zu. Dort musste er auf das Schamgefühl der vermutlich höhergestellten Patientin Rücksicht nehmen. Die Weiterentwicklung des zusammengerollten Papierhefts zum hölzernen Hörrohr und die Entwicklung von für die Diagnostik nutzbaren Krankheitsbildern waren anschließend aber wohl nur unter den Bedingungen der Pariser Krankenhausmedizin möglich.

Dort fand er viele Patienten vor, die sozial niedriger gestellt waren als er und deren Krankengeschichten er auswertete. Im Jahr 1819 veröffentlichte Laënnec auf dieser Grundlage eine Abhandlung über Krankheiten von Lunge und Herz. Sie beruhte auf zahlreichen Untersuchungen lebender und Autopsien verstorbener Patienten. Dies war in der Pariser Schule der Medizin ein übliches Vorgehen. Der Medizinhistoriker Roy Porter ging sogar so weit zu sagen: »Die Pariser Lehre machte die Leichenhalle zum Heiligtum.« Das Stethoskop wurde zusammen mit Laënnecs Opus vertrieben, das 13 Francs kostete. Dessen Verleger war so geschäftstüchtig, dass er den Käufern der Abhandlung für drei Francs zusätzlich noch ein Stethoskop mit anbot.

Doch erst mit dem im Wien tätigen Mediziner Joseph Škoda (1805–1881) fanden Perkussion und Auskultation Ende der 1830er Jahre zu ihren heutigen Formen. Im Gegensatz zu Laënnec und seinen Nachfolgern führte Škoda die Methode auf streng naturwissenschaftliche Grundlagen zurück. Er untersuchte Klopfschall und Geräusche systematisch auf ihre physikalischen Ursachen. Die französischen Kliniker waren davon ausgegangen, dass bestimmte Organe unterscheidbare Schallarten erzeugten. Škoda hingegen konnte nicht zuletzt bei Sektionen zeigen, dass die Unterschiede im Höreindruck ausschließlich auf der Menge, Verteilung und Spannung der Luft in den Organen beruhte. Als Voraussetzung der physikalischen Diagnostik betrachtete er, neben der Technik der Untersuchung, genaue Kenntnisse der pathologischen Veränderungen bei den zu untersuchenden Erkrankungen. Er entwickelte Abklopfen und Abhören zu einer erlernbaren Methode weiter. Bis Mitte des 19. Jahrhunderts wurde das Stethoskop so zum unverzichtbaren diagnostischen Werkzeug in Krankenhäusern.

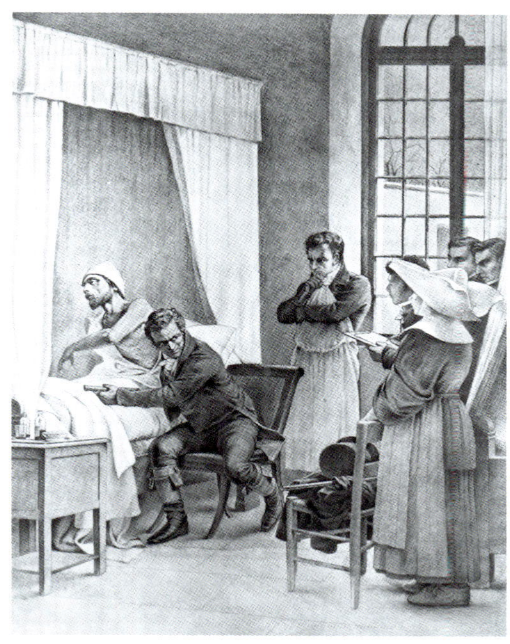

René Théophile Hyacinthe Laënnec (1781–1826)

Jedoch sollten noch Jahrzehnte vergehen, bis auch praktische Ärzte sich durchgängig dieses Instruments bedienten. Diese Verzögerung

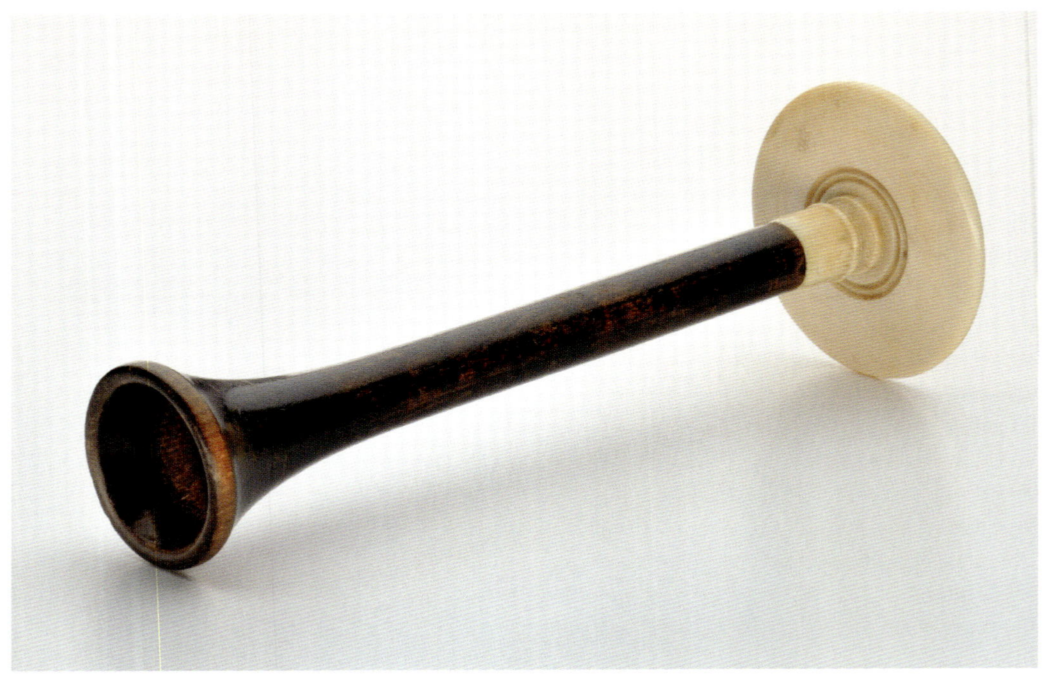

Starres Stethoskop (um 1850)

war nicht nur dem Zweifel vieler Praktiker an der Überlegenheit der physikalischen Diagnose geschuldet. Sie hing auch mit Widerständen zusammen, mit denen niedergelassene Ärzte im ausgehenden 19. Jahrhundert zu kämpfen hatten. Im Unterschied zu ihren Kollegen im Krankenhaus mussten sie ihre wohlhabenden und sozial hochgestellten Privatpatienten erst vom Wert dieser »objektiven« Methode überzeugen.

Der Verbreitung des Stethoskops förderlich waren standespolitische Interessen. Das neue Instrument ermöglichte der neuen »Schulmedizin«, in der Auseinandersetzung mit den sich zeitgleich entwickelnden Gegenströmungen Homöopathie und Naturheilkunde nach außen Einheit zu demonstrieren. Die physikalische Untersuchung bildete »endlich einmal – selbst für die Augen des Laien – einen sicheren Maßstab für den Wert und die Brauchbarkeit des Heilkünstlers«, so spitzte einer der Protagonisten der naturwissenschaftlichen Medizin, der Leipziger Mediziner Carl Wunderlich (1815–1871), es zu.

Das Stethoskop hat sich seit seiner Erfindung grundlegend gewandelt. Im 19. Jahrhundert handelte es sich in einer Weiterentwicklung von Laënnecs Holzröhre meist noch um einen Trichter, der mit einer starren Röhre und einem Ohrstück verbunden war. Zunächst wurden diese starren Hörrohre aus Holz gefertigt. Später kamen andere Materialien hinzu. Ein Katalog des Medizinischen Warenhauses in Berlin von 1910 bietet starre Stethoskope aus Holz, Ebenholz, Hartgummi, Zelluloid, Metall und sogar Elfenbein an.

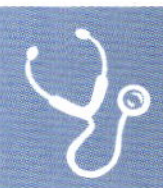

Starre Stethoskope spielen heute kaum mehr eine Rolle, außer in der vorgeburtlichen Diagnostik. Hier werden noch sogenannte Pinard-Hörrohre mit einem breiten Trichter verwendet, um die Herztöne des Fötus im Mutterleib abzuhören. Diese Form wurde 1895 vom französischen Gynäkologen und Geburtshelfer Adolphe Pinard (1844–1934) entwickelt.

Mitte des 19. Jahrhundert kamen die ersten mit beiden Ohren zu nutzenden Stethoskope, sogenannte binaurale Stethoskope, auf. Das erste praktisch nutzbare Instrument dieser Art vertrieb der Arzt George Cammann aus New York im Jahr 1856. Sie setzten sich allerdings erst am Ende des 19. Jahrhunderts durch, als biegsame Gummischläuche verfügbar waren. Ihre Bauart ermöglicht einen größeren Abstand zum Patienten und eine bequemere Handhabung während der Untersuchung. Diese Stethoskope bestehen aus drei Bestandteilen: einem Bruststück, einem Schlauch und zwei Ohrbügeln mit Ohrstücken, sogenannten »Oliven«. Am Bruststück, das auf den Körper aufgesetzt wird, befindet sich meist eine Membran. Diese wurde 1894 vom amerikanischen Arzt Robert Bowles erstmals eingesetzt. Sie nimmt die Schallwellen auf, wird dadurch selbst in Schwingungen versetzt und gibt den Schall an die Luftsäule im Schlauch weiter. Über die Ohrbügel werden die Wellen an das Trommelfell des Untersuchenden geleitet. Die am Ende der Ohrbügel angebrachten »Oliven« aus Kunststoff dichten die Gehörgänge ab.

Im Jahr 1963 ließ der amerikanische Kardiologe David Littmann (1906–1981) ein Stethoskop mit zweiseitigem Bruststück patentieren: auf der einen Seite hat dieses eine Membran, auf der anderen einen Trichter. Er griff dabei auf eine Bauform zurück, die der Arzt Howard Sprague (1895–1970) aus Boston bereits 1926 entwickelt hatte. Mit der Membran lassen sich höhere Töne gut erkennen, etwa der Atem. Mit dem Trichter lassen sich die tieferen Frequenzen besser abhören, beispielsweise verschiedene Herztöne. Bedeutung haben diese Eigenschaften des Littmann-Stethoskops, das heute wohl der am meisten verbreitete Typ ist, vor allem in der Kardiologie. Mittlerweile sind auch elektronische Ste-

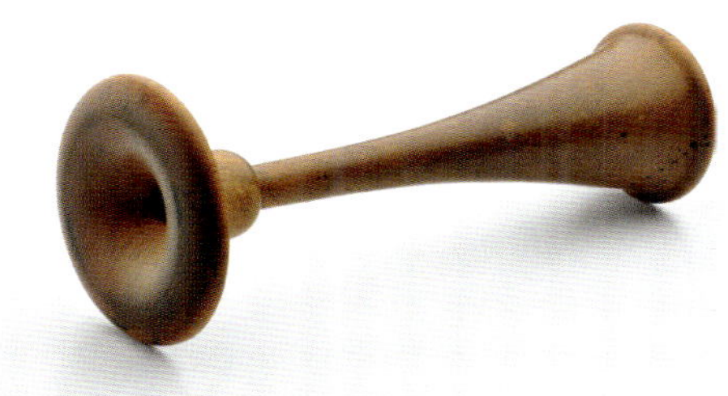

Pinard-Hörrohr (frühes 20. Jahrhundert)

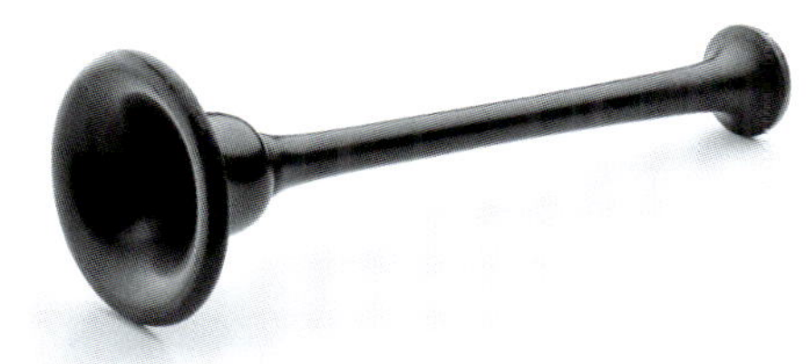

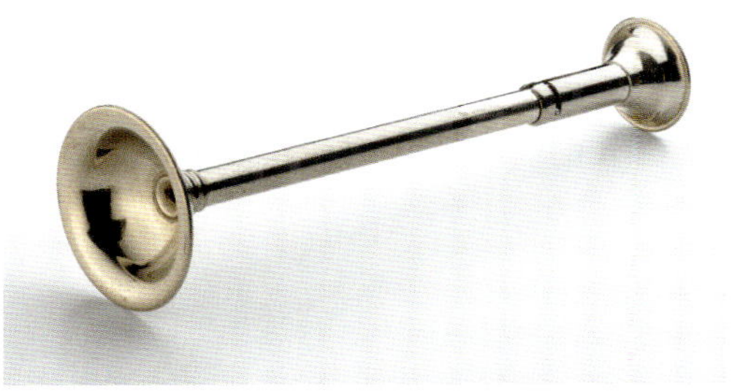

Starre Stethoskope (Anfang 20. Jahrhundert)

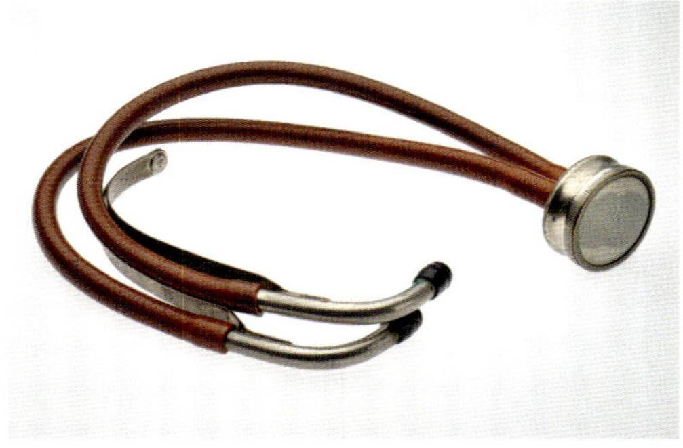

Schlauchstethoskop mit Membran im Bruststück (1925–1950)

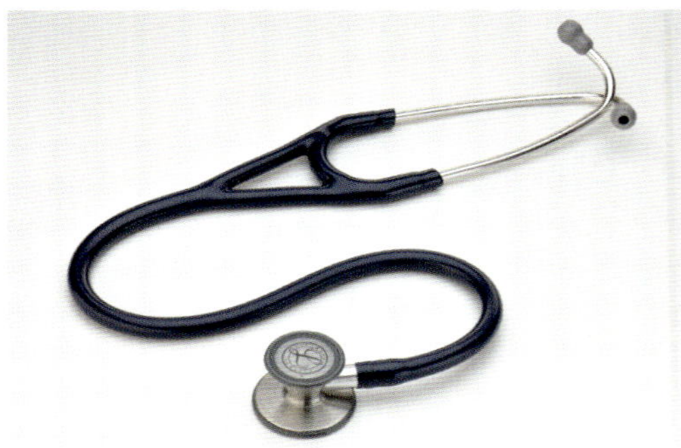

Doppelkopf-Stethoskop nach Littmann (um 2010)

thoskope auf dem Markt. Sie verstärken den Schall elektronisch, heben verschiedene Töne hervor und sollen Störendes herausfiltern, etwa Umgebungs- und Reibungsgeräusche. Töne können auch digital aufgezeichnet und wieder abgespielt werden.

Mit der Einführung der physikalischen Diagnostik im Lauf des 19. Jahrhunderts war ein grundlegender Wandel im Verhältnis von Arzt und Patienten verbunden. In der »Medizin am Krankenbett« vor 1800 stand für den Arzt das äußere Erscheinungsbild des Patienten und vor allem dessen erlebte und erzählte »Krankengeschichte« im Mittelpunkt. Demgegenüber wurden im 19. Jahrhundert die »objektiven Diagnosen« zum entscheidenden methodischen Kriterium in der ärztlichen Praxis.

Die Durchsetzung dieser Methoden und Instrumente war ein erster Schritt hin zu einer »Herrschaft der Technologie«, die die moderne westliche Medizin laut dem Medizinhistoriker Rolf Winau prägt. Das Stethoskop bedeutete dabei einen entscheidenden Wendepunkt. Erstmals wurden Vorgänge im Inneren des Körpers dem Arzt zugänglich, ohne den Körper des Patienten zu öffnen. Zudem konnte der Patient durch den Arzt bequem abgehört werden, ohne den möglicherweise ansteckend Erkrankten berühren zu müssen. Die Vermeidung unmittelbaren Körperkontakts entsprach zudem den moralischen Vorstellungen der Zeit.

Das Instrument eröffnete dem Arzt Zugänge zum Körper, die dem Patienten selbst nicht möglich waren. So wurde der Arzt »zum unumgänglichen Spezialisten« für Vorgänge im Körperinneren. Die Geräusche aus dem Körper, die sich ausschließlich dem Arzt mit dem neuen Instrument technisch vermittelt erschlossen, gewannen bei der Diagnose die Oberhand gegenüber dem subjektiven Erleben des Patienten. Dies führte, wie der Wissenschaftshistoriker Jens Lachemund ausführt, zu einer »Privilegierung der ärztlichen Wahrnehmung« im Gegensatz zu dem Erleben des Kranken.

Das Stethoskop markiert so nicht nur den Beginn der naturwissenschaftlich-technischen Medizin, sondern auch den Beginn der trotz aller großen Erfolge der modernen Medizin von einigen Stimmen kritisierten technologisch bedingten Entfremdung zwischen Arzt und Patient. Heute steht das Stethoskop allerdings eher für das Gegenteil, für eine patientennahe, technisch zurückhaltende Heilkunde, in der die persönliche Zuwendung des Arztes zum Kranken die wesentliche Rolle einnimmt. Das »Abhören« bringt so das Vertrauensverhältnis zwischen dem Hausarzt und seinem Patienten zum Ausdruck.

In den Körper sehen – Spiegel und Endoskope

Trotz seines Namens kann man mit dem Stethoskop nicht in den Körper *sehen*. Dies ermöglichten erst Mitte des 19. Jahrhunderts optische Instrumente. Das erste, das die Untersuchung eines ganzen Organs ermöglichte, war der Augenspiegel, mit dem der Augenhintergrund betrachtet werden kann. So können Netzhaut, Aderhaut, Sehnervenkopf und die Blutgefäße beurteilt werden. Mit diesem Instrument wird mit dem einfallenden Licht durch die Pupille in das von einer Lichtquelle ausgeleuchtete Augeninnere geblickt. Das am Augenhintergrund gestreute Licht verlässt das Auge auf dem gleichen Wege, wie es in das Auge gelangt ist, aber nun auf die Lichtquelle zu.

Diese Möglichkeit hat zuerst der Physiker und Anatom Hermann von Helmholtz (1821–1894) erkannt, angeregt durch Vorarbeiten von Ernst Wilhelm von Brücke (1819–1893). Dieser gestand selbst ein: *»Die größte Dummheit meines Lebens war, dass ich den Augenspiegel nicht erfunden habe.«* Brücke untersuchte das sogenannte »Augenleuchten«, also das Aufleuchten der Pupille von Tieren bei Lichteinstrahlung, das seit der Antike bekannt war. Im Jahr 1845 äußerte er die stimmige Vermutung, dass es sich um an der Netzhaut reflektiertes einfallendes Licht handelte. Auch entwickelte er dazu bereits Versuchsanordnungen, Licht ins Auge von Tieren zu spiegeln. Er beobachtete ebenfalls, dass Licht aus bestimmter Richtung bei geeigneter Position des Beobachters das menschliche Auge zum Leuchten brachte.

Auch Helmholtz schloss daraus, dass das ins Auge einfallende Licht am Augenhintergrund genau in Richtung der Lichtquelle wieder zurückgespiegelt wird. Er ging jedoch noch einen Schritt weiter und hielt es für möglich, mit dem einfallenden und dann als Reflexion wieder austretenden Licht direkt ins Auge zu sehen. In der praktischen Umsetzung entsteht allerdings ein Problem: Um den Augenhintergrund sehen zu können, muss der Beobachter sein Auge in den Strahlengang des aus dem Auge austretenden Lichts bringen, ohne die in das untersuchte Auge einfallenden Strahlen zu verdecken. Dies birgt eine Herausforderung. Entweder steht der Beobachter zwischen der Lichtquelle und dem untersuchten Auge und blockiert so das einfallende Licht, oder die Lichtquelle verdeckt den Blick, wenn sie sich zwischen Beobachter und Auge befindet.

In Auseinandersetzung mit diesem Problem entwickelte Helmholtz 1850 den Augenspiegel (Ophthalmoskop), mit dem er den Augenhintergrund beleuchten und gleichzeitig das dort gestreute Licht sehen konnte. Er verwendete dazu einen halbtransparenten Spiegel. Das Licht einer Quelle, die sich neben dem Patienten befindet, trifft auf diesen Spiegel und wird so reflektiert, dass es ins untersuchte Auge fällt. Das am Augenhintergrund gestreute Licht trifft wieder auf den halbdurchlässigen Spiegel. Ein Teil des Lichts tritt durch den Spiegel und fällt ins Auge des Beobachters, dessen Blick so bis auf den Augenhintergrund reicht.

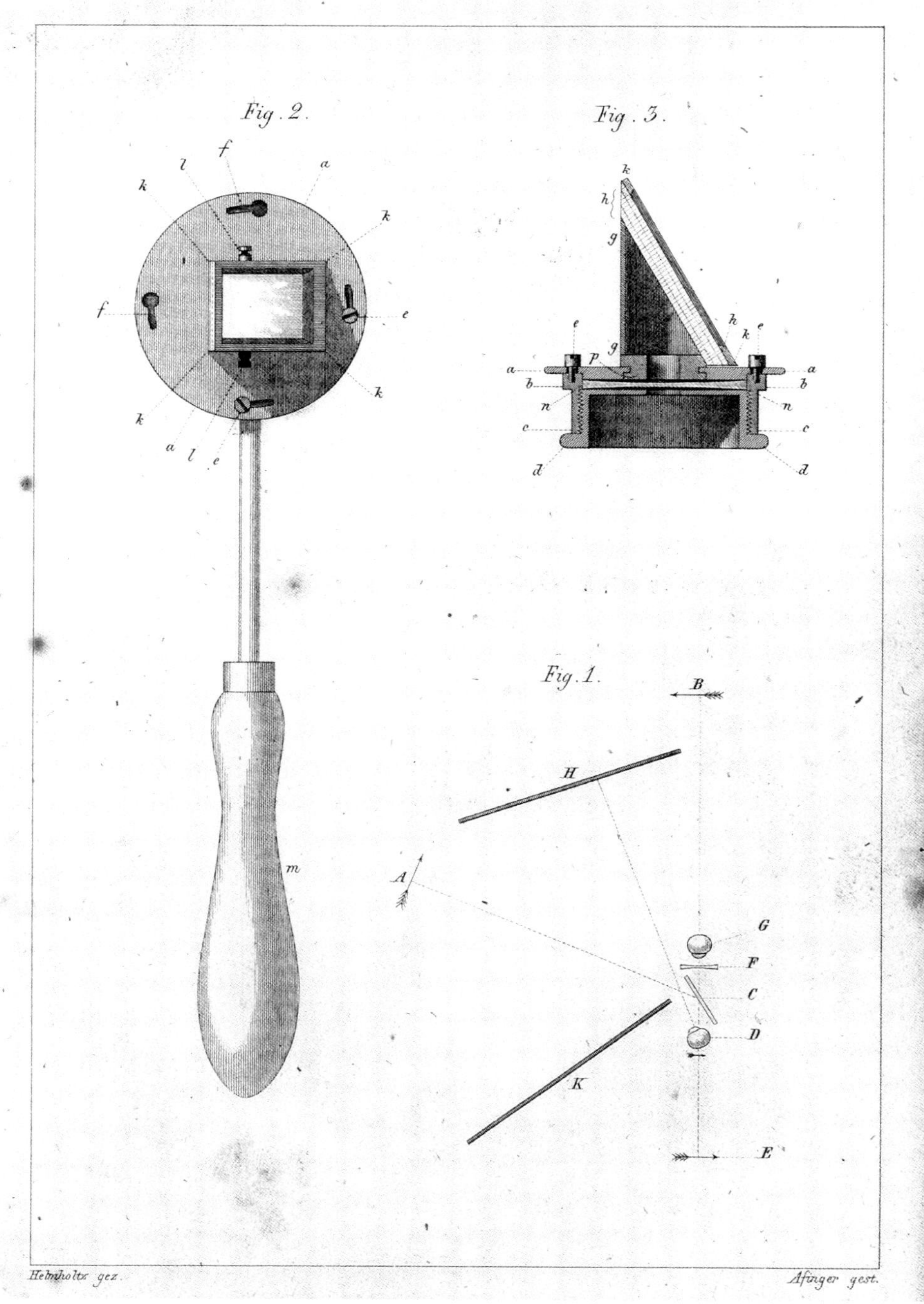

Konstruktionszeichnung des Augenspiegels von Helmholtz (1850)

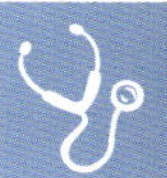

Helmholtz' Erfindung wurde bald ein Erfolg, vor allem nachdem der Berliner Arzt Albrecht von Graefe (1828–1870) sich zwei Spiegel zur Erprobung zusenden ließ. Im Gegensatz zu Helmholtz war er ein Fachmann für Augenerkrankungen und wurde zu einem der »Gründerväter« der Augenheilkunde. Er setzte den Augenspiegel mit Erfolg in seiner Praxis ein und entwickelte durch die Untersuchung des Augenhintergrunds neue Operationsmethoden für bis dahin unheilbare Augenkrankheiten.1855 entdeckte er etwa für den durch einen erhöhten Augeninnendruck ausgelösten »grünen Star« charakteristische Veränderungen am Sehnerv. Man kann sogar so weit gehen, zu sagen, dass die Augenheilkunde sich als eigenes Fachgebiet nur etablierte, weil das Auge dem ärztlichen Blick durch das neue Instrument wie kein anderes Organ zugänglich wurde.

Eine wesentliche Verbesserung brachte kurz darauf die Idee des in Göttingen lehrenden Arztes und Physiologen Theodor Ruete (1810–1867), einen durchbohrten, leicht gewölbten Spiegel zur Beleuchtung des Augenhintergrunds einzusetzen. Das Licht der Lichtquelle wurde vom Spiegel gebündelt auf den Augenhintergrund geworfen. Die Reflexion konnte durch diese Bohrung ohne Verluste, wie sie beim halbdurchlässigen Spiegel zwangsläufig auftraten, beobachtet werden. Eine weitere Neuerung waren Linsen, die in den Strahlengang eingebracht werden konnten, um Fehlsichtigkeiten des untersuchten Auges und damit Abbildungsfehler auszugleichen. Diese wurden erstmals von Egbert Rekoss eingesetzt, dem für Helmholtz tätigen Instrumentenmacher.

Heute gibt es zwei Formen der Augenspiegelung: Bei der direkten Ophthalmoskopie wird der Augenspiegel sehr nahe zwischen das Auge des Patienten und das Auge des Untersuchers gebracht. Der Abstand liegt bei nur rund 10 cm, so dass die Untersuchung häufig als unangenehm wahrgenommen wird. Bei der indirekten Ophthalmoskopie, die 1852 von Ruete entwickelt wurde, wird aus einer Entfernung von rund 50 cm mit Hilfe einer Lichtquelle und einer in 2 bis 10 cm Abstand vor das Patientenauge gehaltenen Lupe jeweils nur ein beleuchteter, vergrößerter und umgekehrter Ausschnitt des Augenhintergrundes betrachtet.

Die Entwicklung von Augenspiegeln war eng verbunden mit der von Ohrenspiegeln: durchbrochenen Hohlspiegeln zur Beleuchtung und Betrachtung des Gehörganges. Der westfälische Arzt Friedrich Hofmann (1806–1886) nutzte schon 1841 einen durchbohrten Rasierspiegel zur Untersuchung von Gehörgang und Trommelfell. Seine Innovation blieb allerdings unbeachtet, bis der Ohrenarzt Anton Friedrich von Tröltsch (1829–1890) den Ohrenspiegel 1855 nochmals erfand, aber immer auf die Urheberschaft Hofmanns verwies. Der Hohlspiegel bündelt das Licht einer Lichtquelle, so dass der untersuchte Bereich gut ausgeleuchtet ist. Zugleich kann durch das Loch mit einem Auge die beleuchtete Stelle untersucht werden, ohne einen Schatten darauf zu werfen oder den Zugang zu versperren.

Häufig entwickelten in dieser frühen Phase der naturwissenschaftlichen Medizin Ärzte aus praktischen Bedürfnissen die Instrumente weiter. So wandelte sich der Ohrenspiegel schließlich zum Stirnspiegel: Um bei Untersuchungen die Hände frei zu haben, erfand der Physiologe Johann Nepomuk Czermak (1828–1873) 1860 ein Modell, das mit den Zähnen gehalten werden konnte. Der in Wien tätige Arzt Friedrich Semeleder (1832–1901) montierte 1862 einen Spiegel auf ein Brillenge-

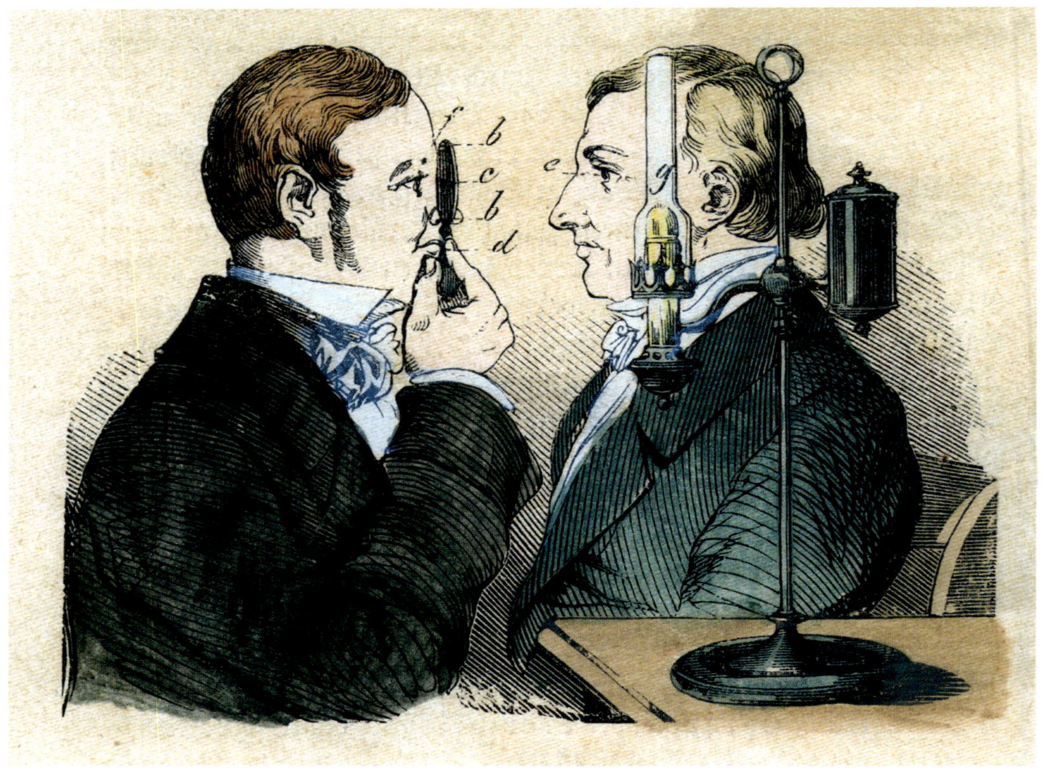

Untersuchung mit dem Augenspiegel (um 1880)

stell, bis dann der Hals-Nasen-Ohren-Arzt und Begründer der Bronchoskopie Gustav Killian (1860–1921) den Hohlspiegel 1883 erstmals an einem Stirnriemen befestigte.

Dieser Stirnspiegel wurde neben dem Stethoskop zum zweiten ikonographischen Symbol des modernen Arztes, möglicherweise wegen der auratischen Wirkung dieser kreisrunden, spiegelnden Scheibe an der Stirn des Arztes. Aufgrund neuer Untersuchungs- und Beleuchtungstechniken in der Hals-, Nasen-, Ohrenheilkunde mit Endoskopen oder Mikroskopen kommt dem Stirnspiegel heute jedoch kaum mehr Bedeutung zu.

Auch bei den Lichtquellen waren die Entwicklungen in der Augen- und in der Ohrenheilkunde eng verbunden. Nutzten beide zunächst einfallendes Sonnenlicht, machte die Entwicklung von speziellen Öl- und Gaslampen die Untersuchung unabhängig vom Tageslicht. Gegen Ende des 19. Jahrhunderts kam noch elektrisches Licht hinzu. Das künstliche Licht wurde mit Spiegeln in das Untersuchungsgebiet eingeleuchtet. Die elektrische Beleuchtung ist nur ein erstes Beispiel für die vom Physiker und Medizintechniker Ewald Konecny festgestellte »Durchdringung der Medizin durch die Elektrotechnik«, die bereits im 19. Jahrhundert begann und das 20. Jahrhundert prägte.

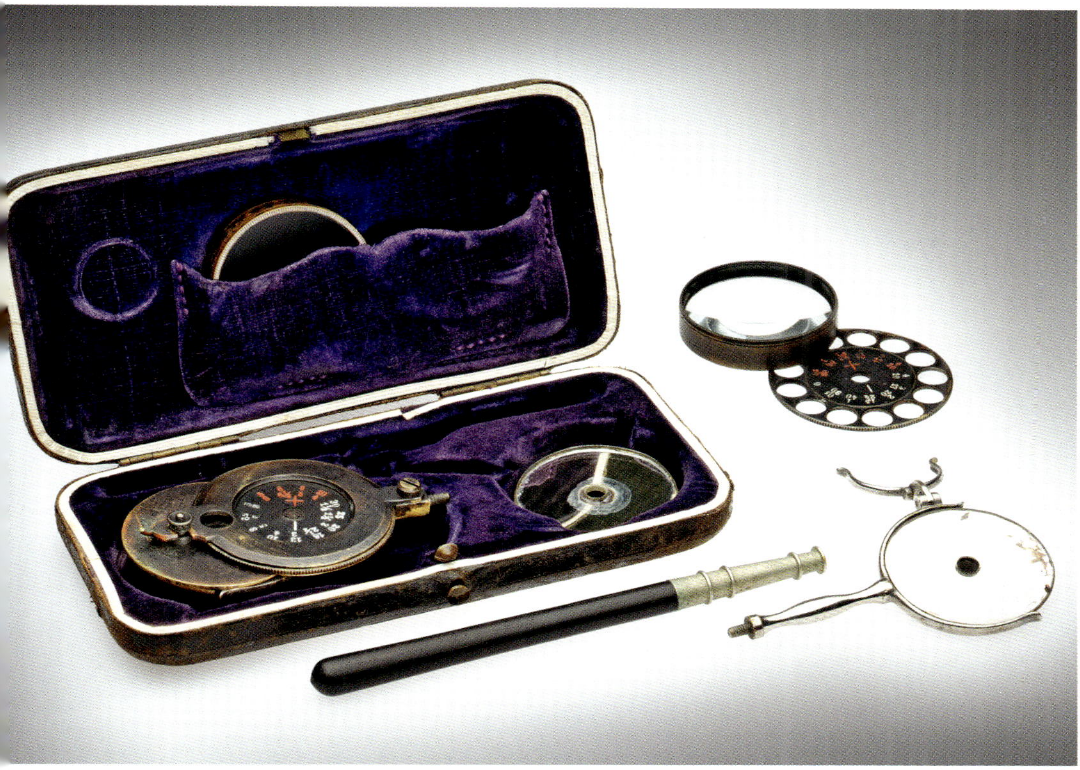

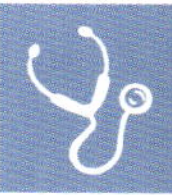

Augenspiegel nach Hirschberg (1900–1930)

Bei der Durchsetzung dieser Instrumente im letzten Viertel des 19. Jahrhunderts spielte die Entwicklung von spezialisierten Herstellern eine bedeutende Rolle. Medizinische Instrumente und Geräte wurden nun im industriellen Maßstab gefertigt. Zuvor waren sie noch handwerklich hergestellt und bei Bedarf von Universitätsmechanikern zu einem hohen Preis nachgefertigt worden. Erst in der »Gründerzeit« nach der deutschen Reichseinigung 1871 entstanden auf Medizintechnik spezialisierte Herstellerfirmen, die gängige Instrumente in größeren Stückzahlen fertigten. Ein wichtiger Grund hierfür war das Interesse des neugegründeten Nationalstaates an einer vereinheitlichten Sanitätsausrüstung des Militärs. Eine Festschrift eines Herstellers chirurgischer Instrumente aus dem Jahre 1904 kommt zu dem Schluss: *»Kriegerische Ereignisse, welche auf andere Fabriken einen lähmenden Einfluß ausüben mußten, haben diese Industrie wesentlich gefördert.«*

Neben dem Stirnspiegel entstanden verschiedene Formen von Otoskopen oder Ohrenspiegeln, bei denen ein Ohrtrichter in den Gehörgang eingeführt wird. Bei den Instrumenten des 19. Jahrhunderts wurde das Licht von außen eingespiegelt, wie etwa beim Otoskop nach Brunton. Der in London praktizierende Arzt und Geburtshelfer John Brunton

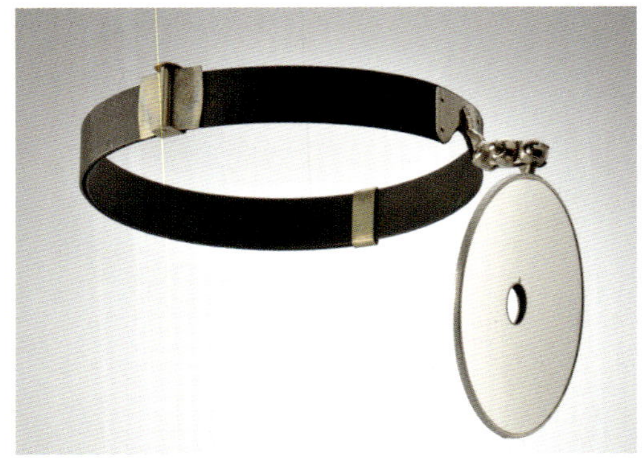

Stirnspiegel (um 1950)

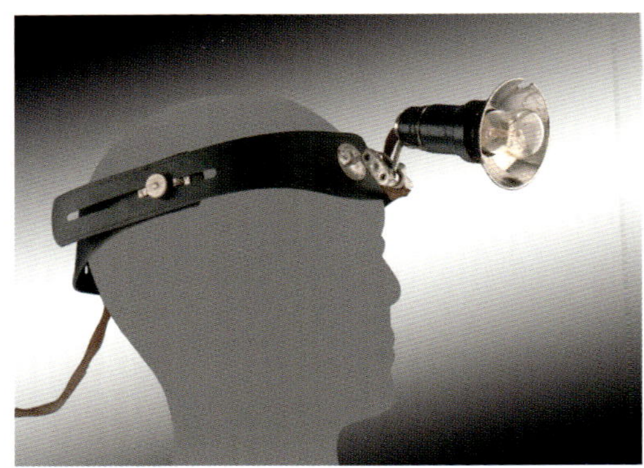

Stirnleuchte (1925–1950)

(1836–1899) erfand 1865 ein besonders handliches Instrument, mit dem sowohl Sonnen- als auch Kerzenlicht genutzt werden konnte, um den Gehörgang auszuleuchten und das Trommelfell vergrößert zu betrachten. Es bestand aus einer Metallhülse, an deren Spitze verschiedenen Ohrtrichter aufgesteckt werden konnten. Am anderen Ende befand sich ein Okular mit einer Vergrößerungslinse. Zur Beleuchtung war an der Seite der Hülse ein großer Trichter angebracht, über den Licht zunächst in die Hülse geleitet wurde. Über einen im 45°-Winkel in der Röhre montierten, durchbohrten Spiegel wurde es dann ins Ohr gelenkt. Moderne Otoskope hingegen bestehen in der Regel aus einem Handgriff mit Batterie oder Akku, einer damit betriebenen Lampe und dem Ohrtrichter.

Auge und Ohr sind mit optischen Instrumenten recht gut zugänglich. Dieser Zugang stellt sich bei Hohlorganen wie Blase, Magen oder Darm schwieriger dar. Hierzu kommen Endoskope zu Einsatz. Der Begriff setzt sich aus den griechischen Wörtern *éndon* für »innen« sowie *skopein* für »beobachten« zusammen. Endoskope sind Instrumente, die ein unmittelbares Bild aus dem Körper liefern und zur Untersuchung von Hohlorganen und Körperhöhlen eingesetzt werden. Im Gegensatz zu Augen- oder Ohrenspiegel müssen sie in das untersuchte Organ eingeführt werden. Sie bestehen aus einer Lichtquelle, die das Körperinnere ausleuchtet, und einer Optik, die das Bild nach außen überträgt.

Als das früheste Endoskop gilt der »Lichtleiter« des Frankfurter Stadtarztes Philipp Bozzini (1773–1809). Dieses Instrument beschrieb er 1807 als *»eine Vorrichtung, welche die Strahlen des Lichtes in innere Höhlen des lebenden animalischen Körpers führt, und aus diesem wieder auf das Auge zurückleitet«*. Der Lichtleiter bestand aus einem vasenartigen Gefäß, in dem sich eine Kerze befand. Mittels eines Spiegels und Röhren wurde das Licht in den Körper geleitet. Über eine weitere Röhre konnte der Untersuchende ins Körperinnere blicken. Durchsetzen konnte sich Bozzinis Erfindung allerdings nicht, da die Lichtleistung einer Kerze, außer bei Untersuchungen der Scheide, viel zu gering war.

Auf der Grundlage von Bozzinis »Lichtleiter« stellte der französische Chirurg Antonin Jean Desormeaux (1815–1894) im Jahr 1853 ein Instrument vor, das er »endoscope« nannte.

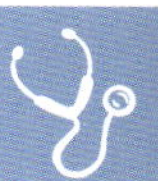

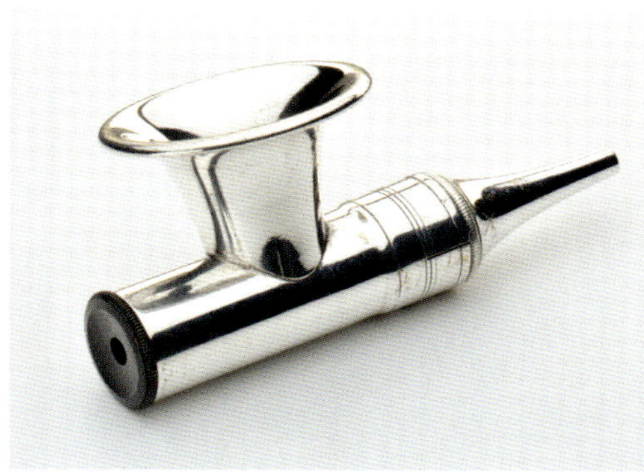

Ohrenspiegel nach Brunton (um 1900)

Es kam erstmals bei einer Blasenuntersuchung zum Einsatz. Die entscheidende Verbesserung lag in der Beleuchtung, für die er eine Mischung aus Terpentin und Alkohol verwandte. Allerdings war die offene Flamme nicht ungefährlich und die Lichtausbeute gering. Im Jahr 1868 gelang es dem in Freiburg lehrenden Internisten Adolf Kußmaul (1822–1902) zwar, bei einem in der Stadt gastierenden »Schwertfresser« nachzuweisen, dass man eine gerade Metallröhre bis in den Magen vorschieben kann. Auf diese setzte er am aus dem Mund ragenden Ende den Beleuchtungsapparat von Desormeaux auf. Doch reichte dessen schwaches Licht wohl nicht aus, um bis in den Magen zu sehen.

Der eigentliche Durchbruch der Endoskopie erfolgte bei der Spiegelung der Harnblase. Über die Harnröhre wurden in diese schon seit der Antike Blasenkatheter aus Metall eingeführt, etwa um Spülungen vorzunehmen. Es lag also nahe, ein Instrument zu

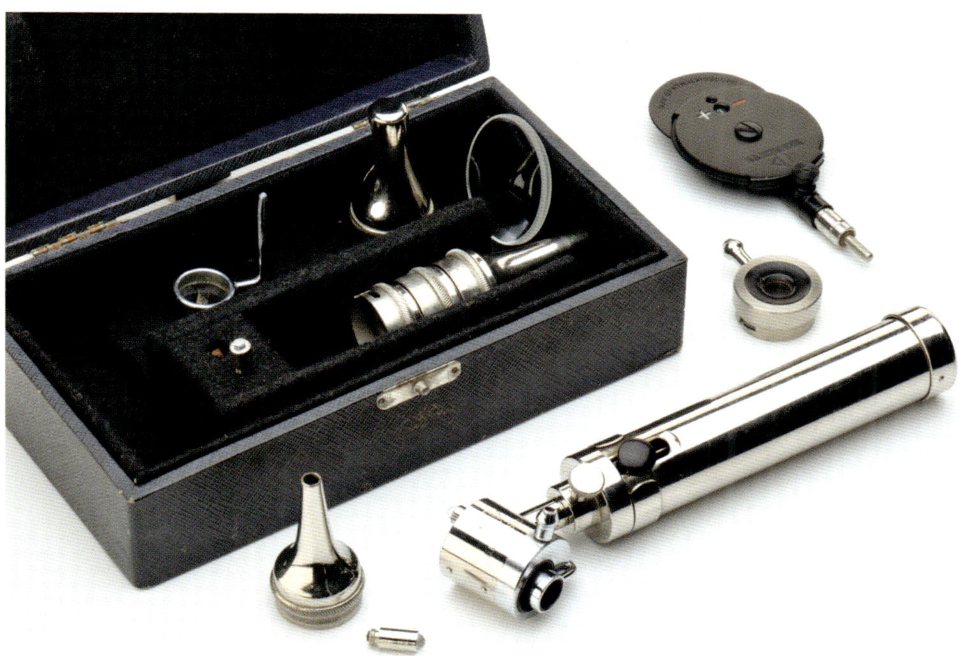

Ohrenspiegel (um 1960)

konstruieren, um auch in die Blase zu sehen. Lösungen für die Probleme der Beleuchtung und der Bildübertragung fanden der aus Dresden stammende Arzt Maximilian Nitze (1848–1906) und der Wiener Instrumentenmacher Josef Leiter (1830–1892). Diese Konstellation ist durchaus typisch: Die Entwicklung der Endoskopie wurde vorangetrieben durch die Zusammenarbeit von technisch versierten Ärzten und medizinisch interessierten Technikern. Gemeinsam stellten Nitze und Leiter 1879 einen neuartigen Blasenspiegel vor. Für die Etablierung der Urologie als eigenes Fach hatte dieses sogenannte Zystoskop eine vergleichbare Bedeutung wie der Augenspiegel für die Entwicklung der Augenheilkunde.

Nitze und Leiter führten zwei entscheidende Neuerungen ein, welche die Endoskopie bis in die frühen 1960er Jahre prägen sollten: Die Lichtquelle wurde an die Spitze des Instruments verlagert. Außerdem wurde zur Übertragung des Bildes ein optisches System aus Linsen und Prismen verwendet. Die Verlagerung der Beleuchtung gelang durch den Einsatz von elektrischem Licht, damals das Neueste in der technischen Entwicklung: An der Spitze des Zystoskops war in einem gläsernen Röhrchen ein Platinglühdraht angebracht, der aufwendig mit Wasser gekühlt werden musste. Bereits seit Mitte der 1880er Jahre wurden dann miniaturisierte Glühlampen eingesetzt. Dies brachte den endgültigen Durchbruch des neuen Instruments.

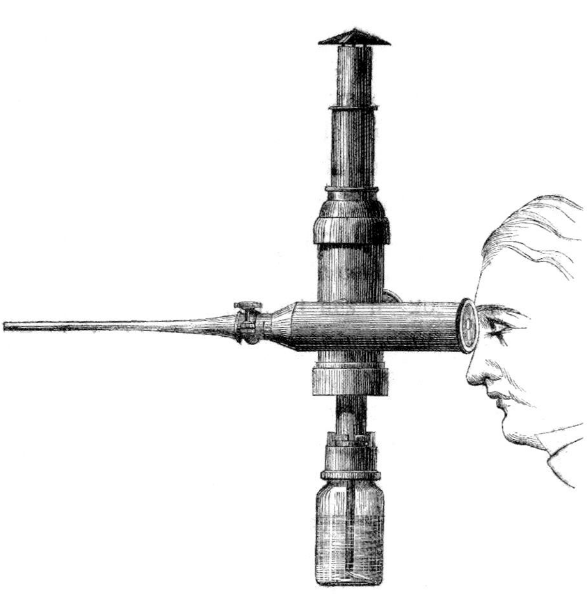

Das Endoskop von Antonin Jean Desormeaux (1815–1894)

Die Endoskop-Optik von Nitze und Leiter bestand aus einem Prisma und drei Linsen: Einer zusammengesetzten Objektivlinse, die ein auf dem Kopf stehendes, verkleinertes Bild eines großen Bereichs der Blasenwand lieferte, einer Umkehrlinse, die dieses Bild umdrehte, sowie einer Beobachtungslupe im Okular, mit der das so übertragene Bild wieder vergrößert betrachtet wurde. Dieser optische Apparat ermöglichte einerseits ein erweitertes Blickfeld, stellte andererseits das Untersuchungsfeld in gewisser Vergrößerung dar. Der Durchmesser des Schafts war für das Blickfeld nicht mehr ausschließlich entscheidend und ließ sich daher verkleinern, auch zum Wohl der Patienten. Ein Prisma vor dem Objektiv machte es bald möglich, um 90° zur Seite zu sehen und so bei einer Drehung des Instruments um seine Längsachse die seitlichen und oberen Blasenwände zu untersuchen.

Durch Arbeitskanäle im Schaft des Instruments ließen sich bald auch Eingriffe in der Blase vornehmen, zum Beispiel mittels Drahtschlingen Gewebeproben entnehmen. Im ersten Jahrzehnt des 20. Jahrhunderts erfolgten Modifikationen der Optik. Das damals

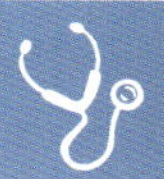

eingeführte optische System »Zeiss-Kollmorgen« war der Nitze-Leiter-Optik überlegen. Durch ein spezielles Prisma wurde das Bild seitenrichtig dargestellt. Die Optik war zudem durch die Verwendung mehrerer Umkehrlinsen viel lichtstärker. Das erste funktionsfähige Zystoskop brachte auch die Gastroskopie voran, also die endoskopische Untersuchung des Magens. Im Jahr 1881 führte der Wiener Chirurg Johann von Mikulicz (1850–1905) die erste erfolgreiche Magenspiegelung durch. Sein Gastroskop wurde von Joseph Leiter in Form eines vergrößerten Zystoskops gebaut. Es war allerdings noch nicht für routinemäßige Untersuchungen geeignet.

Ein weiterer Schritt auf dem Weg zur modernen Gastroskopie waren halbflexible Endoskope: 1932 stellte der Gastroenterologe Rudolf Schindler (1888–1968) aus Erlangen ein solches Instrument erstmals vor, das er in enger Zusammenarbeit mit dem Berliner Instrumentenfabrikanten Georg Wolf entwickelt hatte. Es bestand aus einem starren Metallrohr, an das sich ein biegbares Rohr aus einer mit Hartgummi überzogenen Stahldrahtspirale anschloss. In dieser befanden sich hintereinander und miteinander verbunden 51 Sammellinsen mit kurzer Brennweite, die das Bild übertrugen. Durch das biegsame Ende verringerte sich im Vergleich mit starren Endoskopen die Gefahr von Verletzungen bis hin zum Durchstoßen des Magens bei der Untersuchung erheblich. In der Folge wurde das halbflexible Endoskop für das kommende Vierteljahrhundert das übliche Instrument bei Magenuntersuchungen.

Zwei Probleme der Endoskopie sollten jedoch erst in den späten 1950er Jahren gelöst werden: An der Spitze des Endoskops angebrachte Glühlampen erreichten nur eine beschränkte Helligkeit der Untersuchungsfelds.

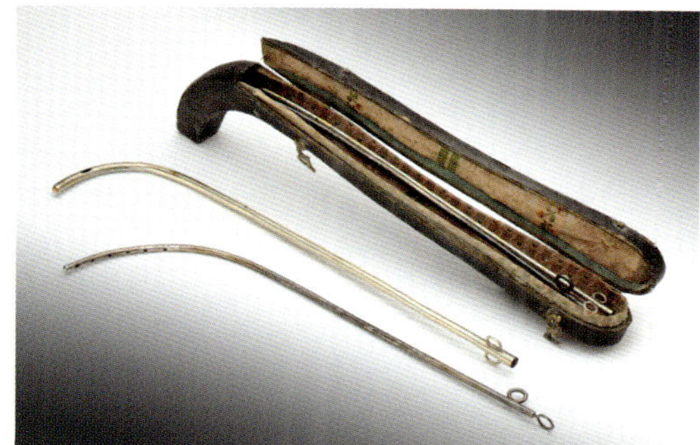

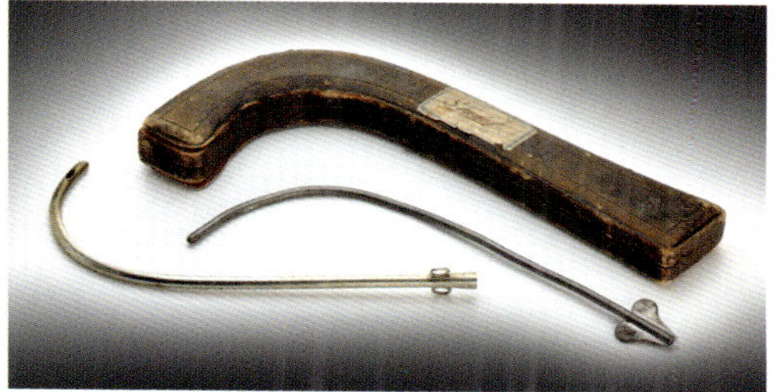

Blasenkatheter (18./19 Jahrhundert)

Auch ließen starre Endoskope es nicht zu, gewundene Körperhöhlen wie etwa den Darm zu untersuchen. Die Lösung brachte in beiden Fällen die biegsame und als Bild- und Lichtleiter einzusetzende Glasfaser.

Dem in den Vereinigten Staaten tätigen, auf Magen-Darm-Erkrankungen spezialisierten Mediziner Basil Hirschowitz (1925–2013) gelang 1957 die Konstruktion des Prototyps des ersten vollflexiblen Gastroskops, das technisch auf der Totalreflexion von Licht in geordneten Glasfaserbündeln als Bildleiter beruhte. Dabei überträgt ein Bündel geordneter Glasfasern das Bild. Ihre Biegsamkeit ermöglicht den Blick in gewundene Hohlräume. Das Bündel kann heute aus bis zu 100.000 Glasfasern bestehen. Das aufgefangene Licht wird in den Glasfasern vollständig reflektiert. So kann mit jeder Faser ein Bildpunkt übertragen werden, aus denen ein

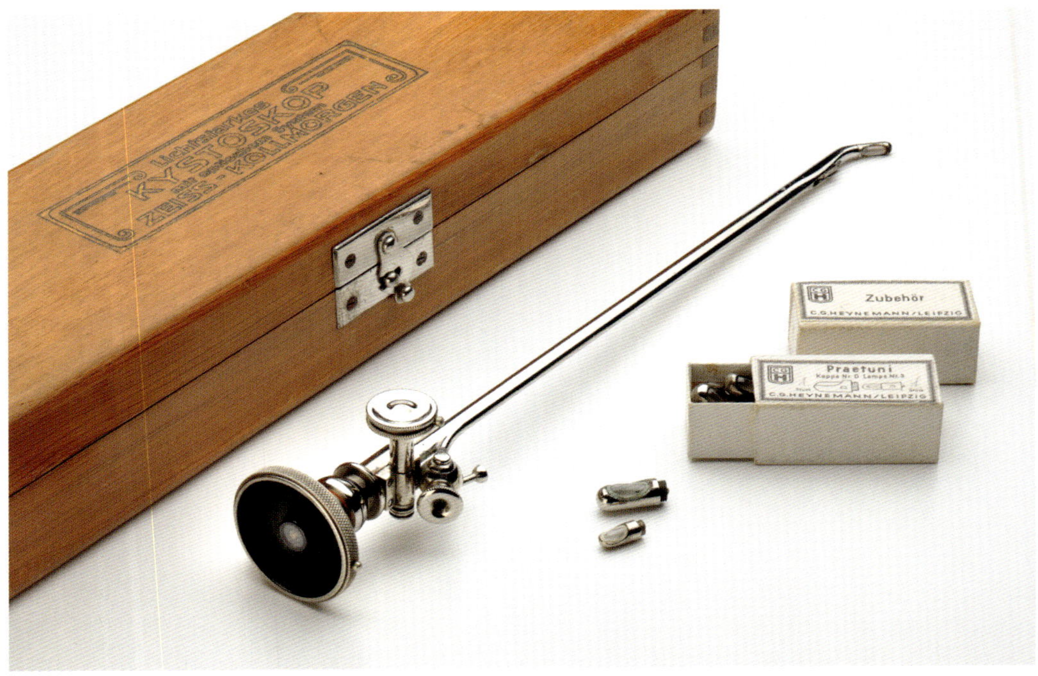

Zystoskop mit dem optischen System »Zeiss-Kollmorgen« (um 1920)

Gesamtbild entsteht. Die Voraussetzung ist, dass die Fasern genau geordnet verlaufen. Je mehr Fasern eingesetzt werden, desto höher aufgelöst ist dieses Bild. Diese Entwicklung brachte den Durchbruch der Gastroskopie als Routineuntersuchung.

Erforscht wurde dieses optische Prinzip bereits seit Längerem. Anfang der 1930er Jahre hatte der Mediziner Heinrich Lamm (1908–1974) in München ein Modell zur Lichtleitung durch damals noch 400 gebündelte Glasfasern entwickelt. Hirschowitz selbst stieß als Assistenzarzt an der Universitätsklinik von Michigan auf einen Artikel der Physiker Harold Hopkins (1918–1994) und Narinder Singh Kapany (*1926) über Fiberoptik. Gemeinsam mit dem Physiker C. Wilbur Peter und dessen Studenten Larry Curtiss konstruierte Hirschowitz zunächst ein Gerät, das Glasfasern zu geordneten Bündeln zusammenfasste. Der entscheidende Schritt gelang Curtiss, als er Lichtverluste in den Fasern durch die Anwendung hochwertiger klarer Glasfasern verringern sowie Lichtübertritte in benachbarte Fasern durch eine gläserne Ummantelung der einzelnen Fasern verhindern konnte.

Nach dreijähriger Entwicklungszeit erschien 1960 das erste flexible Gastroskop der Firma American CystoscopeMakers. Die Glasfaser-Technik in der Endoskopie ermöglichte bald auch den Zugang zum gesamten Dickdarm. Mit starren Endoskopen, sogenannten Rektoskopen, war zuvor nur die Untersuchung des Enddarms möglich. Die Seitenblick-Optik der ersten Glasfaser-Endoskope wurde durch eine Geradeausblick-Optik ersetzt, die nicht

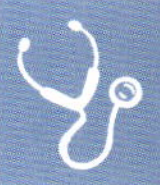

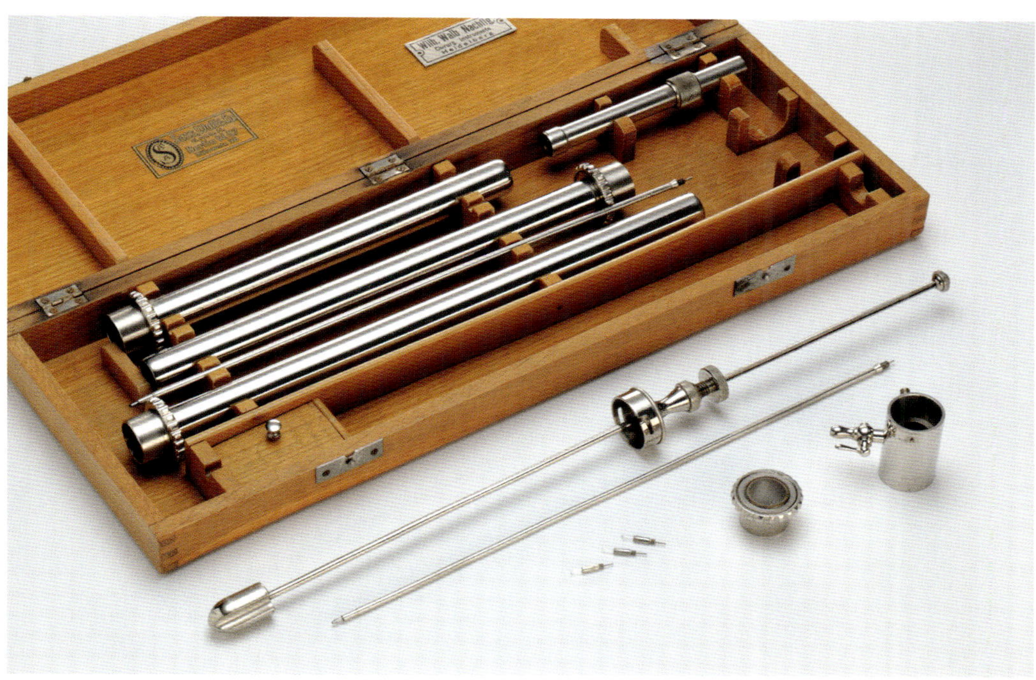

Starres Rektoskop (1920–1945)

mehr seitlich an der Spitze, sondern vorne angebracht war. Seit 1966 ermöglichten Bowdenzüge die Steuerung der Endoskopspitze und somit ein weiteres Blickfeld. Arbeitskanäle machten Biopsien und therapeutische Eingriffe möglich.

Zur Verbesserung der Endoskopie trug auch eine neuartige Lichtquelle bei: 1960 entwickelte der Tuttlinger Instrumentenhersteller Karl Storz (1911–1996) für die Endoskopie eine Lichtquelle, die sich außerhalb des Körpers befindet. Auch hierzu nutzte er Glasfasern: Das Licht wird von dort über ein Bündel ungeordneter Glasfasern an den Einsatzort übertragen. Dieses Verfahren ist bis heute der Standard. Anders als bei der bis dahin üblichen Glühbirne an der Spitze des Endoskops entsteht keine Wärme im Körper, sondern nur am Lampenhaus, weswegen sich der Begriff »Kaltlicht« durchsetzte.

Auch die starren Endoskope wurden durch die Einführung sogenannter Stablinsen weiterentwickelt. Stablinsenendoskope bestehen aus mehreren an den Enden linsenförmig eingeschliffenen Glasstäben. Lichtleitung und -brechung funktionieren also genau umgekehrt wie beim herkömmlichen Endoskop. Zwischen den Stablinsen, die die Weiterleitung des Lichts übernehmen, sitzen dünne »Luftlinsen«, an denen das Licht gebrochen wird. Stablinsensysteme übertragen trotz schmalerem Durchmesser 80-mal mehr Licht als Endoskope mit flachen Linsen und ermöglichen ein größeres Gesichtsfeld. Entwickelt wurde das Stablinsenendoskop in den 1950er und 1960er Jahren vom britischen Physiker

Harold Hopkins (1918–1994). Auf Hopkins Erfindung wurde Karl Storz aufmerksam, der 1963 in Düsseldorf einen Vortrag des Physikers hörte und es in Zusammenarbeit mit ihm bis 1965 zur Marktreife weiterentwickelte.

Der Endoskopie kommt heute, nicht zuletzt durch den Aufschwung der minimalinvasiven Chirurgie, eine sehr große Bedeutung zu. Dies lässt sich auch daran erkennen, dass spezialisierte Unternehmen entstanden. Aus der 1906 vom bereits erwähnten Georg Wolf in Berlin gegründeten »Fabrik für elektromechanische Apparate und Instrumente« beispielsweise ging ein von seinem Sohn Richard 1947 in Knittlingen wieder aufgebautes Unternehmen für endoskopische Instrumente hervor. Der gelernte Feinmechaniker und Instrumentenmacher Karl Storz gründete 1945 in Tuttlingen einen Zwei-Mann-Betrieb, der zunächst handwerklich chirurgische und medizinische Instrumente fertigte. Zunächst erstreckte sich die Produktpalette auf Instrumente für die Hals-Nasen-Ohren-Heilkunde, wie etwa Stirnlampen und Binokular-Lupen, sowie für die Bronchoskopie, also die Untersuchung der Atemwege. Über die skizzierten engen, aktiv gesuchten Kontakte zu Medizinern und Wissenschaftlern wie Hopkins erfolgte der Weg zur Endoskopie. Im Jahr 2016 beschäftigte das Unternehmen weltweit über 7.000 Mitarbeiter

Die jüngste Entwicklung im Bereich der Endoskopie sind Videoendoskope. Im Jahr 1983 wurde das erste Instrument dieser Art von der amerikanischen Firma Welch Allyn Inc. vorgestellt. Die Videokamera mit einem CCD-Sensor wurde in die Spitze des Instruments eingebaut. Auch hier ist ein Transfer von aktuellen Technologien aus anderen Kontexten auf die Medizintechnik zu beobachten, in diesem Fall die Nutzung des Ende der 1960er Jahre entwickelten und auf dem photoelektrischen Effekt beruhenden CCD-Sensors.

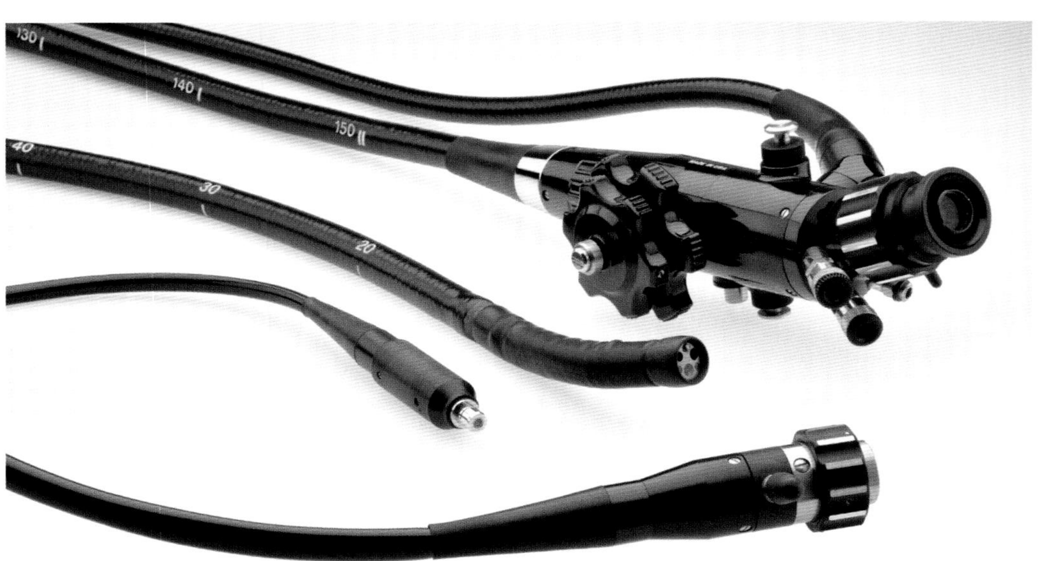

Flexibles Koloskop (um 1970)

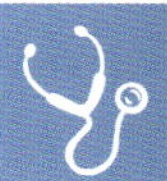

Bei diesem wird, vereinfacht ausgedrückt, das einfallende Licht je nach dessen Beleuchtungsstärke in elektrische Ladungen umgewandelt. Ursprünglich war der Sensor nur als Datenspeicher gedacht, bald wurden jedoch die Möglichkeiten der Aufnahmen von Bildern erfasst. Seit Beginn der 1990er Jahre hat sich dieses Verfahren zur Übertragung des Bildes in flexiblen Endoskopen durchgesetzt. Bei den biegsamen Videoendoskopen wird das Bild von einem Videochip aufgenommen, der sich an der Spitze des Endoskops befindet. Über einen Prozessor in der Kamerasteuerung werden die Bilder aufbereitet und auf einen Monitor übertragen. Videoendoskope bieten eine weitaus höhere Auflösung als Glasfaserendoskope, weswegen sie jene bei der Untersuchung des Magen-Darm-Trakts weitgehend verdrängt haben. Der Durchmesser der Endoskope wird allerdings noch durch die Abmessungen des Videochips begrenzt. In Mini- und Mikroendoskopen kommen daher Glasfasern noch zum Einsatz.

Die Videotechnik hat sich heute allgemein durchgesetzt. Auch bei starren und flexiblen Endoskopen wird an der Optik in der Regel ein Kameraaufsatz angebracht, so dass das Bild auf einem Monitor betrachtet werden kann.

Untersuchungen von Körperhöhlen sind nicht nur über natürliche Zugänge möglich. Schon 1901 berichtete der Arzt Georg Kelling (1866–1945) über ein Verfahren, bei dem er die Bauchhöhle eines lebenden Hundes mittels eines Endoskops untersuchte: »*Machen wir also den Magen-Darm-Kanal leer und füllen die Bauchhöhle mit Luft, so entsteht ein großer Kuppelraum, in dem wir uns mit unseren endoskopischen Instrumenten gut orientieren können.*« Dazu durchstieß Kelling die betäubte Bauchhaut des Tiers mit einem Trokar, durch den er Luft in den Bauchraum blies. Die Erfahrungen dazu hatte er bei Forschungen zur Bestimmung der Größe des Magens von Menschen erworben, indem er diesen mit genau bemessenen Mengen von Gas füllte. Über eine zweite Öffnung führte er ein Nitze-Leiter-Zystoskop ein, durch das er das Innere der Bauchhöhle betrachten konnte. Im Jahr 1923, während der galoppierenden Inflation, griff er seine Forschungen nochmals auf. Dazu bewegten ihn vor allem wirtschaftliche Gründe, wie er selbst erklärte, »*weil die große Teuerung dazu nötigt, den Patienten Verpflegtage, Verbandstoffe, Medikamente und insbesondere evtl. vermeidbare Operationen, wie Probelaparotomien, nach Möglichkeit zu ersparen*«.

Seinen Namen erhielt das Verfahren der Laparoskopie, also der Bauchspiegelung, neun Jahre später durch den schwedischen Arzt Hans Christian Jacobaeus (1879–1937), der es im Krankenhaus der Allgemeinen Fürsorgeanstalt in Stockholm in größerem Umfang anwandte. Endgültig etabliert wurde das Verfahren aber erst Ende der 1920er Jahre durch Heinz Kalk (1895–1973), der als Privatdozent an der Charité in der Berlin tätig war. Heute spielt die Laparoskopie vor allem bei der später noch dargestellten minimalinvasiven Chirurgie eine wichtige Rolle, bei der mit Endoskopen und geeigneten Instrumenten durch kleine Einschnitte hindurch operiert wird.

Den Körper durchleuchten – Röntgentechnik

Steht das Stethoskop für die Medizintechnik des 19. Jahrhunderts, so sind die Röntgenstrahlen das Symbol der Technik in der Medizin des 20. Jahrhunderts. Sie brachten die visuelle Überwindung der Haut als Grenze des Körpers, die das Körperinnere nun nicht mehr

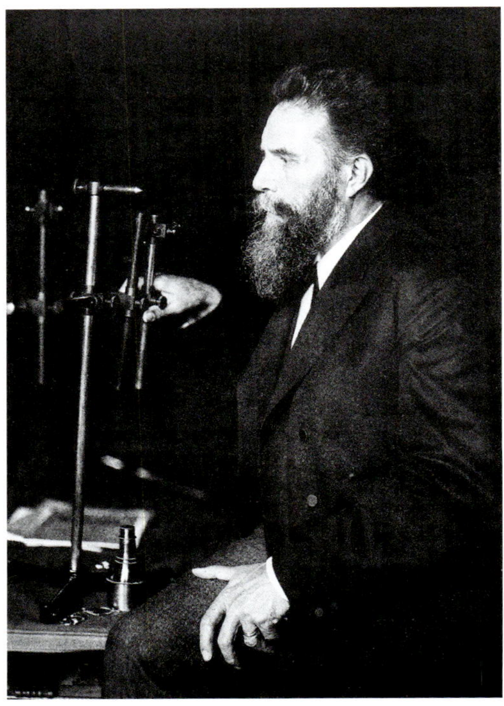

Wilhelm Conrad Röntgen (1845–1923)

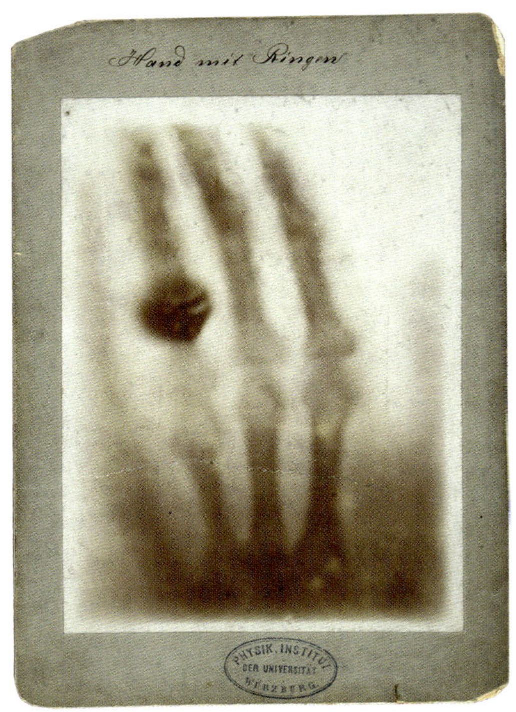

Frühe Röntgenaufnahme einer Hand mit einem Ring (1895)

vor dem ärztlichen Blick verbarg. Der Medizinhistoriker Roy Porter sieht in den Röntgenstrahlen »ein eindrucksvolles Diagnostikum und Symbol für die Macht der Medizin«. Durch ihre Entdeckung im Jahr 1895 fiel die »unüberwindbar scheinende[] Schranke [...], die jahrhundertelang den Blick in das Innere versperrte, nämlich die menschliche Haut, die sterbliche Hülle eines jeden Menschen.« Diese habe den lebenden Körper bis dahin für die Medizin zu einer »Black Box« gemacht.

Die Entdeckung der Röntgenstrahlen verdankt sich einem Zufall: Bei einem Experiment mit einer Crookes-Röhre bemerkte der Würzburger Physikprofessor Wilhelm Conrad Röntgen (1845–1923) eine bislang unbekannte Art von Strahlen. Bei einer solchen Röhre handelt es sich um einen evakuierten Glaskolben, in den zwei Elektroden eingeschmolzen sind. Legt man zwischen diesen beiden eine hohe Spannung an, bildet sich ein Strahl von Elektronen, negativ geladenen Elementarteilchen, die mit hoher Geschwindigkeit von der negativ geladenen Kathode zur Anode fließen. Entwickelt worden war die nach ihm benannte Röhre in den 1870er Jahren vom britischen Physiker und Chemiker William Crookes (1832–1919), um diese Elektronen- oder Kathodenstrahlen zu untersuchen.

Auch Röntgen wollte eigentlich nur die Eigenschaften dieser Kathodenstrahlen erforschen. Als er seine Röhre jedoch mit einem Karton abdeckte, bemerkte er, dass ein mit Fluoreszenz-Kristallen bezogenen Papier-

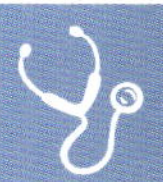

schirm in der Nähe zu leuchten begann. Er schloss daraus, dass die Röhre nicht nur Kathodenstrahlen abgab, sondern auch eine unbekannte Art von Strahlen, die er später X-Strahlen nannte. Diese durchdrangen Karton, Holz, aber auch den menschlichen Körper und konnten Fotoplatten belichten oder Leuchtschirme anregen. Am 22. Dezember 1895 fertigte Röntgen eine Aufnahme des Handskeletts seiner Frau an. Für die Aufnahme benötigte er anderthalb Stunden. Die Fotografie vervielfältige er und versandte sie zusammen mit seiner Schrift »Über eine neue Art von Strahlen« an Fachleute.

Röntgens Leistung lag nicht zuletzt in der Deutung seiner Zufallsentdeckung. Viele seiner Zeitgenossen unternahmen Experimente mit Gasentladungsröhren, um herauszufinden, ob Gase elektrischen Strom leiten können. Vakuum-Entladungsröhren, wie sie auch Röntgen einsetzte, waren bereits 1855 von dem aus Thüringen stammenden Glasbläser und Instrumentenmacher Heinrich Geißler (1814–1879) entwickelt worden. Andere Wissenschaftler erzeugten damit schon vor Röntgen solche X-Strahlen: Bei Experimenten mit Kathodenstrahlröhren wiesen ab 1892 der Physiker Heinrich Hertz (1857–1894) und sein Schüler Philipp Lenard (1862–1947) durch Schwärzung von Fotoplatten Röntgenstrahlen nach, wohl ohne sich über ihre Entdeckung im Klaren zu sein. Auch der Erfinder Nikola Tesla (1856–1943) experimentierte ab 1887 mit Kathodenstrahlröhren und erzeugte dabei Röntgenstrahlung, veröffentlichte seine Ergebnisse aber nicht.

Röntgens spektakuläre Entdeckung verbreitete sich weltweit wie ein Lauffeuer und wurde rasch medizinisch genutzt, um das Körperinnere sichtbar zu machen. Schon am 6. Januar 1896 hielt der Internist Moritz Jastrowitz (1839–1912) auf einer Sitzung des Berliner Vereins für Innere Medizin einen Vortrag über »Die Röntgen'schen Experimente mit Kathodenstrahlen und ihre diagnostische Verwertung«. Unter dem gleichen Titel publizierte er am 30. Januar 1896 einen Beitrag in der Deutschen Medicinischen Wochenschrift.

Die Weiterentwicklung der Technik nach der Entdeckung der Röntgenstrahlen erfolgte genauso rasant. Zunächst wurden vor allem Extremitäten zu diagnostischen Zwecken geröntgt. Dabei hielten sich aufgrund der verhältnismäßig dünnen Gewebeschichten die Belichtungszeiten im Rahmen. Knochenbrüche oder Fremdkörper ließen sich gut darstellen. Bald begann man, Hohlorgane wie Magen oder Darm mit Kontrastmitteln sichtbar zu machen. Bereits 1904 stand mit einer Bismut-Verbindung ein erstes geeignetes, wenn auch giftiges Kontrastmittel zur Verfügung. Im Ge-

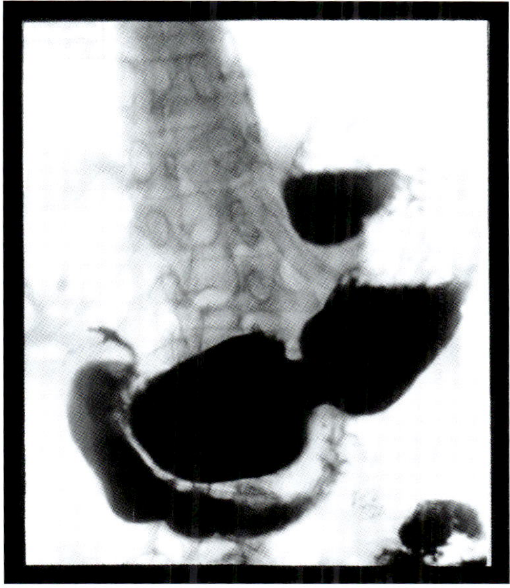

Darstellung des Verdauungstrakts mit Kontrastmitteln (1930er Jahre)

gensatz zum umliegenden Gewebe sind Kontrastmittel für die Röntgenstrahlen nicht so gut durchlässig, so dass die von ihnen ausgefüllten Hohlräume gut zu erkennen sind, um beispielsweise Verformungen zu entdecken.

Die ersten Röntgen-Apparaturen waren noch experimentelle Aufbauten, die erhebliche physikalische und elektrotechnische Kenntnisse erforderten. Sie bestanden neben der Röntgenröhre aus einer Quelle für Gleichstrom, etwa einer Tauchbatterie, einem Funkeninduktor zur Erzeugung von Hochspannung sowie einem Unterbrecher. Dieser sorgte dafür, dass die Induktionsspule den erforderlichen pulsierenden Strom erhielt, indem er den Stromkreis in raschem Wechsel öffnete und schloss. Hierzu kamen unter anderem Quecksilber-Unterbrecher zum Einsatz: In einem rotierenden Gefäß wurde Quecksilber in Bewegung versetzt. In den so entstehenden Quecksilberring tauchte in regelmäßigen Abständen eine sich ebenfalls drehende Elektrode ein und schloss den Kontakt. Dabei verdampfte etliches des giftigen Schwermetalls.

In der ersten Experimentierphase nutzten Ärzte Hinterzimmer von Optikergeschäften, die mit Kathodenstrahlröhren handelten, physikalische Kabinette oder sogar die Dienste von mit Röntgengeräten umherreisenden Schaustellern, um Untersuchungen durchzuführen. Im Großherzogtum Baden wurden dann ab 1898 die städtischen Krankenhäuser mit Röntgenanlagen ausgestattet. Die Ärzte mussten sich die Anlagen allerdings aus auf

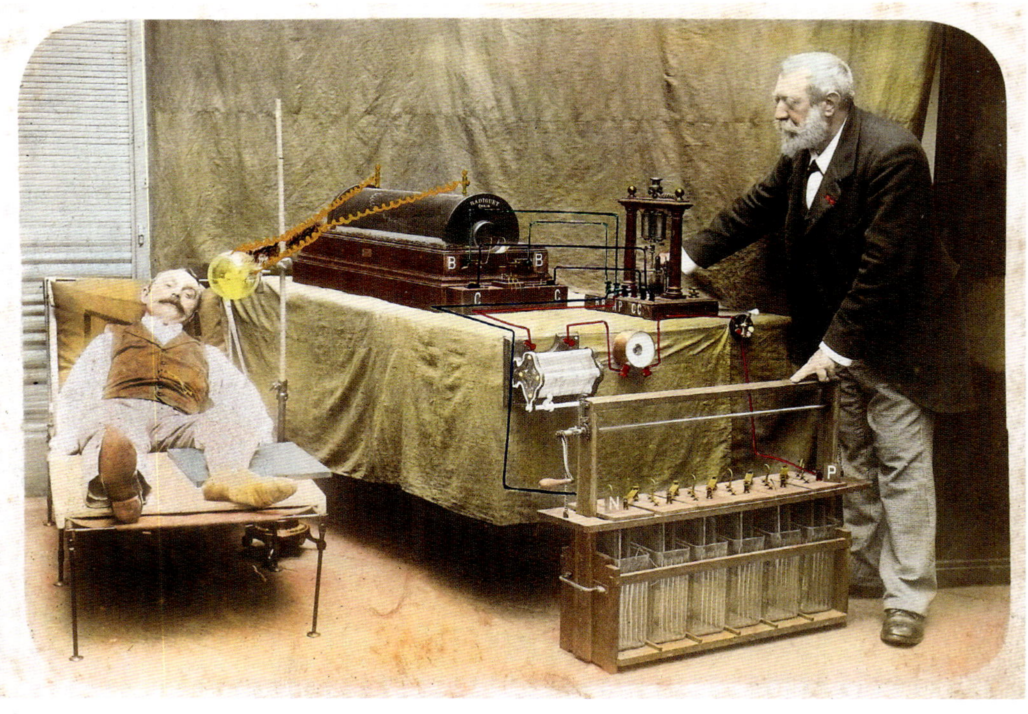

Früher, noch experimenteller Röntgenaufnahmeraum (1898)

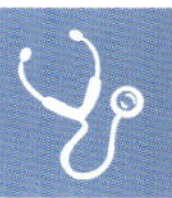

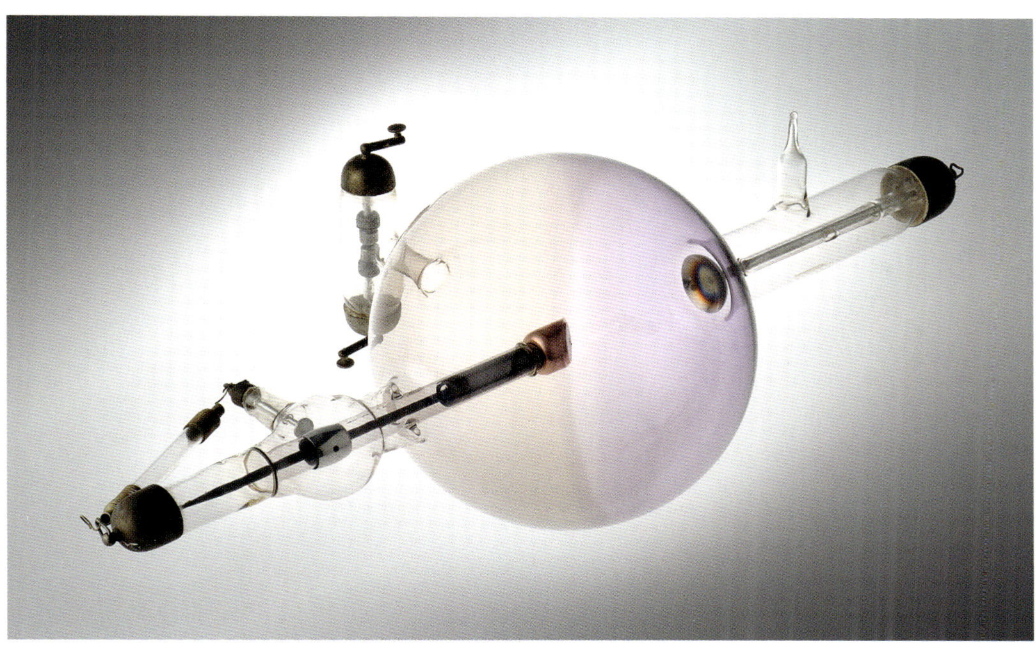

Röntgenröhre (um 1910)

dem Markt für Laborausstattung erhältlichen Einzelteilen selbst zusammenstellen.

Doch bereits um 1901 kamen komplette Röntgenanlagen auf den Markt. Sie fanden großen Absatz, vor allem weil die Technik bereits von vielen Medizinern genutzt wurde. Doch verfügte längst nicht jeder, der eine solche Anlage betrieb, über die elektrotechnischen Kenntnisse, die notwendig waren, um die Anlage sicher und sachgemäß zu betreiben. In den ersten beiden Jahrzehnten des 20. Jahrhunderts entstanden zahlreiche Industrieunternehmen oder Abteilungen in Unternehmen, die sich auf die Herstellung von Röntgengeräten verlegt hatten, wie etwa in Berlin Louis & H. Löwenstein, W.A. Hirschmann, AEG, Siemens & Halske oder die Elektrizitätsgesellschaft »Sanitas«. In diesen Firmen entwickelten Physiker, Ingenieure und Techniker die Apparate und Röhren weiter, häufig unter Beteiligung technisch versierter Ärzte.

Nicht nur in Berlin, auch andernorts etablierten sich prosperierende, auf Röntgengeräte oder Röhren spezialisierte Firmen, die teils bis heute fortbestehen. Ihre Ursprünge lagen teils in der für die Röhrenherstellung unerlässlichen Glasverarbeitung, teils im Instrumentenbau und der entstehenden Elektrotechnik. Der aus Thüringen stammende Glasbläser Carl Heinrich Florenz Müller (1845–1912) stellte seit 1880 in Hamburg Glühlampen und Gasentladungsröhren her. Ab 1896 nahm das »C.H.F. Müller Röntgenwerk« die Produktion von Röntgenröhren auf. Ihr Gründer wurde als »Röntgenmüller« bekannt. Im Jahr 1927 ging das Unternehmen an die niederländische Firma Philips über, die so in die Medizintechnik einstieg.

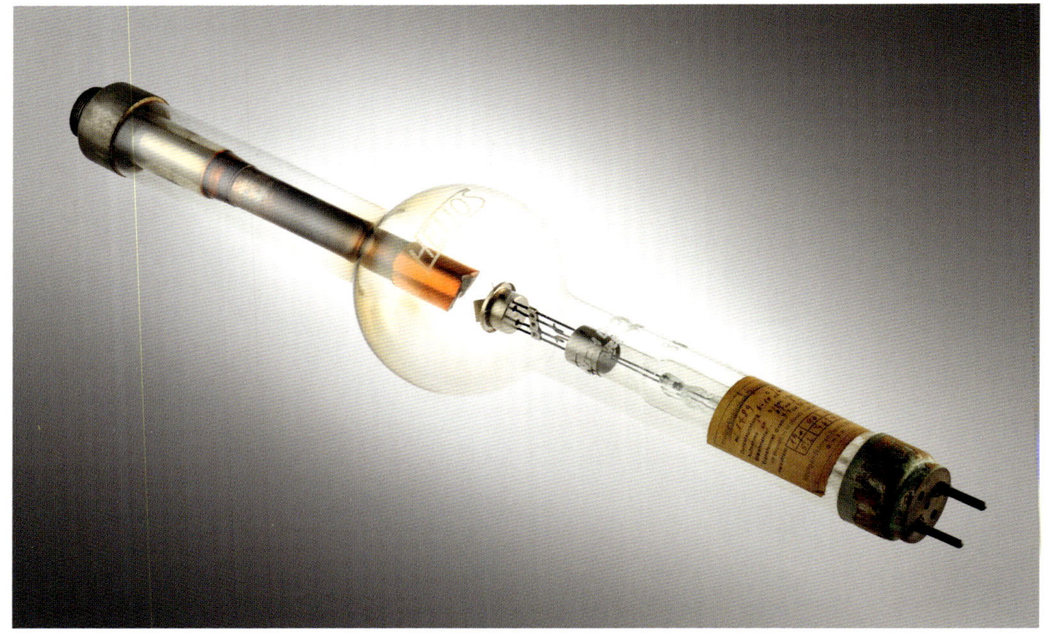

Hochvakuum-Röntgenröhren mit Glühkathode (1920–1930)

Der Erlanger Universitätsmechaniker Erwin Moritz Reiniger (1854–1909) gründete 1877 ein Unternehmen für physikalische, optische und elektrotechnische Apparate. Im Jahr 1886 schloss er sich mit zwei Geschäftspartnern zur den »Vereinigten physikalisch-mechanischen Werkstätten Reiniger, Gebbert & Schall« zusammen. Seit 1895 wurde die Firma von Max Gebbert (1856–1907) allein betrieben. Erfolgreich setzte er bald nach Entdeckung der Röntgenstrahlen auf die Produktion von Röntgenröhren und -anlagen. Er gewann zwei Physiker für sein Unternehmen, um die Technik weiterzuentwickeln. Bei Vorführungen in größeren Städten in Deutschland, Österreich und der Schweiz wurde das Verfahren demonstriert. Im Zuge der Inflationszeit geriet das Unternehmen Mitte der 1920er Jahre in ein schwieriges Fahrwasser. Schließlich wurde es 1925 von der Siemens & Halske AG erworben. Es bildete den Grundstein für die heutige Medizintechnik-Sparte von Siemens. Zwischen 1932 und 1966 trug diese noch den Namen Siemens-Reiniger-Werke.

Kernstück jedes Röntgengeräts ist die Röntgenröhre als Strahlenquelle. In der Grundform besteht sie aus einem luftleeren Glaskolben, in den eine Kathode und eine Anode eingeschmolzen sind. Beim Anlegen von Hochspannung werden Elektronen von der Kathode zur Anode beschleunigt und beim Aufprall abgebremst. Dabei entstehen vor allem Wärme, aber auch Röntgenstrahlung. Es handelte sich dabei um energiereiche elektromagnetische Wellen mit einer Wellenlänge von 250 bis wenigen Pikometern (also einem billionstel Meter), die sich im elektromagnetischen Spektrum zwischen dem ultra-

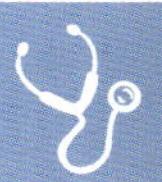

violetten Licht und der Gammastrahlung befinden.

Bei frühen Röntgenröhren befanden sich eine Kathode, eine Anode und eine Antikathode im Glaskolben. Die Kathode ist wie ein Hohlspiegel geformt, um den Elektronenstrahl zu bündeln. In dessen Fokus ist die Antikathode angebracht, ein Platin- oder Wolframblech, das mit der Anode leitend verbunden ist. Es stand der Kathode im Winkel von 45° gegenüber. Die Röntgenstrahlung wurde also nicht mehr, wie bei Röntgens Kathodenstrahl-Röhre, beim Aufprall des Elektronenstrahls auf die Glaswand der Röhre erzeugt, sondern bei dessen Auftreffen auf der Antikathode. Die Strahlung streute dadurch nicht mehr, sondern konnte fokussiert werden.

Der amerikanische Ingenieur William Coolidge (1873–1975) stellte 1913 eine Hochvakuum-Röntgenröhre mit Glühkathode vor, die es erstmals ermöglichte, Strahlung in wiederholbarer Stärke herzustellen. Als Elektronenquelle dienten beheizbare Wolframdrähte, aus denen sich bei Anlegen einer Spannung Elektronen leicht lösen lassen. Je stärker die Kathode beheizt wurde, desto mehr Elektronen wurden freigesetzt. Auf diese Weise ließ sich die Intensität der Röntgenstrahlen einstellen. Das Anodenmaterial musste jedoch bei voller Leistung mit Wasser gekühlt werden, damit es nicht verdampfte.

Eine Lösung dieses Problems waren Röntgenröhren mit einer Drehanode. Diese wurden Ende der 1920er Jahre erstmals von Philips und dem inzwischen zum Konzern gehörenden Hamburger Röhrenbauer C.H.F. Müller auf den Markt gebracht. Entwickelt wurden sie vom Leiter der Philips-Forschungsabteilung, dem Physiker und Ingenieur Albert Bouwers (1893–1972). Ein Elektromotor im Inneren der Röhre trieb eine tellerartig geformte Anode an. Die Rotation verhinderte ein übermäßiges Aufheizen der Anode, da der energiereiche Elektronenstrahl ständig auf einen anderen Teil des Anodentellers auftraf und sich so auf eine wesentlich größere Fläche verteilte. So ließen sich noch intensivere Strahlen erzeugen. Dennoch heizte sich der Anodenteller in vollem Betrieb bis zur Weißglut auf.

Mit den in der Röhre erzeugten Röntgenstrahlen kann man den Körper durchleuchten. Wie bei Licht handelt es sich um elektromagnetische Wellen. Anders als Licht aber vermögen die energiereichen und kurzwelligen Röntgenstrahlen den menschlichen Körper zu durchdringen. Sie werden dabei je nach Gewebe unterschiedlich stark abgeschwächt. Je dichter ein Stoff ist, desto weniger Strahlen

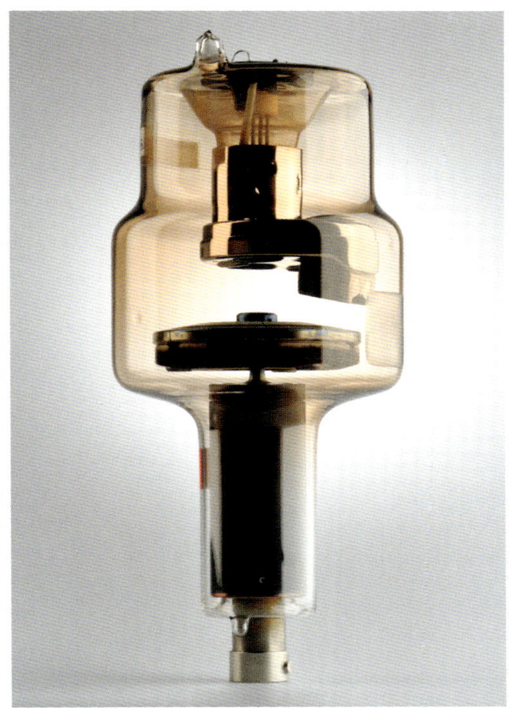

Drehanoden-Röntgenöhre (1970–1990)

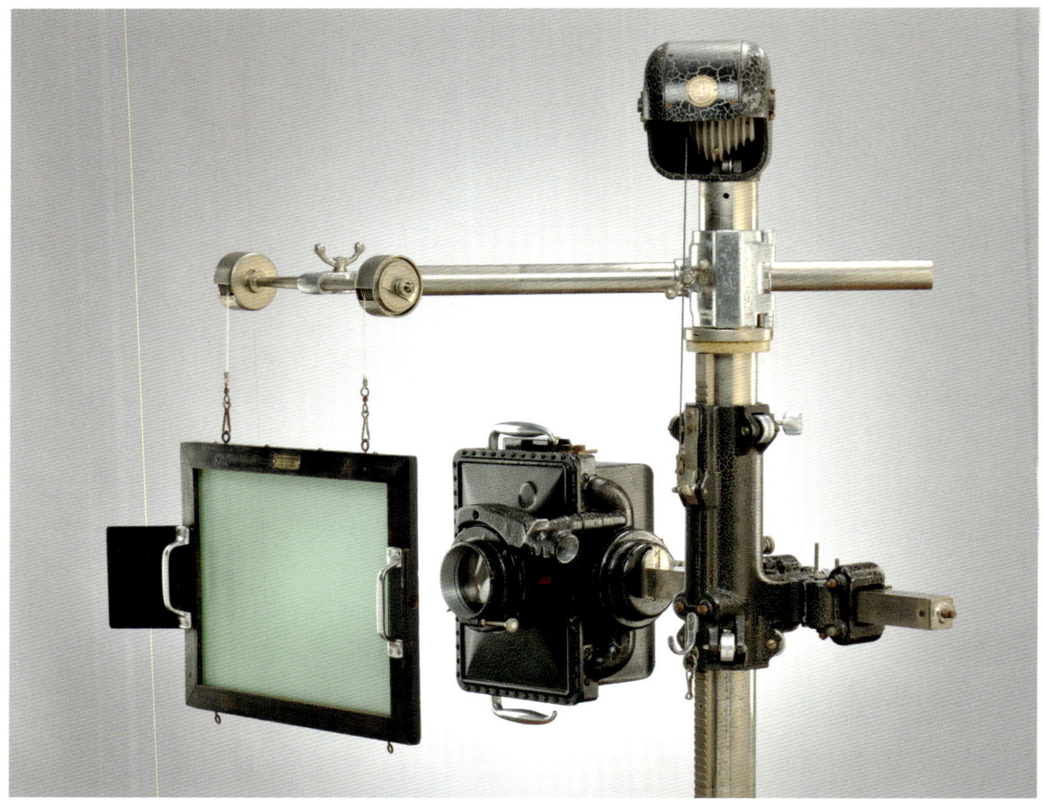

Röntgengerät mit Leuchtschirm (um 1920–30)

gelangen hindurch. Die Knochen, die Calcium enthalten, das einen relativ großen Atomkern hat, lassen etwa viel weniger Strahlung durch als die luftgefüllten Lungen.

Um das Körperinnere abzubilden, benötigt man neben einer Röntgenröhre als Strahlenquelle noch ein Medium, um die Strahlen sichtbar zu machen. Zunächst kamen Fluoreszenzschirme oder Röntgenfilme zum Einsatz. Beim Leuchtschirm werden bestimmte Stoffe beim Auftreffen der Strahlen zum Leuchten angeregt. Die Lichtstärke richtet sich dabei nach der Intensität der ankommenden Strahlung. Röntgenbilder wurden zunächst als positive Papier- oder Glasplattenabzüge entwickelt. Später kamen halbtransparente Negativabzüge auf, die im Leuchtkasten betrachtet wurden. Je weniger Strahlung die entsprechenden Strukturen im Körper durchlassen, desto heller erscheinen sie, etwa die Knochen.

Seit den 1980er Jahren setzte sich das digitale Röntgen durch. Dazu wird ein Detektor benutzt, von dem das Bild unmittelbar nach der Belichtung digitalisiert und mit dem Computer verarbeitet wird. Das erste Patent meldete Eastman Kodak bereits 1973 an. Auf den Markt gebracht wurde das Verfahren erstmals 1983 von Fuji in Japan.

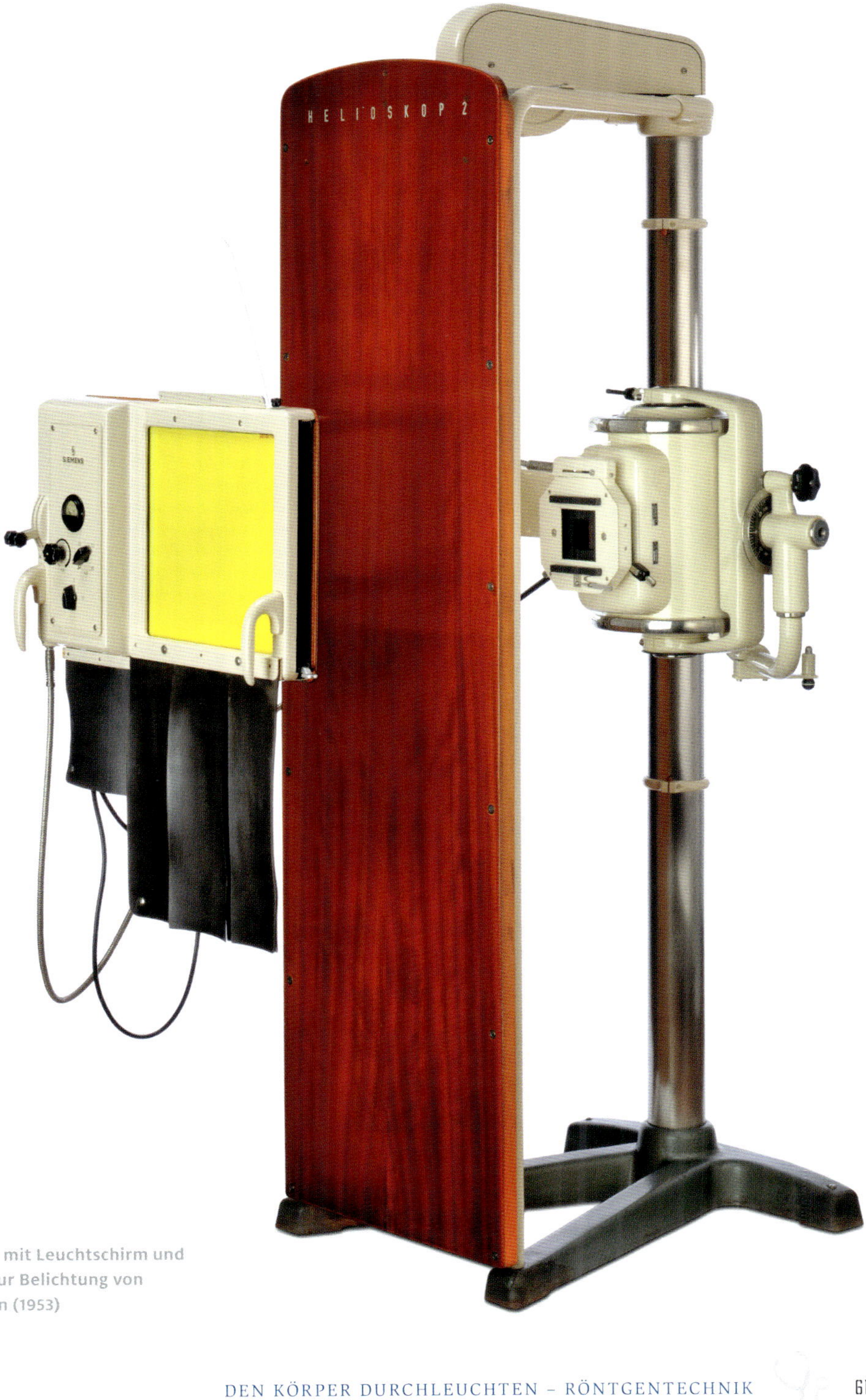

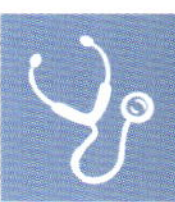

Röntgengerät mit Leuchtschirm und Vorrichtung zur Belichtung von Röntgenfilmen (1953)

Die Pioniere der Röntgentechnik gingen unbefangen mit den unsichtbaren Röntgenstrahlen um. Doch schon bald zeigten sich bei ihnen, aber auch bei Patienten akute und chronische Strahlenschäden. Bei den Medizinern zeigten sich diese vor allem an den Händen. Dies war nicht zuletzt darauf zurückzuführen, dass die Ärzte die Strahlenintensität ihrer Röhren maßen, indem sie ihre eigenen Hände durchleuchteten. Diese Messungen wurden durchgeführt, weil sich bei den frühen Röntgenröhren im Laufe der Nutzung das Vakuum in den Röhren veränderte. Sie wurden dadurch »härter«, das heißt die Strahlung wurde im Lauf der Zeit kurzwelliger. Dies änderte sich erst, als die Glühkathoden-Röhren eingeführt wurden.

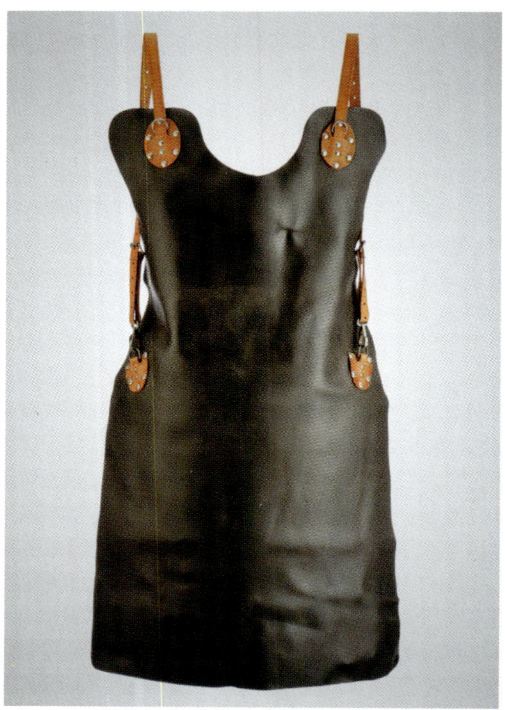

Bleischürze (1950–1960)

Zum Schutz der Ärzte vor Strahlenschäden bei Untersuchungen wurden Schutzkleidung aus Bleigummi oder mit Bleiblech verkleidete Kanzeln genutzt. Die bald erkannten Risiken der neuen Technik veränderten auf lange Sicht das Untersuchungsverfahren: Röntgenfotografien wurden nun nicht mehr zu Zwecken der Lehre oder der Veröffentlichung aufgenommen. Vielmehr trafen Ärzte ihre Diagnosen auf Grundlage belichteter Negative und nicht mehr, indem sie die Patienten vor dem Leuchtschirm untersuchten. Damit verzichteten sie aber auch auf die Begutachtung von Herz- und Atembewegungen.

Mit der Etablierung der Technologie, die sich in Interaktion vieler Physiker, Ingenieure, Feinmechaniker und Mediziner vollzog, ging nicht nur eine Standardisierung der Anlagen und ihrer Komponenten, sondern auch der Abläufe einher: Vom Aufnahmewinkel und Strahlengang über die Plattenstärke bis hin zur Stromstärke und dem Härtegrad der Röhre wurden immer mehr Parameter definiert. Die entstehenden Bilder wurden miteinander vergleichbar. Dies ermöglichte groß angelegte Reihenuntersuchungen, wie etwa zur Früherkennung der Tuberkulose, die in Deutschland von 1939 bis 1983 durchgeführt wurden. Auf amtliche Vorladung wurde die Bevölkerung mit mobilen Geräten in Turnhallen oder »Röntgen-Bussen« durchleuchtet und der Leuchtschirm mit einer Kleinbildkamera abfotografiert. Im Nachgang wurde das Foto von Fachärzten bewertet.

Die Röntgendiagnostik hielt zudem am Beginn des 20. Jahrhunderts Einzug in die Operationssäle. Zunächst wurden vor allem im Bereich der Kriegschirurgie Eingriffe unter Röntgensicht durchgeführt. Bereits im Ersten Weltkrieg wurden in mobilen Röntgenräumen auf diese Weise Kugeln oder Granatsplitter

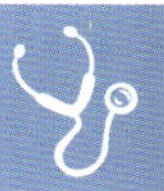

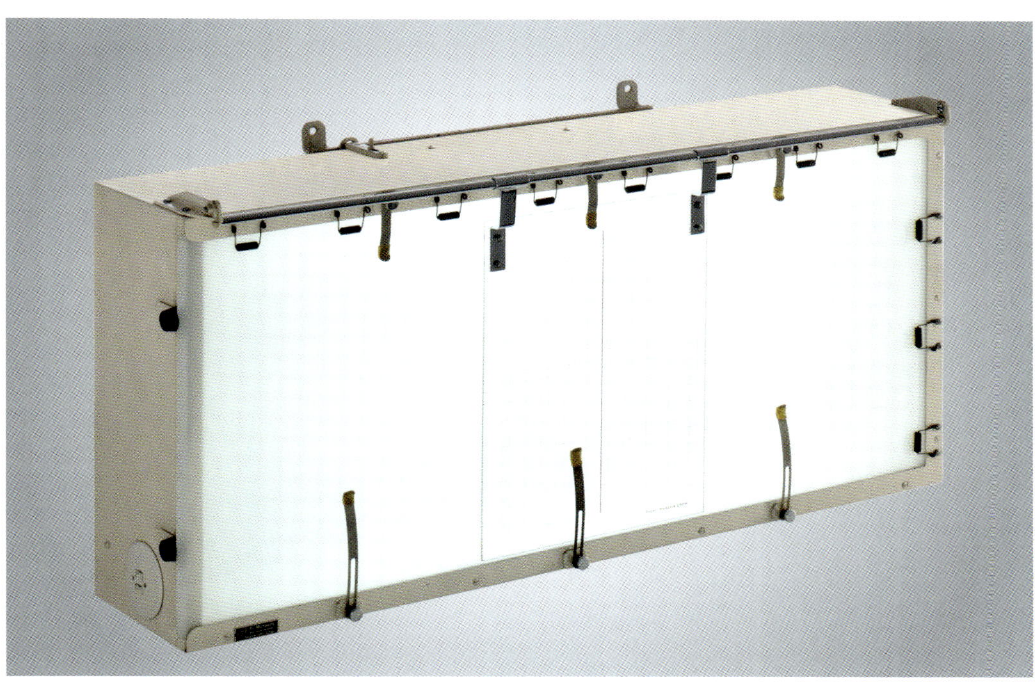

Röntgenbildbetrachter (um 1970)

aus dem Körper von verwundeten Soldaten entfernt. Doch auch in der Unfallchirurgie kamen Röntgenröhren zum Einsatz. Diese waren unter dem Operationstisch montiert, auf dem der Patient lag. Der Operateur trug ein sogenanntes Fluoroskop mit Leuchtschirm vor den Augen, das mit einem Gurt am Kopf angelegt wurde. So konnte er den Patienten durchleuchten und hatte beide Hände frei. Wurde der Leuchtschirm hochgeklappt, fiel ein Filter aus Rubinglas vor die Augen, sie blieben an die Dunkelheit angepasst. Die Lichtausbeute auf dem Leuchtschirm war jedoch nur gering.

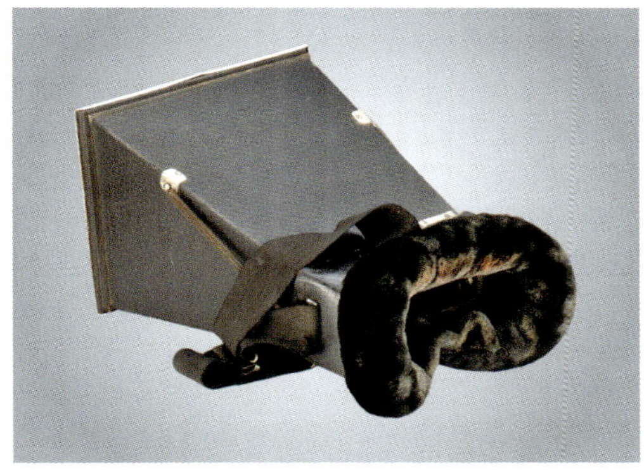

Fluoroskop (1930–1940)

Das tragbare Fluoroskop wurde in der Mitte des 20. Jahrhunderts durch den Röntgenbildverstärker abgelöst, durch den die auf einem Eingangsschirm eintreffende Strahlung elektronisch verstärkt wird. Sie erzeugt auf diesem Schirm Licht, das photoelektrisch Elektronen freisetzt. Diese werden mit Hilfe mehrerer Elektroden auf einen weiteren

Schirm stark beschleunigt und fokussiert. Auf diesem Ausgangsschirm erzeugen die auftreffenden Elektronen wiederum Licht, das deutlich heller ist als das Eingangsbild. Auf dieser Grundlage entwickelten Lothar Diethelm und Hugo Rost im Jahr 1954 in Kiel den ersten C-Bogen. Zwei Jahre später wurde er von Philips in Serie gebaut. Bei diesem mobilen Röntgengerät sind eine Röntgenquelle sowie ein Detektor an den beiden Enden eines C-förmigen Bogens angebracht. Der Bogen ist dreh- und schwenkbar, wodurch es möglich ist, aus fast jeder Perspektive Röntgenbilder anzufertigen und auf einem Bildschirm zu betrachten. Beim ersten C-Bogen wurden die Bilder des Bildverstärkers noch unmittelbar betrachtet, wenige Jahre später allerdings schon mit einer Fernsehkamera abgefilmt, während sie heute digital aufgezeichnet werden. Mit dem C-Bogen unterstützte Eingriffe werden beispielsweise in der Chirurgie, der Orthopädie oder der Kardiologie vorgenommen.

Doch schon in den Anfängen der Röntgentechnik wandte sich nur knapp die Hälfte der Anwender den diagnostischen Möglichkeiten der Röntgenstrahlen zu, die anderen befassten sich mit radiologischen Therapieversuchen. Bis heute hat die Strahlentherapie große Bedeutung. Bereits 1898 waren Tumore an Lippen und Wangen erfolgreich mit Röntgenstrahlen behandelt worden. Anfangs kamen dieselben Röntgenröhren wie bei Untersuchungen zum Einsatz. Um höhere Strahlendosen erzeugen zu können, wurden diese jedoch bis Anfang der 1950er Jahre zu Linearbeschleunigern weiterentwickelt. Im Linearbeschleuniger werden Elektronen in einer geraden Röhre von einem hochfrequenten elektrischen Feld sehr stark beschleunigt, so dass sie beim Aufprall sehr energiereiche Röntgenstrahlen erzeugen.

Daneben begann jedoch fast zeitgleich die bis heute eingesetzte Strahlentherapie mit natürlichen oder künstlich erzeugten radioaktiven Stoffen, wie zunächst mit dem 1898 von Marie und Pierre Curie entdeckten Radium. Dieses fand nicht nur in der Tumortherapie Anwendung. In Gestalt von sogenannten Radium-Emanations-Apparaten zog es in den 1920er Jahren sogar in die Haushalte ein. Diese Gefäße enthalten geringe Mengen Radium, das beim Zerfall das leicht radioaktive Gas Radon freisetzt und im Gefäß in Wasser löst. Dieses Wasser galt als der Gesundheit förderlich und wurde zu Heilzwecken getrunken. Auch die Radioaktivität rief wie die Elektrizität und die Röntgenstrahlung eine große Euphorie und Begeisterung hervor, die sich in der medizinischen Ausstattung der Haushalte niederschlug.

Bald schon wurde die Röntgentechnik nicht nur medizinisch, sondern auch kommerziell, künstlerisch und sogar als Jahrmarktsattraktion genutzt. Zunächst waren es vor allem Fotografen, die die neue Technik vermarkteten. In Wien war es etwa die Lehr- und Versuchsanstalt für Photographie und Reproduktionsverfahren, die eine der ersten Röntgenanlagen betrieb. Schon im Februar 1896 legte das Institut einen Atlas mit Röntgenbildern verschiedener Tieren vor. Auch sogenannte »Porträts aus dem Inneren« erlangten große Beliebtheit beim Publikum.

Das Betrachten der eigenen Knochen wurde zudem zur Belustigung und Unterhaltung bei gesellschaftlichen Veranstaltungen oder auf Jahrmärkten vorgeführt. So weisen die Medizinhistoriker und Ärzte Wolfgang Regal und Michael Nanut auf ein aufschlussreiches Objekt hin, das sich im pathologisch-anatomischen Bundesmuseum im Narrenturm in Wien befindet. Es handelt sich um eine 1911 angefertigte Moulage einer Verbrennung

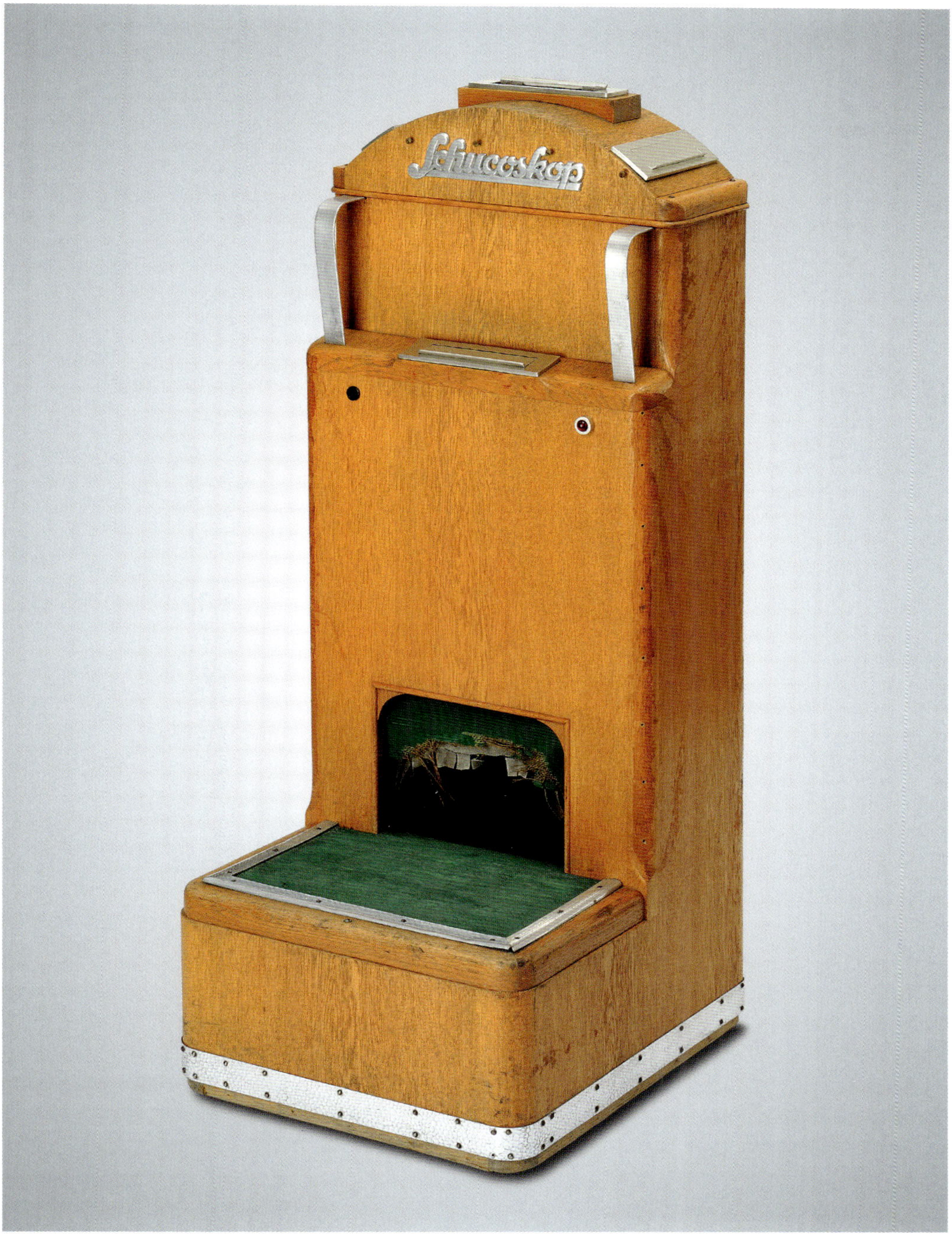

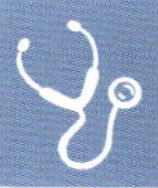

Schuhröntgengerät (1956)

durch Röntgenstrahlen. Diese hatte sich ein Schausteller zugezogen, weil er sich in einem verdunkelten Zelt über einen längeren Zeitraum immer wieder mit Röntgenstrahlen durchleuchten ließ und sein schlagendes Herz und seine Knochen dem zahlenden Publikum als Attraktion vorführte. In den Vereinigten Staaten arbeitete der Erfinder und Unternehmer Thomas Alva Edison sogar an einem Art Volks-Fluoroskop für eine breite Käuferschicht. Als sein damit befasster Mitarbeiter Clarence Madison Dally allerdings an den Strahlenschäden schwer erkrankte und bald darauf verstarb, stellte man den Zusammenhang her und Edison gab seine Forschungen 1903 auf.

Die Faszination der Röntgenbilder als Alltagspraxis wirkte trotz der Risiken der Strahlen bis weit ins 20. Jahrhundert fort. Seit der ersten Präsentation auf einer Messe von Schuhhändlern in Boston im Jahr 1920 kamen in Schuhgeschäften Röntgengeräte mit Leuchtschirm, sogenannte Pedoskope, zum Einsatz. Mit diesen konnten die Kunden überprüfen, ob ihre Schuhe passten. Pedoskope waren Medizingerät und Marketing-Instrument zugleich, wie die Wissenschaftshistorikerin Monika Dommann zeigen kann.

Das Pedoskop spiegelte die Verwissenschaftlichung des Körpers, die am Ende des 19. Jahrhunderts den Bewegungsapparat erfasste. Die »Fußmechanik« wurde nun mit physiologischen und biomechanischen Verfahren untersucht, um Schädigungen des Fußes durch nicht geeignete Schuhe zu verhindern. Zugleich kamen in den 1920er Jahren industriell in Massen hergestellte Schuhe auf den Markt. Mit dem Röntgen als Sinnbild eines modernen wissenschaftlichen Verfahrens wollte die Schuhindustrie zeigen, dass auch diese Schuhe der Fußgesundheit nicht abträglich sein mussten, sofern sie nur passend ausgewählt werden. Dies wurde besonders für die Auswahl von Kinderschuhen propagiert. So wiesen die Apparate nicht nur Sehschlitze für den Kunden, sondern auch für das Verkaufspersonal und die Eltern auf.

Der Apparat, mit dem man durch den Schuh hindurch bis auf den Knochen sehen konnte, übte eine große Faszination aus und blieb trotz möglicher Risiken lange ein Werbeargument für neue Schuhe. So betonte eine Werbebroschüre des Schweizer Schuhherstellers Bally von Anfang der 1930er Jahre die »freudige Aufnahme und Anerkennung seitens der Kunden« für das Gerät, die sich durch »Mehrumsätze im Schuhverkauf« niederschlage. Erst mit den angesichts der Entwicklung von Atomwaffen, aber auch der zivilen Nutzung der Kernenergie zunehmenden öffentlichen Debatten über die gesundheitlichen Folgen ionisierender Strahlen zeigten sich seit Mitte der 1950er Jahre zunehmende Bedenken gegen das Schuhröntgen. Dennoch war das Verfahren auch in den 1960er Jahren noch im Einsatz. In Deutschland wurde schließlich 1973 eine Röntgenverordnung in Kraft gesetzt, die den Betrieb solcher Schuhröntgengeräte verbot. Die Handhabung von Röntgengeräten wurde nun ausschließlich in die Hände von medizinisch ausgebildeten Personen gelegt.

Bilder des Körpers – Bildgebende Verfahren

Heutige bildgebende Verfahren nutzen für Abbildungen des Körperinneren neben Röntgenstrahlen unter anderem Magnetfelder oder Schallwellen. Diese wirken auf den Körper ein. Ihre Wechselwirkung mit dem Gewebe im Körper wird ortsaufgelöst gemessen. Aus diesen genau verorteten Messwerten werden dann Visualisierungen erstellt. Je nach Verfahren lassen sich auf diese Weise Knochen, Organe oder Blutgefäße besonders gut auf Verletzungen oder Veränderungen untersuchen. Auch medizinische Eingriffe können geplant und überwacht werden. Andere Verfahren machen statt anatomischen Strukturen physiologische Vorgänge sichtbar, etwa den Stoffwechsel oder den Blutfluss.

Ihren Ausgang nahm die Entwicklung aller bildgebenden Verfahren Ende des 19. Jahrhunderts mit der Röntgentechnik. Ihre diagnostischen Möglichkeiten, aber auch ihre Anschaulichkeit für die breite Öffentlichkeit sind durch computergestützte Schnittbildverfahren seit den 1970er Jahren erheblich gewachsen.

Das Problem beim Röntgen ist, dass hintereinander liegende Strukturen wie Knochen überlagert werden. Neu entwickelte Verfahren wie die **Computertomographie** oder die Magnetresonanztomographie hingegen erzeugen überlagerungsfreie Schnittbilder. Diese stellen anatomische Strukturen so dar, als ob eine dünne Scheibe aus dem Körper geschnitten werden würde.

Das erste dieser neuen Geräte zur Erstellung von Schnittbildern war der Computertomograph, der zu Beginn der 1970er Jahren erstmals zum Einsatz kam. In einem solchen Gerät bewegt sich eine Röntgenröhre kreisförmig um den Patienten. Sie erzeugt einen fächerförmigen Röntgenstrahl, der die untersuchte Schicht des Körpers durchdringt. Der Röntgenröhre gegenüber ist ein Detektor angebracht, der misst, wie stark die Strahlung beim Durchgang durch den Körper an unterschiedlichen Stellen jeweils abgeschwächt wurde. Bei einer Umdrehung der Röntgenröhre um den Körper entstehen so mehrere tausend Aufnahmen einer Schicht aus unterschiedlichen Winkeln. Aus diesen berechnet ein Computer ein Querschnitts-Bild der untersuchten Schicht des Körpers. Aus vielen aufeinanderfolgenden Querschnitten können 3D-Darstellungen des Körpers erstellt werden, durch die sich beliebig Schnitte legen lassen.

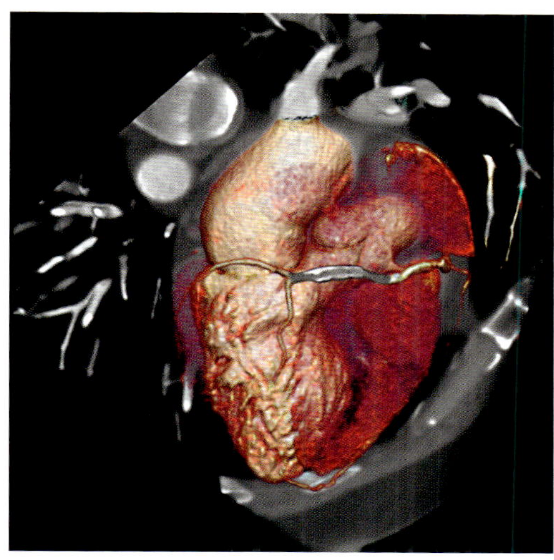

3D-Darstellung von Gefäßstrukturen am Herzmuskel mit einem Computertomographen (2012)

Dieses strahlendiagnostische Verfahren ist besonders aussagekräftig, wenn der Röntgen-Kontrast zwischen den dargestellten Gewebearten stark ist. Wie beim Röntgen wird die Strahlendurchlässigkeit des untersuchten Gewebes in unterschiedlichen Graustufen dargestellt. Es ist besonders gut für Untersuchungen rund um die Knochen geeignet, die aufgrund ihres Calcium-Anteils wenig Röntgenstrahlung durchlassen. Doch auch Weichteile lassen sich darstellen. So sind etwa Tumore, die sich vom angrenzenden Gewebe unterscheiden, oder Kalkablagerungen in Blutgefäßen gut zu erkennen. Dennoch hat die Computertomographie das klassische Röntgen nicht überflüssig gemacht, da die Strahlenbe-

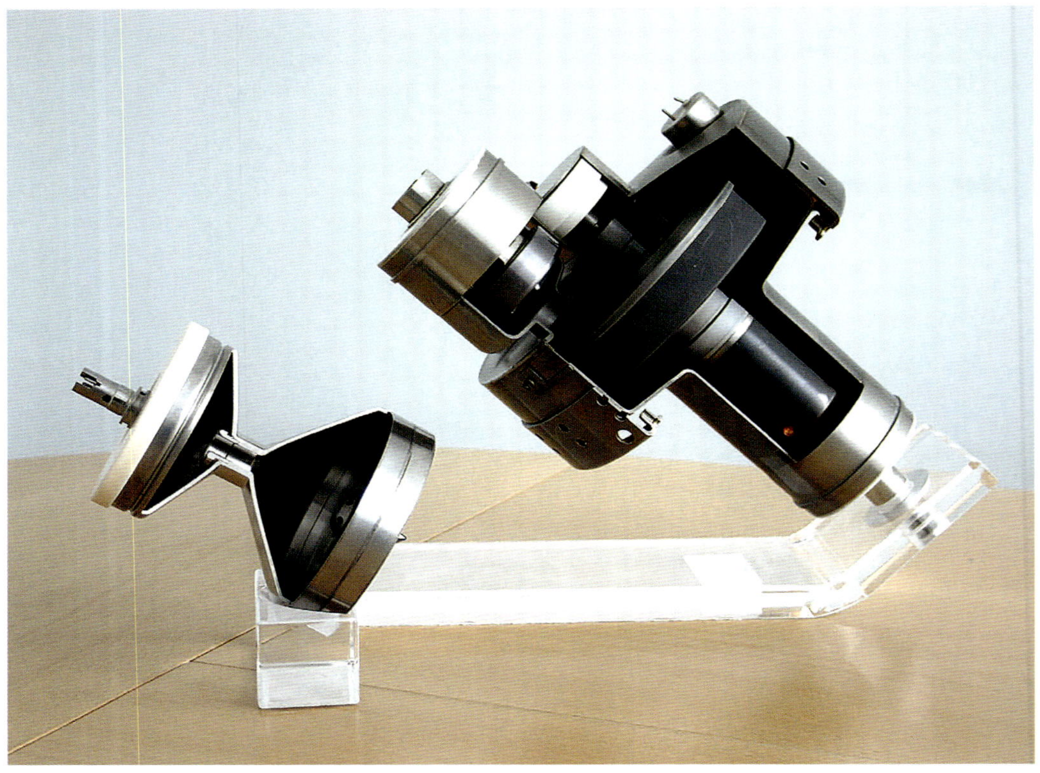

Größenvergleich der Drehkolben-Röntgenröhre »Straton« mit einer Drehanoden-Röntgenröhre (Siemens)

lastung immer noch deutlich höher ist als bei Röntgenaufnahmen.

Die mathematischen Grundlagen zur Berechnung der Schnittbilder wurden bereits 1917 vom österreichischen Mathematiker Johann Radon (1887–1956) gelegt. Allerdings waren diese Berechnungen technisch erst umsetzbar, als leistungsfähige Computer zur Verfügung standen. Auch kannten die Erfinder der Computertomographie diese Arbeit des Mathematikers Radon nicht und entwickelten die sogenannte »Radon-Transformation« nochmals neu.

Die Grundidee der modernen Computertomographie wurde 1963 vom Physiker Allen M. Cormack (1924–1998) publiziert, der von einer einfachen Rückprojektion ausging. Es sollte zehn Jahre dauern, bis daraus ein technisch einsetzbares Verfahren entwickelt wurde. Dies gelang dem Elektrotechniker Godfrey Newbold Hounsfield (1919–2004). Er war beim britischen Musik- und Elektronikkonzern EMI, der Electric and Musical Industries Ltd., angestellt. Finanziert wurde die kostspielige Entwicklung nicht zuletzt durch die Einnahmen aus Plattenverkäufen der Beatles, die bei EMI unter Vertrag standen. Im Jahr 1970 reichte Hounsfield seine Erfindung zum Patent ein. Zwei Jahre später erfolgten die ersten Messungen an einem Patienten.

Die Aufnahmezeit pro Schnittbild betrug anfangs noch mehrere Minuten, die Auflösung lediglich 3 mm. Die ersten Aufnahmen beschränkten sich auf den Schädel, da dieser lange genug ruhiggestellt werden konnte. Die Technologie wurde jedoch rasch weiterentwickelt. Die Aufnahmezeit sank bis 1979 auf 2,5 Sekunden, die Auflösung stieg auf 0,8 mm. Im selben Jahr erhielten Cormack und Hounsfield für ihre Entdeckung den Medizin-Nobelpreis. Die mit dem Computertomographen festgestellte Abschwächung der Röntgenstrahlung im Gewebe wird Hounsfield zu Ehren heute in Hounsfield-Einheiten gemessen.

Seit Ende der 1980er Jahren folgten weitere technische Innovationen: Die Einführung der Spiral-Computer-Tomographie im Jahr 1989 machte 3D-Aufnahmen möglich, indem der Patient auf einer Liege gleichmäßig durch die ununterbrochen rotierende Röhre vorgeschoben wird. Die Entwicklung des Mehrzeilen-Computertomographen im Lauf der 1990er Jahre beschleunigte Aufnahmen, da mehrere Detektorzeilen die gleichzeitige Aufnahme mehrerer Schichten möglich machte. Erstmals konnte mit diesen Geräten auch das Herz abgebildet werden, das sich vorher aufgrund seiner dauernden Bewegung nicht scharf darstellen ließ. Lieferten die ersten dieser Geräte nur wenige Zeilen, gibt es heute Geräte, die mehrere hundert Zeilen gleichzeitig auslesen können. Im Jahr 2005 kam der erste Dual-Source-Computertomograph auf den Markt, bei dem zwei um 90° versetzte Röntgenstrahler gleichzeigt um den Patienten kreisen. Dadurch konnte die Aufnahmezeit nochmals erheblich verringert werden. Die für die Aufnahmen erforderliche Strahlendosis sank seit den 1970er Jahren ebenfalls erheblich.

Mit der Entwicklung der Computertomographie wandelten sich auch die eingesetzten Röntgenröhren. Eine neuere Entwicklung sind Drehkolben-Röntgenröhren, die 2001 erstmals von Siemens vorgestellt wurden. Anders als bei der Drehanodenröhre ist bei diesen Röhren der Anodenteller starr mit dem Röhrenkolben aus Metall verbunden, der sich in einem Kühlbad befindet. Statt der Anode dreht sich die ganze Röntgenröhre in der Kühlflüssigkeit schnell um die eigene Achse. Der Elektronenstrahl wird von der auf der Mitte der Drehachse der Röhre angebrachten Kathode elektromagnetisch an eine Position am Rand des sich mit der gesamten Röhre drehenden Anodentellers gelenkt. Röhren können so bedeutend kleiner und leichter gebaut werden. Dies spielt insbesondere beim Einsatz in den schnell rotierenden Computertomographen, in denen hohe Fliehkräfte wirken, eine wichtige Rolle.

Der Antrieb zur Entwicklung der Computertomographie entsprang, wie der Physiker und Medizintechniker Olaf Dössel zeigen kann, dem lange gehegten Wunsch von Medizinern nach Schichtaufnahmen des Körpers. Daher wurde die Innovation auch von Radiologen rasch aufgenommen. Seit den 1930er Jahren wurden bereits sogenannte Verwischungstomographien angefertigt, bei denen Strahlenquelle und Röntgenfilm gleichzeitig in entgegengesetzte Richtungen bewegt wurden. Scharf erschienen so nur Elemente aus einer Schicht, alles andere wurde verwischt abgebildet.

Physiker und Ingenieure fanden aber erst mit dem Computertomographen eine mathematisch und technisch äußerst anspruchsvolle Lösung für Schichtaufnahmen. Die Voraussetzung war die parallel verlaufende Entwicklung stets leistungsfähigerer Computer. Die Innovationen wurden, anders als die technisch verhältnismäßig einfachen Instru-

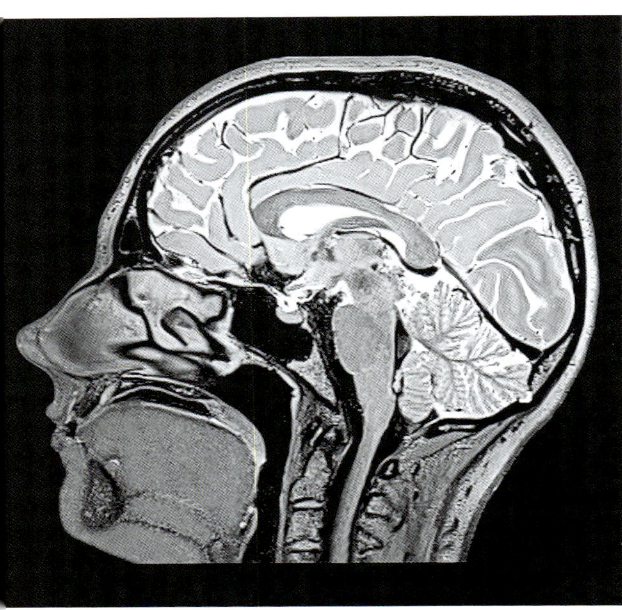

Schnittbild-Aufnahme eines menschlichen Kopfes mit einem Magnetresonanztomographen (Siemens)

mente des 19. Jahrhunderts, fast ausschließlich von Ingenieuren in großen Medizintechnik-Unternehmen entwickelt. Diese erkannten rasch das Potential der neuen Technik. Es gab zu Beginn der 1970er Jahre einen regelrechten Boom von Erfindungen auf diesem Gebiet. Neben EMI begannen damals mehr als 15 Unternehmen mit der Entwicklung von Computertomographen.

Seit den 1980er Jahren kommt in der Medizin als weiteres Schnittbildverfahren die **Magnetresonanztomographie** (MRT) zur Anwendung. Sie nutzt keine Röntgenstrahlen, sondern ein starkes Magnetfeld. Durch dieses werden die Kerne von Wasserstoff-Atomen zunächst wie Kompassnadeln ausgerichtet und anschließend durch Radiowellen von dieser Position abgelenkt. Werden die Radiowellen abgeschaltet, nehmen die Atomkerne ihre Position im Magnetfeld wieder ein und geben dabei Energie ab. Diese Signale werden gemessen und in Schnittbilder umgesetzt. Die Bilder zeigen unter anderem die Verteilung von Wasserstoff-Atomkernen im betreffenden Schnitt durch den Körper. Wasserhaltiges Weichteilgewebe oder Körperflüssigkeiten werden daher besonders gut und kontrastreich abgebildet. Die Knochen und die mit Luft gefüllte Lunge hingegen sieht man weniger gut, da dort weniger Wasserstoff vorhanden ist.

Die dieser Technologie zugrundeliegende Kernspinresonanz wurde bereits 1946 unabhängig voneinander von den Physikern Felix Bloch (1905–1983) und Edward Mills Purcell (1912–1997) entdeckt. Dabei handelt es sich um die oben beschriebene Wechselwirkung zwischen dem magnetischen Moment und dem Drehimpuls, dem Spin, von Atomkernen in einem starken statischen Magnetfeld mit einem hochfrequenten magnetischen Wechselfeld. Bloch und Purcell erhielten 1952 den Nobelpreis für diese Entdeckung. Zunächst fand sie Anwendung in der Physik und der Chemie, um die Struktur von Materialien zu analysieren.

Zu Beginn der 1970er Jahre setzten der amerikanische Chemiker Paul C. Lauterbur (1929–2007) und der britische Physiker Peter Mansfield (*1933) auf diesen Grundlagen die Magnetresonanztomographie um. Entscheidend hierfür war, dass es Lauterbur gelang, die Kernspinresonanz ortsaufgelöst zu messen. Dies konnte er an zwei mit Wasser gefüllten Röhrchen zeigen. 1976 untersuchten Mansfield und der amerikanische Arzt Raymond Damadian (*1936) dann mit dem Verfahren einen Finger. Die Auflösung betrug insgesamt 4.096 Bildpunkte, so dass bereits Gefäße oder Nerven zu erkennen waren.

Im Gegensatz zur etwa gleichzeitig erfundenen Computertomographie verlief die weitere Entwicklung zunächst zögerlich.

Als Lauterbur seine Messergebnisse 1972 in der Fachzeitschrift »Nature« veröffentlichen wollte, erhielt er zunächst einen abschlägigen Bescheid. Seine Entdeckung sei nicht von ausreichend großer Bedeutung *(»not of sufficiently wide significance«)*. Erst ein Jahr später hatte er Erfolg. Noch 1980 betrug die Dauer einer Aufnahme fünf Minuten. Weltweit beschäftigten sich nur zwölf Forschergruppen mit dem Thema. Die Radiologen näherten sich dem neuen Verfahren zunächst nur langsam, da die Aufnahmen aufwendiger waren als beim Röntgen und die Bildqualität noch schlechter. Große Medizintechnik-Unternehmen hielten sich zunächst mit Forschungsprojekten ebenfalls zurück, bis EMI 1976 die Entwicklung eines »Radiowellenscanners« ankündigte und 1978 die erste Aufnahme eines menschlichen Kopfes vorstellte. Dies führte zu einem Schub in der Entwicklung.

Siemens in Erlangen begann im selben Jahr mit der Entwicklung eines eigenen Magnetresonanztomographen in einem komplett aus Holz gebauten Forschungslabor. Wegen des starken Magnetfelds durfte der Raum keine Eisenteile beinhalten. Der erste Test war im Jahr 1980 die Aufnahme einer Paprika, da diese viele Strukturen enthält und sich bei der Aufnahme nicht bewegt. Diese erste in Deutschland durchgeführte Magnetresonanztomographie dauerte noch mehrere Stunden. Ein Scan am Menschen wurde in Deutschland erstmals durchgeführt, als der Schädel eines der Entwicklungsingenieure aufgenommen wurde.

Nachdem die diagnostische Bedeutung zunehmend deutlich wurde, zunächst vor allem bei Aufnahmen des Kopfes, begann eine rasante Entwicklung. Forschung und Technikentwicklungen setzten verstärkt ein. In Deutschland wurden 1984 die ersten Magnetresonanztomographen in Betrieb genommen. Zwei Jahren später dauerte eine Aufnahme nur noch 5 Sekunden, bei sich ständig verbessernder Bildqualität.

Die Magnetresonanztomographie hat sich seitdem zu einer der wichtigsten diagnostischen Methoden der Medizin entwickelt. Im Jahr 2003 wurden Lauterbur und Mansfield dafür mit dem Nobelpreis für Medizin ausgezeichnet. Die technische und die medizinische Entwicklung der Magnetresonanztomographie waren eng verzahnt. Radiologen fanden immer neue Anwendungen der Magnetresonanztomographie, die einen hohen Kontrast der Weichteile bietet und für Patienten nicht schädlich ist.

Anders als bei medizintechnischen Entwicklungen im späten 19. und frühen 20. Jahrhundert, die von Akteuren oder Institutionen auf nationalstaatlicher Ebene betrieben wurden, waren es bei der Magnetresonanztomographie international vernetzte Wissenschaftler, die Kenntnisse aus zahlreichen Forschungsfeldern mitbrachten und die Grundlagen des neuen Verfahrens erarbeiteten, wie der Medizinhistoriker Philipp Osten betont. So trat etwa der erwähnte Peter Mansfield bereits 1974 auf der Suche nach wissenschaftlichen Kooperationspartnern an das Heidelberger Max-Planck-Institut für medizinische Forschung heran. Im Jahr 1976 wurden auf einem internationalen Kongress, den die Heidelberger Wissenschaftler veranstalteten, Möglichkeiten der praktischen Anwendung der Magnetresonanztomographie intensiv debattiert. Zwischen der Erfindung des Stethoskops und der Entwicklung der Computertomographie und der Magnetreso-

nanztomographie liegen nicht nur rund 150 Jahre, sondern Welten hinsichtlich der Komplexität des technischen Instrumentariums. Anfangs traten vor allem Ärzte wie Laënnec oder Naturwissenschaftler wie Helmholtz als Erfinder in Erscheinung, häufig in Zusammenarbeit mit Instrumentenbauern, wie etwa Nitze und Leiter. Die Erfindungen wurden zunehmend zu kollektiven Leistungen, die auch heute von Teams von technischen, naturwissenschaftlichen und medizinischen Experten im internationalen wissenschaftlichen Austausch getragen werden. Um zur Marktreife entwickelt zu werden, benötigen diese langen Entwicklungsprozesse nicht nur das fachübergreifende Wissen vieler Forscher und Forscherinnen, sondern auch die Geldmittel und die personellen Ressourcen großer Medizintechnik-Unternehmen. In beiden Fällen war und ist die Weiterentwicklung und Verbesserung der Instrumente und Geräte ein meist jahrzehntelanger Prozess, der teils von medizinischen Bedürfnissen, teils von technischen Innovationen vorangetrieben wurde.

In der Entwicklung der bildgebenden Verfahren zeigt sich beispielhaft die heutige medizinische Bedeutung der Computertechnik und Informationstechnologie. In der Radiologie reicht dies von der Unterstützung bei der Vorbereitung von Befunden durch Bildgebungssoftware bis hin zu medizinischen Simulatoren, die als Trainingsgeräte für durch Bildgebung unterstützte Eingriffe genutzt werden, etwa für Untersuchungen und Weitung verengter Herzkranzgefäße mit dem Herzkatheter. Schnittbildverfahren erzeugen aus Messwerten mit entsprechender Hard- und Software digitale Daten. Diese Bilddaten werden für den Arzt vorbereitet und dargestellt. Die Software blendet beispielsweise bei einer Untersuchung des Herzens mit dem Computertomographen die Rippen selbstständig aus, um den freien Blick auf das Herz zu ermöglichen. So können Diagnosen schneller gestellt werden.

Neben den Strukturen des Körpers lassen sich mit bildgebenden Verfahren auch physiologische Vorgänge im Körper darstellen. Im ersten Fall spricht man von anatomischer oder morphologischer Bildgebung, im zweiten von funktioneller Bildgebung. Darunter versteht man Verfahren, mit denen sich die Stoffwechselaktivität oder der Blutfluss bestimmter Organe oder Gewebeschichten messen lassen.

Die **Szintigraphie** war das erste Verfahren, das Stoffwechselvorgänge sichtbar machte. Der Begriff setzt sich zusammen aus dem lateinischen Wort *scintilla* für »Funke« und dem griechischen *graphein* für »zeichnen«. Dabei werden dem Körper in geringer Menge radioaktive Stoffe zugeführt, die schnell zerfallen. Sie nehmen am Stoffwechsel teil und reichern sich unterschiedlich stark etwa in Knochen, Herz, Schilddrüse, Niere oder Tumorgewebe an. Der radioaktive »Marker« wird mit einem sogenannten »Tracer« verbunden. Dies ist ein körpereigener oder körperfremder Stoff, der am Stoffwechsel teilnimmt und somit Rückschlüsse über Vorgänge im Körper gibt. Die Verteilung des radioaktiven Stoffes wird mit geeigneten Instrumenten von außen verfolgt.

Zunächst kamen Scanner zum Einsatz, die nur punktförmig Messdaten aufnehmen konnten. Als erste nuklearmedizinische Aufnahme gilt ein Bild der Schilddrüse, das der Radiologe George Ansell und der Physiker Joseph Rotblat (1908–2005) in Liverpool 1948 als Aufnahme Punkt für Punkt angefertigt haben. Seit 1957 werden Gammakameras verwendet, die radioaktive Gammastrahlung über grö-

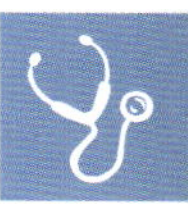

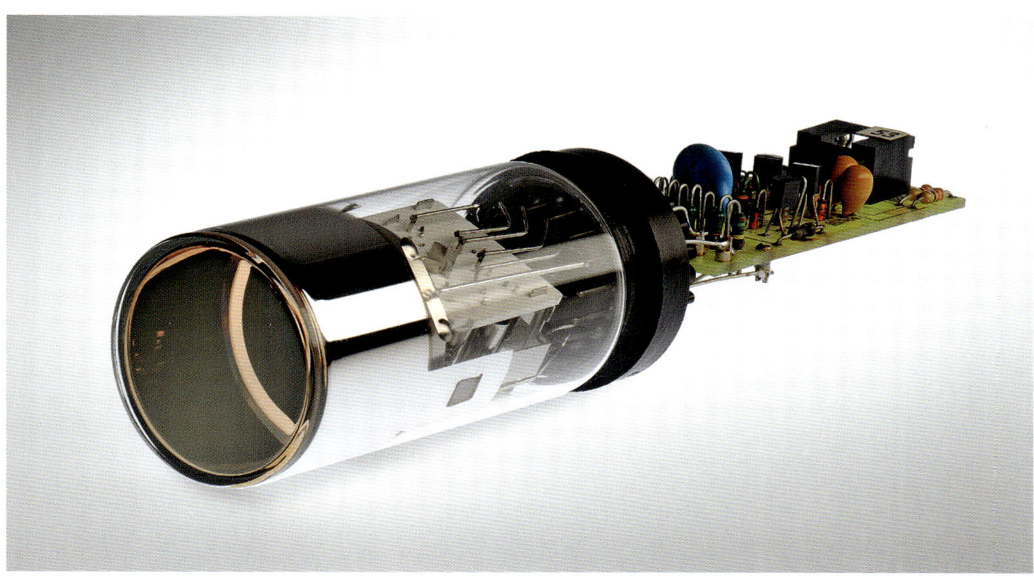

Photomultiplier (1990–2000)

ßere Bereiche des Körpers erfassen und als sogenanntes »Szintigramm« bildlich darstellen können. Sie werden nach ihrem Entwickler, dem amerikanischen Elektroingenieur Hal Anger (1920–2005), auch als Anger-Kameras bezeichnet.

Die Gammakamera besitzt eine rasterartige Anordnung von Detektoren, so dass eine zweidimensionale Abbildung der Strahlungsintensität und somit der Verteilung des radioaktiven Stoffes im Körper entsteht. Dazu lässt eine sogenannte Kollimatorblende die Gammastrahlung nur aus bestimmten Raumrichtungen kommend zu den Detektoren durch. Diese bestehen je aus einem Szintillationskristall, einem Lichtleiter sowie einem Photomultiplier. Der Szintillationskristall wandelt die Energie, die beim Auftreffen der Strahlung entsteht, in Lichtimpulse um. Diese werden vom Lichtleiter in den Photomultiplier geleitet, der die Lichtimpulse in elektrische Signale umsetzt und verstärkt. Diese können dann räumlich verortet ausgelesen und grafisch dargestellt werden.

Ein jüngeres nuklearmedizinisches Verfahren zur funktionellen Bildgebung ist die **Positronen-Emissions-Tomographie (PET)**. Dabei werden Bilder erzeugt, welche die räumliche Verteilung eines Radiopharmakons in verschiedenen Schnittebenen im Organismus sichtbar machen und so biochemische und physiologische Funktionen letztlich dreidimensional aufgelöst abbilden. Eingesetzt wird dieses Verfahren unter anderem in der Tumordiagnostik, der Kardiologie und der Hirnforschung.

Bei diesem Verfahren kommt ein radioaktiver Stoff als Marker zum Einsatz, der beim Zerfall positiv geladene Elementarteilchen aussendet, im Fachausdruck heißt dies: Positronen emittiert. Diese Positronen treten im Körper in Wechselwirkung mit ihren Anti-

Teilchen, den negativ geladenen Elektronen. Bei der Wechselwirkung eines Positrons mit einem Elektron werden zwei sehr energiereiche Photonen genau in die entgegengesetzten Richtungen freigesetzt. Diese Photonen werden von einem ringförmig um den Patienten angeordneten Detektor erfasst. Aus der zeitlichen Aufeinanderfolge und dem Ort der Registrierung der ausgesandten Photonen kann auf die räumliche Verteilung des Radiopharmakons im Körperinneren geschlossen werden, woraus eine Serie von Schnittbildern errechnet wird.

Im Jahr 1932 wurden erstmals Positronen nachgewiesen. Die Idee, Positronenstrahler zu diagnostischen Zwecken einzusetzen, geht auf das Jahr 1951 zurück. Inspiriert war sie von den ersten szintigraphischen Untersuchungen der Schilddrüse wenige Jahre zuvor. Die Umsetzung der Positronen-Emissions-Tomographie wird den amerikanischen Physikern Michel Ter-Pogossian (1925–1996) und Michael E. Phelps (*1939) zugesprochen, die ihre Ergebnisse 1975 publizierten. Ein Jahr später kam bereits das erste kommerziell genutzte Gerät auf den Markt. Seit Ende der 1990er Jahre sind Geräte auf dem Markt, die Computertomographie und Positronen-Emissions-Tomographie miteinander verbinden – sogenannte PET-CT-Geräte. Sie verknüpfen die hochauflösende und detailreiche Darstellung der menschlichen Anatomie durch die Computertomographie mit der auch geringe Veränderungen abbildenden bildhaften Darstellung von Stoffwechselvorgängen, die die Positronen-Emissions-Tomographie liefert. Bedeutung erlangt dies vor allem bei der Untersuchung von Tumoren, deren erhöhte Stoffwechselaktivität mit dem PET erkannt und deren genaue Lage im Körper über das CT festgestellt werden kann.

Die **Sonographie**, die unter der Bezeichnung »Ultraschall« geläufig ist, kommt seit Mitte des 20. Jahrhunderts zum Einsatz. Sie macht das Körperinnere mittels Schallwellen sichtbar. Sie greift damit in gewisser Weise die Verfahren des Abklopfens und Abhörens wieder auf. Allerdings liegt der bei der Sonographie verwendete Ultraschall – anders als der Schall beim Stethoskop – weit über der menschlichen Hörgrenze. Der Schall wird an Grenzflächen zwischen verschiedenen Gewebearten wie ein Echo zurückgeworfen. Aus der Laufzeit der Schallwellen kann bestimmt werden, wie weit das Gewebe von der Schallquelle entfernt ist. Die Stärke der Reflexion lässt Rückschlüsse auf die Art des Gewebes zu. Diese Informationen werden heute in ein Graustufen-Bild umgesetzt. Knochen oder Lufteinschlüsse etwa, die den Schall stark reflektieren, werden weiß dargestellt. Flüssigkeiten, in denen kein Echo auftritt, erscheinen schwarz. Ultraschall kommt, anders als das Röntgen oder die Computertomographie, ohne Strahlung aus. Daher kann dieses Verfahren unter anderem bei Untersuchungen während der Schwangerschaft ohne Schaden für das Kind eingesetzt werden.

Der Schall wird in einer Sonde erzeugt, die einen Piezokristall enthält. Dieser hat einerseits die Eigenschaft, dass er sich beim Anlegen einer elektrischen Spannung verformt, andererseits, dass eine elektrische Spannung auftritt, wenn er verformt wird. In der Ultraschallsonde wird der Kristall zunächst durch eine elektrische Spannung zum Schwingen angeregt und erzeugt dadurch die Schallwellen. Trifft ihr Echo auf den Kristall, verformt er sich und erzeugt dabei eine mess- und auswertbare Spannung. Je kleiner die Frequenz des Schalls ist, desto tiefer kann er eindringen, desto geringer ist aber die Auflösung. Da Luft den Schall schlecht leitet, muss die Sonde

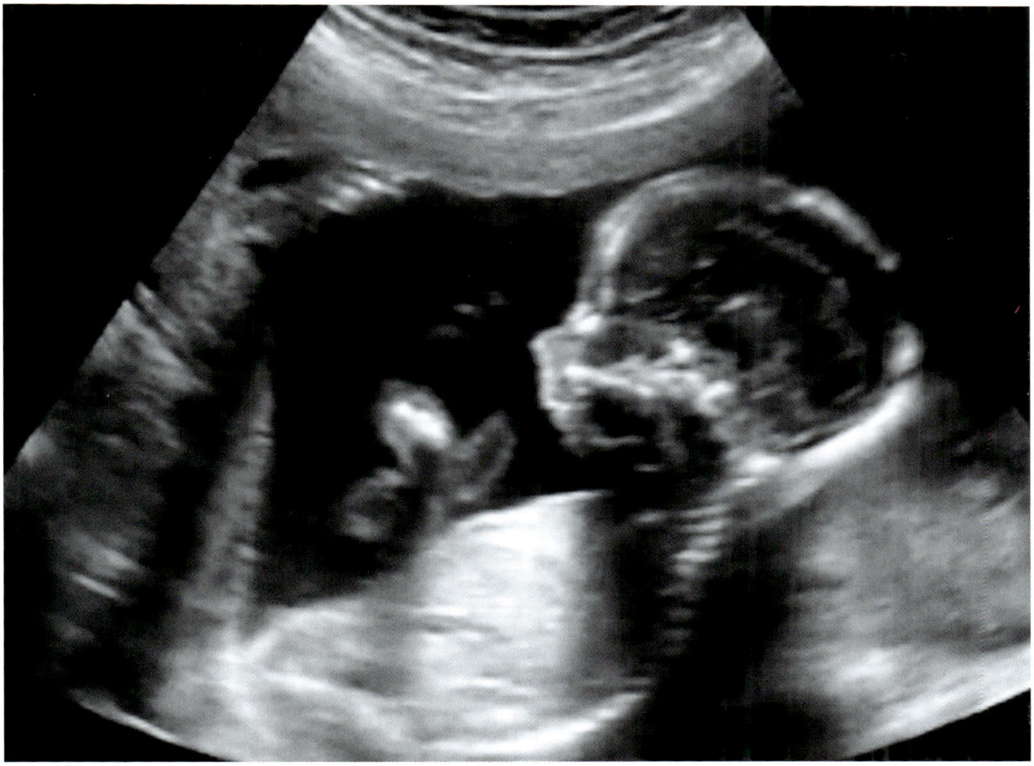

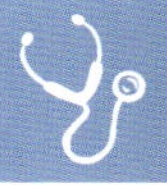

Ultraschall-Bild eines Fötus im Mutterleib

über ein wasserhaltiges Gel auf die Haut aufgesetzt werden.

Das Ultraschallverfahren hat seinen Ursprung im Echolot und Sonar in der Seefahrt. Während des Ersten Weltkriegs wurden erste Verfahren zur Abstands- und Tiefenmessung sowie zur Ortung unter Wasser über die Laufzeit des Schallsignals und seines Echos entwickelt. Insbesondere der französische Physiker Paul Langevin (1872–1946) entwickelte die Technik von Ultraschall-Erzeugung und -Messung im Wasser entscheidend weiter. Medizinische Anwendungen waren mit seinem Verfahren aber noch nicht vorstellbar. Die Ultraschallleistung, die er einsetzte, war sehr groß. Fische, die in den Schallkegel schwammen, wurden dadurch getötet.

Der Wiener Neurologe Karl Theo Dussik (1908–1968) wandte 1942 als erster Ultraschall in der Medizin an. Sein Verfahren entwickelte er gemeinsam mit seinem Bruder, dem Physiker Fritz Dussik (1910–1988). Bei dieser als Hyperphonographie bezeichneten Methode wurde auf der einen Seite des Schädels ein Ultraschall-Sender aufgesetzt. Dieser war fest verbunden mit einem auf der gegenüberliegenden Seite angebrachten Empfänger. Je nach Beschaffenheit des vom Schall durchlaufenen Gewebes traf ein stärkeres oder schwächeres Signal am Empfänger ein

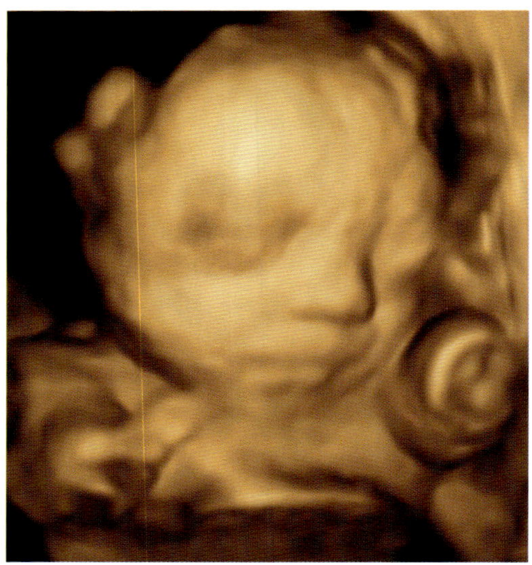

3D-Ultraschall-Darstellung eines Fötus im Mutterleib

und erzeugte dort eine Spannung, mit deren Hilfe eine Fotoplatte belichtet wurde. Indem die Schallköpfe parallel verschoben wurden, konnte zeilenweise ein zweidimensionales Rasterbild des Gehirns erzeugt werden. Während beim modernen Ultraschall im Impuls-Echo-Verfahren der reflektierte Schall gemessen und zur Bilderzeugung genutzt wird, durchlief bei der Hyperphonographie der Schall den Körper.

Der Arzt Douglass Howry (1920–1969) aus Denver und eine Forschergruppe um den aus England stammenden Arzt John Wild (1914–2009) in Minneapolis konnten mit dem Impuls-Echo-Verfahren 1952 als erste zweidimensionale Ultraschall-Bilder erzeugen. Die Untersuchungen mussten noch in einem Wasserbad durchgeführt werden. Um den Schall anzukoppeln, lag der Patient bei der Untersuchung des Halses bis zur Nase im Wasser. Der Scanner fuhr im Wasser automatisch einen Halbkreis und wurde dabei hin- und her bewegt, etwa um die inneren Organe wie Leber, Nieren, Milz und Harnblase zu scannen.

Seit 1953 forschten außerdem der Arzt Inge Edler (1911–2001) und der Physiker Carl Helmut Hertz (1920–1990) an der Universität Lund daran, Ultraschall zur Erkennung von Herzklappenfehlern zu nutzen. Das dazu zunächst eingesetzte Gerät der Siemens-Reiniger-Werke aus Erlangen stammte aus der Materialforschung und diente eigentlich zur Überprüfung von Schweißnähten. Bei den Aufnahmen von Edler und Hertz handelte es sich nicht um Schnittbilder. Vielmehr stellten sie als Schaubild dar, wie sich die vom Ultraschall-Strahl erfassten Teile des Herzens im Laufe eines Herzschlags bewegten.

Der Gynäkologe Ian Donald (1910–1987) und der Ingenieur Tom Brown (*1933) bauten an der Universität Glasgow dann schließlich 1957 ein Gerät, bei dem es nicht mehr nötig war, den Patienten in ein Wasserbad zu tauchen. Der Schallkopf konnte auf der Haut aufgesetzt und von Hand bewegt werden. Mit ihrem sogenannten Kontakt-Compound-Scanner bereiteten sie die Bahn für eine breitere Anwendung der medizinischen Ultraschalldiagnostik. Vor allem für die Untersuchung von Schwangeren war das Gerät gut geeignet. Ein Fötus sei doch *»beinahe wie ein U-Boot«*. So jedenfalls brachte es der Ultraschall-Pionier John Wild zum Ausdruck.

Im Jahr 1965 war es erstmals möglich, bewegte Ultraschall-Bilder in Echtzeit darzustellen, etwa den Herzschlag von Föten im Mutterleib. Bis dahin lieferte Ultraschall nur ein Bild pro Minute. Der Schallkopf dieses von den Siemens-Reiniger-Werken entwickelten Echtzeit-Ultraschall-Geräts »Vidoson« war noch bedeutend größer als der heutiger Geräte: Mit einem Parabolspiegel in einem Wasserbad, das über eine dünne Folie auf dem

Körper auflag, wurden Schallwellen gebündelt und parallel in den Körper gestrahlt.

Der Durchbruch für die Sonographie kam allerdings erst an der Wende zu den 1980er Jahren. Dies liegt auch daran, dass die Bilder lange Zeit nur schwer zu erschließen und von schlechter Qualität waren, so dass sich »nur Enthusiasten« (Olaf Dössel) mit dem Verfahren befassten. So berichtet der Ultraschall-Pionier und Medizinhistoriker Bernd Frentzel-Beyme in einem Aufsatz: *»Bis Ende der 70er Jahre waren wir Ultraschaller immer noch belächelte Einzelkämpfer, die ›Mondlandschaften in dunklen Räumen auf mysteriöse Art und Weise bildlich darstellten‹. Wohl jeder aus dieser Zeit kann berichten, wie viele Jahre es gedauert hat, z. B. die Chirurgen zu überzeugen, dass ein weißer Klecks mit deutlichem schwarzem Kometenschweif in einem schwarzen Loch ein Gallenstein ist.«*

Die meisten Ultraschallbilder werden heute mit der Impuls-Echo-Technik erzeugt. Die seit den späten 1950er Jahren entwickelte Dopplersonografie hat eine andere Grundlage. Dopplerultraschallgeräte setzen einen kontinuierlichen Ultraschallstrahl ein, um zu erkennen, ob sich eine Flüssigkeit, meist Blut, von der Sonde weg- oder zu ihr hinbewegt und wie schnell dies geschieht. Dieses Verfahren wird beispielsweise zur Überwachung des Kindes während der Geburt oder zur Entdeckung und Beurteilung von Herzklappenfehlern, Verengungen, Verschlüssen oder Kurzschlussverbindungen in Blutgefäßen eingesetzt.

Der Doppler-Effekt ist benannt nach seinem Entdecker, dem österreichischen Physiker Christian Johann Doppler (1803–1853). Er tritt dann auf, wenn Sender und Empfänger einer Schallwelle sich aufeinander zu- oder voneinander wegbewegen. Dabei nimmt die Tonhöhe einer Schallquelle zu, die sich auf den Hörenden zubewegt. Wenn die Quelle sich entfernt, nimmt die Tonhöhe ab. Ein bekanntes Beispiel ist die Sirene des herannahenden und sich wieder entfernenden Krankenwagens. Zur Bestimmung der Richtung und der Geschwindigkeit des Blutflusses misst man das von den Blutkörperchen zurückgeworfene Echo. Das reflektierte Signal ist im Vergleich zur vom Schallkopf ausgesandten Frequenz verschoben. Aus dieser Verschiebung der gesendeten und der empfangenen Frequenz können die Richtung und die Geschwindigkeit des Blutflusses errechnet werden.

Als weitere Anwendungsform der Sonographie wurden seit den 1990er Jahren dreidimensionale Darstellungen entwickelt, die beispielsweise bei Schwangerschaftsuntersuchungen oder in der Kardiologie eingesetzt werden. Beim herkömmlichen Ultraschall sind die Piezokristalle im Schallkopf starr in einer Reihe angeordnet. Daher stellt das Bild nur einen zweidimensionalen Schnitt durch den Körper dar. Der 3D-Ultraschall liefert räumliche Standbilder. Der 4D-Ultraschall lässt die dreidimensionale Darstellung in Echtzeit zu. Es handelt sich also um räumliche Bewegtbilder.

Die Räumlichkeit der Darstellung setzt eine besondere Form des Schallkopfs voraus: Die Piezokristalle sind zwar in einer Reihe angeordnet. Diese Reihe ist aber nicht starr, sondern wird mechanisch in schnellem Wechsel seitlich geschwenkt. So kann aus mehreren nacheinander aufgenommenen Schnittbildern ein dreidimensionales Bild aufgebaut werden. Die zweite Möglichkeit besteht darin, die Kristalle nicht in einer Reihe, sondern flächig in einem Raster anzuordnen. So können gleichzeitig mehrere Schnittbilder erzeugt werden, aus denen sich ein Raum berechnen lässt.

Bilder und Wissen

Angefangen mit der Anatomie, aber vor allem verstärkt durch die Röntgentechnik am Beginn und den Bildgebenden Verfahren am Ende des 20. Jahrhunderts wurde der menschliche Körper durch- und einsichtig. Die Bilder aus dem Körper schufen Wissen über den Körper. Sie sind jedoch keine unmittelbaren Abbildungen der Wirklichkeit, sondern vielmehr bildliche Darstellungen von nicht mit den menschlichen Sinnen zu erfassenden Phänomenen. Sie müssen erst mit aufwendigen technischen und mathematischen Verfahren sichtbar gemacht werden und sind daher hochgradig interpretationsbedürftig.

Dies gilt bereits für Röntgenbilder, die sich nicht auf Anhieb verstehen lassen. Die Technikhistorikerin Monika Dommann zeigt auf, wie zu Beginn der Röntgentechnik viele Erfahrungen und Konventionen bei der Betrachtung von Gemälden oder Fotografien für die Deutung der Röntgenaufnahmen hinderlich waren: Bei Röntgenbildern überlagern sich räumliche Strukturen. Es fehlen Schattierungen, die etwa auf Fotografien räumliche Orientierung ermöglichen. Hell-Dunkel-Kontraste sind vielmehr das Ergebnis von Dichteunterschieden des von den Strahlen durchdrungenen Materials. Auch werden in der Röntgenprojektion anders als in der Fotografie Objekte, die sich näher am Leuchtschirm oder der Fotoplatte befinden, weniger vergrößert abgebildet als solche, die weiter entfernt sind.

In noch sehr viel stärkerer Weise gilt diese Interpretationsnotwendigkeit für die digitalen Bilder, die Bildgebende Verfahren liefern. Hier werden Messwerte erst erhoben und dann in Bilder umgesetzt. Diese Bilder sind also keine Abbilder, sondern bildhaft umgesetzte Daten, die zudem noch mathematisch bearbeitet werden. Der Medizinhistoriker Cornelius Borck spricht in diesem Zusammenhang von einem »Paradox der Transparenz«. Er versteht darunter, dass die Bilder technisch hergestellt sind, aber wie unmittelbare Abbilder der Natur erscheinen, wie etwa computertomographische 3D-Rekonstruktionen. »Natürlich« im Sinne von naturnah wirken die Bilder, weil sie wie Abbilder aussehen. Auch ist ihr »Gemachtsein« im Bild nicht sichtbar. Die Technik, mittels derer das Bild überhaupt erst erzeugt wird, verschwindet im Bild.

Die Instrumente und Apparate, die dazu entwickelt wurden, prägen unser Bild vom Menschen. Einerseits verdanken sich viele Erkenntnisse über medizinische und biologische Phänomene diesen Technologien. Andererseits sind diese Geräte und die Art, in der sie eingesetzt werden, Ergebnis kultureller Traditionen und Wissensbestände. So schreiben sich diese Traditionen auch in die Ergebnisse selbst ein. Ein Beispiel sind die aus den lediglich in Graustufen vorhandenen Ausgangsdaten errechneten mehrfarbigen dreidimensionalen computertomographischen Darstellungen des menschlichen Körpers. Sie orientieren sich an den für anatomische Abbildungen entwickelten Regeln. Monika Dommann erklärt »die fulminante Diffusionsgeschwindigkeit der Röntgenbilder« nicht zuletzt damit, dass sie sich gut an Vorstellungen der Anatomie und der Physiologie anschließen ließen. Die Medizin lasse sich seit der Herausbildung der pathologischen Anatomie Ende des 18. Jahrhunderts »von einem Sichtbarkeitspostulat« leiten.

Die Hirnforschung etwa hat einen Aufschwung erfahren, seit es in den 1990er Jahren möglich wurde, Vorgänge im Gehirn in Echtzeit mit der funktionellen Magnetresonanztomographie zu erforschen. Dieses Verfahren beruht darauf, dass für die Tätigkeit von Nervenzellen Energie erforderlich ist. Werden bestimmte Bereiche im Gehirn tätig, steigt daher der Blutzufluss und damit die Zahl von Wasserstoffatomen in diesem Gebiet. Dies kann mit der Magnetresonanztomographie sichtbar gemacht werden. So lässt sich feststellen, welche Bereiche im Gehirn bei bestimmten Tätigkeiten des im Gerät untersuchten Probanden aktiv werden. Wie stark der Einfluss dieser Technologie auf das Menschenbild ist, zeigt die seit einigen Jahren zwischen Neurowissenschaftlern, Philosophen und Theologen geführte Debatte um die Willensfreiheit. Es geht dabei um die Frage, ob man mit den modernen Verfahren der Bildgebung erforschen könne, ob der Mensch über einen freien Willen verfüge oder ob seine Entscheidungen unbewusst vorherbestimmt seien, bevor das Bewusstsein überhaupt ins Spiel komme.

Neben den Vorstellungen über den menschlichen Geist beeinflussen die bildgebenden Verfahren die Selbstwahrnehmung. Die Medizinhistorikerin Barbara Duden hat erforscht, wie die seit 1979 als Routineuntersuchung vorgeschriebene Sonographie in der Schwangerschaft die Körperwahrnehmung schwangerer Frauen veränderte. Anders als labordiagnostische Verfahren wie Schwangerschaftstest oder Blut- und Urinuntersuchungen vermittle der Ultraschall den Eindruck der Gestalt des Ungeborenen. Schwangerschaft sei dadurch zu einem Zustand geworden, der durch Techniken der Sichtbarmachung von Unsichtbarem geprägt wird. Es finde, laut Duden, eine Verlagerung der Selbstwahrnehmung statt vom subjektiven Erleben mit den eigenen Sinnen hin zum objektivierten technischen Bild.

Welche Bedeutung diese Bilder haben, illustriert die Tatsache, dass es inzwischen möglich ist, mit 3D-Druckern 3D-Ultraschalldaten von Ungeborenen ins Dreidimensionale zu übersetzen und so Abbildungen des Fötus aus Kunststoff zu formen. Die Möglichkeit dreidimensionaler Visualisierungen des Körperinneren zeigt aber auch, welche Entwicklung die Medizintechnik seit den ersten Versuchen genommen hat, diagnostische Aufschlüsse über das Innere des lebenden Menschen zu gewinnen. Die Technik vermittelt seitdem zwischen Arzt und Patienten und rückte an Stelle der subjektiven Krankengeschichte des Patienten den objektiven Blick des Arztes.

Zugleich schufen diese technologischen Entwicklungen gewaltige diagnostische Möglichkeiten, von denen alle anderen historischen Medizinkulturen sehr weit entfernt waren. Etwa vierzig Nobelpreise wurden für Erfindungen und Erkenntnisse vergeben, die im Zusammenhang mit der Röntgentechnik stehen. Doch auch die ärztliche Wahrnehmung wandelte sich. Anfangs beschränkte sich diese noch auf sinnlich wahrnehmbare Phänomene, die sich mit Ohr und Auge unmittelbar beobachten ließen. Die moderne Bildgebung hingegen stützt sich auf Röntgenstrahlen, Kernspin, Kernzerfall oder Ultraschall. Diese lassen sich nur messen, nicht unmittelbar wahrnehmen. Dies verweist auf eine weitere grundlegende Entwicklung, die die naturwissenschaftliche Medizin auszeichnet: Die Vermessung des Patienten.

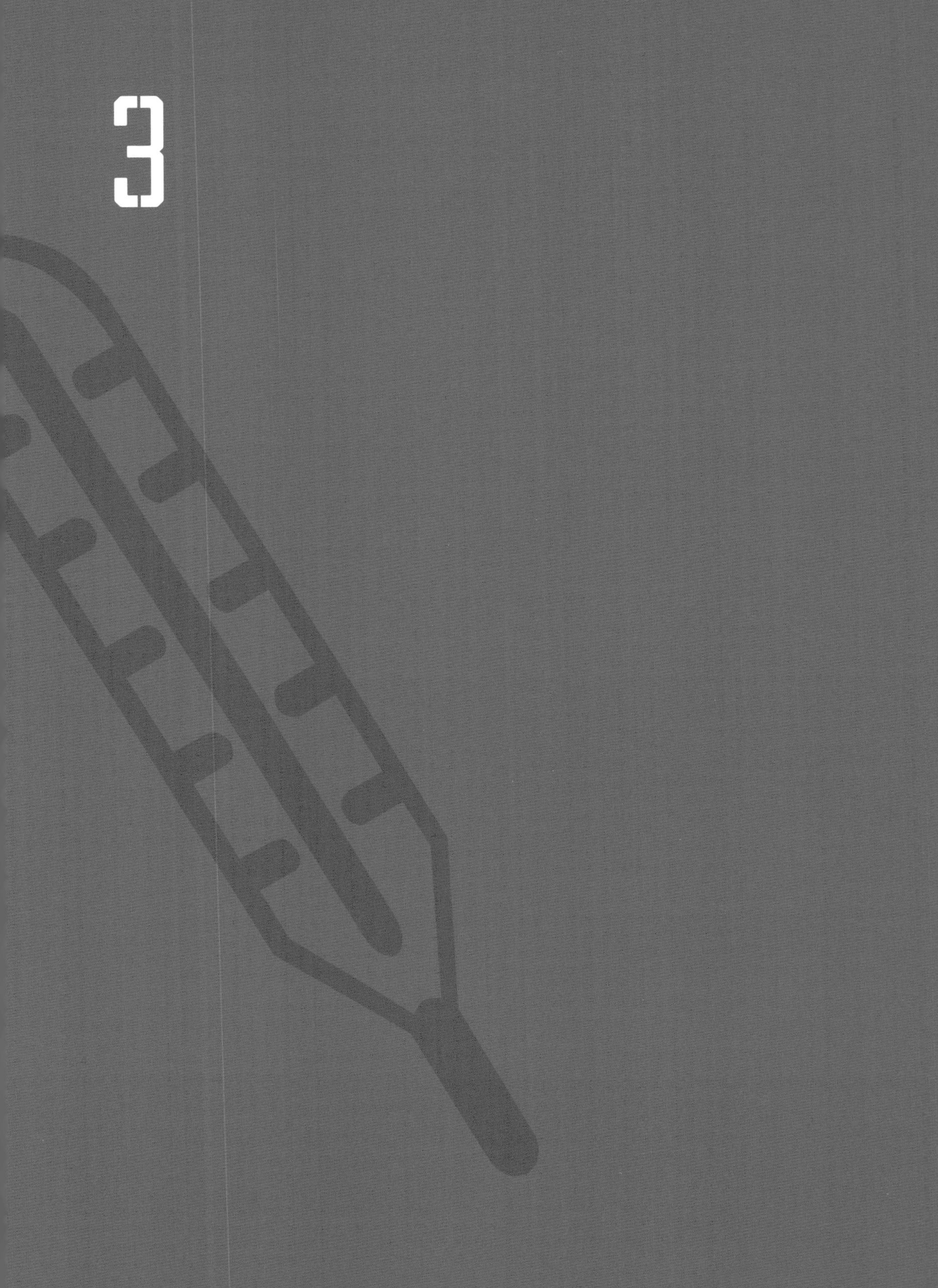

DIE VERMESSUNG DES PATIENTEN

Im 19. Jahrhundert erlangten die zunehmend messend und zählend vorgehenden Naturwissenschaften einen festen Platz in der medizinischen Grundlagenforschung. Das im Labor unter kontrollierten Bedingungen systematisch durchgeführte und wiederholbare Experiment wurde zu ihrer entscheidenden Methode. Davon ausgehend etablierte sich mit der Physiologie eine rein naturwissenschaftlich begründete Lehre von den Vorgängen im Körper, die mit Hilfe der Physik und der Chemie erklärt werden sollten. Der bedeutende französische Physiologe Claude Bernard (1813–1878) brachte dies zum Ausdruck, indem er das Laboratorium als das »wahre Heiligtum« medizinischer Wissenschaft bezeichnete. Die Pariser Schule hatte das Krankenhaus als Ort medizinischer Forschung etabliert. Nun trat ihm Mitte des 19. Jahrhunderts das Labor zur Seite.

Mit der zunächst experimentellen, dann klinischen Vermessung von Körperfunktionen ging ein Wandel der Physiologie einher. Diese stand um 1800 noch stark unter dem Einfluss naturphilosophisch-vitalistischer Grundannahmen. Vitalistische Entwürfe gingen davon aus, dass die Grundlage allen Lebens eine Lebenskraft *(vis vitalis)* oder eine Seele sei. Bis Mitte des 19. Jahrhunderts wurden diese naturphilosophischen Konzepte von einer rein empirisch-naturwissenschaftlichen Herangehensweise abgelöst. Sie suchte nach materiellen Ursachen und Wirkweisen von Abläufen im Körper, häufig zunächst im Versuch an Tieren. Dabei wandte sie sich – wie der genannte Claude Bernard – normal sowie anormal verlaufenden Vorgängen zu. Gesundheit und Krankheit wurden erstmals durch Messwerte bestimmt.

Als Wegbereiter einer Physiologie, die auf experimentellen Methoden und naturwissenschaftlichem Denken fußte, gilt der in Berlin als Professor für Anatomie und Physiologie lehrende Johannes Müller (1801–1858). Er legte 1833 bis 1840 ein umfangreiches »Handbuch der Physiologie des Menschen« vor. Endgültig etablierten in Deutschland jedoch erst seine Schüler eine rein materialistisch begründete Physiologie: Vier von ihnen, nämlich Carl Ludwig (1816–1895), Emile Du Bois-Reymond (1818–1896), Hermann von Helmholtz (1821–1894) und Ernst Wilhelm Brücke (1819–1892), veröffentlichten 1847 sogar ein Manifest, in dem sie als Ziel vorgaben, alle Lebensvorgänge mit den Gesetzen der Physik und Chemie zu erklären. Programmatisch bezeichneten sich die Forscher selbst als »Firma der organischen Physik«.

Obwohl diese Verfahren im Labor entwickelt wurden, wirkten sie bald auf die medizinische Praxis zurück. In der Folge machten verschiedene Instrumente physikalische

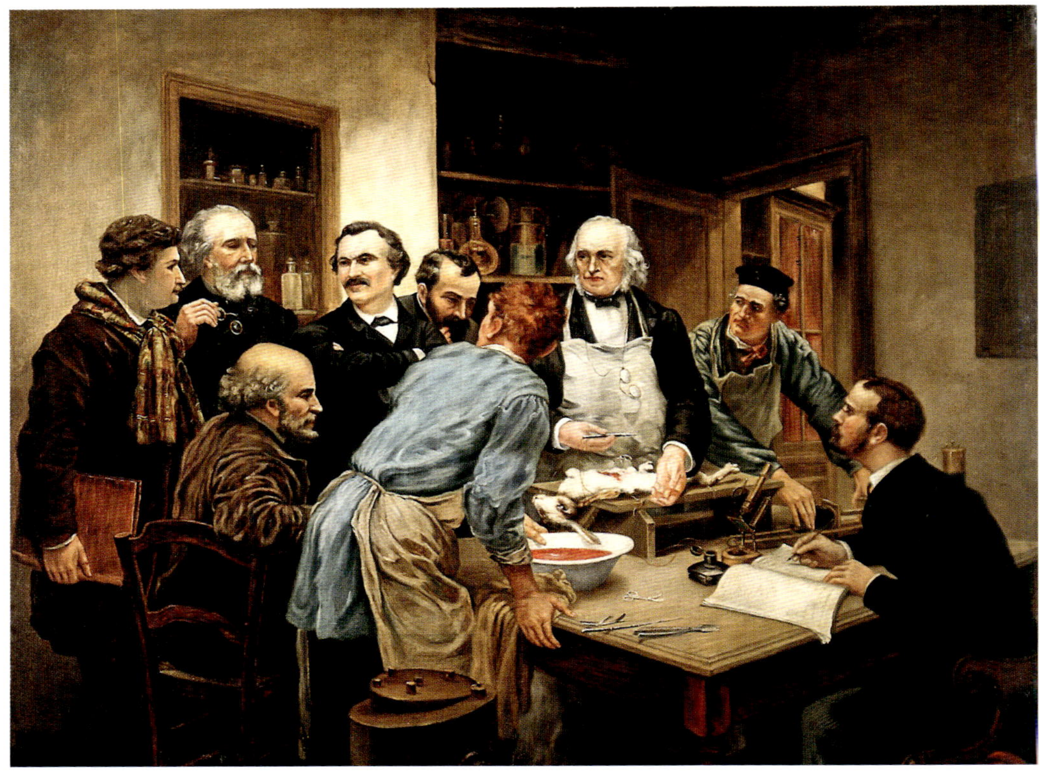

Claude Bernard (1813–1878) im Kreis seiner Schüler

Vorgänge messbar, beispielsweise die Körpertemperatur oder den Blutdruck und seine Schwankungen. Außerdem entwickelte man erstmals Apparate, die diese Abläufe als Messkurven aufzeichneten. Dies mündete schließlich in der modernen Elektrodiagnostik, bei der die elektrische Erregung im Herzmuskel, in den Muskeln oder im Gehirn vermessen wird.

Ebenso begann die Erforschung der Biochemie des Körpers, etwa der Nachweis und die Messung der Konzentration bestimmter chemischer Stoffe in Körperflüssigkeiten wie Blut und Urin, die Rückschlüsse über Vorgänge im Körper geben können. Eine Grundlage für ein chemisches Verständnis des Körpers und seines Stoffwechsels wurde im modellhaft wirkenden Labor des Chemikers Justus von Liebig (1803–1873) in Gießen geschaffen. Auch für die bald schon diagnostisch genutzte Labormedizin entstanden immer komplexere Mess- und Registriergeräte bis hin zu modernen Laborautomaten, die in immer kürzerer Zeit mit immer geringeren Probenmengen immer mehr Analysen selbstständig durchführen können.

Diese physikalischen und biochemischen Messwerte definieren heute zu einem Großteil den Gesundheitszustand des Patienten. Sie spiegeln die Grundfunktionen des menschlichen Körpers wie Temperatur, Blutdruck,

Herz- und Atemfrequenz wider. Liegen die Werte außerhalb einer festgelegten Norm, gilt der Patient als krank. Mit der zunehmenden Bedeutung dieser Messwerte traten auch die Zuverlässigkeit und die einfache Handhabung der Messgeräte in den Vordergrund. Immer öfter übernahm nämlich das Pflegepersonal oder der Patient zu Hause selbst die Messungen, etwa bei Geräten, mit denen sich der Blutzuckerspiegel messen lässt.

Temperaturverläufe – Fieberthermometer

Eine der ersten Körperfunktionen, die im 19. Jahrhundert mit Hilfe wissenschaftlicher Instrumente systematisch gemessen und diagnostisch ausgewertet wurde, war die Körpertemperatur. Seit der Antike wurde Fieber zwar als Krankheitssymptom betrachtet. Untersucht wurde es jedoch durch Handauflegen oder Befragung des Patienten. Die Vorstellung von Fieber beruhte auf einem Konzept, das verschiedene Formen oder Qualitäten von Wärme kannte. So unterschied man beispielsweise eine dem Lebendigen innewohnende »Lebenswärme« (*calidum innatum*) von einer fieberzeugenden »fremden« Wärme.

Das Messen der Temperatur, das vereinzelt im 18. Jahrhundert schon praktiziert wurde, etwa vom Leidener Mediziner Herman Boerhaave (1668–1738), wurde nur ergänzend zu den üblichen diagnostischen Verfahren angewandt. Boerhaave diente das Fiebermessen nur der nachträglichen Bestimmung dessen, was sich mit der Hand an der Haut des Patienten fühlen ließ. Der Medizinhistoriker Volker Hess erklärt diese Vorstellung, die auf die Qualität des Fiebers zielte, mit der traditionellen Beziehung zwischen Arzt und Patienten. In dieser hatten die höheren sozialen Schichten entstammenden Kranken eine starke Position gegenüber ihren Ärzten. Dadurch seien Vorstellungen über das Fieber begünstigt worden, die der Wahrnehmung und Empfindung des Patienten einen höheren Stellenwert gaben als den vom Arzt erhobenen Messwerten.

Durchsetzen konnte sich das Messen des Fiebers erst im 19. Jahrhundert, weil sich die Vorstellung dessen, was Fieber ist, grundlegend änderte. Diese Veränderung sieht Hess darin begründet, dass das herkömmliche Verständnis der Lebenswärme zunehmend durch die neuen Vorstellungen, die Körpervorgänge physikalisch erklärten, überlagert wurde. Auch verlor die Einteilung der Fieber in verschiedene Fieberkategorien ihre Bedeutung zugunsten einer physikalischen Vorstellung der Temperatur des Körpers. Dem Physiker Antoine César Becquerel (1788–1878) und dem Anatom Gilbert Breschet (1784–1845) gelang es 1835 nachzuweisen, dass die Körpertemperatur bei einem gesunden Menschen gleichmäßig bei 37° C liegt.

In den neuen Krankenanstalten begannen die Ärzte damit, regelmäßig die Körpertemperatur ihrer Patienten zu erfassen. Dabei wurde deutlich, dass die Körpertemperatur nur geringfügigen Veränderungen unterliegt, sich aber im Fieber messbar erhöht. Es stellte sich aber noch die Frage, wie die Daten am zuverlässigsten erhoben werden und wie sie am besten dargestellt werden konnten. Auch war noch unklar, welche diagnostische Bedeutung ihnen zukam.

Erst ab etwa 1850 wurde dann die Körpertemperatur systematisch mit Thermometern gemessen und in Form von Fieberkurven als Temperaturverlauf über die Zeit festgehalten. Mit diesen Informationen wurden durch statistische Auswertung einer Vielzahl von Patientendaten schließlich auch unterschiedliche Krankheiten und Krankheitsverläufe festgemacht. Der in Berlin tätige Arzt und Kliniker Ludwig Traube (1818–1876) entwickelte ein Verfahren, wie in mehrmaligen Messungen, die sich über einen Zeitraum von rund 25 bis 35 Minuten erstreckten, zuverlässige Werte erhoben werden konnten. Er stellte diese Messwerte auch erstmals graphisch als zeitliche Verlaufskurve dar und stellte die Bedeutung der Pulsfrequenz als Fiebermerkmal in Frage. Sein eigentliches Interesse galt jedoch nicht dem Fieber und dessen Messung: Er nutzte die Messergebnisse vor allem, um die Wirkungen von Digitalis zu untersuchen, also jener auch in der Fingerhut-Pflanze enthaltenen Wirkstoffe, die die Schlagkraft des Herzens steigern und die Herzfrequenz verringern. Sein Ziel war also weniger die klinische Anwendung als vielmehr die pharmakologische Grundlagenforschung.

Anders war dies bei Carl Wunderlich (1815–1877). Mit seinem Namen wird die Einführung der Fiebermessung vor allem verbunden. Er strebte eine praktische klinische Anwendung der Fiebermessung an, auch wenn er die dem Fieber zugrunde liegenden Vorgänge im Körper nicht abschließend erklären konnte. Der Internist Wunderlich war seit 1850 Ordinarius in Leipzig sowie klinischer Leiter der Universitätsklinik. Sein bahnbrechendes Werk »Das Verhalten der Eigenwärme in Krankheiten« (1868) beruhte auf der Auswertung des Fieberverlaufs von rund 25.000 Patienten, die er gesammelt hatte. Anhand charakteristischer Fieberverläufe gelang es ihm, 32 Krankheiten diagnostisch zu unterscheiden. Voraussetzung war jedoch eine regelmäßige Messung, mindestens zwei Mal am Tag. Da es nicht auf die letzte Genauigkeit ankam, konnten es auch Krankenschwestern und sogar Verwandte der Kranken übernehmen, die Temperatur zu erfassen. Die Thermometrie bestärkte in der Medizin die Ansicht, dass spezifische, objektive und graphisch aufbereitete und dargestellte Messwerte in der klinischen Praxis unentbehrlich waren. Sie brachte sozusagen eine Übertragung der Erkenntnisse der Pathologie in die Messwerte von Instrumenten.

Das neue Verfahren setzte sich in Klinik und ärztlicher Praxis wieder in enger Wechselwirkung mit der Entwicklung des Krankenhauses durch, das sich seit dem 18. Jahrhundert von einer Verwahranstalt zu einer Einrichtung wandelte, die vor allem auf Heilung von Patienten ausgerichtet war. Im Krankenhaus wurden vor allem akute Krankheitsfälle, darunter viele fiebrige Erkrankungen, behandelt. Bei den Patienten handelte es sich vornehmlich um Menschen aus den Unterschichten. Im Gegensatz zu den reichen Klienten von Privatärzten konnten die Ärzte ihnen die beschwerliche Prozedur regelmäßiger, rund halbstündiger Fiebermessungen wohl leichter zumuten. Zudem waren sie wohl eher bereit, sich darin zu fügen, dass ihr Körper »objektiv« vermessen wurde, statt dass sie selbst zu Wort kamen.

Dass die Patienten ein Verfahren freiwillig annahmen oder zumindest duldeten, dass ihre eigene Wahrnehmung entwertet wurde, sieht Hess in der Tradition von Michel Foucault als das Besondere des neuen Machtverhältnisses zwischen Arzt und Patienten. Er sieht im Fiebermessen eine »neue Form von Gewalt«, die »aus der kontrollierten und regelgerechten Ausübung des Messens selbst erwuchs« und die »der Machtasymmetrie ihrer Wissenstechniken entsprang«.

Dieser Prozess entfaltete umso mehr Wirkung, da sich das neue Verfahren rasch

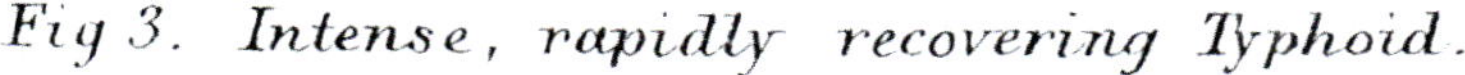

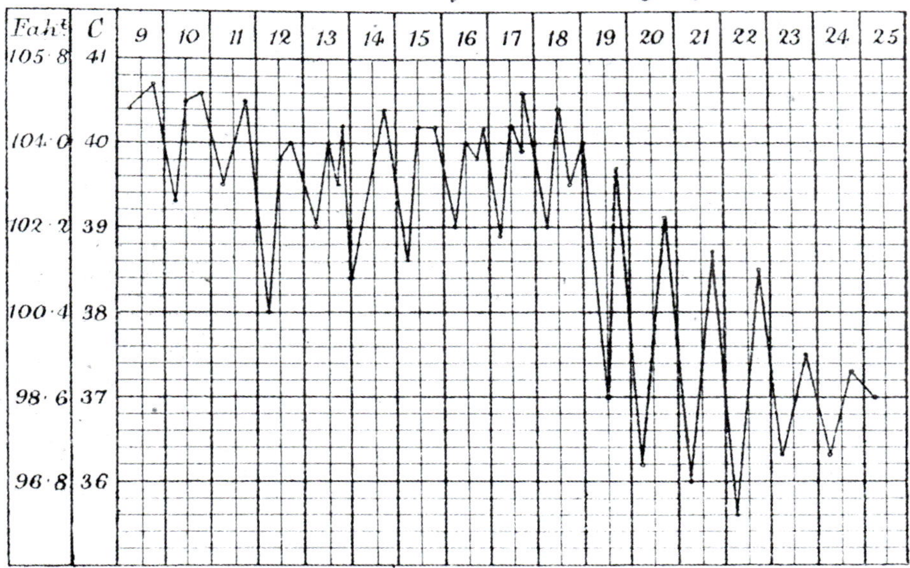

Fieberkurve aus der englischen Übersetzung von Wunderlichs »Das Verhalten der Eigenwärme in Krankheiten« (1868)

auch im Alltag durchsetzte. Ärzte schilderten sogar, dass es von den Kranken nachdrücklich verlangt wurde. Die Patienten eigneten sich Hess zufolge die »medizinische Objektivierung« ihres Körpers an und schrieben der physiologischen Normaltemperatur eine normative Bedeutung zu, die sich durch die staatliche Prüfung und Beglaubigung der Thermometer scheinbar bestätigt fand. Allerdings bot das Fiebermessen den Kranken auf der anderen Seite auch neue Möglichkeiten zur Selbstdiagnose, die sie vom Urteil der Ärzte unabhängiger machte.

Um 1870 wandelte sich das Fieberthermometer von einem Instrument, das von Ärzten zu medizinischen Zwecken genutzt wurde, zu einem pflegerischen Gegenstand, der in den Händen von Pflegenden oder später der Patienten selbst zur Krankenbeobachtung diente. Dies wird, wie die Medizinhistorikerin Isabel Atzl aufzeigen kann, am Objekt selbst deutlich: Der Grenzwert von 37 Grad, der die Normaltemperatur darstellt und in der »Experimentalphase des Fiebermessens mit dem Thermometer in ärztlicher Hand« noch nicht festgelegt war, wurde ab diesem Zeitpunkt auf den Thermometern rot markiert.

Die technische Voraussetzung für die klinische Thermometrie überhaupt war die Entwicklung von Thermometern, die mit einer Skala versehen und geeicht waren. Das menschliche Wärmeempfinden ist nämlich sehr unzuverlässig, wenn es um die Temperaturbestimmung geht. Daher begab man sich schon im 16. Jahrhundert auf die Suche nach objektiven Methoden zur Messung der Temperatur. Man nutzte dazu etwa den Effekt, dass sich Gase und Flüssigkeiten bei Erwärmung ausdehnen. Das erste Instrument auf dieser Grundlage wird Galileo Galilei (1564–1642) zugeschrieben. Das von ihm 1596 entwickelte Thermoskop bestand aus einem mit Luft gefüllten Glaskolben, an den eine Glasröhre angesetzt war. Das offene Ende dieser Röhre war in ein mit gefärbtem Wasser gefülltes Gefäß eingetaucht. Bei Erwärmung und Ausdehnung der Luft im Glaskolben wurde die Wassersäule in der Röhre nach unten gedrückt. Anhand der Höhe des Wasserstandes konnte die Temperatur gemessen werden.

Der Erste, der ein Thermometer konstruierte, um es zur Bestimmung der Körpertemperatur zu nutzen, war der italienische Arzt und Professor für theoretische Medizin Santorio Santorio (1561–1636), der in engem Austausch mit Galilei stand. Santorio gilt als einer Begründer der Iatrophysik und -mathematik, also der medizinischen Physik und Mathematik. Er entwickelte weitere Präzisionsinstrumente für quantitative Experimente, so etwa ein Pendel zur Messung der Pulsfrequenz oder eine sogenannte Stoffwechselwaage, mit der er über 30 Jahre lang seine eigenen Körperfunktionen beobachtete und dokumentierte. So erfasste er mit diesem Gerät sein Körpergewicht nach dem Essen oder Trinken, nach dem Stuhlgang oder nach Bewegung.

Auch die Akademie in Florenz widmete sich Mitte des 17. Jahrhunderts dem Bau von Thermometern, die nach wie vor aus einem Vorratsgefäß mit einem langen Steigrohr bestanden. Die Steigrohre waren jedoch nun abgeschlossen. Gefüllt waren sie in der Regel mit Weingeist, teilweise aber auch schon mit

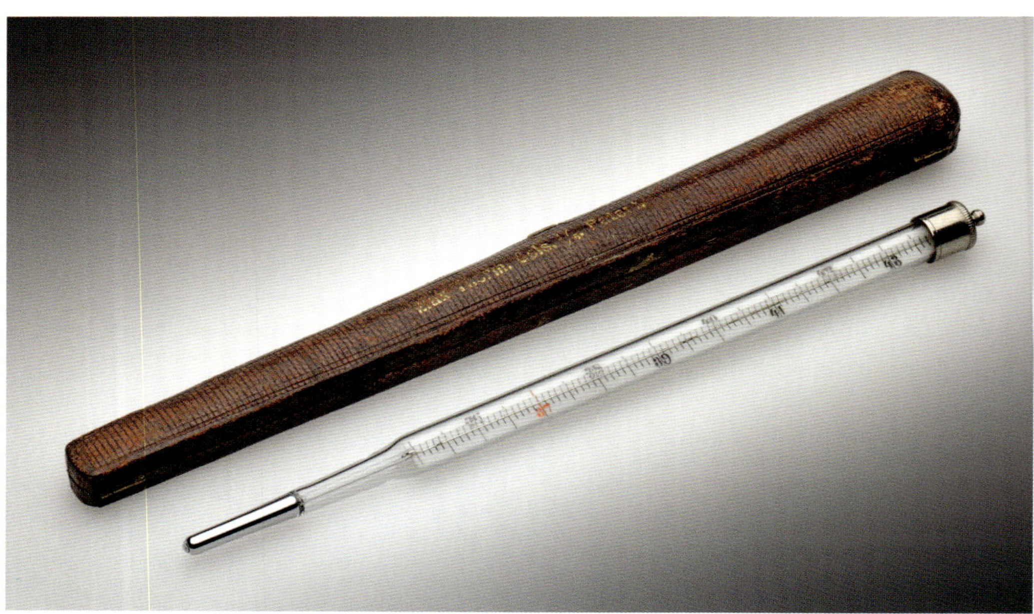

Fieberthermometer (um 1900)

Quecksilber. Dieses hatte den Vorteil, dass es sowohl bei hohen als auch bei tiefen Temperaturen stets flüssig bleibt. Den Versuchen Galileis und Santorinos, die Körpertemperatur zu bestimmen, wurde allerdings wenig Bedeutung zugemessen. Der Naturforscher Robert Boyle (1627–1692) bezeichnete dies noch 1683 als ein »*Werk nutzloser Neugierde*«.

Noch existierten auch keine verbindlichen Temperaturskalen, die einen Vergleich von Messwerten oder gar die Eichung von Thermometern ermöglicht hätten. Jene wurden erst im 18. Jahrhundert entwickelt. Zwei davon haben sich bis heute durchgesetzt: Um 1715 baute der aus Danzig stammende, aber in den Niederlanden tätige Glasbläser Daniel Gabriel Fahrenheit (1686–1736) Quecksilberthermometer, die in ihrer Anzeige übereinstimmten. Als Nullpunkt seiner Skala bestimmte er die tiefste Temperatur, die er mit einer Mischung aus Eis, Wasser und Salmiak oder Seesalz erzeugen konnte. Er hoffte so, negative Temperaturen zu vermeiden. Als weitere Fixpunkte seiner Skala legte Fahrenheit den Gefrierpunkt von reinem Wasser sowie die Körpertemperatur des Menschen fest. Fahrenheit war mit dem schon erwähnten Herman Boerhaave bekannt und fertigte für ihn auch Thermometer zur Bestimmung der Körpertemperatur.

Im Jahr 1742 stellte der schwedische Astronom, Mathematiker und Physiker Anders Celsius (1701–1744) eine andere Temperaturskala vor. Als seine beiden Fixpunkte nutzte er den Gefrier- und Siedepunkt des Wassers bei Normaldruck. Den Bereich zwischen diesen Punkten, die er mit einem Quecksilberthermometer bestimmte, teilte er in hundert gleich große Abschnitte ein. Celsius wies dem Siedepunkt von Wasser den Wert 0° und dem Gefrierpunkt den Wert 100° zu. Bei der modernen Celsius-Skala hingegen wird dem Siedepunkt von Wasser der Wert 100° und dem Gefrierpunkt der Wert 0° zugeordnet. Diese wurde erst durch Carl von Linné (1707–1778), einem Freund von Celsius, kurz nach dessen Tod im Jahr 1744 eingeführt.

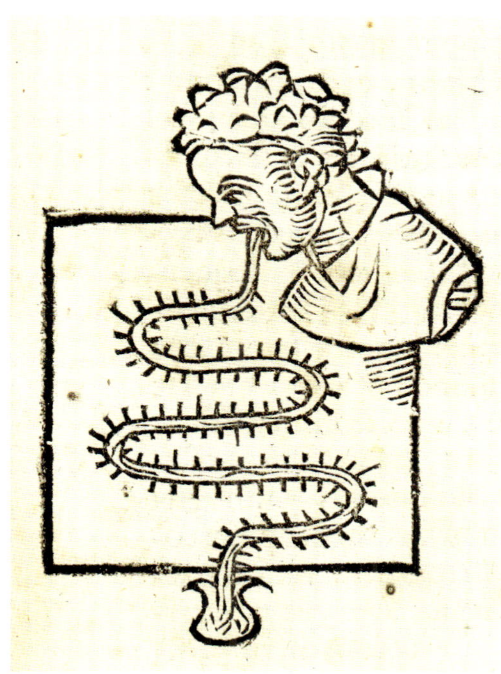

Thermometer von Santorio Santorio (1561–1636)

Die ersten klinischen Thermometer waren noch 30 cm lang und unhandlich. Eine Messung dauerte bis zu zwanzig Minuten, bis der englische Arzt Thomas Clifford Allbutt (1836–1925) im Jahr 1867 ein handlicheres Quecksilberthermometer vorstellte, das nur rund 15 cm maß. Es war das erste alltagstaugliche Instrument, um die Körpertemperatur zu messen. Es konnte leicht mitgeführt werden und ermöglichte eine schnelle und genaue Messung. Es gehörte bald wie das Stethoskop zur Grundausstattung des Arztes.

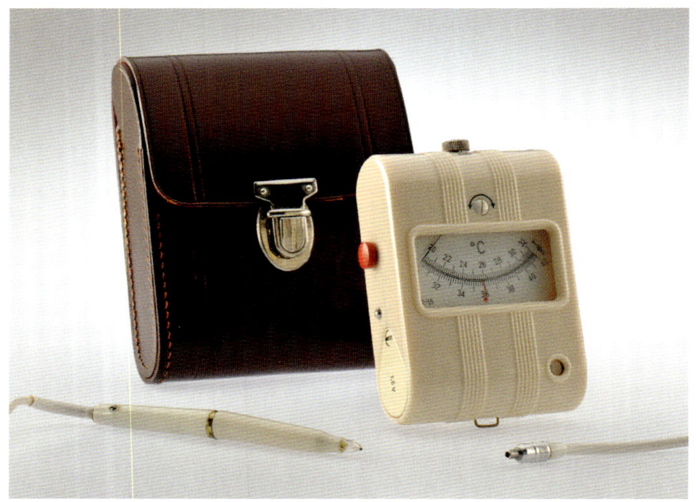

Elektronisches Fieberthermometer (um 1960)

Die Entwicklung war eng mit der Entstehung einer auf medizinische Instrumente spezialisierten Industrie verbunden: Allbutt, der zwanzig Jahre an der Leeds General Infirmary tätig war, gelang es, die in Leeds ansässige Firma Harvey & Reynolds davon zu überzeugen, Thermometer herzustellen und über Kataloge in ganz Großbritannien zu vertreiben. Dennoch machte Allbutt die Konstruktion seines Thermometers frei verfügbar. Die Herstellerfirma nutzte das Renommee, das Allbutt als Mediziner genoss, gezielt für den Vertrieb: So war Allbutts Name auf dem Thermometer angebracht, was den Ärzten, aber auch den Patienten Anlass gab, dem Gerät zu vertrauen.

Ebenfalls 1867 gelang dem Tübinger Internisten Karl Ehrle (1843–1917) eine weitere Modifikation des Thermometers: Er entwickelte das Maximalthermometer, das nach Gebrauch »heruntergeklopft« wurde. Durch Zufall fiel ihm bei einem Thermometer auf, dass ein Stück der Quecksilbersäule durch eine Luftblase vom Rest getrennt war. Dieses kleine Stück blieb auch, nachdem das Thermometer abgekühlt war, am Maximum stehen. Erst durch eine Erschütterung fiel es herunter. Ehrle hatte eine Idee: Sobald die Temperatur wieder sank, sollte die Quecksilbersäule durch eine Engstelle an der Thermometerkugel fixiert werden und abreißen. Als er sich 1868 als Stipendiat des Staates Württemberg in Paris aufhielt, konnte er einen Instrumentenmacher für sein Vorhaben gewinnen, der ein derartiges Maximalthermometer für ihn baute. 1868 wurde der erste Hinweis in der deutschen Fachpresse publiziert, im Württembergischen Korrespondenzblatt, dem Vorgänger des Baden-Württembergischen Ärzteblattes. Der Vorteil des neuen Thermometers lag darin, dass es selbst von Laien abgelesen werden konnte. Außerdem konnte ein Hausarzt, der mehrere Thermometer beim Kranken zurückließ, beim folgenden Besuch den Temperaturverlauf kontrollieren.

Im Jahr 1890 entwickelte der Drogist Wilhelm Uebe aus Zerbst das geschlossene Fieberthermometer. Er schmolz das Glasthermometer am oberen Ende zu, statt es wie bislang üblich mit einem Stopfen aus Gips zu verschließen. Diese Weiterentwicklung trug erheblich zur Sicherheit bei der Anwendung und zur Hygiene des Fiebermessens bei. Nach Ablauf der Schutzzeit seiner Erfindung wurden die verschmolzenen Thermometer gesetzlich vorgeschrieben.

In den weit verbreiteten Glas-Fieberthermometern dehnt sich eine bestimmte Menge Flüssigkeit in einer haarfeinen Kapillare aus. Bei dieser Flüssigkeit handelte es sich früher um Quecksilber, heute um Galinstan, eine Legierung, die aus Gallium, Indium und Zinn besteht. Wenn die Flüssigkeit sich ausdehnt, schiebt sie einen Glasdorn vor sich her, der die Temperatur auf einer Skala anzeigt. Um das Thermometer wieder in die Ausgangsstellung zu bringen, muss der Glasdorn durch »Zurückschütteln« oder Klopfen wieder an den Flüssigkeitsfaden gebracht werden.

Elektronische Thermometer erfassen die Temperatur über einen Sensor, der seinen elektrischen Widerstand mit der Temperatur verändert. Diese Widerstandsänderung wird ausgewertet und in eine Temperatur »übersetzt« und angezeigt. Berührungslos hingegen messen moderne Infrarot-Fieberthermometer die Wärmestrahlung, etwa am gut durchbluteten Trommelfell im Ohr oder an der Stirn. Diese wird mit einer Linse auf einen entsprechenden Sensor übertragen, in einen Temperaturwert umgerechnet und angezeigt. Einer der Vorteile liegt in der Messdauer, die nur wenige Sekunden beträgt. Das heute häufig verwendete Ohrthermometer wurde 1964 vom deutsch-amerikanischen Physiologen Theodor H. Benzinger (1905–1999) erfunden und schließlich 1984 von David Philips verbessert, der dazu erstmals die Infrarottechnologie nutzte.

Druckschwankungen – Blutdruckmessgeräte

Eine weitere physikalische Funktion des Körpers, die im Laufe des 19. Jahrhunderts messbar gemacht wurde, war der Blutdruck. Es handelt sich dabei um den Druck, mit dem Blut durch die Blutgefäße strömt bzw. den es auf die Wände der Blutgefäße ausübt. Meist ist dabei der Druck in den größeren Arterien gemeint, der wellenförmig schwankt. Das Blut wird durch Zusammenziehen der linken Herzkammer in einem Schwall in die Hauptschlagader gepumpt. Dadurch erhöht sich der Blutdruck in den elastischen Gefäßen kurz. Der maximale Druck, der dabei aufgebaut wird, heißt oberer oder systolischer Blutdruck. Anschließend muss sich die linke

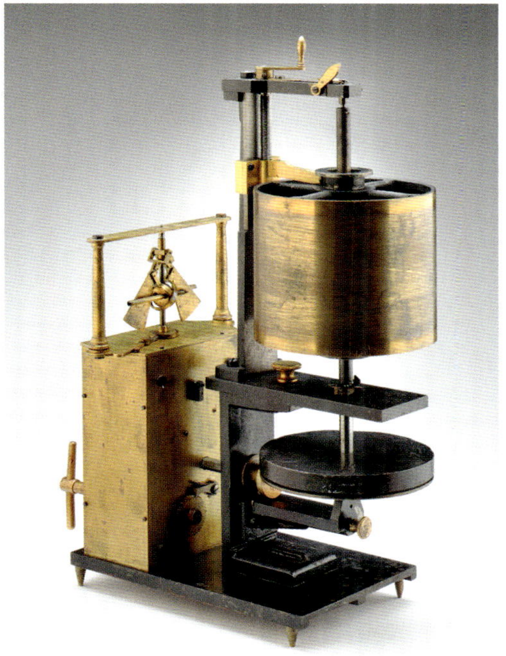
Kymograph (um 1900)

Herzkammer für den nächsten Pumpvorgang wieder mit Blut füllen. Währenddessen strömt kein weiteres Blut in die Hauptschlagader. Daher fällt der Blutdruck ab, bis aus der nun wieder gefüllten linken Herzkammer wieder Blut ausgestoßen wird. Der niedrigste Wert, auf den der Blutdruck dabei absinkt, wird unterer oder diastolischer Blutdruck genannt. Er entspricht dem Dauerdruck in den Arterien.

Der erste, der den Blutdruck nachwies, war der englische Physiologe und Physiker Stephen Hales (1677–1761). Er führte 1733 einem lebenden Pferd ein Glasrohr in die Oberschenkelarterie ein, um zu bestimmen, wie hoch der Blutdruck das Blut in diesem Rohr steigen ließ. Es handelte sich aber um reine Grundlagenforschung, die zunächst auf die medizinische Praxis kaum Einfluss hatte. Die fühlbaren Blutbewegungen in den Schlagadern und die Pulsqualitäten wurden zwar schon in der Antike zur Diagnostik genutzt. Die messbaren, quantitativen Aspekte der Herztätigkeit, wie die Frequenz des Pulsschlags oder der Blutdruck, gerieten jedoch erst im 19. Jahrhunderts in den Fokus der Mediziner. Dies geschah also zu der Zeit, als sich auch das Verständnis der Körpertemperatur von einer qualitativen zu einer quantitativen Vorstellung des Fiebers verlagerte.

Zur Untersuchung, zur Messung und zum Vergleich der Eigenschaften des menschlichen Körpers mit physikalischen Verfahren wurden verschiedene Instrumente entwickelt, mit denen der am Handgelenk tastbare Puls dargestellt, in Kurven übertragen und teils auch gemessen werden konnte. Diese »Sphygmomanometer«, das heißt Pulsdruckmesser, waren noch recht aufwendig zu bedienende Instrumente, die sich nicht bei Hausbesuchen oder durch Laien anwenden ließen. Der 1846 vom Leipziger Physiologen Carl Ludwig – einem Schüler Müllers – entwickelte Kymograph oder Wellenschreiber diente der Aufzeichnung von Körperfunktionen: Ein Uhrwerk versetzte eine mit berußtem Papier bespannte Trommel in eine gleichmäßige Drehung. Eine Nadel wurde beispielsweise bei der Ausdehnung und dem Zusammenziehen der Arterie am Arm über mechanische Vorrichtungen auf und ab bewegt. Sie zeichnete diese oder einen anderen Vorgang im Körper auf der Rußschicht als Kurve über die Zeit auf.

Dies war eine grundlegende Neuerung. Bis in die Mitte des 19. Jahrhunderts hinein nutzte die Medizin vor allem die Sprache, um Beobachtungen zu beschreiben. Kurven, Tabellen oder Graphiken waren nicht bekannt oder gebräuchlich. Mit Hilfe des Kymographen konnten Vorgänge im Körper in Kurvenform niedergeschrieben werden. Auf diese Weise konnte man Abläufe nicht nur sichtbar machen, sie konnten auch anderen mitgeteilt werden, ohne dass Beschreibungen verwendet werden mussten. Die Sprache der Medizin ist daher – wie der Medizinhistoriker Rolf Winau feststellte – bis heute geprägt durch Kurven, so dass nicht mehr das Phänomen selbst, sondern die vorliegende Kurve beschrieben wird, etwa wenn Ärzte von einem »hahnenkammartigen Anstieg« des Pulses sprechen. Die Aufzeichnung der Tätigkeit des Herzens und des Blutkreislaufs in Kurvenform reicht also nicht zur Erfindung des EKG um 1900, sondern bis weit ins 19. Jahrhundert zurück.

Mit dem Sphygmographen, den 1853 der Tübinger Physiologe Karl Vierordt entwickelte, ließ sich die Pulswelle mit einem kleinen, am Handgelenk tragbaren Mechanismus in Kurvenform aufzeichnen. Die sich ausdehnende und zusammenziehende Arterie am Handgelenk setzt ein Plättchen in Bewegung, das auf einen Hebelarm wirkt. Dieser schreibt

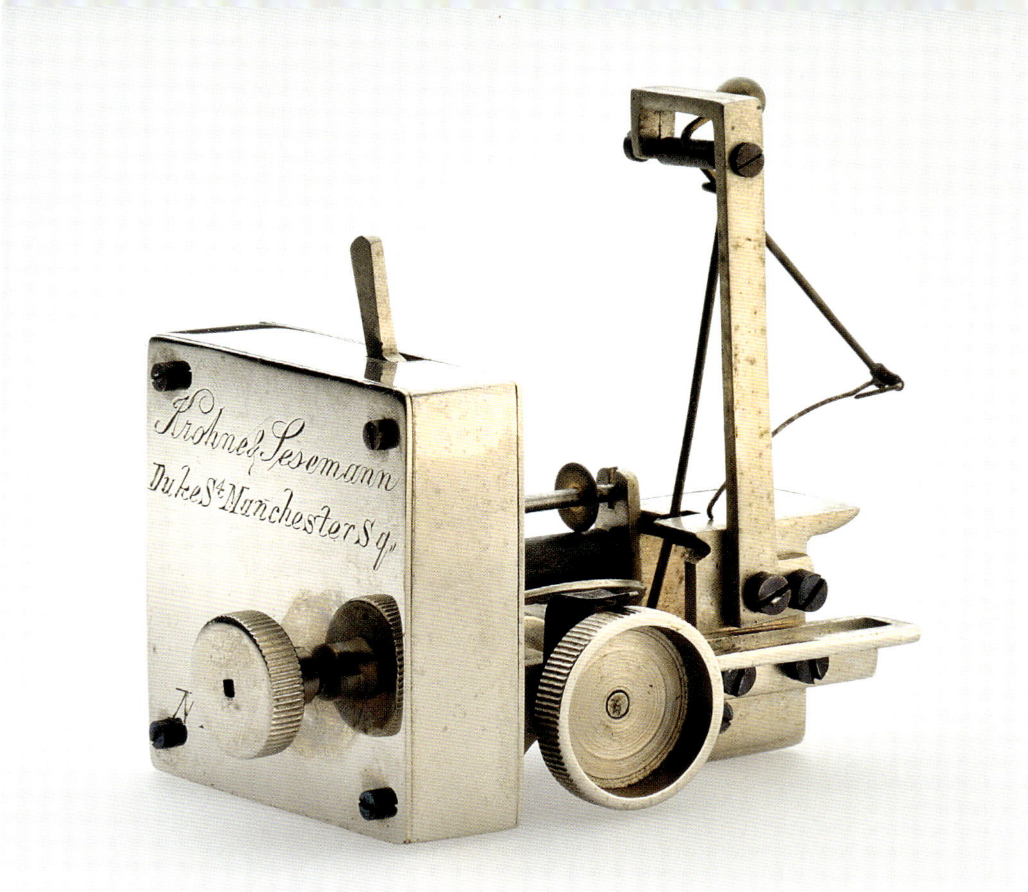

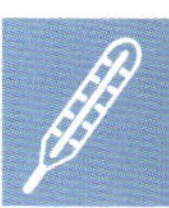

Sphygmograph (um 1880)

die Bewegung der Arterienwand mechanisch verstärkt auf eine berußte Glasscheibe, die durch ein Uhrwerk gleichmäßig vorgeschoben wird. Gemessen werden konnte der Blutdruck so aber nicht. Lediglich die Weitung und Verengung der Gefäße mit der Pulswelle konnten als Kurve dargestellt und so die Ausschläge des Pulses graphisch dokumentiert werden.

Das erste praktisch einsetzbare Blutdruckmessgerät entwickelte 1880 der österreichische Arzt Samuel Ritter von Basch (1837–1905), der beim Physiologen Ernst Wilhelm von Brücke studiert hatte. Dieses Gerät setzte sich aus einem unten in einem Kolben endenden, quecksilbergefüllten Röhrchen sowie einem wassergefüllten Zylinder mit einer beweglichen Membran zusammen. Diese Membran übertrug den Druck aus der Arterie auf das Quecksilber. Bereits im späten 19. Jahrhundert lassen sich Patienten beobachten, die darauf bestanden, mit neuester Technik untersucht und behandelt zu werden. Von Basch etwa ist die Aussage überliefert, *»dass es mir den Eindruck macht, als ob meine Patienten immer mehr Werth darauf legen, dass der Puls mittels eines Instrumentes untersucht wird.«* Eine auch die Patienten erfassende Technikeuphorie wurde zur Triebkraft des neuen Verfahrens: *»Und wenn einmal auch im Publikum die Meinung verbreitet sein wird, dass man nicht*

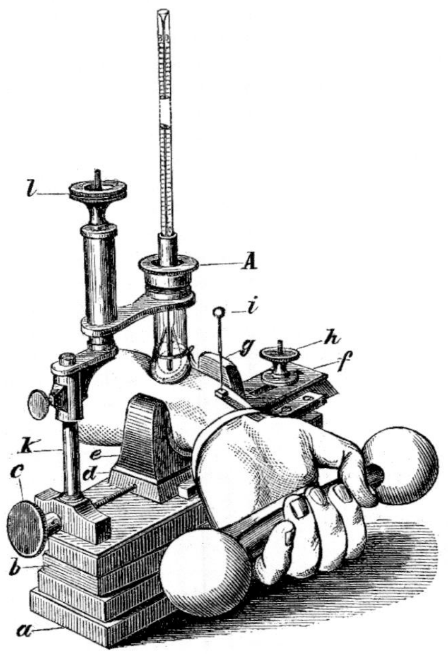

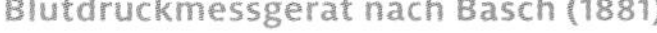
Blutdruckmessgerät nach Basch (1881)

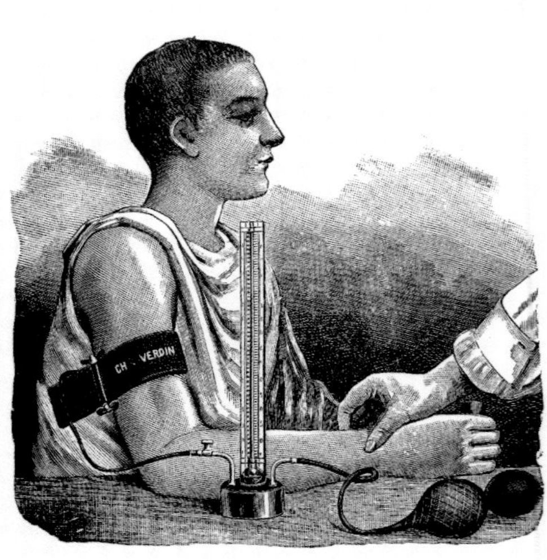

Blutdruckmessgerät nach Riva-Rocci

nur die Temperatur, sondern auch den Puls messen müsse, dann wird der Arzt bemüssigt sein, es zu thun, weil der Kranke es von ihm verlangen wird.« Die Anwendung bestimmter Techniken und Verfahren galt auch bald unter den Patienten zunehmend als fortschrittlich und zeitgemäß. Der Einsatz von Instrumenten zur Diagnose wurde so Fangerau und Martin zufolge »zu einem wesentlichen Entscheidungskriterium für die Angemessenheit des ärztlichen Handels«.

Durchgesetzt hat sich aber nicht das Gerät von Basch, sondern das Quecksilber-Blutdruckmessgerät, das der italienischen Arzt Scipione Riva-Rocci (1863–1937) im Jahr 1896 entwickelte. Sein Instrument bestand aus einer Quecksilbersäule, einem Pumpball und einer aufblasbaren Oberarm-Manschette. Für diese Manschette verwendete er eine erst wenige Jahre alte Erfindung: den Fahrradschlauch. Der einfache, luftgefüllte Gummireifen war 1888 vom britischen Tierarzt John Boyd Dunlop (1840–1921) erfunden und patentiert worden. Ein Jahr darauf stellte der französische Industrielle Édouard Michelin (1859–1940) für Fahrräder einen Gummireifen mit einem Luftschlauch vor, der ausgetauscht werden konnte.

Für die Untersuchung wird dem Patienten die Manschette zunächst am Oberarm angelegt. Während man mit dem Ballon die Manschette aufpumpt, fühlt man den Puls am Handgelenk. Sobald die Oberarmarterie vollständig zusammengedrückt ist, ist der Puls nicht mehr spürbar. Der gestiegene Luftdruck in der Manschette wirkt über einen Schlauch auf die Quecksilbersäule, die ansteigt. Beim langsamen Ablassen der Luft aus der Manschette sinkt die Quecksilbersäule entsprechend. Also lässt man den Druck langsam ab und beobachtet gleichzeitig das dadurch verursachte Absinken der Quecksilbersäule. In dem Moment, in dem der Druck der Manschette unter den Spitzendruck des Blutes

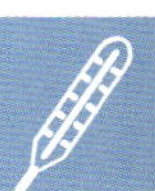

sinkt, fließt wieder Blut durch die Arterie und der Puls wird wieder spürbar. Der dann von der Quecksilbersäule angezeigte Druck entspricht der Blutdruckspitze, die entsteht, wenn das Herz das Blut in die Schlagadern presst, also dem systolischen Druck.

Der diastolische Druck, der in der Entspannungsphase des Herzens in den Gefäßen herrscht, war mit dem Verfahren von Riva-Rocci nicht messbar. Dies wurde erst durch ein vom russischen Militärarzt Nikolai Sergejewitsch Korotkow (1874–1920) entwickeltes Verfahren möglich. Er hörte seine Patienten beim Messen des Blutdrucks gleichzeitig mit dem Stethoskop in der Ellenbeuge ab. So beschrieb er in seiner 1905 veröffentlichten Doktorarbeit eher beiläufig, dass ihm beim Absenken des Drucks in der Armmanschette Geräusche in den Gefäßen aufgefallen seien. Diese seien erst dann nicht mehr zu hören gewesen, als die Schlagader bei Erreichen des diastolischen Drucks wieder komplett durchgängig war. Die Medizinhistoriker Heiner Fangerau und Michael Martin halten es für wahrscheinlich, dass die Verbindung des Blutdruckmessgeräts mit dem Stethoskop, das sich um 1900 längst zu einem Statussymbol des Arztes entwickelt hatte, zur Durchsetzung seiner Methode erheblich beigetragen hat.

Im Jahr 1906 stellte der Arzt und Blutdruckforscher Heinrich Jacob von Recklinghausen (1867–1942) ein neues Blutdruckmessgerät vor, bei dem keine Quecksilbersäule, sondern ein Federtonograph zum Einsatz kam. Der Druck in der Manschette wirkte über einen Gummischlauch auf eine mit einer Feder

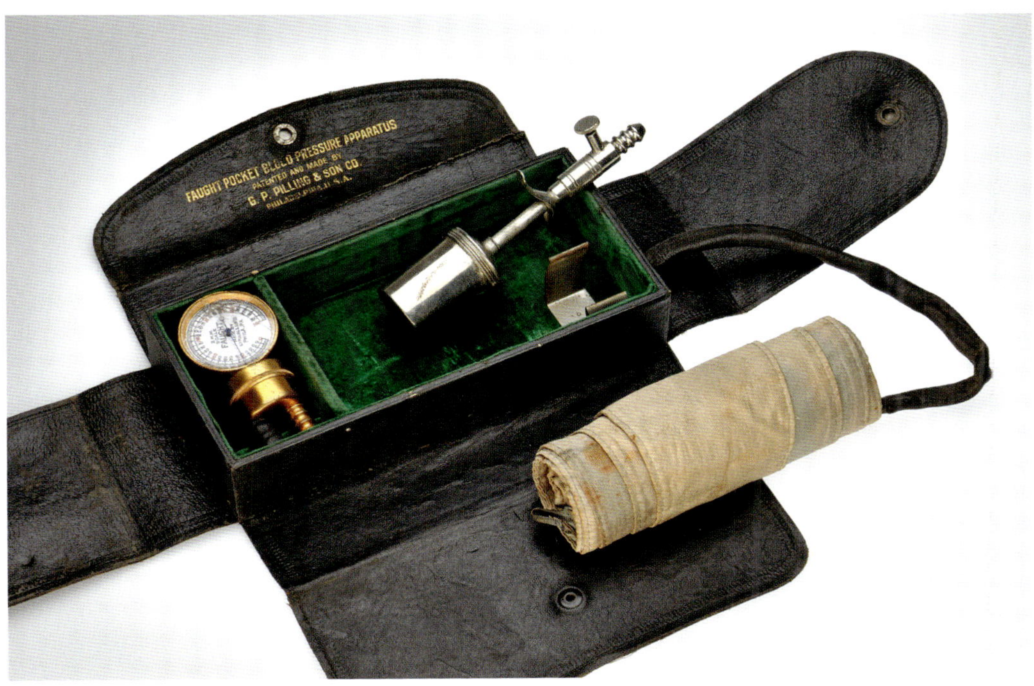

Blutdruckmessgerät mit Federtonograph (um 1910)

verbundene Membran. Diese Feder war mit einem Zeiger gekoppelt. Dieser zeigte den Druck in der Manschette auf einer Skala an. Solche Federtonometer sind verbreitet im Einsatz, anders als Quecksilbermanometer benötigen sie jedoch regelmäßige Eichungen. Recklinghausen führte zudem die heute verwendete breite Arm-Manschette ein, während Riva-Rocci noch ein Stück eines Fahrradschlauchs verwendet hatte. Die breite Manschette lieferte weitaus zuverlässigere Werte, da sie sicherstellte, dass der Blutfluss zu Beginn der Messung zuverlässig unterbrochen war.

Von Recklinghausen legte gemeinsam mit dem französischen Arzt Michel-Victor Pachon (1867–1938) auch die Grundlagen für die heute in Blutdruckmessgeräten für den Hausgebrauch verwandte oszillometrische Messtechnik. Dabei werden die Schwingungen der Arterienwände beim Blutfluss beobachtet. Recklinghausen und Pachon nutzten dazu noch das Federtonometer, heutige Blutdruckmessgeräte erfassen diese Schwingungen mit feinsten elektronischen Drucksensoren. Dabei wird die Manschette, meist über eine elektrisch betriebene Pumpe, zunächst über den oberen Blutdruckwert (Systole) hinaus aufgepumpt, der sich beim Ausstoß des Bluts aus der linken Herzkammer aufbaut. Über ein Ventil wird dann langsam und gleichmäßig der Druck abgelassen, bis das gestaute Blut wieder frei fließen kann. Diese Schwingungen werden zunächst stärker, dann lassen sie allmählich nach, bis sie schließlich ganz aufhören. Die größte Oszillation entspricht dem mittleren Blutdruck. Die Werte des oberen und des unteren Blutdrucks können aus den Messwerten des Sensors durch einen Algorithmus berechnet werden.

Das Messen in der Medizin stellte eine Neuerung dar und führte zu einer grundsätzlich neuen Denkweise, wie die Medizinhistoriker Heiner Fangerau und Michael Martin am Beispiel der Blutdruckmessung aufzeigen. Gesundheit und Krankheit konnten nicht mehr als statische Zustände einander gegenüber gestellt werden. Vielmehr erschien Krankheit nun als dynamischer Prozess, der sich zwischen den Polen des Normalen und des Krankhaften bewegt. Dazu waren aber Norm- und Grenzwerte erforderlich, die erst nach 1900 allmählich ermittelt und gesetzt wurden. Diese mussten außerdem mit Vorgängen im Körper und mit Krankheitsbildern in Verbindung gebracht werden. Die Ärzte gingen etwa zunächst davon aus, am Blutdruck lasse sich die Kraft des Herzens ablesen und nicht die Arbeit, die es leisten muss. Ein hoher Blutdruck wurde daher als Zeichen für Gesundheit gedeutet. Erst in den 1920er Jahren wurde der Bluthochdruck zu diagnostischen Zwecken in verschiedene Hauptformen eingeteilt. Nach dem Zweiten Weltkrieg wurde die Bedeutung des Blutdruckmessens in mehreren breit angelegten Studien untermauert. Diese hatten den Tenor, das Blutdruckmessen auszuweiten, um Bluthochdruck zu erkennen und damit verbundene Krankheitsrisiken zu verringern.

Das Ziel eines Blutdrucks im Normbereich bezog sich nicht mehr auf einzelne Messwerte, sondern auf den Blutdruck im gesamten Verlauf des Tages. In den 1960er Jahren wurde daher die ambulante 24-Stunden-Blutdruckmessung (ABDM) entwickelt. Die Patienten tragen in diesem Zeitraum ununterbrochen ein Messgerät, das in Intervallen zwischen 15 und 30 Minuten unter alltäglichen Belastungen Messungen durchführt und nach dem oszillometrischen Prinzip arbeitet. Die Akzeptanz bei den Patienten litt allerdings zumindest in der Frühphase unter den ohne

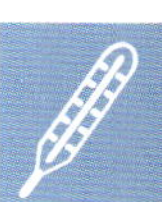

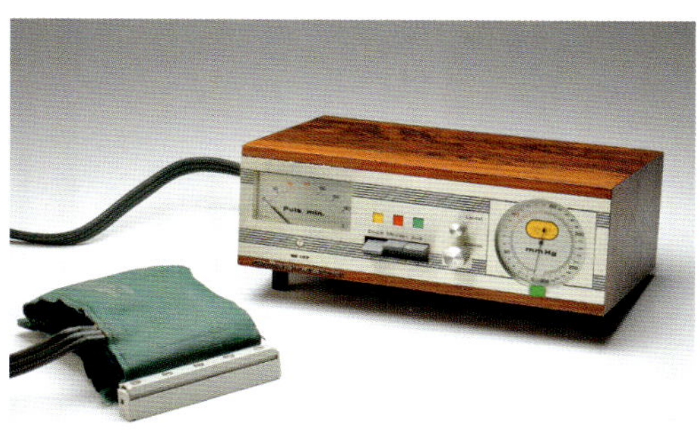

Elektronisches Blutdruckmessgerät (um 1970)

Unterbrechung messenden und als störend wahrgenommenen Geräten. Zur Langzeitkontrolle des Bluthochdrucks führen daher inzwischen viele Patienten Blutdruckselbstmessungen durch. Die Blutdruckselbstmessung begann in den 1930er Jahren. In den Vereinigten Staaten wurden in den 1970er Jahren in Apotheken und Kaufhäusern sogar münzbetriebene Geräte zur Selbstmessung aufgestellt. In der Breite etabliert hat sich das Verfahren erst in den 1990er Jahren mit automatischen, oszillometrischen Messgeräten. Zu Beginn bestand in der Ärzteschaft teils die Sorge vor der Abwertung der eigenen professionellen Stellung. Von Laien bedienbare Instrumente, die »objektive« Messwerte liefern, galten nicht zuletzt als Herausforderung für die Autorität des Arztes.

Ein Problem stellt zudem bis heute dar, dass Messungen von Patienten fehlerhaft durchgeführt werden, wodurch eine angemessene Beurteilung der Messwerte nicht möglich ist. Dennoch hat sich ein wirtschaftlich bedeutender Markt für die Geräte zur Selbstmessung gebildet. Durch technische Innovationen sollen fehlerhafte oder gar bewusst verfälschte Selbstmessungen verhindert werden. So befinden sich inzwischen Geräte mit automatischer Speicherung der Messwerte auf dem Markt. Durch die Verknüpfung der Blutdruckselbstmessung mit dem Telemonitoring, also der elektronischen Fernüberwachung des Patienten durch den Arzt, soll die Genauigkeit der Kontrolle des Blutdrucks zusätzlich sichergestellt werden. Die Messwerte des entsprechend ausgestatteten Blutdruckmessgeräts im Haus des Patienten werden per Mobilfunk oder das Internet an eine zentrale Datenbank übertragen, die für Arzt und Patient online einsehbar ist. Werden bestimmte Grenzwerte überschritten, tritt eine Alarmfunktion in Aktion.

Den Patienten wird die Erhebung und Dokumentation der Messwerte entzogen, indem diese automatisiert erfolgt. Dennoch nannten die Teilnehmer in ersten Studien zur Akzeptanz des Blutdruck-Telemonitoring nur selten »Überwachung« und »Kontrolle« als Kritikpunkte. Vielmehr wurde von ihnen das gesteigerte Sicherheitsgefühl betont. Dies liegt laut den Medizinhistorikern Fangerau und Martin wohl in einer vielschichtigen, aber letztlich doch zustimmenden Haltung gegenüber Medizintechnik. So bewerten sie die Entwicklung des Blutdruckmessens »als ein nahezu paradigmatisches Beispiel für eine Kopplung von Medikalisierung und Technisierung«. Diese »Technikalisierung«, also das Vordringen der Medizintechnik in das alltägliche Leben, werde von einem breiten Interessenbündnis getragen, das neben Medizin- und Pharmaindustrie auch Patienten und Ärzte umfasse.

Diese Technikalisierung reicht noch weiter. Die Integration von medizinischer Messtechnik in den Alltag betrifft heute nicht nur chronisch kranke Menschen, sondern ist ein Trend des Gesundheitssports und der Fitnessbewegung. Tragbare elektronische Geräte, sogenannte Activity Tracker, zeichnen Schrittzahlen, Laufstrecken, Kalorienumsatz sowie Herzfrequenz oder Schlafqualität auf. Diese häufig als Fitness-Armband am Handgelenk getragenen Geräte sind elektronisch aufgerüstete Schrittzähler (Pedometer), die abgesehen vom Zählen der Schritte mit Beschleunigungssensoren und Höhenmessern ausgestattet sind. Die Herzfrequenz kann mit Hilfe eines Brustgurtes oder eines optischen Sensors, der im Gerät selbst verbaut ist, ermittelt werden. Die Schlafqualität lässt sich durch die Aufzeichnung nächtlicher Bewegungen messen, aus denen die Dauer und Abfolge der Phasen leichten und tiefen Schlafs abgeleitet werden.

In der gesellschaftlichen Debatte erscheinen diese Geräte teils als Symbol dafür, dass das als verpflichtend wahrgenommene Ziel, ein gesundes Leben zu führen, heute nicht nur Kranke erfasst. Dies kann bis zum Zwang führen, über eine maßvolle Lebensführung hinaus die eigene Gesundheit zu optimieren. Gesundes Essen, Sport und Gesundheit seien – so einige Stimmen – zu einer Ersatzreligion geworden. Doch dies betrifft nur einen Teil der Bevölkerung. Als gegenläufige Entwicklung steht dem eine Zunahme des Übergewichts in Europa gegenüber.

Die technikgeschichtlichen Wurzeln dieser elektronischen Geräte der Selbstoptimierung liegen einerseits in der Entwicklung des Schrittzählers, andererseits in der Geschichte der Blutdruck- und Herzfrequenzmessung. Der erste mechanische Schrittzähler wurde 1780 vom Schweizer Uhrmacher Abraham-Louis Perrelet (1729–1826) hergestellt. Dieses Instrument zählte Schritte und die zurückgelegte Distanz beim Laufen. Bis zu 10.000 Schritte konnten gezählt werden. Im Jahr 1930 wurde der Schrittzähler in den USA unter dem Namen «Hike-o-Meter« für Wanderer populär. Im Jahr 1965 wurde ein Bewegungsmesser mit dem Namen manpo-kei (10.000-Schritte-Messgerät) auf den japanischen Markt gebracht. Hierbei spielten schon gesundheitliche Aspekte eine Rolle, denn das japanische Gerät wurde von seinem Hersteller damit beworben, dass 10.000 Schritte pro Tag die für die Gesundheit erforderlich seien. Zudem begannen immer mehr Sportler, Pedometer zu nutzen.

Dazu trat die Messung der Herzfrequenz. Tragbare, kabellose Herzfrequenzmesser für Ausdauerathleten wie Skilangläufer oder Langstreckenläufer waren bereits Anfang der 1980er Jahre im Handel verfügbar. Sie bestanden aus einem Pulsmesser und Sender im Brustgurt und einem Empfänger mit Monitor, der wie eine Uhr am Handgelenk getragen wurde. Im medizinischen Bereich wurden neben der automatisierten Langzeitmessung des Blutdrucks seit den 1980er Jahren am Handgelenk tragbare Messgeräte für Verbraucher eingeführt, die den Blutdruck, aber auch die Herzfrequenz maßen. Die erste Generation dieser »Blutdruckuhren« galt noch als unzuverlässig, im Lauf der Zeit konnten sie ihre Messgenauigkeit aber verbessern.

Durch technologische Entwicklungen wie die Mikroelektronik können Fitness-Aktivitäten mittels Sensoren und Mikroprozessoren in automatisierter und miniaturisierter Form beobachtet und aufgezeichnet werden, so dass Messungen mit Geräten möglich werden, die leicht am Körper zu tragen sind. Dies gilt im Bereich der Erfassung von Daten zur körperlichen Fitness, unter anderem vom Blutdruck und Herzfrequenz, auch für entsprechende Mess-Applikationen (Apps) für Smartphones, die bei technikbegeisterten Freizeitsportlern ebenfalls im Trend liegen. Erforderlich sind natürlich die entsprechenden Sensoren, wie die Oberarmmanschette mit Sensoren zur oszillometrischen Messung.

Spannungskurven – Elektrodiagnostik

Eine grundlegende technische Ergänzung erfuhr das Messen und die Aufzeichnung von Messkurven, als es am Ende des 19. Jahrhunderts nicht mehr ausschließlich mechanisch, sondern mit den Mitteln der damals neuen Elektrotechnik erfolgte. So konnten neben mechanischen auch elektrophysiologische Vorgänge erfasst werden. Die Voraussetzung dieser Elektrodiagnostik war die Entdeckung, welche Rolle Elektrizität im Körper spielt. Elektrische Impulse dienen als Signalgeber und übermitteln Steuerbefehle, zum Beispiel vom Gehirn über die Nerven an die Muskeln. Diese Reizweiterleitung kann an der Hautoberfläche über Elektroden gemessen und in verschiedenen Verfahren für die medizinische Diagnostik genutzt werden.

Das Elektrokardiogramm (EKG) stellt die elektrischen Vorgänge im Herzmuskel dar. Dazu wird heute die Spannungsänderung an der Brust sowie an Armen und Beinen gemessen. Diese liefert wichtige Informationen darüber, wie sich in den einzelnen Phasen des Herzschlags die elektrische Erregung im Herzmuskel ausbreitet. Die Kurve des EKG bildet die Potenzialschwankungen im Herzmuskel ab, die bei der Erregung der Vorhöfe, anschließend der Kammererregung, der Erschlaffung der Kammer und schließlich in der Zeit bis zur neuen Erregung entstehen. So kann man auf die Herzfunktion schließen und Herzinfarkte oder Herzmuskelschäden erkennen. Auf demselben Prinzip beruht die Ableitung der Gehirnaktivität beim **Elektroenzephalogramm (EEG)**, mit dem Erkrankungen des Gehirns wie beispielsweise Epilepsie diagnostiziert werden. Um die Ursachen von Muskelerkrankungen zu unterscheiden, wird beim **Elektromyogramm (EMG)** die elektrische Erregbarkeit der Muskeln ausgewertet.

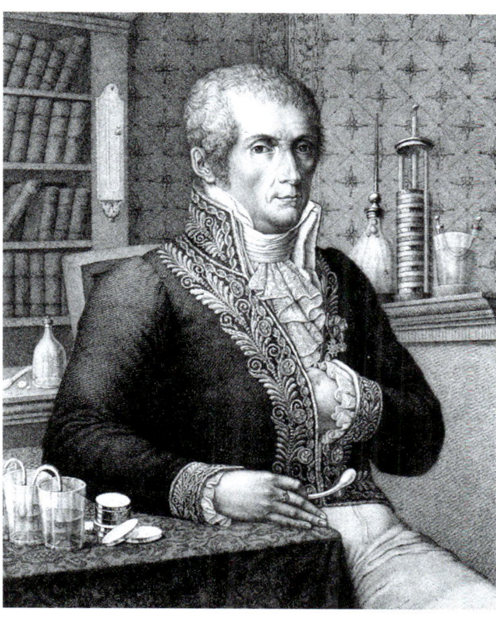

Alessandro Volta (1745–1827), rechts im Hintergrund die Voltasche Säule

Am Ende des 18. Jahrhunderts entdeckte der italienische Mediziner und Anatom Luigi Galvani (1737–1798) im Versuch, dass Muskeln in den Schenkeln toter Frösche auf Elektrizität reagieren. So begannen Froschschenkel zu zucken, wenn er diese mit Kupfer und Eisen in Berührung brachte. Dabei mussten allerdings Kupfer und Eisen leitend verbunden sein. Ohne dass es ihm bewusst war, stellte Galvani also einen Stromkreis her. Dieser bestand aus zwei verschiedenen Metallen, einem Elektrolyt, also dem »Salzwasser« im Froschschenkel, und einem »Stromanzeiger« in Gestalt der Muskeln im Froschbein. Er glaubte, eine neue Form der tierischen Elektrizität, womöglich sogar die Grundlage der Lebenskraft gefunden zu haben, die im Froschbein noch vorhanden

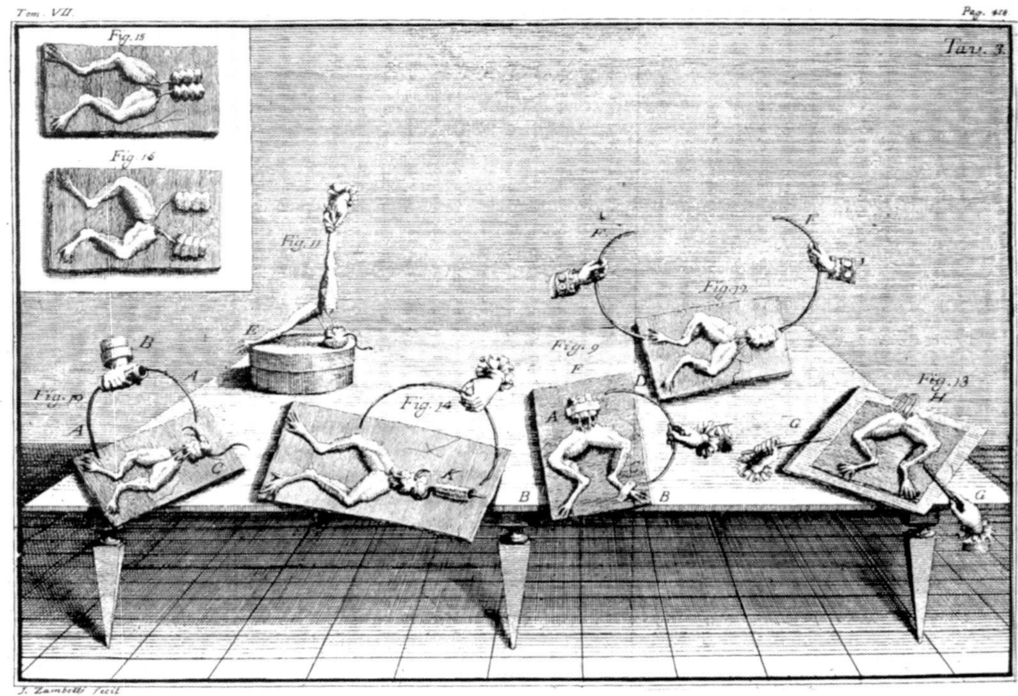

Luigi Galvanis elektrophysiologische Experimente mit Froschschenkeln (1791)

sei. Diese nahm der Vitalismus als grundlegenden Unterschied von Organischem und Unorganischem an.

Der italienische Physiker Alessandro Volta (1745–1827) wies hingegen bereits 1792 nach, dass die Froschmuskeln durch eine äußere elektrische Spannung und nicht durch die in ihnen gespeicherte »animalische Elektrizität« zum Zucken gebracht wurden. Über die Ursache von Galvanis Beobachtungen entzündete sich ein langanhaltender wissenschaftlicher Streit, in dessen Zuge Volta eine der folgenreichsten Erfindungen der Elektrotechnik machte: Die Voltasche Säule, die erste Batterie. Mit dem Wandel der Physiologie von naturphilosophischen hin zu naturwissenschaftlichen Konzepten wandelten sich auch die Vorstellungen von der Elektrophysiologie. Es wurde nach und nach erforscht, wie Reize in den Nerven über elektrochemische Impulse weitergeleitet werden.

In der Mitte des 19. Jahrhundert folgten in wenigen Jahren wichtige Entdeckungen: Der Physiker und Physiologe Carlo Matteucci (1811–1868) unternahm, angeregt von Galvanis Forschungen, Experimente zur Bioelektrizität. Im Jahr 1843 gelang es ihm, im Experiment an den Herzen von Tauben zu zeigen, dass im Herzmuskel elektrische Potenziale vorhanden sind. Zudem konnte er den elektrischen Strom erstmals messen. Im selben Jahr zeigte Emil Du Bois-Reymond mit Hilfe eines von ihm verbesserten Strommessgeräts, dass der einzelne Nervenimpuls auf Elektrizität beruht. Er fand heraus, dass ein Muskel in Ruhe elektrisch geladen ist. Diese Ladung bezeichnete er als »Ruhepotenzial«. Beim Zusammenziehen verringert sich die elektrische Spannung. Diese Änderung des elektrischen Potenzials nannte er »Aktionspotenzial«. Am Muskel eines lebenden Menschen konnte er diese Spannungsänderungen oder Potenzialschwankungen erstmals 1849 messen. Dies ist möglich, da sich die elektrischen Nervenimpulse auch in Veränderungen der elektrischen Spannung auf der Hautoberfläche zeigen.

Der französische Physiologe und Fotopionier Étienne-Jules Marey (1830–1904) bediente sich 1876 des vier Jahre zuvor vom Physiker Gabriel Lippmann (1845–1921) entwickelten Kapillarelektrometers, um die elektrischen Aktivität des Herzens aufzuzeichnen. Es handelt sich dabei um ein Messgerät für geringe Spannungen unter einem Volt. In diesem Gerät befanden sich in einer dünnen Glasröhre, also einer Kapillare, eine Schicht Quecksilber und eine Schicht Schwefelsäure. Legte man eine elektrische Spannung an das Quecksilber an, veränderte sich dessen Oberflächenspannung. Das Quecksilber wölbte sich auf und stieg in der Säule empor. Je höher die Spannung war, desto höher stieg das Quecksilber auf. Auf diese Weise ließ sich anhand der Steighöhe des Quecksilbers die elektrische Spannung bestimmen.

Im Jahr 1882 leitete schließlich der englische, am University College in London tätige Physiologe Augustus Desiré Waller (1856–1922) das erste Mal ein **Elektrokardiogramm (EKG)** ab, zunächst an seinem Hund Jimmy. Dazu tauchte er dessen vier Pfoten in eine leitfähige Lösung aus Silberchlorid und zeichnet mittels eines Kapillarelektrometers die gemessenen Herzströme auf. Fünf Jahre später gelang es ihm, eine Messung des Verlaufs der elektrischen Aktivität der Herzens auch an einem Menschen durchzuführen. Über eine Elektrode auf der Brust und eine auf dem Rücken konnte diese erste EKG-Ableitung beim Menschen aufgezeichnet werden. Die Kurven waren jedoch sehr ungenau und für die Auswertung nicht geeignet. So waren nur die Kammerausschläge sichtbar.

Den Durchbruch der Elektrokardiographie brachten erst die Forschungen des niederländische Physiologen Willem Einthoven (1860–1927), der 1924 den Nobelpreis für die Erfindung des Elektrokardiogramms erhielt. Er verwandte statt des ungenauen Kapillarelektrometers, mit dem auch er seit 1894 forschte, ein Saitengalvanometer. Mit diesem leitete er erstmals 1903 die elektrischen Potenzialschwankungen im Herz ab. Das Prinzip war folgendes: Ein silberbeschichteter Quarzfaden war zwischen den Polen eines Elektromagneten gespannt. Jedes Ende der Saite war mit einem mit Flüssigkeit gefüllten Gefäß verbunden, in das der Patient Hände oder Füße tauchte. Die gemessenen elektrischen Potenzialschwankungen des Herzmuskels wurden auf die Saite übertragen, die je

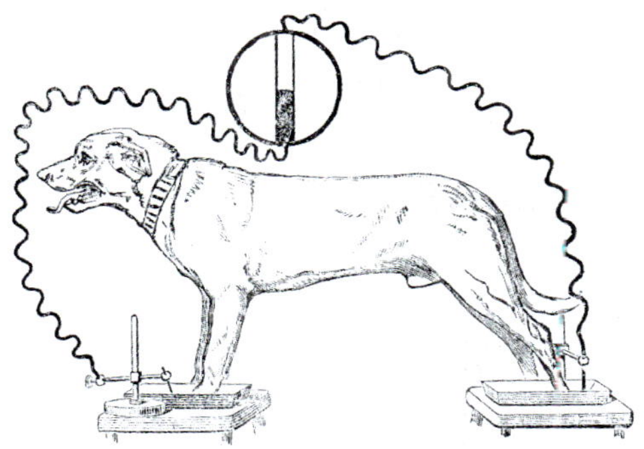

Darstellung der Versuchsanordnung Augustus Desiré Wallers zur Ableitung eines Elektrokardiogramms an einem Hund

nach deren Stärke mehr oder weniger stark im Magnetfeld schwang. Durch ein Projektionsmikroskop hindurch wurden diese Schwingungen mit einer starken Lampe und einer Spaltblende auf einer beweglichen Fotoplatte aufgezeichnet.

Die ersten Apparate waren sehr groß und unförmig. Sie füllen nahezu ganze Zimmer und wiegen mit ihrem Zubehör mehrere hundert Kilogramm. Um sie zu bedienen und die Messungen auszuwerten, sind zudem technisch erfahrene Helfer erforderlich. Nach etwa einem Jahrzehnt wurden auch erste kommerzielle Geräte gefertigt. Einthoven entwickelte bis 1908 anhand von über 5.000 von ihm abgeleiteten Elektrokardiogrammen auch als erster eine Terminologie zur Beschreibung der verschiedenen charakteristischen Zacken und Wellen sowie ein genormtes Verfahren zur Ableitung, Darstellung und Auswertung für den Einsatz in der klinischen Praxis. Einthoven legte zur Ableitung seines Elektrokardiogramms Elektroden am rechten und linken Arm sowie am linken Bein seiner Patienten an und maß die Spannung zwischen rechtem Arm und linkem Arm, rechtem Arm und linkem Fuß sowie linkem Arm und linkem Fuß.

Der in New York tätige Kardiologe Emanuel Goldberger (1913–1994) entwickelte die Ableitungen von Einthoven zu den bis heute üblichen Extremitätenableitungen weiter, die er 1942 erstmals beschrieb. Dabei schaltete er je zwei der Elektroden zusammen und leitete sie gegen die dritte Elektrode ab. Für das heute übliche mit zwölf Elektroden aufgezeichnete 12-Kanal-EKG kommen noch sechs weitere Ableitungen am Brustkorb hinzu, die der amerikanische Kardiologe Frank Wilson (1890–1952) zwischen 1929 und 1940 entwickelte.

Die Elektrokardiographie setzte sich ganz im Gegensatz zum rasanten Siegeszug der sich zur selben Zeit etablierenden Röntgentechnik keineswegs leicht oder selbstverständlich durch, wie der Medizinhistoriker Cornelius Borck betont: Während der medizinische Einsatz der Röntgendiagnostik auf ein völlig neues, bislang nicht bearbeitetes Feld vorstieß, traf die Elektrokardiographie auf einen bereits seit Mitte des 19. Jahrhundert stark technisierten Bereich der Diagnostik. Insbesondere die Aufzeichnung von Kurven zur Herzaktivität war weit verbreitet, wie etwa mit dem Sphygmographen. Die wissenschaftliche Welt musste erst vom Nutzen des neuen Verfahrens gegenüber den bereits eingeübten überzeugt und das diagnostische Vorgehen der neuen Technik angepasst werden. Borck kommt zu dem Schluss: »Diagnostische Techniken in der Medizin sind offensichtlich keine geradlinige Fortsetzung und quasi automatische Konsequenz technischer Entwicklungen, sondern vielmehr das Ergebnis komplexer Verhandlungs-, Durchsetzungs- und Umgestaltungsprozesse«. Noch 1916 wurden in einem Lehrbuch der graphischen Registrierung der Pulswellen 50 Seiten eingeräumt, dem EKG nur anderthalb.

Im großen Maßstab eingesetzt wurde das Verfahren erst deutlich nach dem Ersten Weltkrieg. Einerseits war dies wohl durch die Faszination bedingt, die moderne Elektrotechnik und Elektronik, etwa in Form des Radios, ausübte. Die »Berliner Illustrierte Zeitschrift« verkündete ca. 1925, aus dem »guten alten Hausdoktor« werde dank neuer diagnostischer Verfahren wie Röntgen und Elektrokardiographie ein »Bioingenieur«. Andererseits trugen weitere technische Entwicklungen dazu bei, dass die geringen Potenziale des Herzstroms um das Tausendfache verstärkt werden konnten, und dass bessere Möglichkeiten der Aufzeichnung zur Verfügung standen: Ende der

1920er Jahre wurden erstmals aus der Rundfunktechnik Verstärkerröhren übernommen, um das an der Körperoberfläche abgeleitete Signal zu verstärken. Außerdem waren diese Geräte technisch wesentlich benutzerfreundlicher und preiswerter als die vorher gebräuchlichen. Eine Anschaffung für ärztliche Praxen wurde möglich, so dass die EKG-Diagnostik schrittweise die Forschungseinrichtungen und größeren Kliniken verließ.

In den 1930er und 1940er Jahren wurden EKGs noch auf Fotopapier geschrieben. Nach 1945 wurde die Aufzeichnung durch Tintenschreiber möglich: Dabei wird im Magnetfeld einer Spule durch die von den Elektroden abgeleitete und anschließend verstärkte Spannung eine kleine Kapillare auf- und abbewegt. Durch diese wird Tinte auf einen Papierstreifen aufgebracht. Außer Tinte, die über Kapillare geleitet wurde, kamen auch geheizte Stifte und Thermopapier als Schreibmaterial zum Einsatz. Die Entwicklung dieser Direktschreiber war ein großer Fortschritt, ermöglichten sie es dem Arzt doch, noch während der Untersuchung Aussagen zur Herzaktivität zu treffen.

Die Erfindung von Transistoren, die an der Stelle der bis dahin üblichen Röhrenverstärker zum Einsatz kamen, hatte in den 1950er Jahren großen Einfluss auf die Technik der Elektrokardiographie. Ein Transistor ist ein elektronisches Halbleiter-Bauelement, mit dem es möglich ist, elektrische Spannungen und Ströme zu steuern. Der erste funktionierende Transistor wurde von den Bell Laboratories in den USA entwickelt und Ende 1947 dort zum ersten Mal vorgeführt. Auch hier griff die Medizintechnik Entwicklungen aus anderen Technikbereichen rasch auf. Durch die Verwendung solcher Transistoren als Verstärker konnten wesentlich kleinere und damit auch handlichere EKG-Geräte konstruiert werden. Da Transistoren, anders als Verstärkerröhren, auch keine Zeit zum Anheizen benötigen, wurden die Geräte überdies zuverlässiger.

Durch die Entwicklung integrierter elektronischer Schaltkreise und Bauteile seit den frühen 1960er Jahren eröffneten sich weitere technische Möglichkeiten: Die Geräte gewannen die Fähigkeit, die Elektroden, mit denen die elektrischen Herzimpulse abgeleitet wurden, selbstständig zu überwachen, sowie halb- oder vollautomatisch und programmgesteuert korrekt formatierte EKG-Kurven auszudrucken. Algorithmen, die Störungen herausfiltern, führten dazu, dass die EKG-Kurve besser dargestellt werden konnte. Indem Akkus eingebaut wurden, gewannen die Geräte Unabhängigkeit vom Stromnetz.

Die Software moderner Geräte ermöglicht es, das EKG zu vermessen, die Zeitintervalle für die einzelnen Abschnitte anzugeben und es somit computergestützt auszuwerten. Über integrierte Schnittstellen lassen sich Daten übermitteln und elektronisch speichern. Im implantierbaren Defibrillator wird das EKG-Gerät miniaturisiert und die Auswertung des Elektrokardiogramms automatisiert. Diese Geräte kommen bei Patienten zum Einsatz, die ein hohes Risiko für lebensbedrohliche Herzrhythmusstörungen haben. Die Elektroden des Defibrillators werden in die Herzkammer eingebracht und haben so unmittelbaren Kontakt zum Herzmuskel. Das Gerät setzt sich aus zwei Bestandteilen zusammen: Aus dem Defibrillator, der aus der Steuerung, einer Batterie und einer Elektrode besteht, sowie aus einer Elektrode, die vom Gerät abgeht und in der rechten Herzkammer verankert wird. Der Defibrillator wird unter der Haut vor oder im linken Brustmuskel eingesetzt. Er erkennt durch die ununterbrochene Ableitung eines

EKG im Herzmuskel behandlungsbedürftige Störungen, wie etwa Kammerflimmern. Liegen solche vor, wird automatisch ein Stromstoß ausgelöst. Durch diesen normalisiert sich die lebenswichtige Pumpleistung des Herzmuskels.

Musste bislang bei allen EKG-Ableitungen eine leitende Verbindung zwischen der Körperoberfläche des Patienten und den Elektroden bestehen, können heute Herzströme auch mit kapazitiven Elektroden gemessen werden. Eine leitende Verbindung zum Patienten ist nicht notwendig. Diese Form der Elektrode bildet zusammen mit der Hautoberfläche des Patienten einen Kondensator, dessen beide Seiten entweder negativ oder positiv geladen sind. Erfolgt dann eine von der Herzaktivität ausgehende Ladungsänderung, stellt sich diese auch im Sensor dar. So kann das EKG »berührungslos« auch durch dünne Kleidung hindurch abgeleitet werden, was etwa in der Notfallmedizin wichtig sein kann und dort auch bereits Anwendung findet.

Doch nicht nur Herzströme werden als Verlaufskurven dargestellt, sondern auch Gehirnströme, oder genauer gesagt Unterschiede im elektrischen Potenzial unterschiedlicher Gehirnregionen. Bei der **Elektroenzephalografie (EEG)**, abgeleitet von griechisch »encephalon« für Gehirn und »gráphein« für schreiben, wird die summierte elektrische Aktivität des Gehirns gemessen, indem mit Hilfe mehrerer Elektroden, bzw. Kanäle im Sprachgebrauch des EEG, Spannungsschwankungen an der Kopfoberfläche als Verlaufskurven aufgezeichnet werden. Diese elektrischen Impulse werden durch die Aktivität der Nervenzellen in der äußersten Schicht des Gehirns, der sogenannten Hirnrinde, ausgelöst. Das Gehirn ist aus Milliarden von einzelnen Nervenzellen aufgebaut, die jeweils über zahllose Kontaktstellen (Synapsen) miteinander verknüpft sind. An diesen Stellen lassen sich Impulse von einer Zelle zur anderen übertragen. Dadurch kommt es zu geringen elektrischen Schwankungen, die als »Synapsenpotenzial« bezeichnet werden. Jedes einzelne Potenzial ist so klein, dass es sich über Hautelektroden nicht nachweisen lässt. Wird jedoch eine bestimmte Region in der Hirnrinde aktiviert, addieren sich die Einzelpotenziale durch die Anregung tausender Synapsen gleichzeitig zu einem messbaren Summenpotenzial auf. Um zudem noch die Potenzialunterschiede einzelner Hirnregionen abbilden zu können, verschaltet man die Elektroden miteinander.

Entwickelt wurde das Verfahren von dem in Jena wirkenden Psychiater und Neurologen Hans Berger (1873–1941), der 1924 begann, ein Verfahren zu entwickeln, um »Hirnströme« am Menschen abzuleiten. Wobei – wie der Medizinhistoriker Cornelius Borck betont – interessant ist, dass die Entwicklung dieser »Zukunftstechnologie« aus Konzepten erfolgte, die noch tief im 19. Jahrhundert wurzelten. Berger zielte darauf, die »psychische Energie« des Menschen aufzuspüren; er folgte also einer »philosophisch-spekulativen Zielsetzung«. Zudem nutzte er dafür verschiedene grafische Verfahren. Die erste erfolgreiche Ableitung eines von ihm so bezeichneten »Elektrenkephalogramms« führte er bei einem Patienten durch, bei dem die unversehrte Großhirnrinde durch eine Trepanationsstelle zugänglich war. Nach diesem Durchbruch führte Berger seine Experimente fort, hatte jedoch Zweifel und begann wieder von Neuem. Erst 1929 veröffentlichte er seine bahnbrechende Entdeckung, die rasch medizinische Anwendung fand, indem andere Mediziner sie mit anderer Stoßrichtung nutzten, etwa zur Diagnostik der Epilepsie oder von Gehirntumoren.

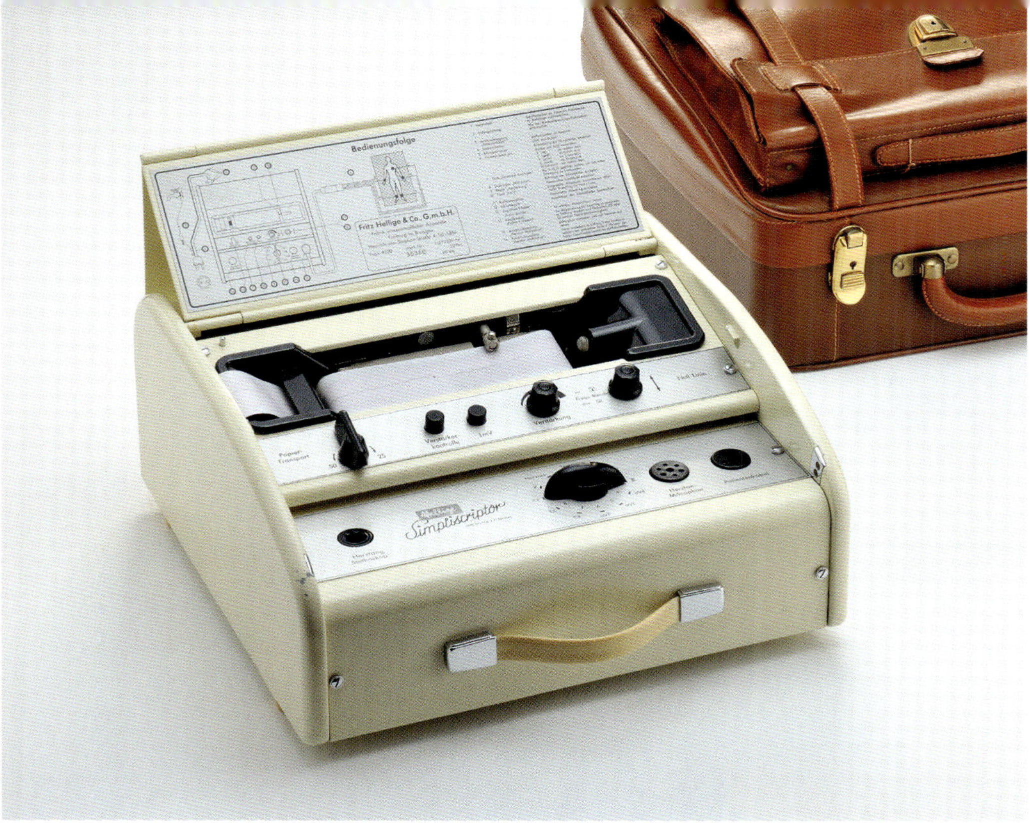

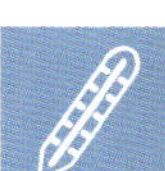

EKG-Gerät mit Direktschreiber (1960–1970)

Mit der Nutzung von Bergers Verfahren durch den englischen Neurophysiologen und Nobelpreisträger Edgar Douglas Adrian (1889–1977) im Jahr 1934 erfuhr das EEG einen weiteren Schub. Dies ebnete den Weg zur raschen weltweiten Verbreitung und Etablierung des EEG als klinisches Diagnoseverfahren in der Mitte des 20. Jahrhunderts. Bereits während des Zweiten Weltkriegs kam das Verfahren auf allen Seiten zur Untersuchung von Soldaten mit Gehirnverletzungen zum Einsatz.

Mit der Visualisierung von Vorgängen im menschlichen Gehirn verknüpften sich in der Geschichte seiner Erforschung stets große Hoffnungen. Mit dem EEG verband sich die Erwartung, das Gehirn schreibe in seiner eigenen Sprache und werde auf diesem Weg in seiner Funktionsweise verständlich. Die These von Cornelius Borck, der sich der Geschichte der Elektroenezephalographie widmete, lautet, dass diese Schrift des Gehirns in unterschiedlichen, lokal verorteten Forschungskulturen ganz eigene Umrisse erhielt. Aus der Auseinandersetzung mit diesen verschiedenen Ansätzen sei dann als neues wissenschaftliches Objekt das elektrische Gehirn, im Alltagssprachgebrauch die Idee vom Gehirn als Computer, hervorgegangen. So kommt er zum Ergebnis: »Das elektrische Gehirn ist in einem historisch präzisierbaren Sinne erst das Produkt seiner elektrotechnischen Erforschung. Das Wissen vom Gehirn und Theorien über dessen Funktionieren sind von den Maschinen geprägt, denen sich dieses Wissen verdankt.« Doch bietet das EEG – laut Borck – auch ein Beispiel dafür, wie sich die Vorstellung von Krankheit durch Medizintechnik wandelte: Durch das EEG wurden insbesondere die Epilepsien als »elektrische Krankheiten« wahrgenommen, wodurch man in der Folge Epileptiker nicht mehr als »Geisteskranke«, sondern als neurologisch Erkrankte behandelte.

Neben dem diagnostischen Einsatz des EEG wird seit wenigen Jahrzehnten auch daran geforscht, die abgeleiteten Signalmuster zur Steuerung von Hilfsmitteln wie Elektro-Rollstühlen, Roboterarmen oder Prothesen für nahezu vollständig gelähmte Menschen oder auch generell zur Kommunikation zu nutzen. In diesen Fällen spricht man vom Brain-Computer-Interface, also einer Schnittstelle von Gehirn und Computer. In Verbindung mit einer Buchstabiermaschine kann ein EEG zum Beispiel Menschen mit einem sogenannten Locked-In-Syndrom, welche nicht einmal mehr die zum Sprechen nötige Muskulatur bewegen können, eine Verständigung mit der Außenwelt möglich machen. Indem die Patienten gezielt bestimmte Signalmuster im Gehirn erzeugen, die von einem Computer ausgewertet werden, können sie Buchstaben auswählen und Wörter bilden.

Exkurs: Elektrisieren als Heilmittel

Die Erforschung der Wirkung von Elektrizität im Körper und auf den Körper ging nicht nur einher mit der Entwicklung der Elektrodiagnostik, sondern auch mit der Nutzung elektrischen Stroms zu therapeutischen Zwecken: Erste Versuche gehen schon auf den Beginn der Erforschung der Elektrizität im 18. Jahrhundert zurück, als der Arzt und Naturforscher Johann Gottlob Krüger (1715–1759) im Jahr 1743 das Elektrisieren als Heilmittel empfahl. Die zweite Hälfte des 19. Jahrhundert erlebte dann einen regelrechten und mit sehr euphorischen Hoffnungen verbundenen Boom der Elektrotherapie, nachdem der englische Physiker Michael Faraday (1791–1867) im Jahr 1831 die elektromagnetische Induktion entdeckt hatte. Die Behandlung mit pulsierendem Reizstrom heißt dementsprechend Faradisation, weil dazu anfangs Induktionsapparate mit Unterbrechern Verwendung fanden. Daneben fand die Galvanisation, die Therapie mit Gleichstrom Anwendung. Der Name erklärt sich dadurch, dass dieser damals elektrochemisch über galvanische Elemente erzeugt wurde, die nach ihrem Erfinder Luigi Galvani benannt sind.

An der Wende vom 19. zum 20. Jahrhundert wurden dann ortsfeste Geräte entwickelt, die sowohl zur Faradisation als auch zur Galvanisation geeignet waren. Auch fand die Elektrotherapie über Geräte zur Galvanisation, etwa die Apparate der G. Wohlmuth & Co. AG aus Furtwangen, sowie seit den 1920er Jahren über damals sehr populäre Geräte zur Diathermie Einzug in die Haushalte, die allmählich elektrifiziert wurden. Bei der Diathermie dringen hochfrequente elektromagnetische Wellen in tiefere Körperregionen ein und erzeugen dort Wärme. Der Medizinhistoriker Wolfgang U. Eckart sieht die Zeit um 1900 in der Medizin nochmals geprägt von einer »fast trunkenen Elektromodernität«, an deren Stelle im Lauf des 20. Jahrhunderts aber eine »nüchtern bedachte Praktikabilität« getreten sei.

Ebenso finden sich seit Beginn des 20. Jahrhunderts verschiedene elektrische Lampen zur Licht- und Wärmetherapie. Die »Höhen-

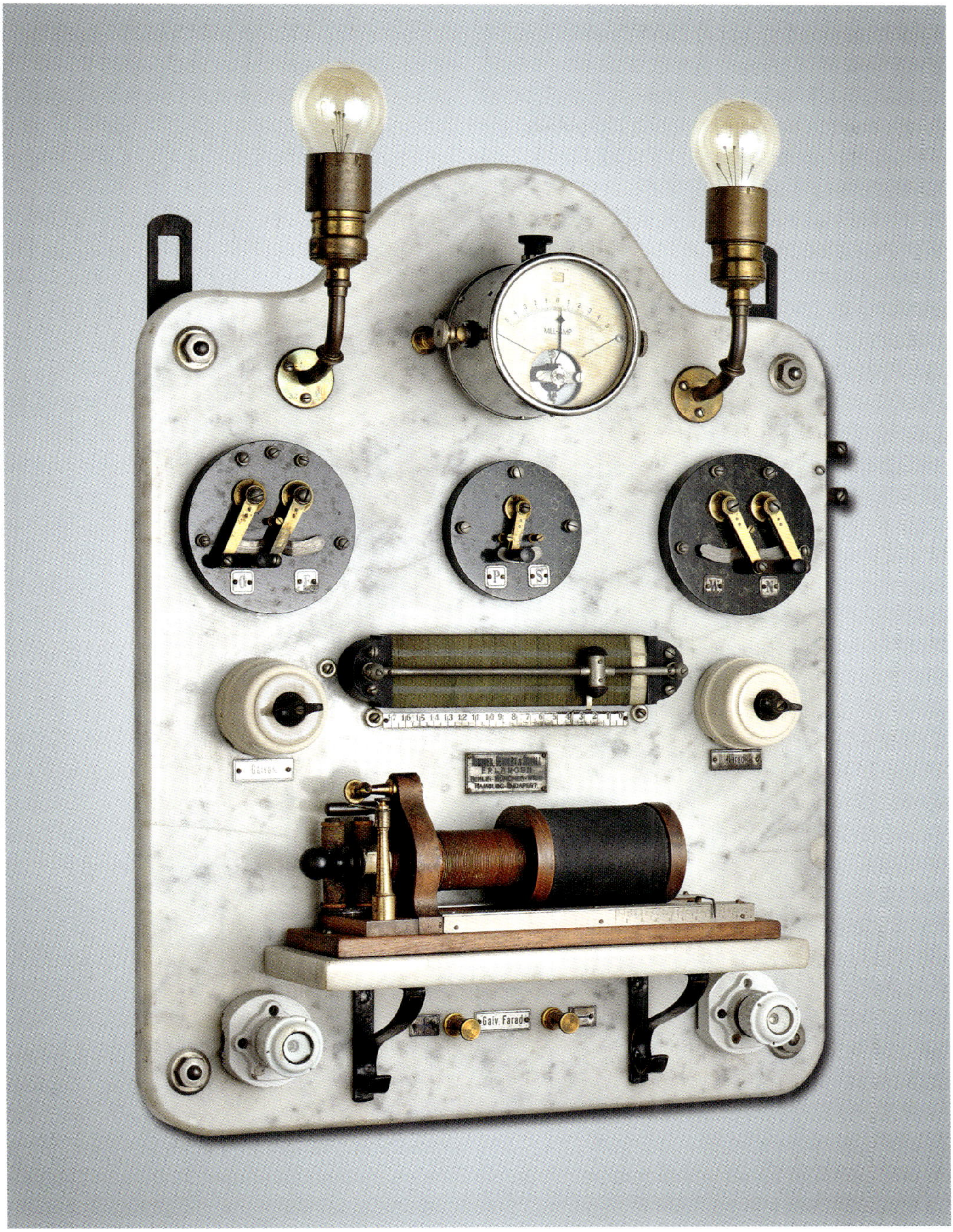

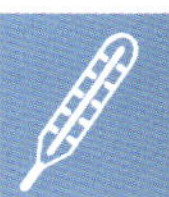

Elektrisierapparat (um 1900)

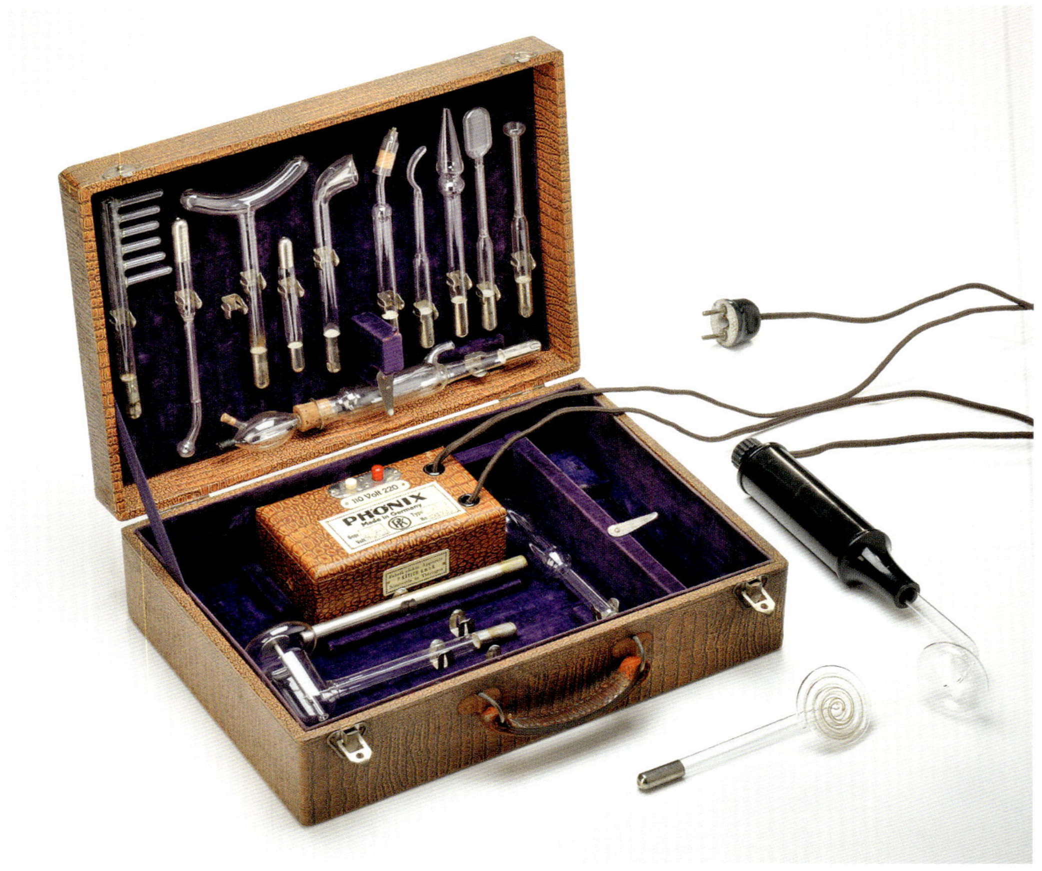

Diathermieapparat »Phönix« (1920–1930)

sonne« dürfte die bekannteste sein, eine Quecksilberdampflampe aus Quarz zur Bestrahlung mit UV-Licht, die 1911 in die Medizin eingeführt worden war und der Vorläufer des Heimsolariums wurde. Sie zog in Arztpraxen, aber auch zunehmend in Privathaushalten ein. Bis in die 1970er Jahren kamen Höhensonnen unter anderem massenhaft als Vorbeugung gegen die durch Vitamin-D-Mangel verursachte Knochenerkrankung Rachitis zum Einsatz. Zur Bildung dieses Vitamins im Körper ist UV-Licht erforderlich, wie es normalerweise durch Sonnenlicht aufgenommen wird. Ganze Kindergärten und Schulklassen wurden behandelt, um dem Mangel an Sonnenlicht in den großen Industriestädten vorzubeugen.

Obwohl die Langzeitfolgen einer zu hohen UV-Bestrahlung in Form des »Höhensonnenkrebses« seit den 1930er Jahren bekannt war, setzte erst in den 1970er ein Umdenken ein. Der Technikhistoriker Niklaus Ingold deutet dies auch als Ergebnis eines soziokulturellen Wandels: »In westlichen Gesellschaften waren

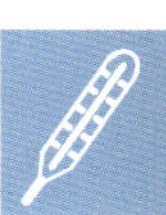

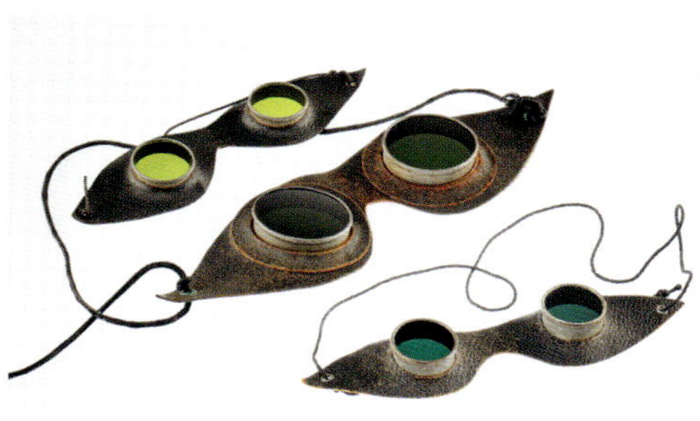

Schutzbrillen für die Behandlung mit der Höhensonne

aus Mangelkörpern, die in den dunklen Städten lebten und mit Ultraviolettlicht sichtbar verändert werden konnten, Wohlstandskörper geworden, die die ›Sonnenbrand-Mode‹ in sonnenreiche Gegenden exportierten und sich dabei möglicherweise krankmachende Langzeitschäden holten.« Anstelle der Suche nach Bakterien und Viren als Auslösern von Infektionskrankheiten trat nun die statistische Berechnung, um die Ursachen chronischer Erkrankungen aufzudecken.

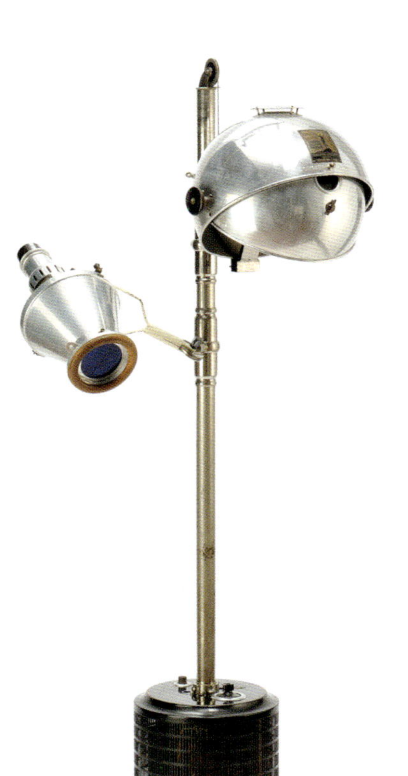

Höhensonne »Hanau Sollux« (1950–1955)

Stoffkonzentrationen – Spektroskop, Kolorimeter und Photometer

Neben physikalischen Größen im Körper, wie Temperatur, Blutdruck und elektrischen Potentialen, ließen sich seit dem 19. Jahrhundert auch chemische Parameter messen, vor allem die stoffliche Zusammensetzung der Körperflüssigkeiten. Die Untersuchung von Blut und Urin spielte zwar schon in der humoralpathologischen Medizin seit der Antike eine wichtige Rolle. Farbveränderungen des Urins wurden mit bloßem Auge beurteilt und interpretiert. Seit Ende des 18. Jahrhunderts entdeckte die entstehende Chemie aber zunehmend Farbreaktionen, mit deren Hilfe sich bestimmte Moleküle in einer Probe durch Zugaben von dazu geeigneten Reagenzien nachweisen ließen. Diese neue Technik der chemischen Analyse wurde im Lauf des 19. Jahrhunderts Schritt für Schritt von der praktischen Medizin übernommen.

Es mussten nicht mehr nur vorhandene Farben beobachtet werden, vielmehr ließen sich nun farblose Substanzen durch eine chemische Farbreaktion erkennen. Dadurch konnten viele Stoffe – zunächst aber noch nicht deren Konzentration – in Körperflüssigkeiten und Ausscheidungen nachgewiesen werden. Für die Medizin war besonders der Nachweis von Stoffen bedeutsam, die krankhafte Veränderungen, etwa des Urins, anzeigen. Ein Beispiel ist die Gallenfarbstoffprobe des Chemikers und Physiologen Leopold Gmelin (1788–1853). Er hatte gemeinsam mit dem Anatomen Friedrich Tiedemann (1781–1861) entdeckt, dass eine Urinprobe, die den Gallenfarbstoff Bilirubin enthält, sich erst grün, dann blau, dann violett und schließlich rot färbt, wenn man Salpetersäure hinzugibt. Wegen dieses Farbenspiels wird die Reaktion auch Chamäleon-Probe genannt. Sie machte es erstmals möglich, die krankhafte Ausscheidung von Bilirubin zuverlässig nachzuweisen.

Neben Farbreaktionen wurde seit der zweiten Hälfte des 19. Jahrhunderts die Spektroskopie oder Spektralanalyse zum qualitativen Nachweis bestimmter Stoffe in Körperflüssigkeiten genutzt. In seiner Bedeutung weist sie weit über die Medizin hinaus und wurde ursprünglich auch im Zusammenhang mit der analytischen Chemie und der Bestimmung der chemischen Zusammensetzung von Himmelskörpern entwickelt. Im Jahr 1860 beschrieben der Physiker Gustav Kirchhoff (1824–1887) und der Chemiker Robert Bunsen (1811–1899) dieses neue Verfahren. Kirchhoff hatte festgestellt, dass das Licht, das einige chemische Elemente aussenden, wenn sie in eine heiße Flamme gehalten werden, charakteristische »Linien« zeigt, wenn es mit einem Prisma in seine Bestandteile zerlegt wird. Durch eine Analyse dieser »monochromatischen« Spektrallinien können einzelne Elemente zuverlässig nachgewiesen werden.

Mit den herkömmlichen Spiritus- oder Öl-Brennern ließ sich jedoch nur schwer eine Flamme hervorbringen, die heiß genug war. Bunsen verwandte stattdessen den nach ihm benannten Gas-Brenner, den »Bunsenbrenner«, der die Verbrennungsluft teilweise selbst ansaugt und so eine erheblich heißere Flamme erzeugt. Ursprünglich wurde der Brenner vom Physiker und Chemiker Michael Faraday (1791–1867) erfunden und von Peter Desaga (1812 – nach 1879), dem Instrumentenmacher Bunsens in Heidelberg, 1854 entscheidend verbessert. Desaga, der 1840 eine Firma für chemisch-physikalischen Apparatebau gegründet hatte, vermarktete den Brenner in der Folgezeit erfolgreich unter dem Namen des bekannten Gelehrten.

Kirchhoff und Bunsen entwickelten mit dem Spektroskop ein Instrument für die Spektralanalyse: Über das sogenannte Kollimatorrohr wird das zu untersuchende Licht auf ein großes Prisma in der Mitte des Geräts gelenkt, wo es in sein Spektrum zerlegt wird. Dieses kann man dann durch ein Beobachtungsfernrohr betrachten. Außerdem lässt sich eine Skala durch die Beleuchtung mit einer Flamme in das Sehfeld einblenden, um bestimmte Bereiche des Spektrums bestimmen zu können. Das Spektroskop war nicht nur geeignet, Flammen zu untersuchen, sondern auch Licht, das durch gefärbte Lösungen fällt. Diese Lösungen wiesen keine Linienspektren auf, sondern zeigten dunkle Zonen oder sogenannte Banden, die dadurch zustande kommen, dass die Lösung bestimmte Farben des einfallenden Lichts verschluckt.

Im Jahr 1862 fielen dem Tübinger Chemiker Felix Hoppe-Seyler (1825–1895) zwei charakteristische »Absorptionsbanden« an einer Blutlösung auf, die er in einem Glasgefäß vor dem Spalt seines Spektroskops mit Sonnenlicht untersuchte. Zwei Jahre später konnte der englische Physiker George Gabriel Stokes (1819–1903) zeigen, dass Hoppe-Seyler das Spektrum des hellroten, mit Sauerstoff

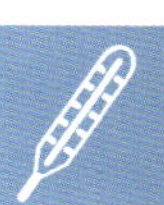

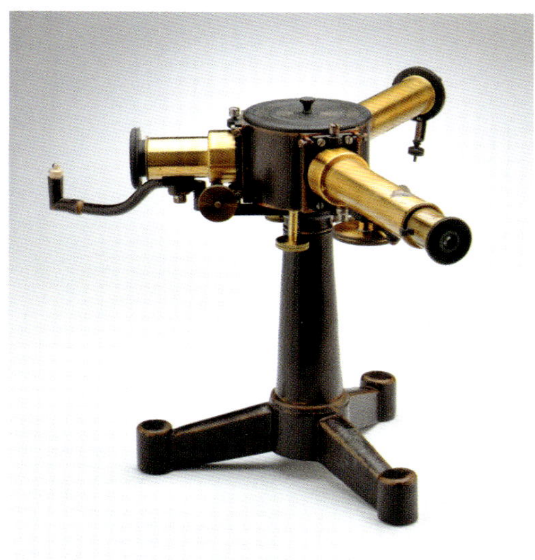

Spektroskop nach Kirchhoff und Bunsen (1880 – 1910)

beladenen »arteriellen« Hämoglobins nachgewiesen hatte. Stokes selbst gelang es durch eine geeignete Chemikalie, die sogenannte »Stokessche Lösung«, auch das Spektrum des sauerstofffreien »venösen« Hämoglobins abzubilden.

Der rote Blutfarbstoff ließ sich zuvor, wie auch die vielen anderen Farbstoffe des Tier- und Pflanzenreichs, mit chemischen Methoden kaum nachweisen. So war lange Zeit überhaupt strittig, ob die rote Farbe des Blutes auf eine anorganische Eisenverbindung oder einen organischen Farbstoff zurückzuführen sei. Diese Frage ließ sich mit dem Spektroskop beantworten. Physiologie-Lehrbücher stellten das Spektroskop bereits ab Mitte der 1860er Jahre vor. Schon um 1870 wurde die sogenannte qualitative Spektralanalyse zur Identifizierung und zum Nachweis von Farbstoffen angewandt.

Der rote Blutfarbstoff Hämoglobin – ein eisenhaltiger Proteinkomplex – und seine Derivate, also aus ihm abgeleitete Stoffe, ließen sich jetzt unterscheiden. Erstmals konnte die Sauerstoffbeladung des Blutfarbstoffes direkt nachverfolgt werden. Dies führte auch rasch zu neuen diagnostischen Möglichkeiten: Hoppe-Seyler hatte festgestellt, dass sich die Färbung und damit auch das Spektrum einer Blutlösung in bestimmter Weise veränderte, wenn Kohlenmonoxid eingeleitet wird. Dies machte es möglich, sehr schnell die gefährliche »Kohlendunstvergiftung« festzustellen, wie sie damals durch Öfen mit schlechtem Abzug häufig vorkam.

Auch wurden Instrumente für kolorimetrische Messungen der Farbintensität entwickelt, denn das Spektroskop konnte zunächst nur anzeigen, welcher Stoff in einer Probe vorhanden war, nicht aber in welcher Konzentration. Ein Beispiel ist die verminderte Konzentration von Hämoglobin im Blut von Patienten, die an »Blutarmut«, also Anämie leiden. Als eine erste Lösung erwies sich die Idee, die Intensität von Farbstofflösungen zu vergleichen, etwa eine Probe von unbekanntem Gehalt mit einer Vergleichsprobe, bei der die Konzentration des gesuchten Stoffes bekannt ist.

Das erste bekannt gewordene Gerät wurde 1827 vom französischen Naturforscher und Chemiker Jacques Julien Houtou de Labillardière (1755 – 1834) vorgestellt. Für die Medizin hatte Felix Hoppe-Seyler im Jahr 1858 ein kolorimetrisches Verfahren zur Untersuchung des Blutfarbstoffs beschrieben. Bei dieser Art von Farbvergleich dient das Auge als »Messinstrument«. Dieses kann zwar nicht das Verhältnis verschiedener Helligkeiten angeben, es vermag aber die Gleichheit zweier sogenannter »Leuchtdichten« sehr genau festzustellen. Dieses Verfahren, bei der eine Untersuchungsprobe mit einer Standardprobe verglichen wird, bezeichnet man als visuelle

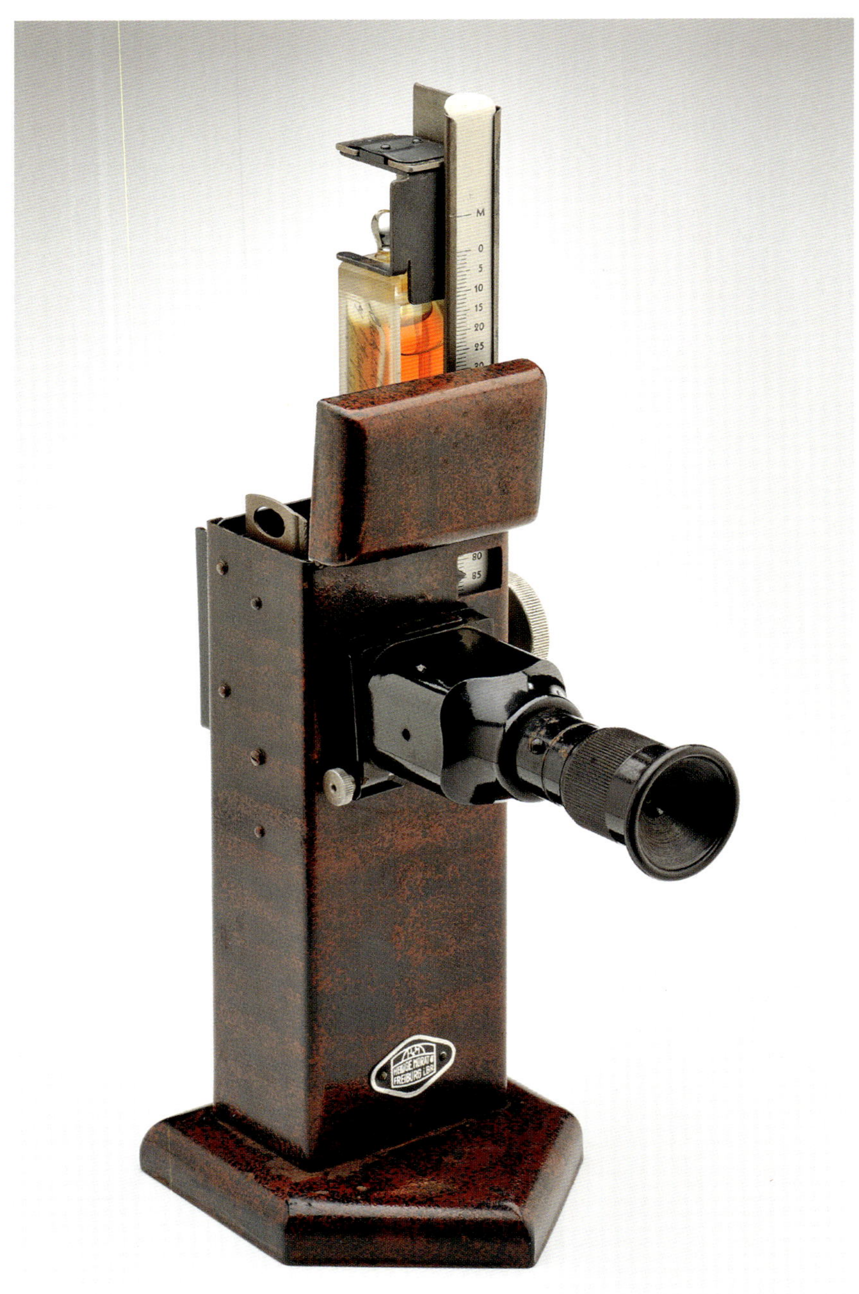

Kolorimeter nach Kaufmann (1950–1960)

Kolorimetrie. Ein visuelles Kolorimeter besteht aus vier Teilen: einer Lichtquelle, zwei Glasbehältern für Probe und Standard zum Vergleich, einer geeigneten Vorrichtung zum optischen Vergleich der beiden Glasbehälter und einem Lichtempfänger.

Die ersten Kolorimeter für den Farbvergleich mit dem Auge kamen in der Mitte des 19. Jahrhunderts auf den Markt. Weit verbreitet waren die Geräte des Pariser Optikers Jules Dubosq (1817–1886), die dieser 1868 erstmals vorgestellt hatte. Sie wurden dann bis weit in das 20. Jahrhundert hinein hergestellt. In der Medizin fanden solche Gerätschaften ungefähr ab 1900 Verwendung, um Körpermaterialien quantitativ auf ihre chemischen Inhaltsstoffe zu untersuchen, etwa auf physiologische und pathologische Farbstoffe – wie Blutfarbstoff oder Farbstoffe des Urins –, aber auch auf farblose Substanzen, die mit chemischen Reagenzien Farbreaktionen lieferten. So konnten erstmals Glukose, Harnstoff, Harnsäure, Eiweiße und viele andere Stoffe verhältnismäßig einfach, schnell und mit ausreichender Genauigkeit quantitativ bestimmt werden.

Für die alltägliche Praxis des Arztes waren diese Methoden jedoch noch zu aufwendig. In der ersten Hälfte des 20. Jahrhunderts wurden daher viele kleine und einfache Geräte entwickelt, um Untersuchungen auch außerhalb von Laboren zu ermöglichen. Sie setzten meist auf ein vereinfachtes Verfahren zum Farbvergleich, bei dem anstelle der Vergleichslösung gefärbtes Glas oder Gelatine verwandt wurde. Um auf die gleiche Helligkeit einzustellen, verdünnte man etwa die Probe mit Wasser. Über die Menge des benötigten Wassers wurden Rückschlüsse auf die Konzentration des gesuchten Stoffs in der Probe gezogen. Eine andere Möglichkeit war es, die Helligkeit des Vergleichs-Standards zu verändern. Dieser befand sich in einem keilförmigen Glasgefäß, welches im Gerät so angeordnet war, dass er verschoben werden konnte. Die Stellung des Keils konnte an einer Skala abgelesen werden und ermöglichte den Rückschluss auf die gesuchte Konzentration der Probe.

In Deutschland fanden vor allem ein im Jahr 1910 vorgestelltes Gerät des Freiburger Pharmazeuten Wilhelm Autenrieth (1863–1926) und des ebenfalls dort tätigen Physikers Johann Koenigsberger (1874–1946) sowie ein Kolorimeter Verwendung, das Wilhelm Crecelius (1898–1979) gemeinsam mit seinem Assistenten Gerhard Seifert in Zusammenarbeit mit der Zeiss-Ikon A.G. aus Dresden im Jahr 1928 einführte. Die Möglichkeiten des quantitativen Farbvergleichs mit dem Kolorimeter sind dadurch begrenzt, dass farbige Flüssigkeiten nur dann verglichen werden können, wenn sie den gleichen Farbton, also die gleiche spektrale Zusammensetzung, aufweisen. Zudem spielt die Farbsättigung eine bedeutende Rolle. Aufgrund dieser Besonderheiten des menschlichen Farbensehens lag es nahe, auch bei quantitativen Messungen an Farbstofflösungen das Spektroskop heranzuziehen. Auf diese Weise konnten die Messungen bei definierten Spektralfarben durchgeführt werden. Solche Messgeräte bezeichnet man als Spektralphotometer. Bei der Spektralphotometrie wurde die Probe nicht mehr mit einem Standard verglichen wie bei einem Kolorimeter. Ihre Durchlässigkeit für Licht bestimmter Wellenlängen konnte vielmehr unmittelbar gemessen werden.

Der Tübinger Physiologe Karl Vierordt (1818–1884) schuf im Jahr 1871 durch eine Modifikation des Spektroskops von Kirchhoff und Bunsen ein Verfahren, um solche quantitativen spektralphotometrischen Messungen durchzuführen. Dazu unterteilte er den Eingangsspalt des Spektroskops in zwei Abschnitte, deren Weite sich unabhängig voneinander mit Hilfe von Mikrometerschrauben einstellen ließ. Durch den oberen Abschnitt fiel das ungeschwächte Licht einer Petroleumlampe. Vor den unteren Abschnitt setzte er die Farbstofflösung in einem Glasgefäß mit planparallelen Wänden. Anschließend musste der obere Spalt mit der Mikrometerschraube so verkleinert werden, dass das Auge in beiden Spaltabschnitten die gleiche Helligkeit empfand. Aus dem Verhältnis der Spaltweiten ließ sich dann die Farbstoffkonzentration errechnen. Mit dieser neuen – vielfach weiterentwickelten und verbesserten – Spektralphotometrie konnten erstmals absolute Messungen durchgeführt werden anstatt der bisher üblichen Vergleichsmessungen.

Das Spektralphotometer verfügt wie schon das Kolorimeter über eine Lichtquelle und Probenbehälter. Darüber hinaus ist es allerdings noch mit einer Vorrichtung zur spektralen Zerlegung des Lichts ausgestattet, einem Prisma, einem Gitter oder einem Spektralfilter. Zudem verfügt es über eine Einrichtung zur Lichtschwächung des Vergleichsstrahls. Diese besteht aus einem Doppelspalt, Polarisatoren, verstellbaren Blenden oder einem rotierenden Sektor. Unter letzterem ist eine Blende zu verstehen, die von der Mitte des Objektivs bis zu dessen Rand einen Teilkreis (Sektor) freilässt, dessen Winkel genau eingestellt werden kann und in eine schnelle Kreisbewegung versetzt werden kann. In medizinischen Forschungslaboren fanden diese neuen quantitativ messenden Spektralphotometer bald Anwendung, vor allem in der chemischen und biochemischen Forschung. Als die Erkenntnisse über biologische Farbstoffe wuchsen, gewann die Spektralphotometrie auch Bedeutung, um nahe miteinander verwandte Farbstoffe exakt zu charakterisieren. Die andere Einsatzmöglichkeit für die Spektralphotometrie in der medizinischen Forschung lag in der genauen quantitativen Bestimmung physiologischer und pathologischer Stoffe in Proben aus dem Körper.

Die verhältnismäßig einfachen chemischen Analysen, die Ärzte für die Diagnostik nutzten, wurden bis in die 1920er Jahre noch weitgehend mit Kolorimetern durchgeführt. Mit dem Pulfrich- oder Stufen-Photometer erlebte die Photometrie jedoch auch ihren Durchbruch im medizinischen Labor. Es wurde 1927 vom Physiker Carl Pulfrich (1858–1927) in Zusammenarbeit mit dem Arzt Ludwig Heilmeyer (1899–1969) entwickelt. Ursprünglich wurde das Gerät entworfen, um die Harnfarbe zu messen. Es folgten aber rasch auch Bestimmungen der Konzentration von Harnsäure und Cholesterin. Viele weitere Messungen folgten. Das Stufenphotometer fand als vielfältig einsetzbares visuelles Photometer in den 1930er und 1940er Jahren in medizinischen Laboratorien in Deutschland vielfach Verwendung. Eine Broschüre von Carl Zeiss Jena aus den 1950er Jahren berichtet von »einigen tausend Veröffentlichungen«, durch die »die außerordentlich nutzbringende Anwendung des Pulfrich-Photometers für die Medizin dargelegt worden« sei.

In diesem Photometer wurde das gemischte Licht einer Lampe parallel durch zwei Küvetten, also durchsichtige Probenbehälter, und anschließend über zwei nebeneinanderliegende, in ihrer Größe unabhängig voneinander verstellbare Messöffnungen geleitet. Durch dahinterliegende Prismen wurden die getrennten Lichtbündel in ein Okular geführt. In diesem sah der Betrachter ein kreisförmiges Sehfeld, das durch eine feine Linie geteilt erschien. Auf einer Seite traf das durch die eine Küvette gehende Licht ein, auf der anderen das durch die andere laufende. Durch eine zwischen den Prismen und dem Okular liegende Filterscheibe konnten verschiedene Farbfilter in den Strahlengang eingebracht werden. So ließ sich eine Untersuchung mit Licht nur einer bestimmten Wellenlänge durchführen.

Um nun die Lichtdurchlässigkeit einer Probe zu bestimmen, wurden zunächst die beiden Messöffnung gleich weit geöffnet. Dies erfolgte über Messtrommeln, die an beiden Seiten des Instruments angebracht waren. Sie verfügten zudem jeweils über eine Skala, auf der sich ablesen ließ, wie groß die entsprechende Messöffnung war. Anschließend wurde in den einen Behälter die Probe, in den anderen destilliertes Wasser gefüllt. Durch Einbringen des Farbfilters erschienen die beiden Sehfeldhälften in der gleichen Farbe, eine dunkler, eine heller. Durch Drehen der Messtrommel auf der Seite mit der Proben-Küvette konnten beide Felder auf gleiche Helligkeit gebracht werden. Auf der Skala ließ sich nun ablesen, wie stark die untersuchte Probe für das Licht der durch den Filter vorgegebenen Wellenlänge durchlässig war. Die Beurteilung der Probenkonzentration fand auch bei den Spektralphotometern mit dem Auge statt und nicht mit einem Messinstrument.

In der Medizin wurden Spektralphotometer insbesondere auch für die Untersuchung von Enzymreaktionen genutzt. Der Biochemiker, Physiologe und Nobelpreisträger Otto Warburg (1873–1970) hatte 1935 ein neues Verfahren entwickelt, um Enzyme zu untersuchen. Enzyme sind Stoffe, die als Katalysatoren bestimmte biochemische Reaktionen beschleunigen können. Warburg beobachtete

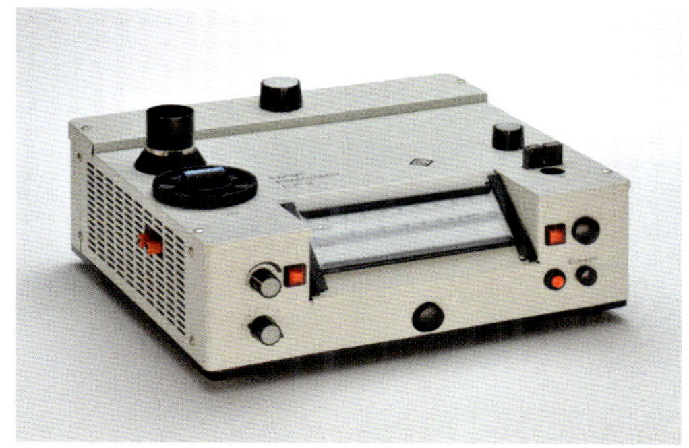

Photometer (1973)

die entsprechende chemische Reaktion im Spektralphotometer. Dazu wurde bei einer bestimmten Wellenlänge über einen Zeitraum von einigen Minuten die Änderung der Lichtabschwächung eines Stoffes, der an der Reaktion teilnimmt, ununterbrochen gemessen. An der Änderung dieser Extinktion im Lauf der Zeit lässt sich die Aktivität des Enzyms messen, welches bei der Reaktion als Katalysator dient.

Als der Physiker Wilhelm Hallwachs (1859–1922) im Jahr 1888 entdeckte, dass Lichtenergie in elektrische Energie umgewandelt werden konnte, wurde der Weg frei für eine Auswertung photometrischer Messungen durch lichtelektrische Zellen oder auf Halbleitern beruhende Photoelemente. Erste Versuche zur praktischen Anwendung der »lichtelektrischen Photometrie« im chemischen und medizinischen Laboratorium finden sich allerdings erst seit den 1930er Jahren. Die Technikentwicklung war dann erst nach dem Zweiten Weltkrieg so weit, dass photoelektrische Geräte die visuellen Geräte vollständig verdrängten. Den Durchbruch für die elektronische Messtechnik gegenüber dem Stufenphotometer brachten Geräte, mit denen es möglich war, die Abschwächung der durch die Probe gehenden

Lichtstrahlung in absoluten Zahlen zu messen. Im Gegensatz zu den visuellen Geräten war es mit ihnen möglich, Messungen im ultravioletten und nahen infraroten Bereich durchzuführen. Zudem ließen sich Spektren über größere Bereiche automatisch aufzeichnen.

Aufgrund ihrer Möglichkeiten fanden die neuen lichtelektrischen Photometer in den 1960er Jahren bald Einzug in die medizinischen Laboratorien, so dass rasch die Mehrzahl klinisch-chemischer Untersuchungen mit photometrischen Methoden durchgeführt wurde. Die neuen Verfahren brachten mehrere Vorteile: Der Arbeitsaufwand der einzelnen Untersuchung verringerte sich ebenso wie die Zeit für die Analyse. Es wurde wenig später auch deutlich, dass die Methoden, die auf optischen Messungen gründeten, sich verhältnismäßig leicht mechanisieren bzw. automatisieren ließen. Dadurch boten sich Möglichkeiten zu reagieren, als die Analysezahlen seit den 1970er Jahren stark zunahmen.

In der Zeit nach dem Zweiten Weltkrieg stieg zunächst in den Vereinigten Staaten die Anzahl der Laboruntersuchungen merklich an. Dies führte dazu, dass Anstrengungen unternommen wurden, die quantitative Analyse von Proben zu mechanisieren. Der erste Automat für Untersuchungen der klinischen Chemie wurde zu Beginn der 1950er Jahre vom amerikanischen Biochemiker Leonard Skeggs (1918–2002) konstruiert. Er leitete damals ein Krankenhauslabor. Da er nur vier Mitarbeiter hatte, dauerten die Analysen von Blutproben sehr lange. Er suchte daher nach einem Weg, die photometrische Analyse als damals wichtigstes labormedizinisches Verfahren vollständig auf eine Maschine zu übertragen.

Das Grundprinzip war verblüffend einfach: Blutproben und Reagenzien werden über ein Ansaugröhrchen von einer Proportionierpumpe in festgelegten Mengen abgemessen und in einem Schlauch zusammengeführt. Die Proben verschiedener Patienten wurden jeweils durch eine Luftblase im Schlauch voneinander abgetrennt. In einem fortlaufenden Strom flossen die mit den Reagenzien versetzten Proben zunächst durch einen Dialysator, eine Vorrichtung zur Abtrennung der bei der photometrischen Analyse störender größerer Molekülverbindungen wie etwa Proteine. Skeggs konnte dabei auf Erfahrungen an Arbeiten zu einer »Künstlichen Niere« zurückgreifen. Die Proben strömten weiter in ein Heizbad, in dem sie erhitzt wurden, um die Farbbildung bei der chemischen bzw. enzymatischen Nachweisreaktion zu beschleunigen. Anschließend durchlief die so aufbereitete Probe die Küvette eines Photometers, mit dem ihre Lichtdurchlässigkeit gemessen und so die Konzentration bestimmt werden konnte. Die Messwerte wurden von einem Registriergerät kontinuierlich als Kurve aufgezeichnet, wobei die Gipfel die Konzentration der gesuchten Substanz in den verschiedenen Proben anzeigte. Diese Form der Analyse wird als »Continuous Flow Analysis« bezeichnet.

Zur Marktreife wurde das Gerät schließlich von der Firma Technicon gebracht, die es 1957 unter der Bezeichnung »AutoAnalyzer« erstmals verkaufte. Ließ sich zunächst nur eine Analyse pro Probe durchführen, erlaubte eine Weiterentwicklung 1964 bereits die Untersuchung von 12 Parametern gleichzeitig. 1974 wurde das Gerät erstmals mit einem Computer verbunden. Der Arbeitsaufwand für Laboranalysen und deren Dauer reduzierte sich durch den Einsatz von Laborautomaten erheblich. Das schlug sich auch in den Verkaufszahlen nieder: Im Jahr 1957 wurden

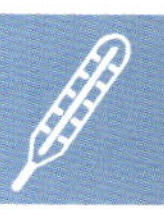

lediglich 50 »AutoAnalyzer« verkauft, 1969 bereits 18.000 Stück.

Der AutoAnalyzer wurde zum Vorreiter der modernen, automatisierten Laboranalytik: Urin- und Blutanalysen laufen heute vollautomatisch ab. Die technische Entwicklung führte zu modernen Laboranalyseautomaten, die mehrere hundert Proben in der Stunde untersuchen und rund hundert unterschiedliche Testverfahren auf diese anwenden können. Dies änderte auch die Abläufe in der Medizin: Laboranalysen werden heute kaum mehr in der Praxis durchgeführt, sondern fast ausschließlich in großen Laborarztpraxen, wie sie seit den 1970er Jahren entstanden. So berichtete der SPIEGEL in seiner Ausgabe 40/1972 über ein Münchner Labor: »Wichtigstes Arbeitsgerät [...] ist ein Laborautomat, ein sogenannter Auto-Analyzer, der, fachkundig programmiert, ein Chemogramm von jeweils 27 bis 30 wichtigen Laborwerten des Blutserums liefern kann«.

Aktuelle Entwicklungen der Labormedizin gehen dahin, nichtinvasiv bestimmte labormedizinische Parameter zu messen. Wieder spielt Licht und Farbe dabei eine entscheidende Rolle: Ein erprobtes Verfahren ist die Pulsoxymetrie, also die Messung der Sauerstoffsättigung des Blutes mit Hilfe der Spektralphotometrie. Dabei wird etwa an der Fingerkuppe oder am Ohrläppchen, an denen die Blutgefäße nahe der Oberfläche liegen, Licht bestimmter Wellenlängen eingestrahlt und mit einem Sensor das im Gewebe und vom Blut reflektierte (oder bei einer anderen Bauform das durchlaufende) Licht ausgewertet. Man macht sich dabei zunutze, dass der mit Sauerstoff beladene rote Blutfarbstoff Hämoglobin andere Wellenlängen des Lichts absorbiert als Hämoglobin ohne Sauerstoff. So lässt sich aus dem vom Sensor aufgefangenen Licht die Sauerstoffsättigung des Blutes errechnen.

Das erste Gerät zur spektralphotometrischen Messung des Sauerstoffgehalts des Bluts war schon 1935 zu Forschungszwecken von Karl Matthes in Leipzig konstruiert worden. Die Methode geriet jedoch in Vergessenheit. Erst im Laufe der 1970er Jahre wurde sie wieder aufgegriffen. Heute findet sie vor allem im Rettungsdienst, in Intensivstationen und in der Anästhesie zur Überwachung des Patienten Einsatz.

Am Zentrum für medizinische Forschung am Universitätsklinikum Mannheim wurde ein auf die Haut geklebtes »Schlaues Pflaster« entwickelt. Mit diesem können sogar Organfunktionen mittels in den Körper eingestrahlten Lichts im zeitlichen Verlauf untersucht werden, ohne dass dem Patienten mehrmals Blut abgenommen werden muss. Dem Patienten wird nur einmal eine Substanz ins Blut injiziert, die nur von einem bestimmten Organ abgebaut wird, etwa der Niere. Dieser Stoff ist mit einem sogenannten Fluoreszenzmarker gekoppelt, der leuchtet, wenn er mit Licht einer bestimmten Wellenlänge angeregt wird. Das Pflaster aktiviert den im Blut befindlichen Marker durch die Haut hindurch mit blauem Licht. Dieser gibt grünes Licht ab, dessen Stärke ein Sensor im Pflaster registriert. So lässt sich fortlaufend und nicht-invasiv messen, wie schnell die Substanz abgebaut wird – das heißt, wie gut das Organ seine Aufgabe erfüllt. Ein Vorteil liegt in der kontinuierlichen Messung. Es wird nicht nur punktuell ein Messwert bestimmt, sondern ein Verlauf kann als Kurve über die Zeit aufgezeichnet werden. Auch ist diese Methode schonender und angenehmer für den Patienten, dem nicht mehrmals hintereinander Blut abgenommen werden muss.

Blutzucker messen

Auch wenn das Schlaue Pflaster sich noch in der Erprobung befindet, findet die klinische Chemie bereits heute nicht nur im Labor statt. In der Labormedizin zeigt sich ein Trend, der auch in anderen Bereichen der Medizintechnik zu finden ist: Verfahren der Labormedizin – wie auch andere medizinische Instrumente – finden den Weg bis in die einzelnen Haushalte und damit in die Hände der Patienten. Deutlich zeigt sich dies bei der Blutzucker-Selbstkontrolle, bei der Diabetiker mit immer handlicheren Messgeräten selbst ihre Blutzuckerwerte kontrollieren können.

Die Bestimmung des Harnzuckers war lange die einzige Möglichkeit, den **Diabetes mellitus** zu diagnostizieren, was wörtlich »honigsüßer Ausfluss« bedeutet. Seit dem 17. Jahrhundert verband man in der Harnschau einen süßen Geschmack des Urins mit der Zuckerkrankheit. Der englische Arzt Thomas Willis (1621–1675) stellte als Erster diese Verbindung her und äußerte sich über den Harn von Diabetikern zu dem Ergebnis: »*Wie mit Honig oder Zucker getränkt.*« Allerdings wusste man nicht, woher die Symptome kamen. Der schottische Mediziner und Chemiker Francis Home (1719–1813) konnte dann im Jahr 1780 erstmals im Harn nachweisen, dass es Zucker ist, der dem Harn von Diabetikern seinen süßen Geschmack verleiht. Er nutzte dazu ein Gärungs-Saccharometer. Durch Zusatz von Hefe wurde der im Urin von Diabetikern enthaltene Zucker zur Gärung gebracht, wodurch neben Alkohol auch Kohlenstoffdioxid entsteht. Die Menge des aufgefangenen Kohlenstoffdioxids gab Auskunft über den ursprünglichen Zuckergehalt der Probe.

Ein erstes, noch aufwendiges chemisches Nachweisverfahren für den Harnzucker entwickelte im Jahr 1848 der in Stuttgart tätige Chemiker Hermann Fehling (1811–1885), der zuvor unter anderem in Liebigs Labor in Gießen gearbeitet hatte. Bei dieser Fehling-Probe wurde mittels zweier Lösungen durch Titration der Zuckergehalt des Harns durch Farbumschlag bestimmt. Bei dem um 1800 entwickelten Verfahren der Titration wird in eine Lösung, die einen zu untersuchenden Stoff in unbekannter Konzentration enthält, aus einem Messgefäß eine Lösung eines Stoffes mit bekannter Konzentration getropft, die so genannte Maßlösung. Wenn die beiden Stoffe vollständig miteinander reagiert haben, wird abgelesen, wie viel von der Maßlösung mit der Probe reagiert hat, bis von der gesuchten Substanz nichts mehr vorhanden war. Aus diesem Wert kann berechnet werden, in welcher Konzentration der gesuchte Stoff in der Probenlösung vorlag.Zudem kamen Aräometer, also Dichtespindeln zum Einsatz, die in eine Flüssigkeit eingetaucht je nach deren Dichte tiefer oder weniger tief einsinken. Für die Bestimmung des Zuckergehalts einer Flüssigkeit wurden sie seit 1843 verwandt, als der Chemiker Karl Josef Napoleon Balling (1805–1868) ein solches Aräometer erfand. Dieses Gerät veränderte zunächst die Bier- und Weinherstellung grundlegend, da sich der Zuckergehalt der Stammwürze oder der Mosts nun genau bestimmen ließen.

Außerdem wurden im 19. Jahrhundert zur Bestimmung der Konzentration von Zucker in Lösungen Polarimeter oder Saccharimeter entwickelt. Dabei handelt es sich um optische Instrumente, mit denen der Zuckergehalt einer Lösung bestimmt werden kann. Dazu wird die Eigenschaft von Zucker genutzt, die Schwingungsebene von polarisiertem Licht zu drehen, das durch eine Probe geleitet wird. Wie stark diese sich ändert, hängt vom

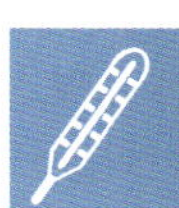

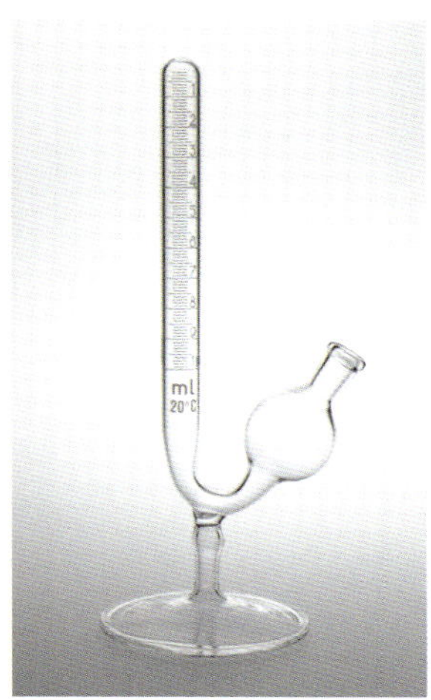

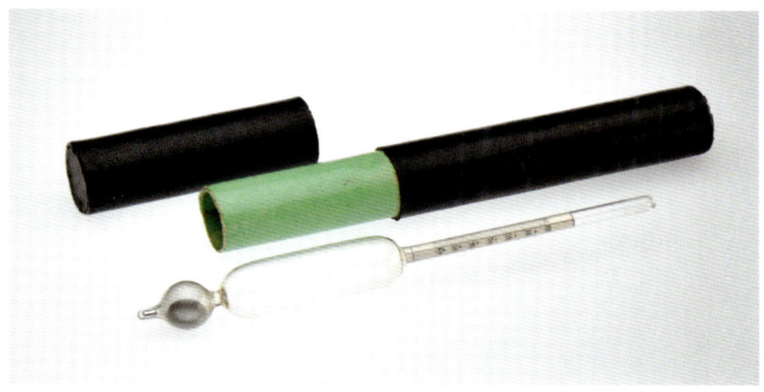

Urinometer (Aräometer für Harnuntersuchungen) (1910 –1920)

Gärungs-Saccharometer (1950 –1960)

Zuckergehalt der Lösung ab. Ein Polarimeter besteht meist aus zwei Polarisationsfiltern. Diese speziellen Gläser haben die Eigenschaft, nur Licht einer Schwingungsebene durchzulassen und anderes aufzuhalten. Diesen Vorgang bezeichnet man als Polarisation. Ein fester Polarisator polarisiert das Licht einer Lichtquelle. Dahinter befindet sich ein Raum für die Probe, an den sich ein weiterer Polarisationsfilter anschließt. Dieser sogenannte Analysator ist drehbar. Stehen die beiden Polarisationsfilter über Kreuz, gelangt kein Licht hindurch. Das Gesichtsfeld des Betrachters bleibt dunkel. Wenn die Probe sich zwischen den beiden Polarisationsfiltern befindet, kommt es in Abhängigkeit vom Drehwert zu einer Aufhellung des Gesichtsfelds, welche die Messung des Drehwerts ermöglicht. Über die Jahre wurden die Geräte erheblich verkleinert und als Taschenpolarimeter ausgeführt. Solche Instrumente fanden noch in den 1980er Jahren Anwendung.

Der Nachteil der Bestimmung des Harnzuckers liegt darin, dass der zu einem bestimmten Zeitpunkt im Körper befindliche Zuckerspiegel nicht angezeigt wird, da der Urin in der Blase bereits über längere Zeit gesammelt und durchmischt worden ist. Auch der Nachweis von einem hohen Glukose-Anteil ist lediglich ein deutlicher Hinweis, dass die Erkrankung vorliegt. Daher wurde die Harnzuckermessung seit etwa 1900 allmählich durch die Messung des Blutzuckerspiegels abgelöst. Zunächst war dafür allerdings eine umfangreiche Laborausstattung erforderlich, wie beispielsweise eine Zentrifuge oder Kolben zum Kochen von Probe und Reagenzien. Zudem erforderte eine Analyse viel Zeit und dauerte bis zu zwei Tage. Auch waren große Mengen Blut, teilweise bis zu einem Viertelliter, erforderlich, sowie eine größere Menge flüssiger Reagenzien.

Der Blutzuckerwert wurde mit Hilfe von Kolorimetern und auf Grundlage von Farbreaktionen bestimmt. Noch in den 1970er Jahren kamen etwa die schon vorher erwähnten Blutzucker-Kolorimeter nach Crecelius und Seifert zur Verwendung. Das erste, gegenüber den bisher üblichen erheblich vereinfachte Gerät und Verfahren war 1928 entstanden. Che-

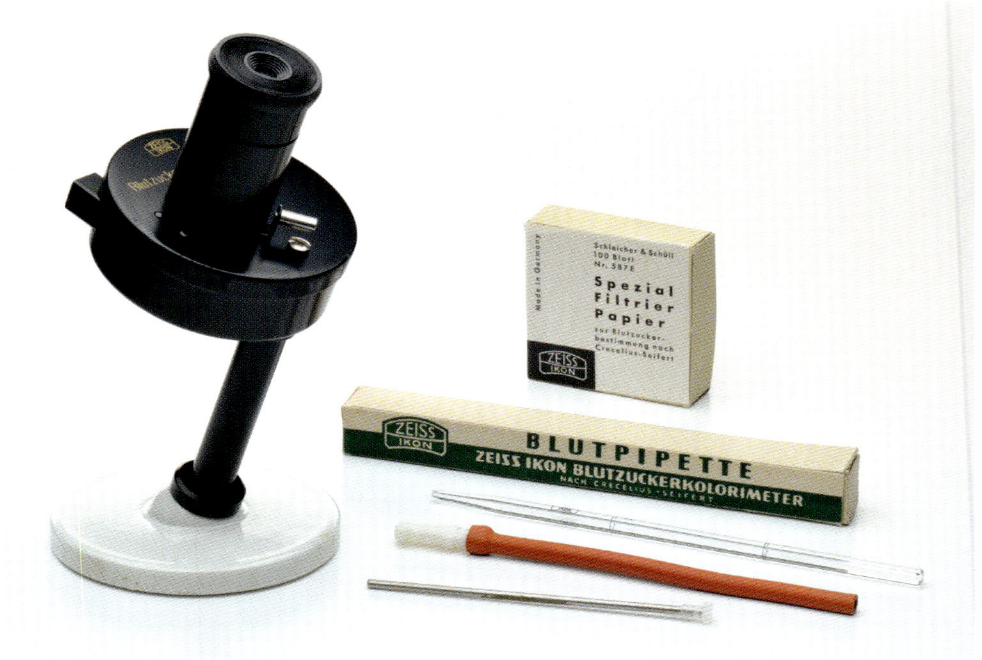

Blutzuckerkolorimeter (um 1960)

misch beruhte die Methode auf der Messung eines Farbenumschlags bei der Reaktion von Pikrinsäure mit dem Blutzucker. Ursprünglich waren die Geräte mit einem Gelatinekeil als Standard ausgestattet. Ab 1935 wurden von Zeiss Ikon Blutzuckerkolorimeter mit einer drehbaren Farbvergleichsscheibe hergestellt, die zunächst Messungen bis 700 Milligramm-Prozent, bei den späteren bis 400 Milligramm-Prozent ermöglichten. Der Nachteil der kolorimetrischen Messung lag einerseits im beträchtlichen Aufwand durch die Mischung der Probe mit einer Vielzahl von Chemikalien sowie das Filtrieren, Aufkochen und Abkühlen. Andererseits kam es beim Ablesen des Messwerts häufig zu Ungenauigkeiten.

Doch auch die chemischen Grundlagen zur Bestimmung des Glukose-Gehalts im Blut wurden vorangetrieben. So wurden Methoden eingeführt, die mit geringeren Mengen Blut auskamen und die chemischen Reaktionen vereinfachten. Man bezeichnet diese Verfahren als Mikroanalyse. Bereits 1910 konnte der norwegische Arzt und Physiologe Ivar Christian Bang (1869–1918) einen Erfolg vermelden, als er den Zuckergehalt einer Probe aus nur wenigen Tropfen Blut bestimmen konnte. Bang verringerte die erforderliche Blutmenge von 30 Milliliter auf 150 Mikroliter. Das aufwendige und langwierige chemische Analyseverfahren veränderte sich jedoch nicht.

Der Weg zur Blutzuckerselbstkontrolle durch Patientinnen und Patienten begann in den 1950er Jahren mit handlichen Teststreifen, um Zucker im Urin nachzuweisen. Die chemische Grundlage war das Enzym

Glukose-Oxidase. Im Jahr 1928 wurde es in Schimmelpilzen erstmals nachgewiesen. Es handelt sich dabei um ein Enzym, das aus Glukose Wasserstoffperoxid herstellen kann. Wasserstoffperoxid reagiert, wenn man weitere Chemikalien zusetzt, zu blau gefärbten Stoffen. Je mehr Glukose ursprünglich vorhanden war, desto dunkler ist die Blau-Färbung.

Diese Farbreaktionen können auch auf einem Trägermaterial stattfinden. Das Reagenz wird dann nicht in flüssiger Form dem Reaktionsgemisch zugegeben, sondern in trockener Form beispielsweise auf Papier gebunden und mit diesem in die Lösung eingetaucht. Man spricht daher von Trockenchemie. Mitte der 1950er Jahre verkauften Eli Lilly and Company aus den Vereinigten Staaten und von dieser Firma lizensiert Boehringer Mannheim die ersten kommerziell hergestellten Teststreifen in Rollenform unter dem Namen »Glucotest«. Im Jahr 1965 war dann mit dem »Dextrostix« erstmals auch ein Streifen zur Blutzuckerbestimmung auf dem Markt, dessen Blaufärbung mit einer Farbskala verglichen werden konnte, die jedoch nur ungefähre Angaben zuließ. Entwickelt worden war er bereits 1964 von Earnest C. Adams in den Ames-Miles Laboratories in den USA. Fast zeitgleich folgte der Hämoglucotest der Firma Boehringer Mannheim.

Die Möglichkeit, den Farbumschlag automatisch und genau auszuwerten, gab es seit Ende der 1960er Jahre. Als erstes mobiles Messgerät kam 1969 das »Reflectance Meter« auf den Markt, das von der Firma Ames hergestellt wurde. Es konnte selbstständig einen auf den »Dextrostix«-Teststreifen aufgebrachten Bluttropfen photometrisch auswerten. In der Bundesrepublik vertrieb die Firma Bayer das »Reflectance Meter«. Im Jahr 1974 folgte die Firma Boehringer Mannheim mit dem »Reflomat« als eigenem Messgerät. Die dazugehörigen Messstreifen wurden unter der Bezeichnung »Reflotest« vertrieben. Beide Geräte waren mit rund einem Kilogramm Gewicht noch recht schwer, verfügten über eine analoge Anzeige und Technik und waren für den Betrieb in Arztpraxen gedacht. Zur Messung benötigten sie 20 Mikroliter Blut.

Die Firma Boehringer Mannheim begann wie andere Medizintechnik-Unternehmen mit der Herstellung von Arzneimitteln. Christian Friedrich Boehringer und sein Kompagnon Christian Gotthold Engelmann gründeten im Jahr 1817 in Stuttgart eine Medikamentenfabrik und -handlung. Diese ging zusammen mit einem chemischen Labor 1859 im Pharmazie-Unternehmen C. F. Boehringer & Söhne auf. Im Jahr 1872 wurde das Unternehmen nach Mannheim verlegt. Es entwickelte sich zu einer Firma, die neben Pharmazeutika unter anderem Laboranalysegeräte, über das Tochterunternehmen »Hestia« aber auch seit den 1980er Jahren Geräte zur Blutdruck-Selbstkontrolle herstellte. Im Jahr 1997 wurde das Unternehmen an das Schweizer Pharmazie-Unternehmen F. Hoffmann-La Roche AG verkauft, unter firmiert heute unter dem Dach des Konzerns als Roche Diagnostics.

Der Gedanke, diese Messgeräte auch zur Selbstkontrolle einzusetzen, ging schließlich in den späten 1960er und den 1970er Jahren auch auf die Eigeninitiative einzelner Diabetes-Patienten zurück, die sich die neuen Messgeräte beschafften. Sie setzten diese ein, um regelmäßig selbst ihren Blutzuckerspiegel zu kontrollieren und ihre Insulin-Gaben sowie ihre Ernährung auf diesen abzustimmen. Zugleich führten die neuen Messverfahren auch rasch zu einer weltweiten Diskussion unter den mit Diabetes befassten Fachärzten über die Selbstmessung. Dass sich die Selbstkontrolle des Blutzuckerspiegels nur langsam verbreitete, lag weniger an der noch umständlichen Technik, sondern vor allem an der Haltung der Ärzteschaft. Bis Ende der 1970er Jahre standen Mediziner der Idee sehr skeptisch gegenüber, Patienten für den Umgang mit ihrer Krankheit Verantwortung zu übertragen.

Die Selbstkontrolle zieht sinnvollerweise die Selbstmedikation der Patienten nach sich, die auf die Ergebnisse durch Anpassung der Insulindosis reagieren. Auch die Idee, dass Patienten über die Dosis eines Medikaments teilweise selbst entscheiden, musste sich in der Ärzteschaft erst durchsetzen. Doch als Ende der 1980er Jahre überzeugende Studienergebnisse den therapeutischen Erfolg der Methode nahelegten, verloren die Ärzte ihren Argwohn. Zugleich reagierten die Herstellerfirmen technologisch auf die neue Situation: Die Messgeräte wurden immer kleiner und waren immer leichter zu bedienen, was schließlich auch dazu beitrug, die Blutzuckerselbstkontrolle zu etablieren. Der Medizinhistoriker Aaron Pfaff sieht dies als eine »Koevolution von Technik und Krankheit«: Im Zuge der technischen Vereinfachung habe sich auch das Patientenbild und das Verhältnis zwischen Ärzten und Patienten erheblich gewandelt. Die Patienten wurden zu aktiven Partnern des Arztes, die große Teile der Therapie und Kontrolle selbst und eigenverantwortlich durchführen.

Seit den 1980er Jahren wurden gezielt Messgeräte entwickelt, die allerdings noch auf Netzstrom angewiesen waren. Durch Batterie- und Akku-Betrieb wurden sie später auch vom Stromnetz unabhängig. Das erste war im Jahr 1983 das »Reflolux« von Boehringer Mannheim, welches mit vier Alkali-Batterien ausgestattet war. Da die Geräte immer kleiner und leichter wurden, ließen sie sich immer einfacher mitführen. Sie benötigten immer geringere Mengen an Blut, wodurch der Schmerz verkürzt und Blutentnahmen unterwegs möglich wurden. Auch die Testzeit verkürzte sich erheblich – und die Testergebnisse werden immer präziser.

Die Konzentration des Blutzuckers wird entweder photometrisch über die Farbänderung eines Teststreifens bestimmt oder mit einem elektrochemischen Verfahren. Die ersten Messgeräte waren Reflektionsphotometer. Es handelt sich um ein Messprinzip, das bis heute zum Einsatz kommt. Das Farbfeld auf einem Teststreifen verfärbt sich in Abhängigkeit von der Konzentration des Blutzuckers. Anschließend wird es mit Licht einer bestimmten Wellenlänge bestrahlt. Je nachdem, welche Farbe das Feld angenommen hat, wird unterschiedlich viel Licht reflektiert. Die Menge des reflektierten Lichts kann mit einem Photodetektor gemessen und ausgewertet werden.

Seit den späten 1980er Jahren findet auch ein elektrochemisches Verfahren Verwendung. Bei dieser sogenannten amperometrischen Messung wird Blut auf einen Teststreifen aufgetragen und über eine Kapillare zu einem Testfeld gesaugt, das sich im Inneren des Messgeräts befindet. Dort reagiert die Glukose mit einem Enzym, wie etwa der Glukose-Oxidase. Sie stellt so den Kontakt zwischen verschiedenen Elektroden her. An diese Elektroden wird eine vorgegebene elektrische Spannung angelegt, und im Verlauf der Zeit wird gemessen, wie hoch die Stromstärke ist, die durch das Blut fließt. Aus dem Verlauf der Stromstärke kann dann die Konzentration der Glukose im Blut abgeleitet werden.

Messende Verfahren, die physikalische oder biochemische Parameter des menschlichen

Körpers erfassen, sind ein zentrales Merkmal der modernen naturwissenschaftlichen Medizin. Sie hat die Methoden des Messens und Quantifizierens von den zeitgleich und in enger Wechselwirkung mit ihr entstandenen modernen Naturwissenschaften übernommen. Auch die Aufzeichnung von Messwerten als Verlaufskurven, man denke nur an Fieberkurven und die Messkurven der Elektrodiagnostik, haben die moderne Medizin, ihr Denken und ihren Sprachgebrauch stark geprägt. Eng verbunden mit dem Messen ist die Verbesserung von Messgeräten und Messtechniken. Dabei bediente sich die Medizintechnik stets bei Innovationen aus unterschiedlichen Bereichen von Naturwissenschaft und Technik. Außerdem setzte sich die Notwendigkeit durch, Messwerte, die nicht »für sich selbst« sprechen, mit bestimmten Krankheitsbildern und -verläufen in Beziehung zu setzen.

Die Vermessung des Patienten und die Möglichkeiten eines »objektiven« Blicks in den Körper führten im Lauf des 19. Jahrhunderts zu einem Wandel des Verhältnisses zwischen Arzt und Patient, bei dem die subjektive Sicht des Kranken hinter objektive Verfahren zurücktrat. Es muss allerdings betont werden, dass viele der modernen und diagnostisch und prognostisch aussagekräftigen Verfahren, wie etwa das Messen von Körpertemperatur und Blutdruck, von Patienten bei den Ärzten auch eingefordert wurden. Anders als beim Blick in den Körper, der aufgrund des hohen apparativen Aufwands bis heute ein ärztliches Privileg geblieben ist, lässt sich bei den Messverfahren ein Trend zur Selbstvermessung feststellen, der den Patienten zumindest teilweise zum Partner des Arztes macht. Das Fieberthermometer war der Vorreiter, seit den 1980er Jahren gehören auch Blutdruckmessgeräte oder Blutzuckermessgeräte zur medizintechnischen Ausstattung vieler Haushalte. Um diese Geräte ist eine vielgestaltige Hersteller-Industrie entstanden. Diese Selbstvermessung musste jedoch in den 1980er Jahren gegen den Widerstand eines Teils der Ärzteschaft erst durchgesetzt werden.

Mit diesem Trend verbunden sind zwei weitere Tendenzen: Einerseits die zunehmende Automatisierung von Messungen, die früher mit Hand, Auge oder Ohr vorgenommen werden mussten. Am eindrücklichsten zeigt sich das sicher in der Labormedizin, die in ihrer heutigen Form ohne Automatisierungstechnik nicht denkbar wäre. Andererseits die Entwicklung hin zur Miniaturisierung, sowohl der Messgeräte als auch – in der klinischen Chemie – der Probenmengen. Am eindrücklichsten zeigt sich dieser Trend zu immer kleineren Geräten bei in den Körper implantierbaren Messinstrumenten wie etwa Defibrillatoren, die ein Elektrokardiogramm direkt am Herzmuskel ableiten. Hierbei nutzte die Medizintechnik zunächst die Transistortechnik, die Möglichkeiten integrierter Schaltungen sowie die Mikrosystemtechnik. Beides brachte auch für die Selbstmessung erhebliche Vereinfachungen. Die jüngste, ebenfalls mit der Computertechnik und Informationstechnologie verbundene Entwicklung ist noch nicht abgeschlossen. Mit ihr sind teilweise Möglichkeiten der automatisierte Auswertung von Befunden verbunden, wie sie sich beim EKG heute schon finden. Auch die Telemedizin und das Telemonitoring, verstanden als die Fernuntersuchung, -diagnose und -überwachung des Patienten durch seinen behandelnden Arzt, verbinden sich damit. Doch nicht nur medizintechnische Messgeräte und Sensoren erfuhren im Lauf der Zeit eine Miniaturisierung, es wurde auch möglich, immer kleinere Strukturen im Körper sichtbar zu machen.

4

MIKROKOSMOS MENSCH

Die naturwissenschaftliche Medizin begann das Mikroskop zu nutzen, um den mit bloßem Auge nicht sichtbaren Aufbau des Körpers zu erforschen. Um 1600 erfunden, veränderte sich das Mikroskop in den folgenden 200 Jahren technisch nur langsam. Ab 1830 entwickelte es sich jedoch rasant zum bedeutendsten Instrument der biologischen und medizinischen Forschung. Auf seinen systematischen Einsatz gehen zwei bis heute wirksame medizinische Konzepte zurück: die Zellularpathologie und die Bakteriologie. Die Verbindung zwischen der Entwicklung der Mikroskopie und medizinischen Konzepten, die auf mikroskopisch kleine Strukturen im Körper wie etwa Zellen oder Bakterien Bezug nehmen, zeigt die enge Wechselwirkung von Technik und Medizin.

Die von Rudolf Virchow (1821–1902) entwickelte Zellularpathologie begründete die Vorstellung, dass die Zelle ein entscheidender Baustein des Lebens sei und jede Krankheit ihre Ursache in Veränderungen der Körperzellen habe. Dieses Konzept prägt die Vorstellung von Gesundheit und Krankheit bis heute. War eine Krankheit in der Viersäftelehre noch ein Vorgang ohne Ort im menschlichen Körper, wurde sie nun genau lokalisiert.

Die wissenschaftliche Bakteriologie beruht auf der folgenreichen Entdeckung, dass Infektionskrankheiten durch Bakterien als mikroskopisch kleine Krankheitserreger verursacht werden. Dies eröffnete zunächst in der Prophylaxe, im 20. Jahrhundert dann auch in der Therapie völlig neue Möglichkeiten der Bekämpfung solcher Krankheiten. Namen, die sich hiermit verbinden, sind der Chemiker und Mikrobiologe Louis Pasteur (1822–1895) in Frankreich und Robert Koch (1843–1910) in Deutschland.

Der Fokus der Medizin rückte im 20. Jahrhundert immer weiter in die Zelle hinein: Die molekulare Ebene des Lebendigen wurde erschlossen, vor allem die in der DNA gespeicherte Erbinformation, sei es diejenige von Tumorzellen, Bakterien, Viren oder Pilzen oder die von ungeborenen oder lebenden Menschen. Mit den Instrumenten und Geräten der Genetik, wie etwa der Polymerase-Kettenreaktion (PCR) im Thermocycler, versucht diese molekulare Diagnostik, dem Erbgut Informationen über Gesundheit und Krankheit zu entnehmen, auch in prognostischer Absicht oder für therapeutische Maßnahmen.

Parallel zu Zellularpathologie, Bakteriologie und molekularer Medizin entwickelte sich auch die moderne Biologie als Lebenswissenschaft. Diese Forschungszweige beeinflussten sich laufend gegenseitig und brachten dabei Instrumente hervor, die die Mikro- und Nanostrukturen im Körper sichtbar machten und entschlüsselten.

Blick ins Unsichtbare – Mikroskope

Die technische Voraussetzung für den Blick in die Welt des unsichtbar Kleinen waren erhebliche Verbesserungen in der Lichtmikroskopie. Ein herkömmliches Lichtmikroskop vergrößert sehr kleine Strukturen, indem es mit Hilfe einer Sammellinse im Objektiv die vom Objekt zurückgeworfenen Lichtstrahlen so bricht, dass ein vergrößertes Zwischenbild entsteht. Dieses vom Objektiv erzeugte, sogenannte »reelle Zwischenbild« wird dann mit Hilfe des Okulars, also einer Sammellinse, durch die der Betrachter blickt und die wie eine Lupe wirkt, nochmals zu einem »virtuellen Zwischenbild« vergrößert. Man spricht von einem »zusammengesetzten Mikroskop«, da die Vergrößerung in zwei Schritten erfolgt.

Es ist bis heute nicht klar, wer der Erfinder des Lichtmikroskops war, das wohl zu Beginn des 17. Jahrhunderts entwickelt wurde. Genannt werden häufig die Brillenhersteller Hans Lippershey sowie Hans und Zacharias Janssen. Doch dies ist vermutlich eine Legende. Ein erster Bericht über ein aus mehreren Linsen zusammengesetztes Mikroskop, das sich im Besitz des Erfinders und Mechanikers Cornelius Drebbel (1572–1633) in London befand, liegt aus dem Jahr 1620 vor. Eine zuverlässige Zeichnung über den Aufbau ist sogar erst aus der zweiten Hälfte des 17. Jahrhunderts überliefert. Es handelt sich dabei um das Mikroskop des englischen Universalgelehrten Robert Hooke (1635–1703). Einige Elemente seiner Bauform prägten spätere Mikroskope nachhaltig: Der Tubus, also die Röhre mit den Linsen, war so an einem Stativ befestigt, dass das Instrument durch ein Kugelgelenk gekippt werden konnte. Über ein Schraubgewinde am Tubus konnte die Schärfe eingestellt werden.

Daneben ist die Frühzeit der Mikroskopie geprägt von einfachen Lupenmikroskopen. Diese waren aus einer Lupe, einer Halte-Vorrichtung sowie einer mittels einer Schraube verstellbaren Spitze aufgebaut, auf die die Probe aufgespießt wurde. Sie zeigten sich gegenüber den zusammengesetzten Mikroskopen zunächst zumindest nicht unterlegen, wenn sie ihnen nicht gar überlegen waren. So erreichte der bedeutende holländische »Mikroskopiker« Antony van Leeuwenhoek (1632–1723) mit seinen Lupenmikroskopen eine 270-fache Vergrößerung. Unter anderem erkannte er die Querstreifung der Skelettmuskulatur, die Faserstruktur der Augenlinse und sah neben anderen Einzellern wohl auch Bakterien. Leeuwenhoeks Verdienst war es, nach Objekten zu suchen, die aufgrund ihrer Kleinheit mit dem bloßen Auge gar nicht wahrzunehmen sind. Zuvor hatte man sich weitgehend damit begnügt, kleine, aber sichtbare Objekte, etwa Insekten, mit dem Mikroskop zu vergrößern. Leeuwenhoek hingegen stieß in die bisher unbekannte Welt des mikroskopisch Kleinen vor: der *animalcula*, oder übersetzt »Tierchen«, wie er sie nannte.

Demgegenüber machte die technische Ausführung von zusammengesetzten Mikroskopen im frühen 18. Jahrhundert eher Rückschritte. Die Mikroskope wurden nicht mehr über eine Mikrometerschraube scharfgestellt, sondern dadurch, dass zwei mit Fischhaut oder Leder überzogene Tuben verschoben wurden und durch die Reibung in ihrer Position blieben. Erst in der Mitte des 18. Jahrhunderts wurden dann Messingmikroskope entwickelt. Sie waren mit einem Fein- und Grobtrieb ausgestattet, um den Abstand zwischen Objekt und Objektiv und damit die Schärfe exakt einzustellen. Außerdem waren ein Spiegel zur Beleuchtung, Objekt und

Tubus mit Linsen in einer unveränderlichen optischen Achse angeordnet. Diese Grundform hat sich beim Bau von Lichtmikroskopen schließlich etabliert.

Neben der Erforschung der belebten und unbelebten Natur diente das Mikroskop im 17. und 18. Jahrhundert anderen Zwecken und stellte vielfach im eigentlichen Sinne noch kein wissenschaftliches Instrument dar. Die Physikotheologie der Aufklärungszeit nutzte es als Werkzeug religiöser Erkenntnis. In der Betrachtung der Wunder der göttlichen Schöpfung und ihrer vollkommenen Ordnung sollte die Existenz Gottes bewiesen werden. Für viele war es aber auch nur Teil einer gebildeten »Unterhaltungskultur«. Die fremden Welten, zu denen es Zugang gewährte, wurden nicht viel anders gesehen als Bilder, die man in einem Kaleidoskop betrachten konnte.

Um 1800 wurden die optischen Eigenschaften von zusammengesetzten Mikroskopen erheblich verbessert, so dass sie den Lupenmikroskopen überlegen waren. Ein entscheidender Schritt war die Herstellung von achromatischen, also farbreinen Linsen, die das einfallende Licht nicht wie ein Prisma in sein Spektrum zerlegten. Solche Linsen sind in der Regel aus zwei Gläsern zusammengesetzt, die das Licht auf unterschiedliche Weise brechen. Die Optiker begannen Mikroskope zu konstruieren, deren Objektive aus mehreren achromatischen Linsen zusammengesetzt waren.

Durch diese Neuerungen gelang es, Farbfehler und Verzerrungen des betrachteten Objekts zu verringern: Im Jahr 1811 stellte der Optiker Joseph von Fraunhofer (1770–1826) die ersten für ein Mikroskop einsetzbaren achromatischen Linsen her, für Teleskope waren solche Linsen schon seit dem 18. Jahrhundert bekannt. Die Farbfehler konnten 1824

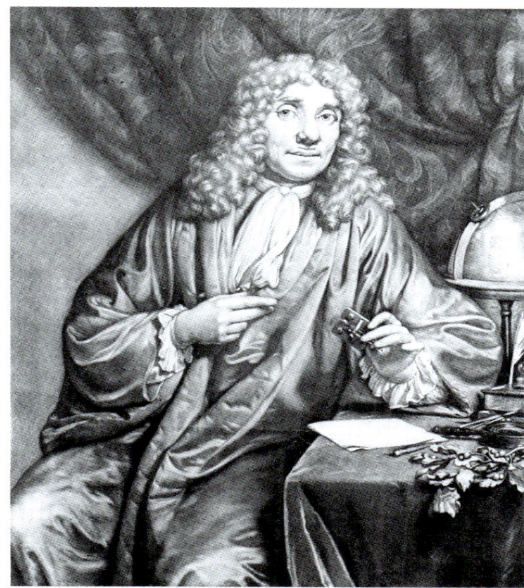

Antony van Leeuwenhoek (1632–1723) mit einem Lupenmikroskop

Vincent und Charles Chevalier (1804–1859) aus Paris durch ein Objektiv aus mehreren achromatischen Linsen lösen. Die Verzerrungsfehler beseitigte erstmals 1830 der Optiker Joseph Jackson Lister (1786–1869), der Vater des berühmten Chirurgen, indem er die plane Seite der Linse gegen das Objekt richtete. Diese neuartigen Mikroskope mit verbesserter Optik ermöglichten wesentliche Fortschritte auf dem Gebiet der Zelllehre.

Weitere Fortschritte erzielte auch der Wiener Instrumentenbauer Simon Plößl (1794–1868), der Mitte des 19. Jahrhunderts einer der bedeutendsten Hersteller von Mikroskopen war. Auch er konnte durch achromatische Objektive Farbfehler in der Abbildung vermeiden. Diese Entwicklung sowie das hohe Auflösungsvermögen, die große Lichtstärke, die ausgeprägte Vergrößerung und eine ausgefeilte Mechanik machten die neuen

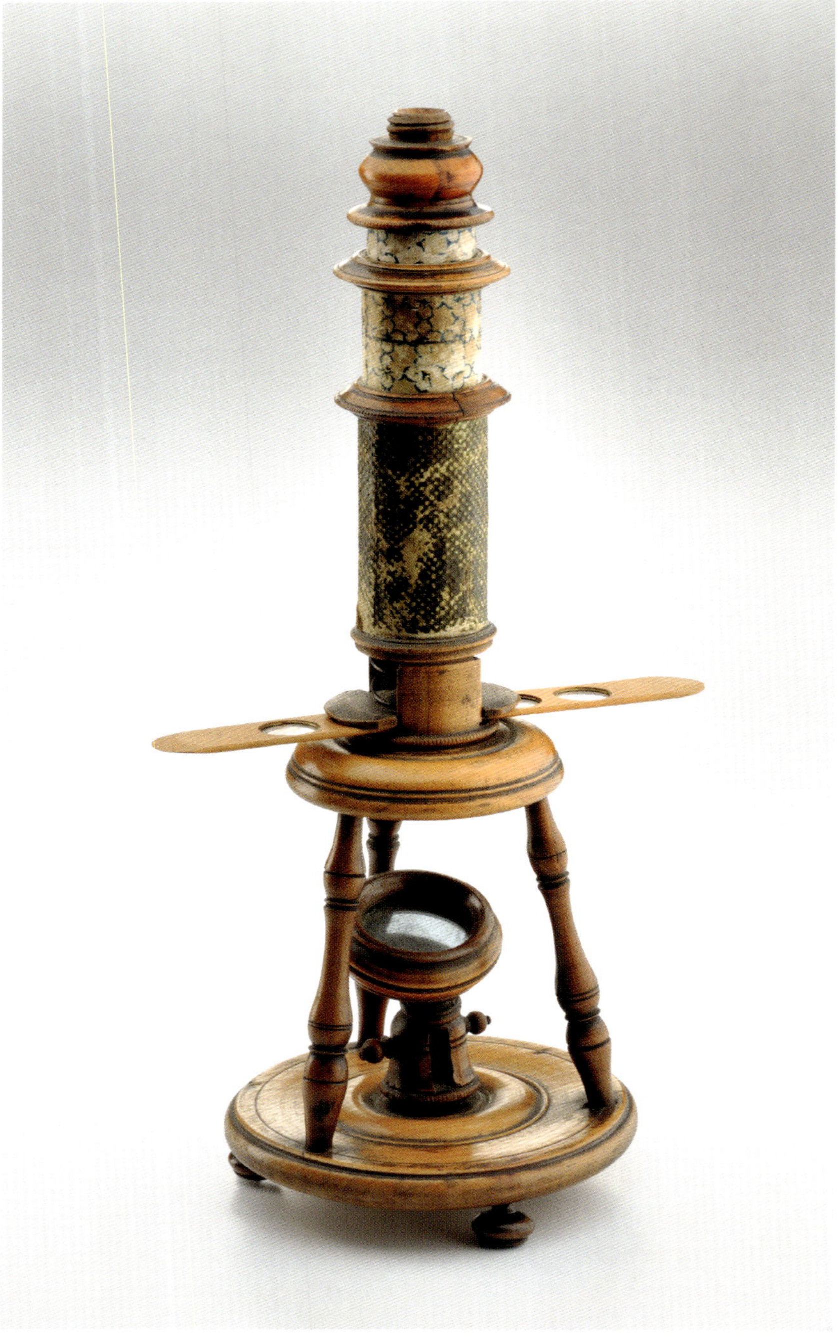

Zusammengesetztes Mikroskop (18. Jahrhundert)

Instrumente für die medizinische Forschung unentbehrlich.

Trotz dieser Verbesserungen blieben zwei grundlegende Fragen der Mikroskop-Optik bis in die 1870er Jahre hinein ungeklärt: Die Brechung der Linsen konnte nicht berechnet, sondern nur durch Ausprobieren herausgefunden werden. Außerdem fehlte die theoretische Grundlage für eine physikalische Erklärung. Der Bau dieser Instrumente beruhte nicht auf Berechnungen, sondern auf Erfahrung, da über die Bildentstehung außer einfachen Kenntnissen der optischen Geometrie nichts bekannt war. Man konnte nur durch »Pröbeln«, wie man das Ausprobieren damals nannte, herausfinden, ob die Teile zusammenpassten. Ohne eine Theorie der Entstehung des mikroskopischen Bildes war an eine zielgerichtete Optimierung der Optik nicht zu denken.

Der Mechaniker Carl Zeiss (1816–1888) und der Physiker Ernst Abbe (1840–1905) aus Jena steigerten in einer äußerst produktiven Zusammenarbeit seit 1866 die Qualität des Mikroskops erheblich. Zeiss suchte einen Weg, die Objektive seiner Mikroskope nicht mehr durch »Pröbeln« zu konstruieren, sondern aufbauend auf gezielten Berechnungen. Im jungen Physiker Ernst Abbe, damals Privatdozent an der Universität Jena, traf er auf denjenigen, dem es um 1870 gelang, die Bildentstehung im Mikroskop geradezu akribisch zu entschlüsseln. Abbes Verdienst ist es, den Bau der mikroskopischen Optik auf eine fundierte wissenschaftliche Grundlage gestellt zu haben.

Bis Mitte des 19. Jahrhunderts entstanden Mikroskope in kleinen Werkstätten. Abbe gestaltete zunächst den Herstellungsprozess um, der bislang noch rein handwerklich erfolgte. Er unterteilte diesen in mehrere aufeinander folgende Arbeitsschritte. Ein Facharbeiter ist demzufolge nur noch für einen einzelnen dieser Schritte verantwortlich, an deren Ende das fertige Mikroskop steht. Diese Umstellung bezeichnet letztlich den Übergang von der rein handwerklichen Herstellung zum industriellen Bau von Mikroskopen. In der Folge entwickelt Abbe mehrere Prüfgeräte, die zur Fertigung optischer Bauteile mit genau definierten Eigenschaften erforderlich sind, etwa ein »Sphärometer«, um den Krümmungsradius von Kugelflächen zu vermessen.

Anschließend ging Abbe seine eigentliche Aufgabe an, die physikalischen Grundlagen bei der Bildentstehung im Mikroskop aufzuklären. Dabei ging er zunächst von der geometrisch-optischen Abbildung aus, erzielt hierbei aber keinen Durchbruch. Schließlich entwickelte er eine neue Theorie der Bildentstehung auf Grundlage der Wellennatur des Lichts, die Wellenoptik. Diese war von Christiaan Huygens bereits im 17. Jahrhunderts vorgeschlagen worden, etablierte sich aber erst im 19. Jahrhundert. Licht wurde nicht mehr als Strahlenbündel, sondern als elektromagnetische Welle betrachtet, so dass sich seine Eigenschaften wie Farbe, Interferenz, Beugung und Polarisation erklären lassen, die mit der geometrischen Strahlen-Optik nicht verständlich sind. Abbe gelang darauf aufbauend die mathematische Beschreibung der optischen Vorgänge im Mikroskop.

Dadurch wurde es möglich, Bauteile genau zu berechnen. Auf dieser Grundlage konnte Abbe die Optik von Mikroskopen in bahnbrechender Weise verbessern. Objektive ließen sich fortan so konstruieren, dass die vorher störenden Abbildungsfehler weitgehend ausgeschaltet waren. Zur Überprüfung seiner Berechnungen ließ Abbe zwischen 1873 und 1876 dennoch Mikroskop-Objektive bauen, in

denen neben Glas- auch Flüssigkeitslinsen mit den entsprechenden optischen Eigenschaften zum Einsatz kamen. Die Qualität der Versuchsmikroskope bestätigte, dass er mit seinen Berechnungen richtig lag.

Nachdem das theoretische Problem gelöst war, ergab sich allerdings ein praktisches: Die erforderlichen notwendigen optischen Gläser gab es schlicht noch nicht. Bei der Suche nach einem Techniker, der in der Lage war, die erforderlichen Gläser herzustellen, lernte Abbe den Glaschemiker Otto Schott (1851–1935) kennen, dem es schließlich gelang, verbesserte Gläser für die Linsen herzustellen. Abbe schuf für Schott 1882 ein eigenes Labor in Jena, aus dem 1884 das »Glastechnische Laboratorium Schott & Genossen« hervorging. Bereits 1886 wurden im Katalog von Zeiss »Neue Mikroskop-Objektive und Oculare aus Specialgläsern« von Schott vorgestellt. Bei diesen von Abbe als »Apochromate« bezeichneten Objektiven können nicht nur die Brennpunkte für zwei, sondern für drei Wellenlängen angeglichen werden. Auch andere Abbildungsfehler werden korrigiert.

Abbe und der englische Physiker John William Strutt, Baron Rayleigh (1842–1919) erkannten jedoch fast zeitgleich auch die Grenzen der herkömmlichen Lichtmikroskopie, die sie aus der Wellennatur des Lichts ableiteten. Liegen feine Strukturen ungefähr so eng zusammen wie die Wellenlänge des Lichts, ist ein Mikroskop nicht mehr in der Lage, sie voneinander getrennt abzubilden. Die Ursache dafür liegt in der Welleneigenschaft des Lichts. Eine Optik vermag das Licht nicht unendlich scharf zu bündeln: Die Brennpunkte der Strahlen werden unweigerlich zu Brennflecken, die mindestens eine halbe Wellenlänge des eingesetzten Lichts groß sind. Alle noch feineren Einzelheiten, die sich innerhalb dieser Flecken befinden, sind im Mikroskop nicht mehr zu sehen. Abbe begründete 1873, dass die Auflösung optischer Mikroskope nie über die »halbe Wellenlänge des blauen Lichts um ein Nennenswertes hinausgehen wird«. Im sichtbaren Spektrum hat blaues Licht die kleinste Wellenlänge, die Hälfte dieser Wellenlänge entspricht rund 200 Nanometern, also 200 Milliardstel Meter. Dieses »Abbe-Limit« ist die Ursache, dass Lichtmikroskope kleinere Objekte, wie etwa die meisten Viren, nicht mehr abbilden können.

Ein Mikroskop gehörte schon um 1900 zur Ausstattung einer durchschnittlichen Arztpraxis. Es diente beispielsweise dem Nachweis von Bakterien, vor allem der Erreger der Tuberkulose und der Gonorrhoe. Ansonsten kam der Allgemeinarzt mit wenigen Laborgeräten aus. Noch bis in die 1930er Jahre reichten ein Ständer mit Reagenzgläsern, einige Reagenzien sowie eine Handzentrifuge aus. Mit dieser wurden die festen Harnsedimente aus dem Urin gewonnen, die anschließend auf einem Objektträger ausgestrichen und gegebenenfalls gefärbt mikroskopisch untersucht wurden. Dazu mögen ein einfaches Kolorimeter und ein Blutsenkungsgestell gekommen sein. In der Regel konnte die labortechnische Ausstattung wohl auf dem Fensterbrett des Sprechzimmers untergebracht werden, wie es der Medizinhistoriker Heinz Gierke anschaulich schildert.

Es entstand parallel zum Wachstum der Bedeutung der Mikroskopie in der Medizin und in den Naturwissenschaften Ende des 19. Jahrhunderts eine leistungsfähige optische Industrie, die aus dem handwerklichen Bau optischer Instrumente hervorging. Zu nennen sind insbesondere die Werkstätten von Carl Zeiss in Jena sowie die von Carl Keller in Wetzlar. Aus der ersten entstand die Firma

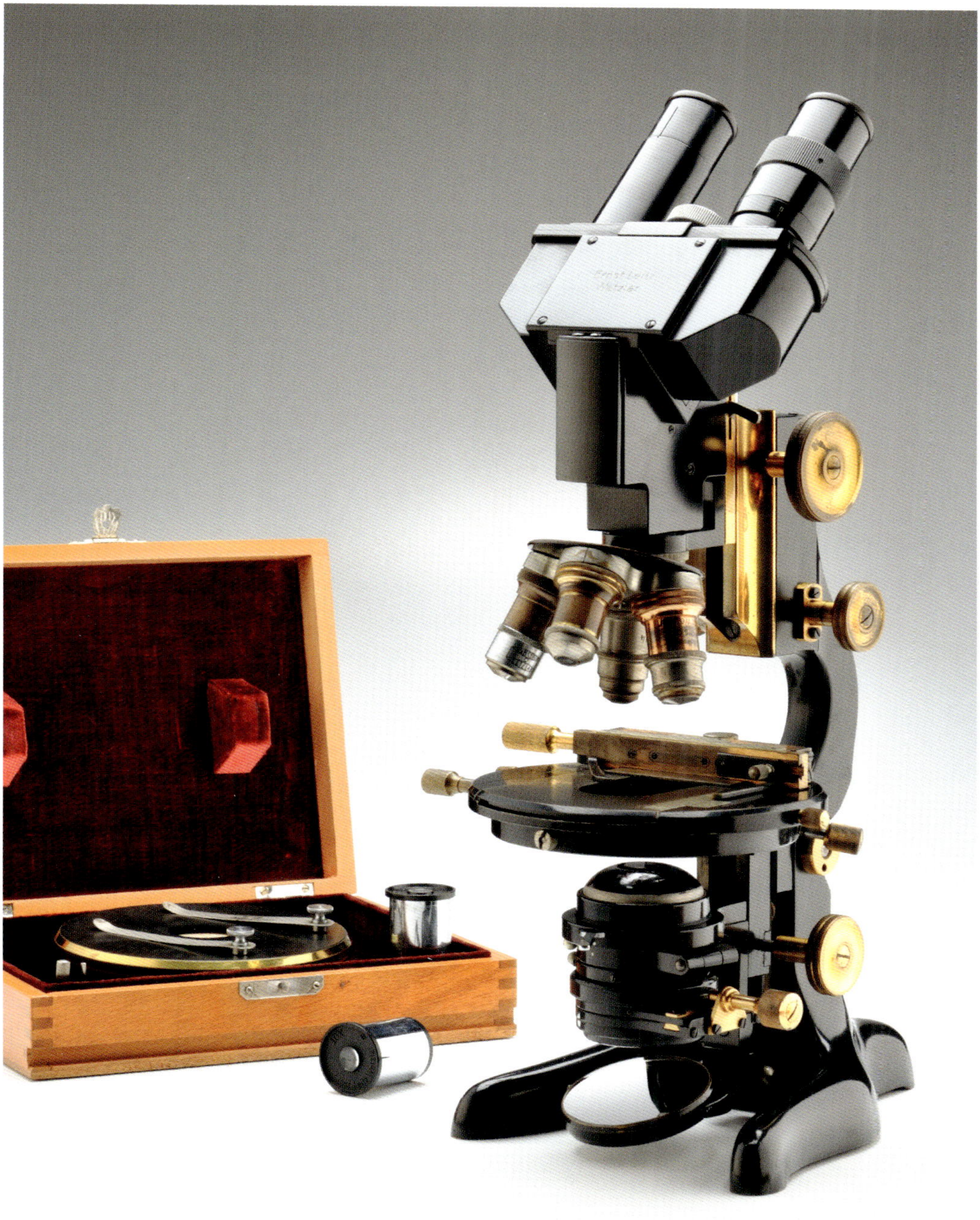

Forschungsmikroskop (um 1930)

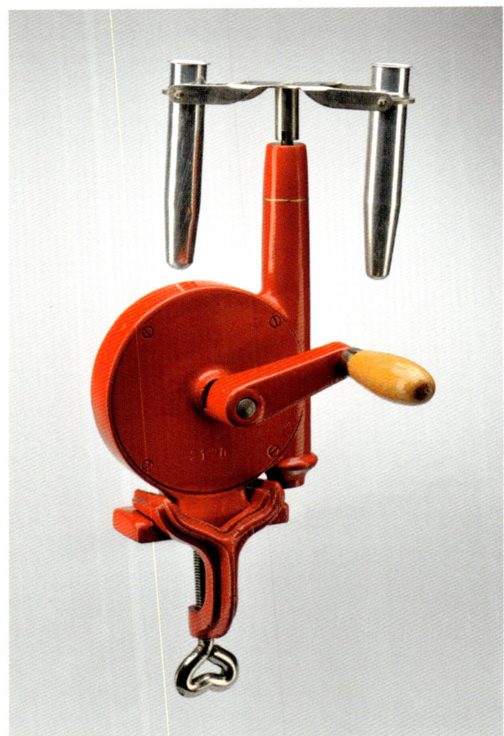

Handzentrifuge (um 1950)

Carl Zeiss Jena, aus der zweiten durch Übernahme durch den Feinmechaniker Ernst Leitz (1843–1920) im Jahr 1869 die Firma E. Leitz Wetzlar. Beide hoben sich von ihren Mitbewerbern dadurch ab, dass es ihnen gelang, ihre Fertigung auf Serienproduktion umzustellen. Als etwa Zeiss 1888 starb, zählte sein Unternehmen bereits 327 Mitarbeiter. 1875 war Abbe als Gesellschafter ins Unternehmen eingetreten. Ab 1889 war er Alleininhaber. Er übertrug sein Unternehmen jedoch einer Stiftung, der Carl-Zeiss-Stiftung, die bis heute alleinige Eigentümerin der Carl Zeiss AG und der Schott AG ist. Nach dem Zweiten Weltkrieg wurde die Firma geteilt: Das Jenaer Werk wurde als VEB Carl Zeiss Jena in der DDR verstaatlicht. Zugleich wurde in Oberkochen durch die Geschäftsführung und Spezialisten die Firma Carl Zeiss gegründet. Nach der Wiedervereinigung wurde auch die Firma wieder zusammengeführt. Im Jahr 2017 zählte das weltweit tätige Unternehmen über 25.000 Mitarbeiter. Neben dem Bau von Mikroskopen umfasst die Produktpalette heute Halbleiterfertigungs-Equipment, Messtechnik, Medizintechnik, Brillengläser sowie Foto- und Filmobjektive, Ferngläser sowie Planetariumstechnik.

Trotz der Einschränkung durch das Abbe-Limit wurde auch die Lichtmikroskopie technisch verbessert, etwa durch die Phasen-Kontrast-Optik. Diese wurde 1932 vom niederländischen Physiker Frits Zernike (1888–1966) entwickelt, aber erst 1941 durch die Jenaer Carl-Zeiss-Werke in die mikroskopische Praxis eingeführt. Im Jahr 1953 erhielt Zernike für seine Entdeckung den Nobelpreis für Physik. Vereinfacht gesagt, erzeugt dieses Verfahren aus Unterschieden in der Lichtbrechung und der Dicke eines Objekts einen Hell-Dunkel-Kontrast. Es macht sich zunutze, dass die Phasen der Lichtwellen verschoben werden, wenn sie durch unterschiedlich dichte Strukturen hindurchlaufen. So tritt das Licht, das durch ein optisch dichteres Material hindurchgeht, später wieder aus als Licht, das durch optisch dünneres Material geschickt wird. Treffen anschließend Wellen, die genau um eine Phasenlänge verschoben sind, aufeinander, löschen sie sich gegenseitig aus und die Stelle bleibt dunkel. Indem man phasenverschobenes Licht durch die Probe schickt, wird die unterschiedliche optische Dichte verschiedener Zellbestandteile in Helligkeitsunterschiede umgewandelt. So lassen sich bestimmte Einzelheiten etwa in Zellen sichtbar machen, die sonst unsichtbar blieben.

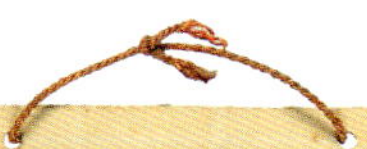

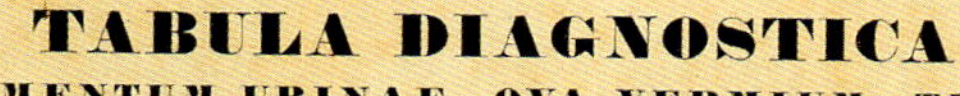

TABULA DIAGNOSTICA

SEDIMENTUM URINAE · OVA VERMIUM · TBC · GO

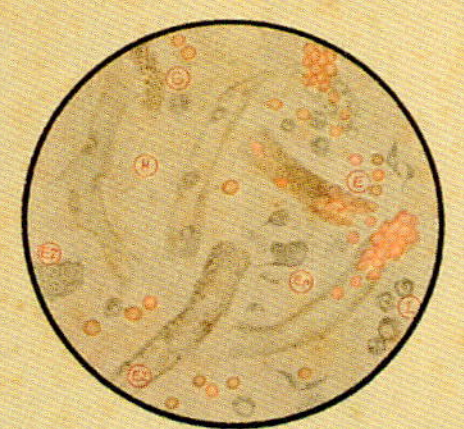

Sediment einer **akuten Nephritis:** Erythrocyten **E**, Leukocyten **L**, Epithelien **Ep**, Hyaline Zylinder **H**, Epithelzylinder **Ez**, Granulierte Zylinder **G**

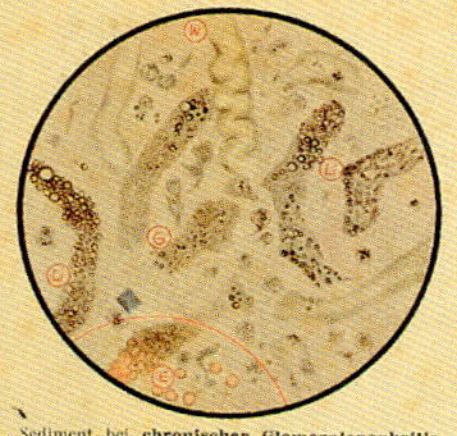

Sediment bei **chronischer Glomerulonephritis, Maligner Nephrosklerose** und **Nephrosen:** Alle Arten von Zylindern, meist granulierte Zylinder **G**, Lipoidzylinder **Li**, Wachszylinder **W**, Leukocyten, Epithelien (Erythrocyt. nur bei chron. Glomerulonephr. E)

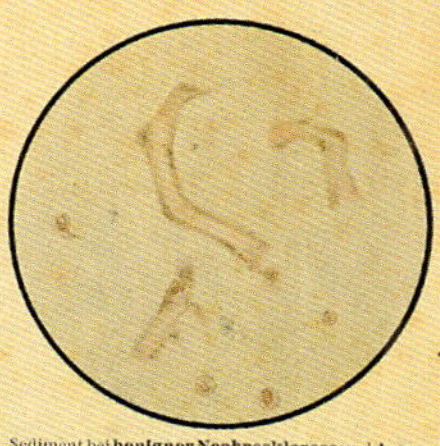

Sediment bei **benigner Nephrosklerose** und **Amyloidniere.** Wenige hyaline Zylinder, Leukocyten, Epithelien

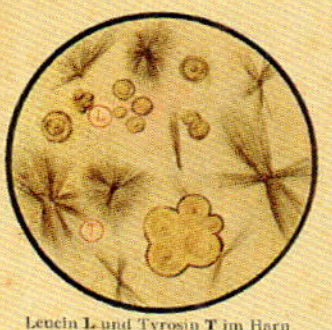

Leucin **L** und Tyrosin **T** im Harn bei **schweren Leberschäden**

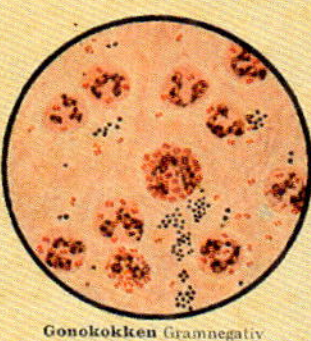

Gonokokken Gramnegativ
Staphylokokken Grampositiv

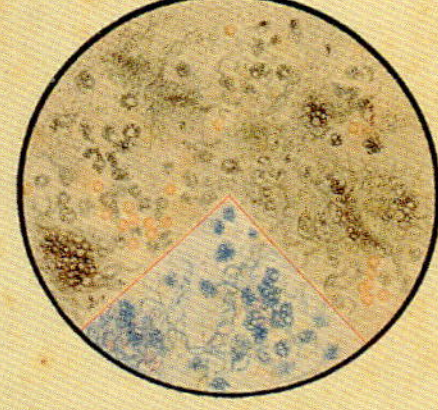

Sediment bei **Nierentuberkulose:** viele Leukocyten; Detritus mit Bindegewebe und elastischen Fasern, Erythrocyten, Tuberkelbazillen. (Nach ZIEHL-NEELSEN)

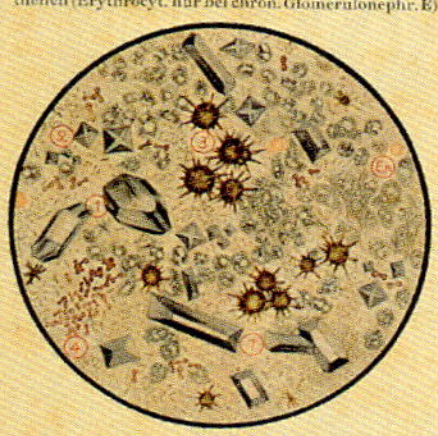

Sediment bei **Cystitis:** Degeneriertes Epithel und Leukocyten **Ep**, Erythrocyten. Infolge der alkalischen Harngärung: Tripelphosphat (Sargdeckel) **1**, Calciumoxalat **2**, Ammoniumurat (Stechapfel) **3** und Calciumcarbonat **4**

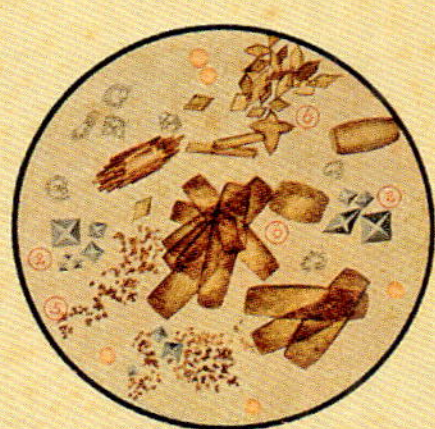

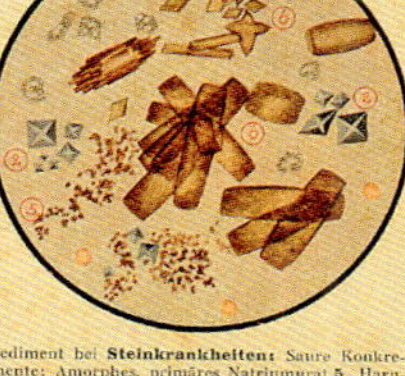

Sediment bei **Steinkrankheiten:** Saure Konkremente: Amorphes, primäres Natriumurat **5**, Harnsäure **6**, Calciumoxalat **2**, Erythrocyten, Leukocyten

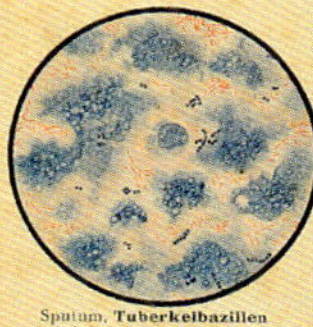

Sputum, **Tuberkelbazillen** (Nach ZIEHL-NEELSEN)

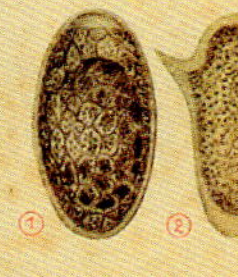

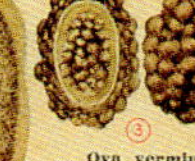

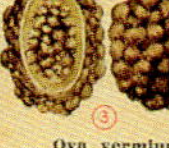

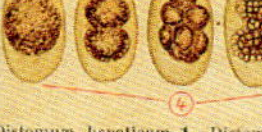

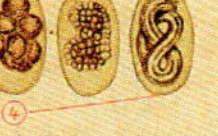

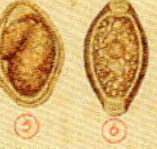

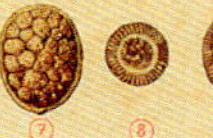

Ova vermium. Distomum hepaticum **1**, Distomum haematobium **2**, Ascaris lumbricoides **3**, Ankylostoma duodenalia, Entwicklungsstufen **4**, Oxyuris vermicularis **5**, Trichocephalus dispar **6**, Botriocephalus latus **7**, Taenia solium **8**, Taenia saginata **9**

ca. 400 : 1

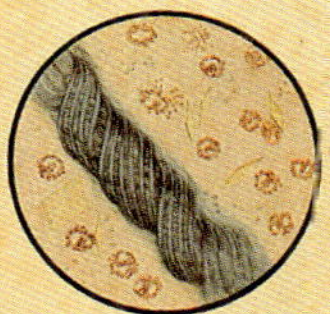

Asthma-Sputum: Elast. Spirale, Kristalle und eosinophile Leukocyten

SCHEMA DER KLINISCHEN SYMPTOME WICHTIGER NIERENERKRANKUNGEN

Die Kardinalsymptome sind rot hervorgehoben. E = Erythrocyten- und E-Zylinder. H = Hyaline Zylinder
Ez = Epithel- und Leukocytenzylinder. G = Granulierte Zylinder. Li = Lipoidzylinder. W = Wachszylinder

E	H	Ez	G	Li	W	SEDIMENT-MENGE	EIWEISS	ÖDEME	BLUT-DRUCK	DIAGNOSE
+ + +	+	+	+			sehr reichlich	+ +	+	+	Ak. Herdnephritis
+ + +	+	+	+	+	+	sehr reichlich	+ + +	+ +	+ +	Ak. diff. Glomerulonephritis
	+	+	+	+	+	spärlich	+ + +	±	+ + +	Prim. mal. Nephrosklerose
	+					spärlich	±	selten	+ +	Vaskul. ben. Nephrosklerose
	+					spärlich	+ + +	+ + +	o. B.	Amyloidniere
+						reichlich	+		o. B.	Nierentuberkulose
+	+	+	+	+	+	mäßig reichlich	+	±	o. B	Chron. Glomerulonephritis
	+	+	+	+	+	reichlich	+ + +	+ + +	o. B.	Nephrosen

HARNZYLINDER sind Ausgüsse von Nierenkanälchen und entstehen in diesen durch Gerinnung von Eiweiß. ALBUMINURIE und ZYLINDER beweisen eindeutig eine echte Nierenerkrankung.

HYALINE ZYLINDER sind unspezifisch, sie finden sich auch bei harmlosen Albuminurien nach Fieber und bei Überanstrengung. Enthalten die hyalinen Zylinder größere Mengen von Einschlüssen, so benennt man sie nach diesen, z. B. EPITHELZYLINDER, LEUKOCYTENZYLINDER oder ERYTHROCYTENZYLINDER. Diese Zylinder beweisen entzündlich-desquamative Vorgänge bzw. Blutungen im Nierenparenchym.

Bei chronischen Nierenprozessen, toxischen Nierenschäden und schweren akuten Erkrankungen findet man außer den genannten Zylindern noch eine Reihe anderer, deren Vorhandensein kennzeichnend ist für degenerative Vorgänge im Nierenparenchym. Es sind dies GRANULIERTE ZYLINDER, LIPOID- und WACHSZYLINDER. Sie entstehen in der genannten Reihenfolge durch fettige Degeneration der zellhaltigen Zylinder.

ERYTHROCYTEN finden sich frei u. in Zylindern eingeschlossen regelmäßig bei akuter und chronischer Glomerulonephritis und bilden deren Kardinalsymptom im Sediment. Bei anderen Nierenerkrankungen kommen Erythrocyten gelegentlich zur Beobachtung.

Bei Hämoglobinurie und bei Degeneration von Erythrocytenzylindern entstehen braun pigmentierte HÄMOGLOBIN-ZYLINDER.

Bewährte Präparate bei **Cystitis: Mancitrop (Mandelsäure) · Gonorrhoe: Eubasinum (Sulfapyridin)**
Zur Würzung der Speisen für Nierenkranke das kochsalzfreie Titro-Salz Spezial

N O R D M A R K - W E R K E · H A M B U R G

Lehrtafel »Harnsedimente« (um 1960)

Trotzdem blieb nach Abbes Theorie nur eine Möglichkeit, um die Auflösung eines Mikroskops weiter zu erhöhen: Man muss Licht mit kürzerer Wellenlänge verwenden. Jedoch ist das Glas, aus dem Linsen hergestellt werden, schon für ultraviolettes Licht undurchdringlich. Daran musste jeder Versuch scheitern, die Auflösung von Lichtmikroskopen weiter zu vergrößern. Im 20. Jahrhundert eröffnete dann die entstehende Quantenphysik eine Alternative: Elektronen sind Teilchen und Welle zugleich sowie wesentlich kurzwelliger als das sichtbare Licht. Auch lassen sich Strahlen von Elektronen mit Elektronenlinsen aus elektrischen und magnetischen Feldern fokussieren.

Als erster beschrieb der Physiker und Chemiker Johann Wilhelm Hittorf (1824–1914) im Jahr 1869 die bündelnde Wirkung, die Magnetfelder auf Elektronenstrahlen ausüben. Der Physiker Hans Busch (1884–1973) experimentierte in den 1920er Jahren zum Verhältnis von elektrischer Ladung und Masse des Elektrons. Als der Physiker und spätere Nobelpreisträger Louis de Broglie (1892–1987) im Jahr 1925 die Auffassung äußerte, dass sich Teilchenströme auch als Wellen beschreiben ließen, veranlasste dies Busch zur Annahme, dass eine geometrische Elektronenoptik zur Fokussierung und Abbildung von Elektronenbündeln mit Magnetfeldern möglich sein müsste. Da die Theorie und sein Experiment jedoch nicht übereinstimmten, verfolgte er die Idee der »Elektronenlinse« nicht weiter.

Im Jahr 1928 richtete das Hochspannungsinstitut der Technischen Hochschule Berlin eine Arbeitsgruppe ein, die sich unter der Leitung des Elektrotechnikers Max Knoll (1897–1969) der Entwicklung eines Kathodenstrahl-Oszillographen widmen sollte. Dabei handelt es sich um ein elektronisches Messgerät, das den zeitlichen Verlauf elektrischer Spannungen mittels eines Elektronenstrahls auf einem Bildschirm sichtbar macht. Ernst Ruska (1906–1988), einer von Knolls Diplomanden, ging deshalb die Ansätze zur Elektronenoptik erneut an. Auf Grundlage seiner Diplomarbeit konstruierten Knoll und Ruska 1931 den Prototyp eines Elektronenmikroskops, das zur Vergrößerung von Gitterstrukturen aus feinem Drahtgewebe geeignet war.

Als die Gesellschaft der Freunde der Technischen Hochschule Ruska mit einem Zuschuss förderte, war er 1933 in der Lage, ein wesentlich besseres Gerät zu bauen. Dieses neue Gerät wurde zunächst »Übermikroskop« genannt. Es verfügte über drei Elektronenlinsen und bei einer Spannung von 75 kV erhielt man eine 12.000-fache Vergrößerung, womit es mit einer Auflösung von 50 Nanometern Lichtmikroskope deutlich übertraf. Gemeinsam mit dem Elektrotechniker Bodo von Borries (1905–1956) entwickelte Ruska seit 1937 in einer eigens eingerichteten Forschungsstelle der Firma Siemens & Halske in Berlin das Elektronenmikroskop weiter, das 1939 mit den ersten fünf Geräten in Serie ging. Dabei handelte es sich um sogenannte Transmissionselektronenmikroskope. Bei dieser Bauform werden Elektronenstrahlen durch eine extrem dünn geschnittene Probe geschickt, wobei das Bild durch die an unterschiedlichen Strukturen der Probe verschieden stark gestreuten Elektronen erzeugt wird. Zeitgleich mit Ruska und Knoll baute auch der Elektrotechniker Reinhold Rüdenberg (1883–1961), der damals Leiter der wissenschaftlichen Abteilung der Siemens-Schuckert-Werke in Berlin war, ein Elektronenmikroskop.

Der Erfinder Manfred von Ardenne (1907–1997) konstruierte von 1937 bis 1940 das erste Rasterelektronenmikroskop (REM), das er als »Universal-Elektronenmikroskop« bezeichnete. Doch auch Forscher aus Holland, England und Kanada arbeiteten zu dieser Zeit an solchen Geräten. Bei diesen Instrumenten wird ein extrem feiner Elektronenstrahl in einem bestimmten Muster oder Raster über die zu untersuchende Probe geführt. Je feiner dieses Raster ist, desto höher ist die Auflösung. Die Wechselwirkungen dieses Elektronenstrahls mit der Probe werden dazu genutzt, um Punkt für Punkt ein zeilenweise aufgebautes Bild der Probe zu erzeugen. Durch den Beschuss mit Elektronen werden aus den getroffenen Stellen Elektronen herausgeschleudert. Diese freigesetzten Elektronen werden auf einen Detektor geleitet. Der Bildkontrast wird durch die Anzahl der von den einzelnen Punkten der Probe in den Detektor gelangenden Elektronen bestimmt, also durch die Neigung des beschossenen Punkts gegenüber dem Detektor. Ein Rasterelektronenmikroskop liefert so Abbilder der Oberfläche des untersuchten Objekts, die eine hohe Schärfentiefe besitzen. Diese Forschungen mündeten schließlich im ersten kommerziellen Rasterelektronenmikroskop »Stereoscan«, das im Jahr 1965 von der Cambridge Scientific Instruments Company auf den Markt gebracht wurde.

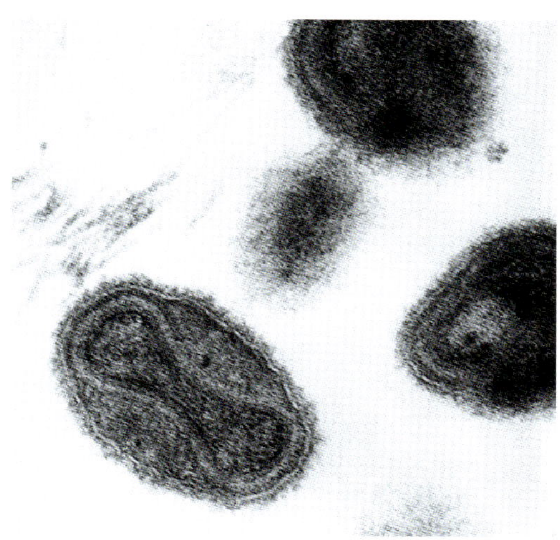

Aufnahme des Pocken-Erregers unter dem Transmissionselektronenmikroskop

Die Nutzung der Elektronenmikroskopie für die Medizin, insbesondere für die Grundlagenforschung, war früh angelegt. Schon Ruska und Borries waren im Jahr 1936 auf Richard Siebeck (1883–1965), den Direktor der 1. Medizinischen Universitätsklinik der Charité, zugegangen und hatten ihn um ein Gutachten gebeten, »*inwieweit für die ärztliche Wissenschaft und Praxis durch das Elektronenmikroskop Fortschritte zu erhoffen sind*«. Siebeck hatte die Bedeutung der Elektronenmikroskopie für die Virologie vorausgesagt, »[k]*rankt doch die Wissenschaft der ›filtrierbaren Infektionserreger‹ eben daran, daß sich diese ›Lebewesen‹ dem zu geringen Auflösungsvermögen der Lichtmikroskope entziehen*«. Dieses Gutachten zielte wohl darauf, die Elektronenmikroskopie einem Industrieunternehmen nahezubringen, die das Verfahren zur Serienreife entwickeln sollte. Seit 1936 war auch Ernst Ruskas Bruder Helmut bei Siebeck als Assistent tätig. Helmut Ruska (1908–1973) war einer der Pioniere der Elektronenmikroskopie in der Medizin. Als erster konnte er Viren sichtbar machen und schuf die Grundlagen der Benennung von Viren, Virenfamilien und Virengattungen. Auch erforschte er die Feinstruktur von Molekülen, Zell-Organellen und Zellen.

Eine der Herausforderungen bei der Elektronenmikroskopie ist es, das Objekt möglichst gut zu präparieren. Die Probe muss hinreichend fixiert, extrem dünn geschnitten sowie kontrastreich sein. Bei der Fixierung werden zunächst alle Lebensvorgänge sowie der Zerfall von Zellen und Geweben der Probe gestoppt. Anschließend wird das Probenmaterial mit Kunststoff gesättigt und dieser wird ausgehärtet. Erst dann wird die Probe hauchdünn geschnitten. Um zusätzlichen Kontrast der Zell- und Gewebestrukturen zu erreichen, erhält die Oberfläche noch eine Metallbeschichtung mit Uran- und Bleiverbindungen. Dies entspricht dem Färben in der Lichtmikroskopie. Zum Betrieb benötigen Elektronenmikroskope meistens ein Vakuum, das keine Zelle überleben würde. Auch wegen der starken Elektronenstrahlung kann kein lebendes Gewebe untersucht werden. So musste die Forschung hinnehmen, dass sie Details auf der molekularen Ebene nur an toten Präparaten untersuchen konnte. Damit können aber die komplizierten Lebensvorgänge nur mühsam und nicht unmittelbar entschlüsselt werden.

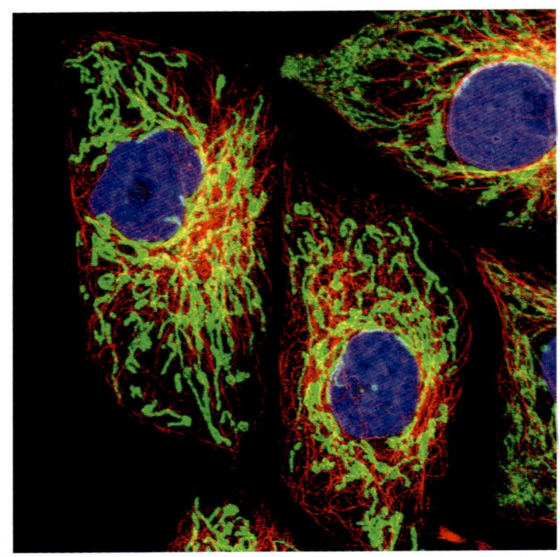

Aufnahme von Säugetierzellen unter dem STED-Mikroskop (Max-Planck-Institut für biophysikalische Chemie/ Stefan Jakobs)

Bei der Suche nach neuen Möglichkeiten stieß die Forschung auf ein anderes, wiederum licht- und fluoreszenzmikroskopisches Prinzip: Abläufe, die in lebenden Zellen auf molekularer Ebene, also weit unterhalb der Beugungsgrenze des sichtbaren Lichts stattfinden, lassen sich durch das STED-Mikroskop in hoher Auflösung sichtbar machen. STED steht für »Stimulated Emission Depletion«. Das erste STED-Mikroskop kam 2007 auf den Markt. Maßgeblich entwickelt wurde dieses Verfahren seit Beginn der 1990er Jahre vom Physiker und Nobelpreisträger Stefan Hell (*1962). Der Ausgangpunkt war, dass sich zwar die Eigenschaften des Lichts nicht ändern, aber die chemischen Eigenschaften der Moleküle so anpassen lassen, dass ihr Aufbau erkennbar wird.

Hell orientierte sich dabei an der bereits seit Anfang des 20. Jahrhunderts entwickelten Fluoreszenz-Mikroskopie, mit der lebenden Zellen erforscht werden können. Dazu nutzt man fluoreszierende Farbstoffe, die sich an bestimmte Moleküle in einer Zelle binden. Durch Licht einer bestimmten Wellenlänge angeregt, beginnen diese markierten Moleküle zu leuchten. Doch auch für diese Form der Lichtmikroskopie gilt, dass sich keine Strukturen voneinander unterscheiden lassen, die enger als 200 Nanometer zusammen liegen.

Die STED-Mikroskopie nutzt daher einen Trick. Ein erster kreisförmiger Lichtstrahl einer bestimmten Wellenlänge bringt den Farbstoff im untersuchten Molekül dazu, Licht abzugeben. Ein zweiter ringförmiger Lichtstrahl einer anderen Wellenlänge folgt dem ersten. Er hat die Aufgabe, den vom ersten Strahl angeregten Farbstoff wieder zur Ruhe zu bringen, damit er nicht mehr leuchtet. Man bezeichnet ihn daher auch als »Ausschaltestrahl«. Durch das »Loch« in der Mitte des

Ausschaltestrahls werden die Farbstoffe dort nicht deaktiviert, so dass man sie noch sehen kann. Die beiden Lichtstrahlen bewegen sich Punkt für Punkt rasterförmig über die Probe. Auf diese Weise wird ein Bild erzeugt, dessen Auflösung deutlich über der von Abbe formulierten Grenze liegt.

Davon profitierte auch die molekularmedizinische Grundlagenforschung, die auf diese Weise Einblick in molekulare Vorgänge tief in den einzelnen Zellen erhielt. Dies ermöglicht es etwa, Krankheiten auf molekularer Ebene zu verstehen. Es lässt sich aber auch untersuchen, wie sich Zellen verhalten, wenn sie bestimmte Wirkstoffe aufnehmen.

Bausteine des Körpers – Zellularpathologie und Histologie

Das Mikroskop wurde im 19. Jahrhundert zum Symbol des medizinischen Forschens, aber als Instrument der Labormedizin auch fester Bestandteil der medizinischen Praxis. Eng mit der Verbesserung des Mikroskops als wissenschaftlichem Instrument verbunden ist unter anderem die Entstehung der Zelltheorie, also die Vorstellung, dass alle Lebewesen aus Zellen als kleinsten Einheiten aufgebaut sind. Die Medizin seit dem 19. Jahrhunderts wurde also nicht nur, wie schon gezeigt wurde, von Physik und Chemie geprägt, sondern ganz maßgeblich auch durch die Biologie sowie ihre Methoden und Techniken. Die Zelllehre der Botanik wies den Weg für das neue medizinische Leitkonzept der Zellularpathologie.

Die Zelltheorie geht wesentlich auf den Mediziner und Physiologen Theodor Schwann (1810–1882) und den Botaniker Matthias Jacob Schleiden (1804–1881) zurück. Schleiden arbeitete die Zelltheorie 1838 erstmals für Pflanzen aus. Im folgenden Jahr weitete der begabte Mikroskopiker Schwann dies in seinem Werk »Mikroskopische Untersuchungen über die Übereinstimmung in der Struktur und dem Wachstum der Thiere und Pflanzen« (1839) auch auf tierische Organismen aus und betonte so die wesentliche Gemeinsamkeit allen Lebens. Für Schwann waren Zellen, bestehend aus einem Zellkern, einem Zellkörper und einer sie umgebenden Membran, der kleinste Baustein allen Lebens. Er vertrat allerdings noch die These, dass sich Zellen auch aus formlosem zellfreiem Keimgewebe, dem sogenannten Blastem bilden können, und verglich diesen Vorgang mit der Kristallisation. In dieser Idee spiegelt sich noch die damals verbreitete Vorstellung von der »Spontanzeugung« wider, also dass Organismen gleichsam aus dem Nichts, aus toter Materie hervorgehen können.

In den 1850er Jahren formulierte der Arzt und Pathologe Rudolf Virchow (1821–1902), der von 1849 bis 1856 in Würzburg und anschließend in Berlin tätig war, sein Konzept der »Zellularpathologie«. Dieses Konzept, das er in seiner grundlegenden Schrift »Die Cellularpathologie in ihrer Begründung auf physiologische und pathologische Gewebelehre« (1858) ausformulierte, prägt die Vorstellung von Gesundheit und Krankheit bis heute wesentlich mit.

Die Zelle betrachtet Virchow als Ausgangspunkt allen Lebens. Die Zelle sei die kleinste Einheit alles Lebendigen und das Lebewesen nichts »*als eine Summe vitaler Einheiten*«. Jede Zelle gehe durch Teilung aus einer anderen Zelle hervor. Dafür prägte er den Satz »*omnis cellula e cellula*« (»jede Zelle entsteht aus einer Zelle«). Die Vorstellungen der Blastem-Theorie verwarf er vollständig. Dies hatte grundlegende Auswirkungen auf

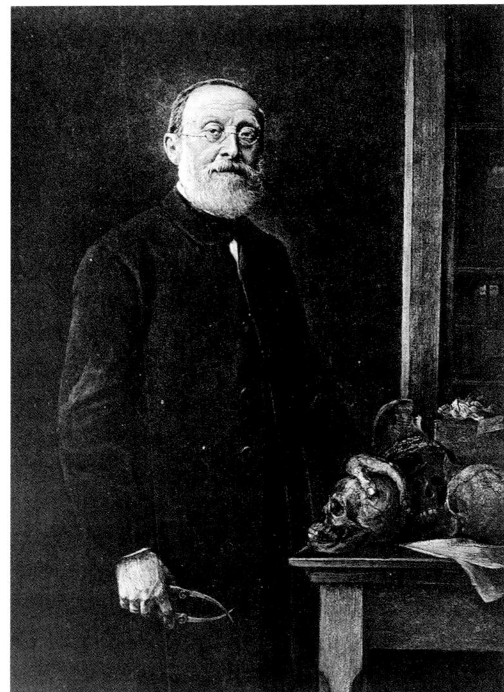

Rudolf Virchow (1821–1902)

die Vorstellungen der Entstehung und der Verortung von Krankheiten, die er auf Veränderungen von Körperzellen zurückführte. Krankheiten rührten nach seiner Vorstellung aus Veränderungen von Zellen her. Diese abnormen Zellen wiederum vermehrten sich durch Teilung. Dies wurde grundlegend für die Erklärung der Bildung von Tumoren.

Von den Ärzten in der zweiten Hälfte des 19. Jahrhunderts erfuhr die neue Lehre einen gewaltigen Zuspruch. Sie wurde bis heute zur Grundlage für die pathologische Forschung und die medizinische Therapie, die auf die genaue Verortung von Krankheit zielt. Die Biochemie, der Einsatz des Elektronenmikroskops und die Molekularbiologie haben die Zellularpathologie zwar erweitert. Dennoch wird der Grundauffassung von der Zelle als dem Grundbaustein des Aufbaus der tierischen und pflanzlichen Organismen auch heute noch eine uneingeschränkte Aussagekraft zugebilligt. Auch die Sprache der Medizin ist stark durch die Zellularpathologie Virchows geprägt.

Die Mikroskopie entwickelte sich, beeinflusst von Virchows Konzept, zur maßgeblichen Methode in der Pathologie. Es entstanden aber auch grundlegende Techniken der Präparation von Gewebe, die dessen mikroskopischer Untersuchung vorausgingen. Zwischen dem im Körper liegenden Gewebe und seinem mikroskopischen Bild liegen zahllose Arbeitsschritte, von der Entnahme über die Einbettung, den Schnitt und die Färbung der Probe bis hin zu ihrer Betrachtung. Das Mikroskop gewährt daher keinen unmittelbaren Einblick in den Körper, sondern – wie die bildgebenden Verfahren auch – nur einen technisch vermittelten. Dasselbe gilt für in der Petrischale kultivierte Krankheitserreger.

Um die Strukturen von Gewebe unter dem Mikroskop genau erkennen zu können, werden gleichmäßige Schnitte benötigt, die sehr dünn und dadurch lichtdurchlässig sind. Anfangs kamen häufig nur geschärfte Rasierklingen zum Einsatz. Es gab jedoch auch Geräte zur Anfertigung solcher Schnitte, die bis Mitte des 19. Jahrhunderts Schneidapparate genannt wurden. Erst danach kam der Begriff »Mikrotom« auf, der sich seit den 1880er Jahren durchsetzte. Mit Mikrotomen können Schnittdicken von wenigen Mikrometern erreicht werden.

Die Entwicklung von Mikrotomen erfuhr einen Schub, als die Einbettung von Proben in Paraffin aufkam. Erstmals hatte der Pathologe Edwin Klebs (1834–1913) im Jahr 1869 diese Methode vorgestellt. Er entwässerte die

Proben zunächst mit Alkohol. Anschließend legte er sie in Terpentinöl, das sich sowohl mit Alkohol als auch mit Paraffin mischt. Erst dann wurden sie mit flüssigem Terpentin durchtränkt, das allmählich erstarrte. So erhielt Klebs einen gut zu schneidenden Paraffinblock, in den die Probe eingebettet war. Terpentinöl ließ jedoch viele Proben schrumpfen, so dass es seit Anfang der 1880er Jahre durch Chloroform ersetzt wurde.

Meistens sind Mikrotome aus folgenden Teilen aufgebaut: einem Messerblock mit auswechselbarem Messer, einem Präparatehalter für die Probe und einem sogenannten Vorschubmechanismus. Die Geräte unterscheiden sich vor allem dadurch, ob beim Schneiden die Probe oder das Messer bewegt wird. In beiden Fällen wird das Messer durch das Präparat gedrückt und schneidet durch die Keilwirkung eine hauchdünne Schicht ab. Im Anschluss an den Schnitt wird der Abstand zwischen Schneide und Probe wieder hergestellt, so dass beim folgenden Durchgang ein Schnitt mit genau derselben Stärke erzeugt wird. Die Dicke des Schnitts kann mit Hilfe eines Mechanismus exakt eingestellt werden.

Man kann zwei wesentliche Arten von Mikrotomen unterscheiden: Bei einem Schlittenmikrotom ist das Präparat in der Regel auf einem starren Blockträger befestigt, während das Messer auf einem schweren Schlitten auf einer festen Bahn vor und zurück bewegt wird. Es geht auf ein Modell zurück, dass der Amerikaner G. Rivet im Jahr 1868 konstruiert hatte. Über einen im Zuge des deutsch-französischen Krieges ausgewiesenen Mikroskopiker kam es nach Deutschland. Es war noch aus Holz gebaut und daher nicht sonderlich robust. In Deutschland entwickelte der Optiker und Feinmechaniker Rudolf Jung (1845–1900) in Heidelberg zusammen mit dem Pathologen Richard Thoma (1847–1923) schließlich das bekannte Schlittenmikrotom nach Thoma. Es war eines der ersten serienmäßig gefertigten Mikrotome und bestand vollständig aus Me-

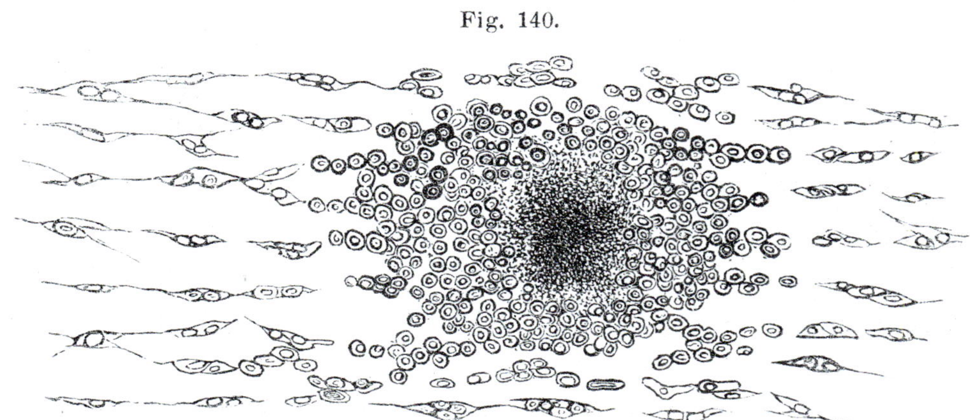

Mikroskopische Darstellung »Entwicklung eines Tuberkels aus Bindegewebe der Pleura« aus »Die Cellularpathologie« (1858)

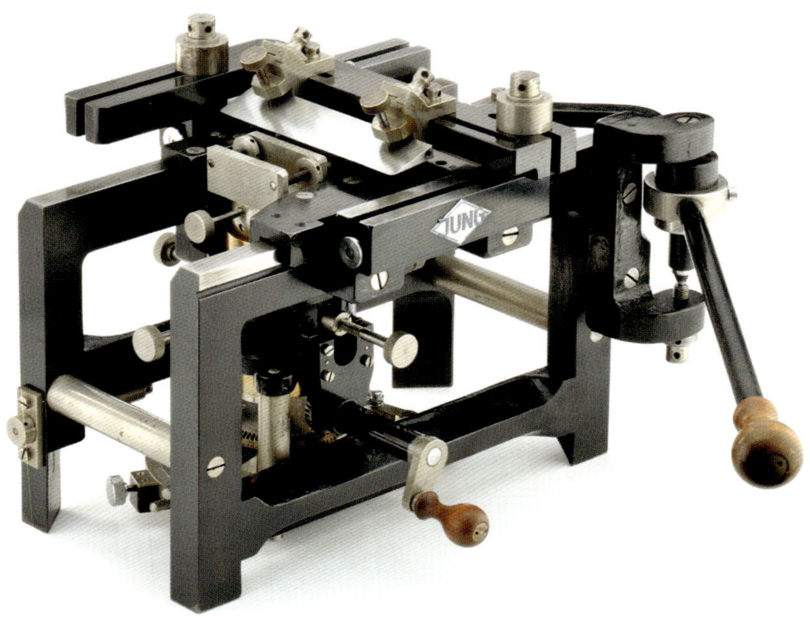

Schlittenmikrotom (1925–1950)

tall. Im Jahr 1881 ging es in Serie und wurde mehr als 80 Jahre nahezu unverändert gebaut und verkauft. Es erlaubte mit einer verbesserten Führung für das Messer auf einer schiefen Ebene sowie einem um zwei Achsen verstellbaren Objekthalter bereits Schnittdicken von bis zu 5 Mikrometern. Seit 1910 hatte Jung auch noch das »Neue Heidelberger Schlittenmikrotom« im Angebot, bei dem die Höhe der Objekte durch eine senkrechte Spindel verstellt werden konnte, wodurch höhere Objekte geschnitten werden konnten. Es war aber erheblich größere, schwerer und auch teurer als das Thoma-Mikrotom.

Eines der ersten Schlittenmikrotome mit automatischem Vorschubmechanismus entwickelte Carl Friedrich Wilhelm Reichert (1851–1922) in Wien im Jahr 1883. Diese frühe Automatisierung im Labor stieß zunächst nicht nur auf Zustimmung. Der Herausgeber der Zeitschrift für wissenschaftliche Mikroskopie erklärte im Jahr 1884: »*Die automatische Hebungsvorrichtung ist vom wissenschaftlichen Standpunkte aus überhaupt in das Gebiet der Spielerei zu verweisen* […] *Aber in unserem Zeitalter geht ja alles mit Dampf, im nächsten mit Elektricität – sollte sich nicht noch eine elektrodynamische Maschine mit dem Mik-*

rotom in Verbindung bringen lassen? Dann könnte sich der Wissenschaftler mit untergeschlagenen Armen und brennender Cigarre hinter den selbstthätig arbeitenden Apparat setzen und zusehen, wie der automatisch bewegte Pinsel die Schnitte anhebt und in die mit schillerndem Anilingemisch erfüllte Glasschale überträgt.«

Eine weitere Form neben dem Schlittenmikrotom ist das Rotationsmikrotom. Bei diesem wird das Präparat mittels eines Schwungrades durch eine Auf- und Abbewegung von einem fest eingespannten Messer geschnitten. Diese Bauform geht auf den amerikanischen Embryologen und Histologen Charles Sedgwick Minot (1852–1914) zurück. Er studierte unter anderem in Leipzig, Paris und Würzburg und kehrte anschließend in die Vereinigten Staaten zurück. Seit 1880 war er als Dozent und später Professor an der Harvard Universität tätig. Das Rotationmikroskop entwickelte er 1886, um in kurzer Zeit Serienschnitte von in Paraffin eingebetteten Embryos herstellen zu können. Im Jahr 1888 gingen die ersten Geräte in Serie und wurden bald auch nach Europa verkauft, wo viele Hersteller solche Geräte ebenfalls in ihr Sortiment aufnahmen.

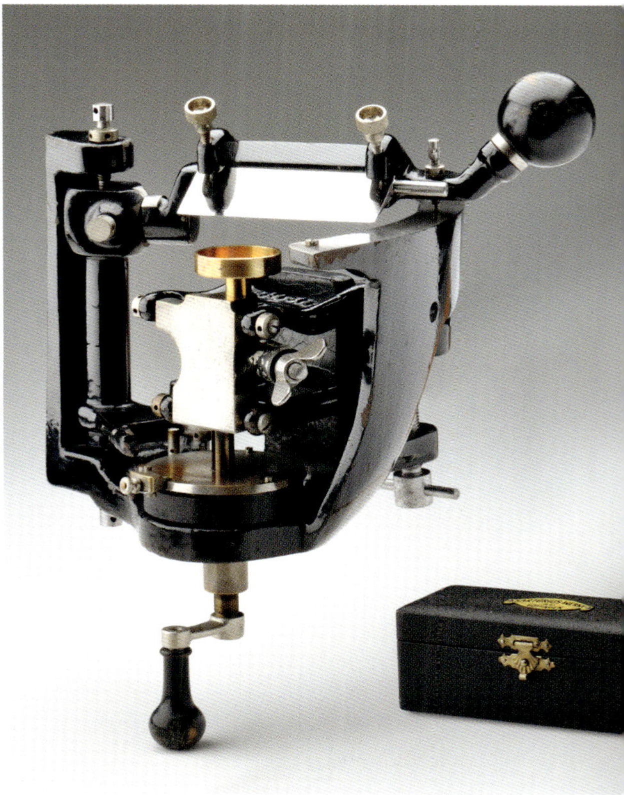

Rotationsmikrotom (1900–1950)

Um schnelle Schnitte ohne aufwendige Präparation durchführen zu können, wurden zudem spezielle Gefriermikrotome entwickelt, um tiefgefrorene Proben schneiden zu können. Ein erstes dafür geeignetes Mikrotom wurde bereits 1871 erfunden. Die Proben wurden seit 1876 mit Äther gefrostet, der eine hohe Verdunstungskälte erzeugt. Schon zehn Jahre zuvor war Äther, der schon länger als Narkosegas verwendet wurde, erstmals zur örtlichen Betäubung durch Vereisung eingesetzt worden. Seit Anfang des 20. Jahrhunderts kam Kohlenstoffdioxid zur Anwendung, um die Proben zu kühlen.

Eine bedeutende Rolle für die Untersuchung von Zellen spielten neben den Schneide- auch die Färbeverfahren, die im 19 Jahrhundert entwickelt wurden. Um den erforderlichen Kontrast für eine Beurteilung im Mikroskop zu erzielen, behandelt man Gewebeschnitte mit verschiedenen Farbstoffen. Die Medizin und Biologie profitierten dabei von der im Zuge der Industrialisierung entstehenden Farbchemie. In ihrem Gefolge wurden in Gaswerken und Kokereien wachsende Mengen an Steinkohle zu Leuchtgas und Koks für die Stahlerzeugung verarbeitet. Ein nutzloser Abfallstoff dabei war Teer, bis der englische

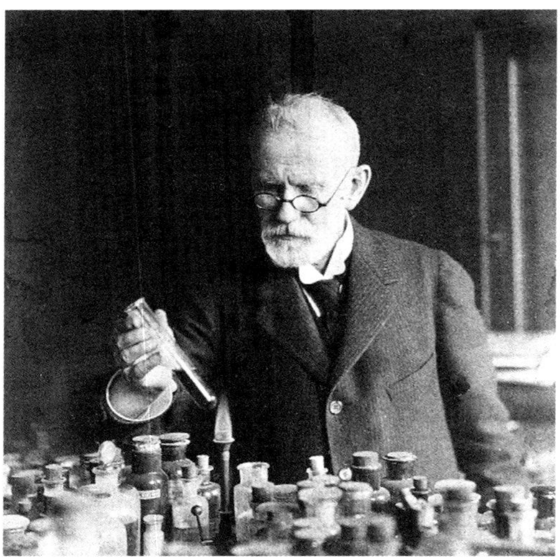

Paul Ehrlich (1854–1915)

Chemiker und Unternehmer William Perkin (1838–1907) im Jahr 1856 mit dem violetten Mauvein den ersten künstlichen, auf Teergrundlage hergestellten Farbstoff entdeckte und anfing, diesen in industriellem Maßstab zu fertigen. Der Erfolg blieb nicht ohne Nachahmer und es entstanden in kurzer Zeit viele weitere Teerfarbenfabriken, die letztlich zur Grundlage der chemischen Industrie wurden. In großen Mengen wurden die leuchtenden Farbstoffe zur Färbung von Textilien verwandt und so teure Naturfarbstoffe ersetzt. Mit den Teerfarben ließen sich jedoch nicht nur Baumwollstoffe, sondern auch mikroskopische Präparate färben, um diese überhaupt oder bestimmte Strukturen in ihnen sichtbar zu machen.

Die entstehende Farbstoffchemie war eng mit der medizinischen Forschung mit dem Mikroskop verbunden, wie ein Blick auf die Biographie des Mediziners und späteren Nobelpreisträgers Paul Ehrlich (1854–1915) zeigt. Sein Cousin Carl Weigert (1845–1904) hatte zu Beginn der 1870er Jahre erstmals Bakterien mit Farbstoffen angefärbt und die auf Teer beruhenden Anilinfarbstoffe in die medizinische Zell- und Gewebeforschung sowie die Bakteriologie eingeführt. Während seines Studiums in Breslau, Straßburg, Freiburg und Leipzig befasste sich Ehrlich ebenfalls intensiv mit Farbstoffen und Färbetechniken für die mikroskopische Untersuchung. So charakterisierte ihn sein akademischer Lehrer Julius Cohnheim (1839–1884) folgendermaßen: »*Das hier ist der kleine Ehrlich, er ist ein sehr guter Färber, aber sein Examen wird er nie machen.*« Ersteres stimmte, letzteres nicht. So wandelten seine farbanalytischen Forschungen, die er ab 1878 als Assistenzarzt an der Charité in Berlin durchführte, die Blutdiagnostik grundlegend.

Ehrlich konnte beispielsweise mit Hilfe der synthetischen Farbstoffe die Unterschiede zwischen verschiedenen Typen weißer Blutzellen unter dem Mikroskop erkennbar machen. Dies ist möglich, weil sich die Farbstoffe speziell an bestimmte Bestandteile der jeweiligen Zellen binden. So unterschied Ehrlich sogenannte Granula, also körnchenförmige Einlagerungen, in bestimmten weißen Blutzellen danach, ob sie einen basischen, einen sauren oder einen neutralen Farbstoff an sich banden. Die Färbung ermöglichte es, Zellstrukturen nicht mehr ausschließlich aufgrund ihres Aussehens zu bewerten, sondern auch auf der Grundlage ihrer chemischen Eigenschaften. Insgesamt führte Ehrlich zwölf neue Anilinfarben in die Mikroskopier-Technik ein. Er nutze sie nicht nur zur Färbung von Körperzellen in der Histologie, sondern auch um Bakterien kenntlich zu machen. Bei seinen Untersuchungen ging er sehr systematisch vor und ersetzte das bloße Ausprobieren durch ein geplantes Vorgehen.

Die Mikroskopie ist aus der Labordiagnostik nicht wegzudenken. Histologische Untersuchungen, also die Beurteilung von Gewebeproben, ermöglichen eine Diagnose auf zellulärer Ebene. Krebszellen, Entzündungen oder totes Gewebe lassen sich so erkennen. Ein Spezialfall der Zellanalyse ist die Erstellung eines Blutbildes, also der Überblick über die Zellen und Zelltypen, die im Blut enthalten sind. Es umfasst Aussagen sowohl zur Anzahl zellulärer Blutbestandteile als auch zu deren äußerer Form. Wurde dieses zunächst mikroskopisch erstellt, lässt es sich seit Mitte des 20. Jahrhunderts auch maschinell anfertigen, ohne dass ein Mikroskop erforderlich ist.

Die Blutzellen lassen sich in rote Blutzellen, weiße Blutzellen und Thrombozyten bzw. Blutplättchen unterscheiden. Das große Blutbild beinhaltet neben dem kleinen Blutbild, in dem lediglich die Gesamtzahl der Leukozyten ausgewiesen ist, auch noch das Differentialblutbild. Darunter versteht man eine Ermittlung der Anteile der einzelnen Untergruppen von weißen Blutkörperchen, die in der Probe enthalten sind. Dieses Differentialblutbild wurde ursprünglich mit dem Auge unter dem Mikroskop ausgezählt.

Bei den manuellen Verfahren wurde das Blut, um die Anzahl der roten und weißen Blutkörperchen zu bestimmen, in Blutmisch-

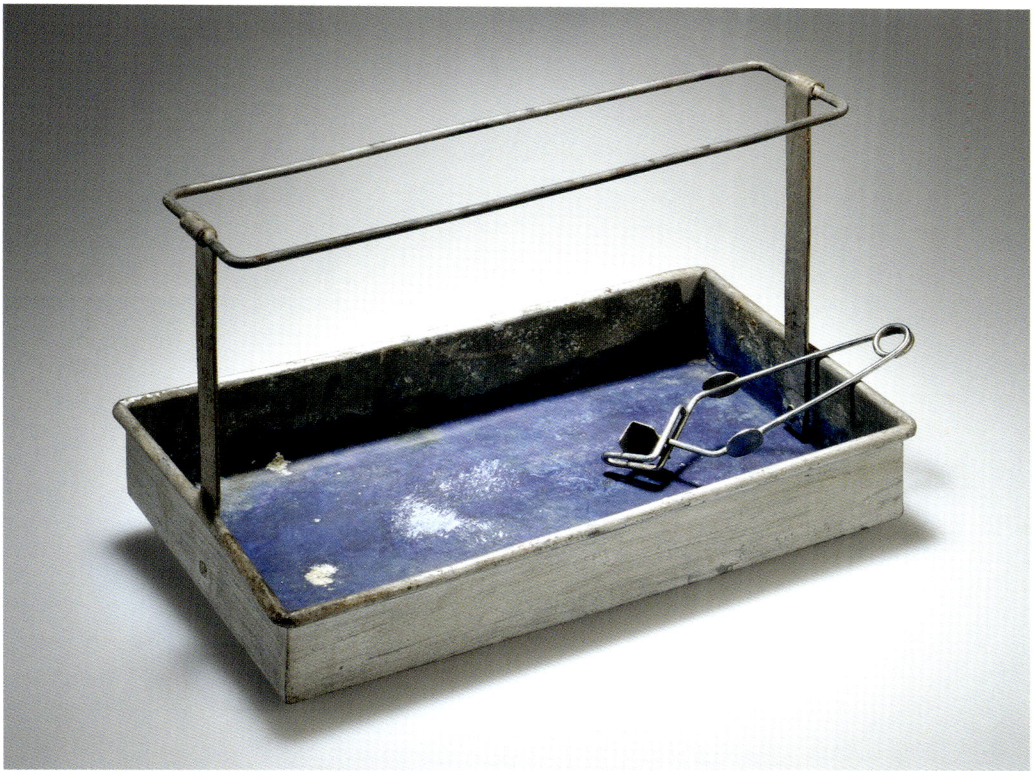

Färbebank zur Anfärbung von Proben (1930–1940)

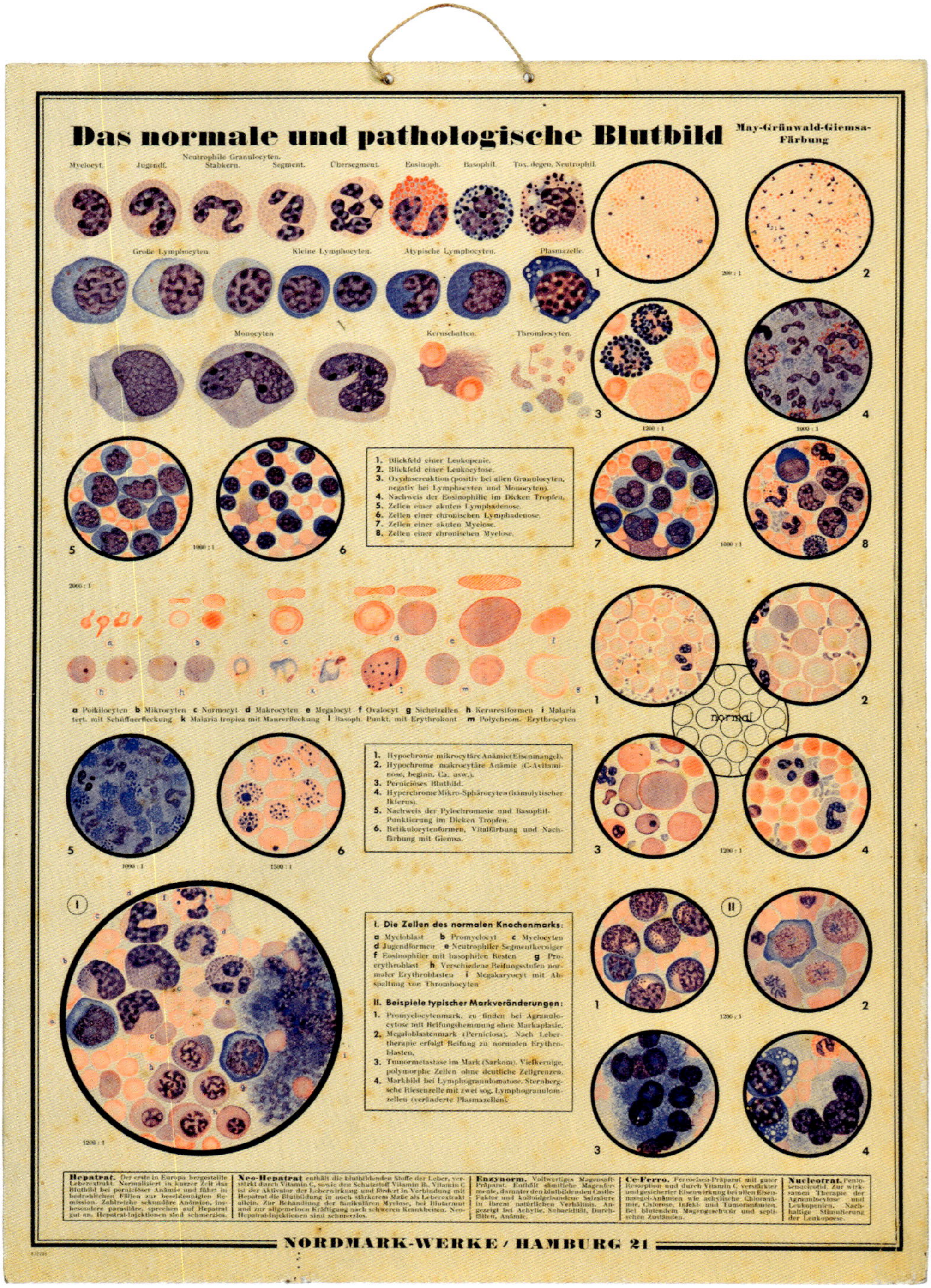

Das normale und pathologische Blutbild

May-Grünwald-Giemsa-Färbung

Myelocyt. Jugendf. Neutrophile Granulocyten. Stabkern. Segment. Übersegment. Eosinoph. Basophil. Tox. degen. Neutrophil.

Große Lymphocyten. Kleine Lymphocyten. Atypische Lymphocyten. Plasmazelle.

Monocyten. Kernschatten. Thrombocyten.

1. Blickfeld einer Leukopenie.
2. Blickfeld einer Leukocytose.
3. Oxydasereaktion (positiv bei allen Granulocyten, negativ bei Lymphocyten und Monocyten).
4. Nachweis der Eosinophilie im Dicken Tropfen.
5. Zellen einer akuten Lymphadenose.
6. Zellen einer chronischen Lymphadenose.
7. Zellen einer akuten Myelose.
8. Zellen einer chronischen Myelose.

a Poikilocyten **b** Mikrocyten **c** Normocyt **d** Makrocyten **e** Megalocyt **f** Ovalocyt **g** Sichelzellen **h** Kernrestformen **i** Malaria tert. mit Schüffnerfleckung **k** Malaria tropica mit Maurerfleckung **l** Basoph. Punkt. mit Erythrokont **m** Polychrom. Erythrocyten

normal

1. Hypochrome mikrocytäre Anämie (Eisenmangel).
2. Hypochrome makrocytäre Anämie (C-Avitaminose, beginn. Ca. usw.).
3. Perniciöses Blutbild.
4. Hyperchrome Mikro-Sphärocyten (hämolytischer Ikterus).
5. Nachweis der Polychromasie und Basophil-Punktierung im Dicken Tropfen.
6. Retikulocytenformen, Vitalfärbung und Nachfärbung mit Giemsa.

I. Die Zellen des normalen Knochenmarks:

a Myeloblast **b** Promyelocyt **c** Myelocyten **d** Jugendformen **e** Neutrophiler Segmentkerniger **f** Eosinophiler mit basophilen Resten **g** Proerythroblast **h** Verschiedene Reifungsstufen normaler Erythroblasten **i** Megakaryocyt mit Abspaltung von Thrombocyten

II. Beispiele typischer Markveränderungen:

1. Promyelocytenmark, zu finden bei Agranulocytose mit Reifungshemmung ohne Markaplasie.
2. Megaloblastenmark (Perniciosa). Nach Lebertherapie erfolgt Reifung zu normalen Erythroblasten.
3. Tumormetastase im Mark (Sarkom). Vielkernige, polymorphe Zellen ohne deutliche Zellgrenzen.
4. Markbild bei Lymphogranulomatose. Sternbergsche Riesenzelle mit zwei sog. Lymphogranulomzellen (veränderte Plasmazellen).

Hepatrat. Der erste in Europa hergestellte Leberextrakt. Normalisiert in kurzer Zeit das Blutbild bei perniciöser Anämie und führt in bedrohlichen Fällen zur beschleunigten Remission. Zahlreiche sekundäre Anämien, insbesondere parasitäre, sprechen auf Hepatrat gut an. Hepatrat-Injektionen sind schmerzlos. | **Neo-Hepatrat** enthält die blutbildenden Stoffe der Leber, verstärkt durch Vitamin C, sowie den Schutzstoff Vitamin B. Vitamin C ist der Aktivator der Leberwirkung und fördert in Verbindung mit Hepatrat die Blutbildung in noch stärkerem Maße als Leberextrakt allein. Zur Behandlung der funikulären Myelose, bei Blutarmut und zur allgemeinen Kräftigung nach schweren Krankheiten. Neo-Hepatrat-Injektionen sind schmerzlos. | **Enzynorm.** Vollwertiges Magensaft-Präparat. Enthält sämtliche Magenfermente, darunter den blutbildenden Castle-Faktor und kolloidgebundene Salzsäure in ihrem natürlichen Verhältnis. Angezeigt bei Achylie, Subacidität, Durchfällen, Anämie. | **Ce-Ferro.** Ferroeisen-Präparat mit guter Resorption und durch Vitamin C verstärkter und gesicherter Eisenwirkung bei allen Eisenmangel-Anämien wie achylische Chloranämie, Chlorose, Infekt- und Tumoranämien. Bei blutendem Magengeschwür und septischen Zuständen. | **Nucleotrat.** Pentosenucleotid. Zur wirksamen Therapie der Agranulocytose und Leukopenien. Nachhaltige Stimulierung der Leukopoese.

NORDMARK-WERKE / HAMBURG 21

Lehrtafel »Blutbild« (um 1960)

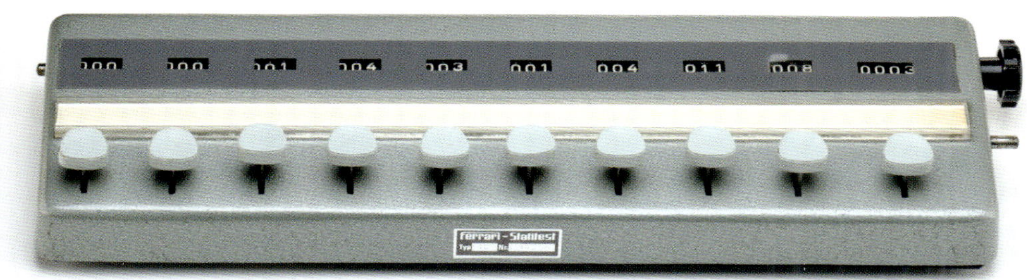

Blutzellzählgerät (1960–1970)

pipetten mit einer festgelegten Menge Flüssigkeit verdünnt. Anschließend wurde eine definierte Menge des Gemischs auf einen mit einem feinen Raster versehenen Objektträger aufgebracht und mit einem Deckplättchen versehen. Die Blutkörperchen in dieser Zählkammer wurden anschließend mit Hilfe des Rasters unter dem Mikroskop ausgezählt. Vorgestellt wurde dieses Verfahren im Jahr 1881 vom bereits erwähnten Pathologen Richard Thoma. In der Folge wurden weitere Formen von Zählkammern entwickelt. Um die Ergebnisse während des Auszählens nicht aus dem Blick zu verlieren und festzuhalten, wurden zunächst Zähltafeln eingesetzt, auf denen mit Fettstift-Strichen auf Glasplatten, die über die Tafel gelegt wurden, Buch geführt wurde. Später kamen Zählgeräte mit mehreren Zählwerken auf den Markt.

Die Auszählung einer Blutprobe wurde so mit großem Arbeitsaufwand per Hand durchgeführt, bis eine maschinelle Auszählung möglich wurde. Ein Verfahren ist beispielsweise die sogenannte Durchflusszytometrie, also die Zellzählung im Durchfluss der Probe durch ein Zählgerät: 1947 erfanden der amerikanische Elektrotechniker Wallace H. Coulter (1913–1998) und sein Bruder ein automatisches Zählgerät, das 1953 patentiert wurde. Das von ihnen entwickelte Verfahren dient bis heute dazu, die Anzahl der Zellen im Blut, beispielsweise die Leukozyten, maschinell zu ermitteln. Die Blutprobe fließt – bewegt durch eine Pumpe – in einer Zählkammer an zwei Elektroden vorbei, zwischen denen eine konstante Spannung besteht und die nur durch eine schmale Öffnung voneinander abgetrennt sind. Zellen verursachen dabei eine kurze Spannungsänderung, die gemessen werden kann.

Eine exakte Auszählung der Anzahl der in der Probe befindlichen Zellen ist somit möglich. Partikel, die einen deutlich kleineren Durchmesser haben als die Mess-Öffnung, verursachen nur eine geringe Änderung des Signals. Partikel, die gerade noch durch die Öffnung passen, führen wiederum zu größerer Signaländerung. Indem die Stärke des Signals beim Durchgang ausgewertet wird, lässt sich die Größe des Partikels bestimmen. Je nachdem, wie umfangreich die Auswertung sein soll, werden mehrere Zähleranzeigen eingesetzt, die je nach Signalstärke nur Partikel einer bestimmten Größe zählen, also verschiedene Zelltypen. Sie gestatten dann auch Aussagen über die Mengenanteile der einzelnen Partikel in der Flüssigkeit.

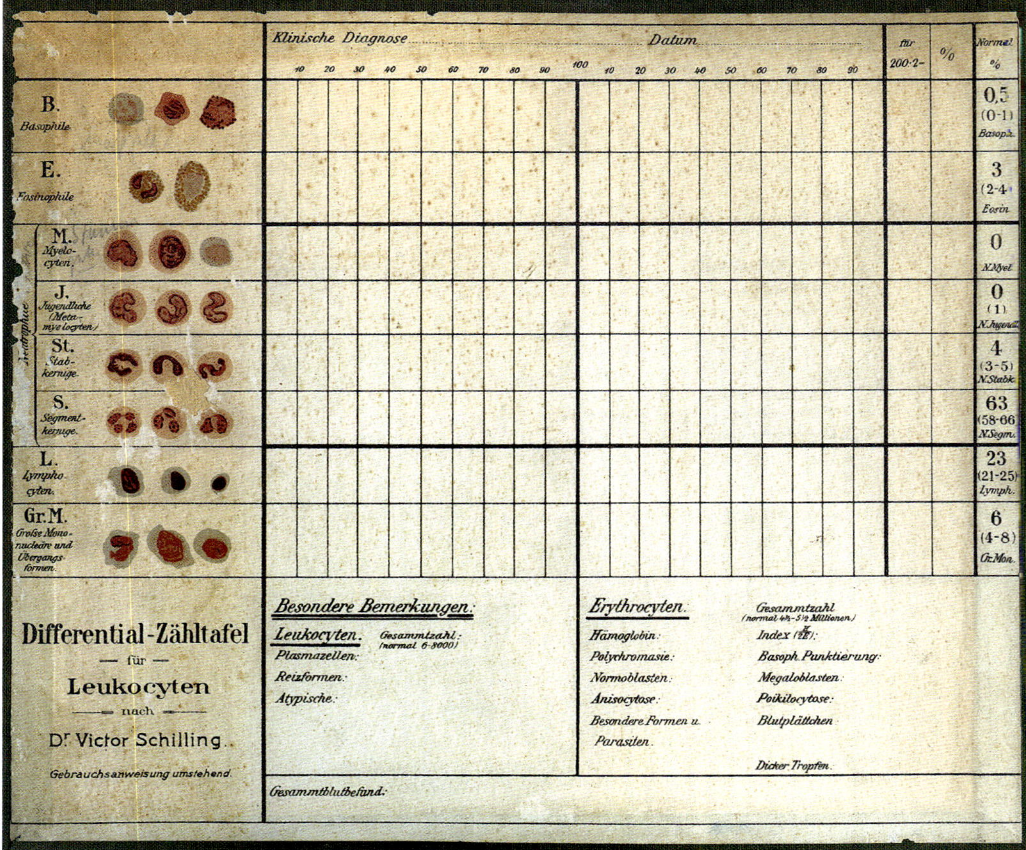

Klinische Diagnose ... Datum ...

für 200·2– | % | Normal %

B. Basophile — 0,5 (0-1) Basoph.

E. Eosinophile — 3 (2-4) Eosin.

M. Myelocyten. — 0 N.Myel.

J. Jugendliche (Metamyelocyten) — 0 (1) N.Jugendl.

St. Stabkernige. — 4 (3-5) N.Stabk.

S. Segmentkernige. — 63 (58-66) N.Segm.

L. Lymphocyten. — 23 (21-25) Lymph.

Gr.M. Große Mononucleäre und Übergangsformen. — 6 (4-8) Gr.Mon.

Differential-Zähltafel
für
Leukocyten
nach
Dr. Victor Schilling.
Gebrauchsanweisung umstehend.

Besondere Bemerkungen:
Leukocyten. Gesammtzahl: (normal 6-8000)
Plasmazellen:
Reizformen:
Atypische:

Erythrocyten. Gesammtzahl (normal 4½-5½ Millionen)
Hämoglobin: Index:
Polychromasie: Basoph. Punktierung:
Normoblasten: Megaloblasten:
Anisocytose: Poikilocytose:
Besondere Formen u. Parasiten. Blutplättchen
Dicker Tropfen.

Gesammtblutbefund:

Leukozyten-Zähltafel (um 1930)

Krankheitserreger – Verfahren der Bakteriologie und Virologie

Auch bei der Entstehung der Bakteriologie zur Erklärung von Infektionskrankheiten als dem zweiten innovativen und bis heute gültigen Krankheitskonzept der zweiten Hälfte des 19. Jahrhunderts spielten die Biologie als Leitwissenschaft und das Mikroskop als ihr Instrument die entscheidende Rolle. Das Konzept, dass bestimmte Krankheiten durch kleinste einzellige Lebewesen, also Bakterien, als Krankheitserreger hervorgerufen werden, löste ältere Vorstellungen ab. Sie führte zu einer Loslösung der Ursache einer Krankheit vom Körper des Patienten, denn Keime sind etwas, was von außen in den Körper gelangt. Es war zwar notwendig, die Reaktion des einzelnen Patienten über die Abläufe in seinem Körper zu verstehen. Dennoch lag die Ursache für die Erkrankung anderswo: Die Krankheit widerfuhr dem Patienten. Diese Trennung zwischen dem Patienten und dem Auslöser der Krankheit

machte es den Ärzten leichter, objektive Diagnosekriterien zu entwickeln.

Bis die Bakteriologie diese Vorstellung ablöste, bestimmte die auf die Antike zurückgehende und in den hippokratischen Schriften ausformulierte Miasmen-Lehre die Deutung epidemischer Krankheiten. Sie ging davon aus, dass Epidemien durch giftige Ausdünstungen des Bodens, insbesondere feuchter Sumpfgebiete, verursacht werden. Ein Anklang findet sich noch im Namen der Krankheit »Malaria«, der wörtlich »schlechte Luft« bedeutet. Der italienische Arzt Girolamo Frascatoro (1478–1553) entwickelte in Abgrenzung davon bereits im 16. Jahrhundert die Kontagien-Lehre als Erklärungsmodell für die Entstehung und Ausbreitung epidemischer Krankheiten. Sie ging davon aus, dass die Ansteckung durch spezifische, von Kranken abströmende Partikel, durch direkten Kontakt oder durch die Luft geschehe. Diese Vorstellung geriet allerdings wieder in Vergessenheit. Bis ins späte 19. Jahrhundert blieb die Vorstellung von Miasmen für die Erklärung von Infektionskrankheiten maßgebend.

Die Vorstellung von krankmachenden Miasmen war nicht wirkungslos: Auch aus ihr ließ sich das Ziel ableiten, zur Prävention von Krankheiten die hygienischen Bedingungen zu verbessern. Ein Beispiel dafür ist der in München tätige Mediziner, Chemiker und Hygieniker Max von Pettenkofer (1818–1901), der sich entschieden gegen die neu entstehende Bakteriologie wandte. Zugleich trug er aber auf Grundlage von Vorstellungen der Miasmen-Lehre maßgeblich dazu bei, die Hygiene als eigenständigen Bereich der Medizin zu etablieren. Ihm verdankt München seine Kanalisation und die zentrale Versorgung mit Trinkwasser, so dass die Stadt am Ende des 19. Jahrhunderts den Ruf hatte, eine der saubersten Städte in Europa zu sein.

Als Begründer der Bakteriologie gelten der französische Chemiker Louis Pasteur und der deutsche Mediziner Robert Koch. Pasteur beschäftigte sich Mitte des 19. Jahrhunderts mit der Erforschung der Milchsäuregärung und der alkoholischen Gärung. Dabei entdeckte er, dass Mikroorganismen die Gärung, aber auch Fäulnisprozesse auslösen. Als er auf Wunsch eines Spiritusherstellers Essig untersuchte, entdeckte er die für die Umwandlung des Alkohols zuständigen Bakterien. Auch stellte er fest, dass bestimmte Weinkrankheiten durch solche Erreger ausgelöst werden können, und dass das Erhitzen von Lebensmitteln Mikroorganismen abtötet und eine längere Haltbarkeit bewirkt. Diese nach ihm benannte Methode des Pasteurisierens wird heute noch genutzt.

In diesem Zusammenhang konnte er ebenfalls nachweisen, dass Mikroben immer nur aus anderen Mikroben entstehen und daher nicht das Ergebnis einer Spontanzeugung sein können. Pasteur legte mit seinen Forschungen zur Entstehung, Vermehrung sowie zum Lebenszyklus von Mikroben, wie auch mit seinen Untersuchungen zur Ursache-Wirkungsbeziehung zwischen Mikroorganismus, Infektion und Krankheitssymptom die Basis für die entstehende Bakteriologie. Schon seine Forschungen zu Wein hatten Pasteur mutmaßen lassen, Mikroben könnten auch einzelne Krankheiten von Mensch und Tier auslösen. Doch erst die Entdeckungen, die Robert Koch seit Anfang der 1870er Jahre gemacht hatten, bestätigten diese Annahmen und brachten auch Pasteur dazu, sich seit dem Ende der 1870er Jahre mit Infektionskrankheiten beim Menschen zu befassen. Unter anderem entwickelte er auf Grundlage abgeschwächter Erreger einen Impfstoff gegen die Tollwut, den er

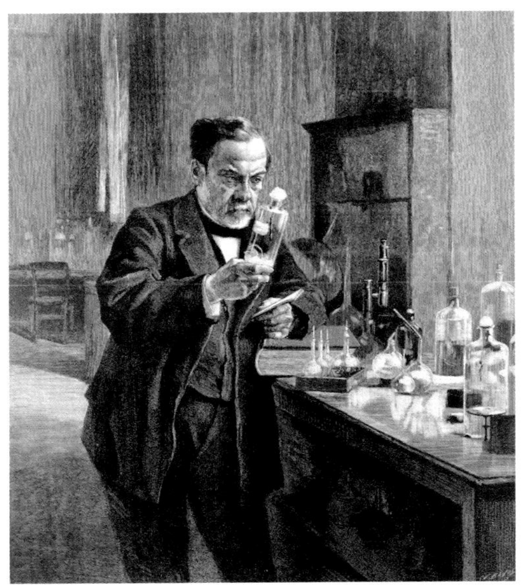

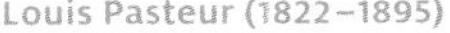
Louis Pasteur (1822–1895)

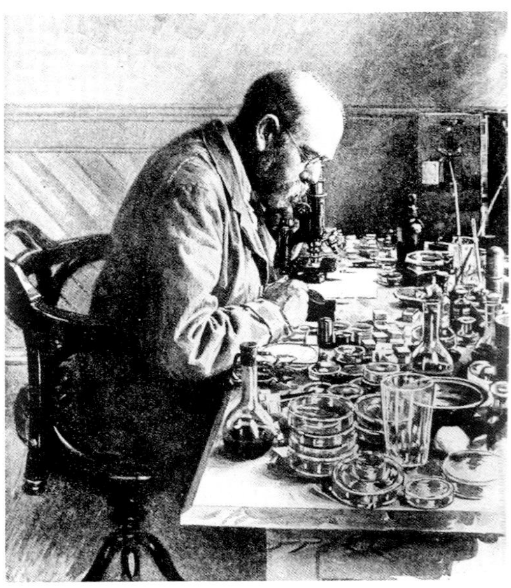

Robert Koch (1843–1910)

im Jahr 1885 erstmals am Menschen einsetzte. Es folgte ein Strom vermeintlich oder wirklich von tollwütigen Tieren gebissener Menschen nach Paris, auch flossen Spendengelder reichlich. Aus diesen wurde schließlich im Jahr 1887 das bis heute bestehende Institut Pasteur mit seinem Namensgeber als erstem Direktor gegründet. Es war das erste Forschungsinstitut für medizinische Mikrobiologie, dessen Vorbild bald weltweit nachgeahmt wurde.

Robert Koch, der damals Landarzt in Wollstein in der damaligen preußischen Provinz Posen war, begab sich im Jahr 1873 erstmals auf die Suche nach Mikroben. Seine Untersuchungen über die Ursachen des Milzbrands führten 1876 zum Nachweis und zur Reinzüchtung des verantwortlichen Erregers. Kochs wohl bedeutsamste Entdeckung war 1882 der Nachweis von Bakterien als Ursache der Tuberkulose. Dazu wandte er neue Färbetechniken an. So verwandte er den von Paul Ehrlich 1881 erstmals zur Färbung von Proben eingesetzten Teerfarbstoff Methylenblau. Außerdem züchtete das infektiöse Material auf neuen, geeigneten Nährböden an. So vermochte er, *»in allen tuberkulös veränderten Organen charakteristische, bis dahin nicht bekannte Bakterien zu finden«*. Die Nachricht von dieser revolutionären Entdeckung verbreitete sich in kurzer Zeit über den Erdball. Es gab gewaltige Hoffnungen, endlich die Volkskrankheit Tuberkulose bezwingen zu können. Doch bis wirksame Medikamente gegen eine bereits ausgebrochene Tuberkulose vorlagen, sollten noch Jahrzehnte vergehen. Bereits ein Jahr nachdem er den Tuberkuloseerreger nachgewiesen hatte, entdeckte Koch noch den Erreger der Cholera.

Kochs Forschungen sorgten für Aufsehen. Für seine Forschungen und Verdienste erhielt er 1905 den Nobelpreis für Medizin. Die Kenntnisse von Bakterien und ihren Auswirkungen veränderten die Medizin grundlegend. Von 1880 bis 1885 war Koch im Kaiserlichen Gesundheitsamt in Berlin tätig, das 1876 gegründet worden war. Im Rahmen seiner Forschungen entwickelte er für verschiedene Infektionskrankheiten Modelle, wie Bakterien an deren Entstehung beteiligt sind. Da er vor allem ein Praktiker war, erscheint die medizinische Bakteriologie nicht so sehr als eine theoretische Neuerung, sondern vor allem als methodische Innovation.

So entwickelten Koch und seine Mitarbeiter vier grundlegende praktische Regeln, wie nachgewiesen werden kann, dass ein bestimmter Erreger die fragliche Krankheit verursacht. Diese wurden später als Koch'sche Postulate bezeichnet: (1) Der Erreger muss bei jedem Erkrankten nachzuweisen sein. (2) Der Keim muss, nachdem er aus dem Körper des Erkrankten gewonnen wurde, sich über mehrere Generationen in Reinkultur, also in einer unter Laborbedingungen erzeugten Zellpopulation, züchten lassen. (3) Bei einem Versuchstier, das mit einem Erreger aus dieser Reinkultur infiziert wurde, muss die Krankheit auftreten. (4) Aus diesem Versuchstier muss sich erneut der Erreger gewinnen und in Reinkultur züchten lassen. Erstmals hatte allerdings nicht Koch, sondern sein Mitarbeiter Friedrich Löffler (1852–1915) im Jahr 1884 den aus der Praxis in Kochs Labor gewonnenen Dreischritt von Isolieren, Kultivieren und Verimpfen des Erregers als Postulate bezeichnet und trug später zu deren Popularisierung bei.

Kochs Innovationen bestanden vor allem in der Entwicklung von Untersuchungstechniken wie der Mikrofotografie oder der Züchtung von Bakterien in Reinkultur in geeigneten Nährmedien. Dazu entwickelte Koch grundlegende Verfahren, etwa ein 1876 erstmals angewandtes Plattenverfahren zur Anzucht von Bakterien. Dabei wird ein Nährgel auf einfache, gekühlte Glasplatten gegossen. Diese werden dann auf den Glasbänkchen in einer Glasglocke, einer sogenannten Feuchten Kammer, gelagert. Dort finden die Bakterien, mit denen das Nährgel geimpft wurde, gute Wachstumsbedingungen.

Eine wesentliche, bis heute fortwährende Verbesserung brachte eine Idee von Kochs Mitarbeiter Julius Richard Petri (1852–1921), die er 1887 vorstellte und die bis heute mit seinem Namen verbunden ist. Statt die Nähr-

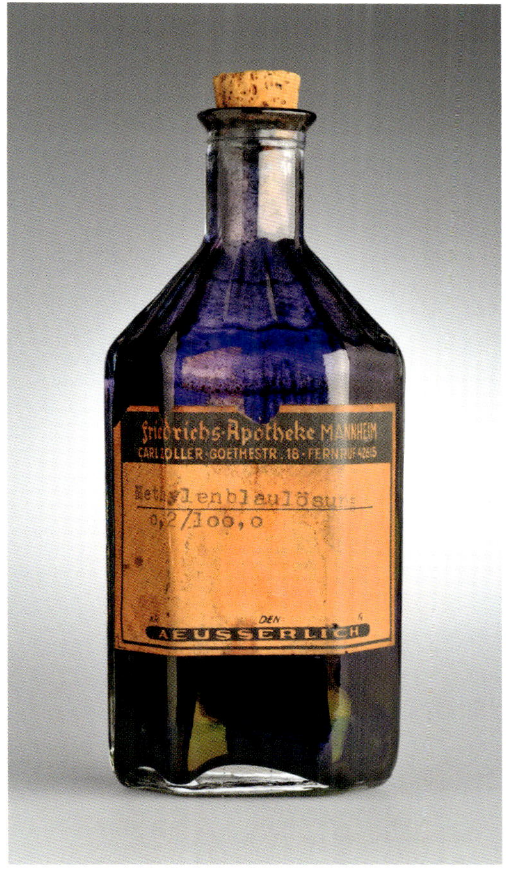

Glasflasche mit Methylenblau (1940–1950)

lösung aufwendig auf Platten zu gießen, wofür auch ein spezieller Gießapparat erforderlich war, schlug er angeblich einem Glaskolben den Hals ab und nutzte lediglich den flachen Boden zur Anzucht. Die Schalen schützte er mit einem flachen, überstehenden Deckel vor der ständigen Fehlbesiedelung durch Keime aus der Luft: Die Petrischale war geboren. Aber auch bei dieser Erfindung schien die Idee quasi in der Luft zu liegen: Vergleichbare Gefäße wurden im Jahr 1885 bereits von André Victor Cornil (1837–1908) und Victor Babès (1854–1926) sowie von William Nicati und Maximilien Rietsch (1848–1905) beschrieben.

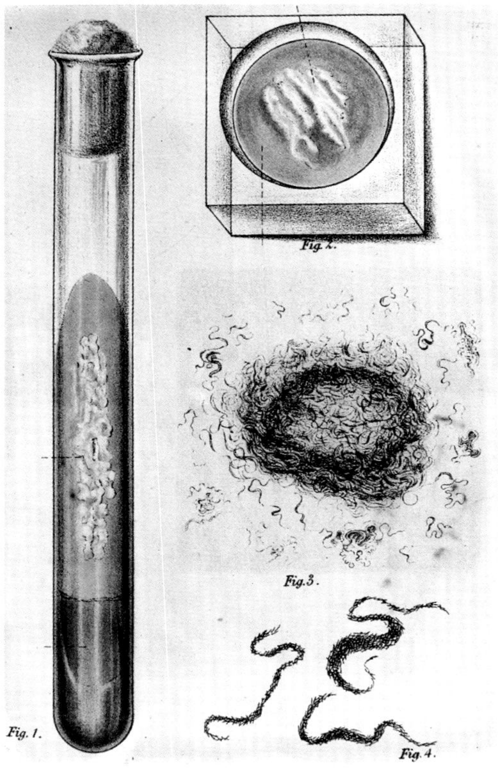

Darstellung des Anlegens einer Kultur von Tuberkulose-Erregern (1886)

Für die Zucht von Bakterienkulturen unter fest definierten Temperaturen entwickelte man in den Laboren der frühen Bakteriologen Brutschränke. Koch beauftragte im Jahr 1881 einen Schlosser mit dem Bau eines solchen Apparats für sein Labor. Diese ersten Schränke verfügten über eine doppelte Wand, in der von einer Gasheizung erwärmtes Wasser zirkulierte. Durch einen quecksilberhaltigen Regler wurde die Temperatur konstant gehalten. Dieser »Thermoregulator« bestand aus folgenden Komponenten: einem unten geschlossenen Glasrohr, um welches das erwärmte Wasser zirkulieren konnte, einem Regulierraum, einem verschiebbaren Metallrohr und einer mit Quecksilber gefüllten Glasspirale am unteren Ende des Glasrohres. Da das Quecksilber sich proportional zur Temperatur ausdehnte, stieg es bei ansteigender Temperatur im Glasrohr nach oben und verschloss die Öffnung des Zuleitungsrohres, so dass die Gaszufuhr nur noch auf kleiner Flamme über eine Nebenleitung erfolgte. Sank die Temperatur des Wassers wieder unter den gewünschten Wert, sank auch die Quecksilbersäule und die Hauptgasleitung wurde wieder geöffnet, so dass nachgeheizt wurde.

Eingestellt wurde die Solltemperatur vor Inbetriebnahme des Brutschranks in einem Wasserbad, das etwas wärmer war als die gewünschte konstante Temperatur im Brutschrank. Das Zuleitungsrohr wurde so weit nach unten geschoben, bis die Gasflamme gerade anfing, kleiner zu werden. Die Wand des Brutschranks wurde anschließend mit Wasser gefüllt, das die Solltemperatur aufwies. Dann setzte man den Quecksilber-Regulator in das Wasser im Brutschrank und verband ihn mit der Gaszufuhr. Die Brutschränke mussten stets mit der vorher eingestellten Temperatur betrieben werden.

Ein medizinisches Labor in der Zeit um 1900 benötigte daher mehrere solcher Brutschränke für verschiedene Temperaturen. Die 1896 eröffnete Frauenklinik Basel, die der mikrobiologisch erfahrene Gynäkologe Ernst Bumm (1858–1925) leitete, besaß vier Brutschränke, die auf Temperaturen von 20, 30, 37 und 52° C eingestellt waren. Letzterer diente zum Schmelzen von Paraffin für die Anfertigung von Gewebeschnitten. Für die ersten Schritte der mikrobiologischen Forschung waren oft noch gar keine entsprechend eingerichteten Laboratorien verfügbar, häufig musste improvisiert werden. Die Firma Lautenschläger in Berlin stieß in die Marktlücke vor und baute spezialisierte Werkstätten auf. Dort wurden nicht nur Gerätschaften für die bakteriologische Forschung und Diagnostik entworfen, sondern auch »aseptische Apparate«, um chirurgische Kliniken damit auszustatten. Ein bedeutender Partner für Lautenschläger bei der Entwicklung dieser Geräte, aber auch einer der wichtigsten Abnehmer, war das von Robert Koch geleitete Institut für Infektionskrankheiten.

Im Zuge der zunehmenden Versorgung von Krankenhäusern und Laboratorien mit elektrischem Strom kamen seit Beginn des 20. Jahrhunderts elektrisch beheizte Brutschränke auf. Die Temperatur wurde jedoch weiterhin mechanisch geregelt, wozu meist mit Quecksilber gefüllte Kontaktthermometer verwendet wurden. Sie maßen die Innentemperatur des Brutschranks. Stieg ihre Quecksilber-Säule über einen bestimmten Wert, schloss das leitfähige Metall einen elektrischen Kontakt und die Heizung wurde ausgeschaltet, bis die Temperatur wieder unter den Soll-Wert sank. Zunächst waren diese starr auf eine Temperatur eingestellt. Im Jahr 1927 brachte die vom Glasinstrumentenmacher Ernst Juchheim begründete Firma Juchheim aus Ilmenau das erste Kontaktthermometer auf den Markt, bei dem die Temperatur frei gewählt werden konnte. Vereinfacht gesagt erfolgte dies durch mechanisches Verschieben des über einen Metallfaden hergestellten Kontakts im Kapillarröhrchen des Quecksilber-Thermometers.

Es gab jedoch neben dem Quecksilber-Schalter auch andere Lösungen für die Temperaturregelung. Beim elektro-mechanisch geregelte Brutschrank etwa, den der gelernte Elektroingenieur Willi Memmert seit 1947 entwickelt hatte, wurde das Gerät selbst zum Regelglied. Vor der Rückwand des Schranks befand sich eine beheizte Platte, auf der ein Reglerstab aus einem Material mit größerer Hitzebeständigkeit aufgesetzt war. Dehnte sich die Platte aufgrund der Hitze im Inneren des Geräts aus, wurde der Reglerstab nach oben bewegt. Dadurch berührten sich zwei auf einer Art Wippe befestigte Kontakte und schalteten so ein Relais, das die Spannungsversorgung der Heizung unterbrach. Der Umweg über in den Innenraum hineinragende Temperaturfühler wurde so umgangen.

Seit den 1970er Jahren wurden Quecksilber-Kontaktthermometer oder mechanische Schalter durch elektronische Regler in Verbindung mit Widerstandsthermometern ersetzt. Diese Temperaturfühler beruhen auf elektrisch leitfähigen Materialien, deren Leitfähigkeit sich bei steigender Temperatur erhöht und bei Absinken der Temperatur herabgesetzt wird. Dieses Signal kann vom Regler ausgelesen und zur Steuerung der Temperatur im Brutschrank genutzt werden. Dazu finden seit den 1990er Jahren Mikroprozessoren Verwendung. Mit ihrer Hilfe lässt sich etwa nicht nur ein Soll-Wert festlegen, sondern es lassen sich komplexe Temperaturverläufe einstellen.

Auch für die Untersuchung von Bakterien unter dem Mikroskop erlangten Färbetechniken eine große Bedeutung, wie etwa die Gram-Färbung. Bei dieser handelt es sich um ein vom dänischen Bakteriologen Hans Christian Gram (1853–1938) entwickeltes Verfahren. Mit ihm lassen sich Bakterien unter dem Mikroskop in zwei große Gruppen einteilen, deren Unterschied im Aufbau ihrer Zellwände liegt. So können grampositive und gramnegative Bakterien unterschieden werden. Allerdings entziehen sich auch einige – gramvariable und gramunbestimmte – Bakterienarten dieser Einteilung. Dass am Ende des 19. Jahrhunderts so nachdrücklich an Färbemethoden für Bakterien geforscht wurde, lag daran, dass sie im Hellfeld-Mikroskop nur schlecht zu sehen sind.

Bis ins späte 19. Jahrhundert war überdies eines der ungelösten Probleme der Mikroskopie, dass es jeweils immer nur einer Person möglich war, zu einem bestimmten Zeitpunkt das Bild zu sehen. Koch machte die Mikroskopie nachvollziehbarer und öffentlicher, indem er eine Kamera verwendete, um die Bilder aufzunehmen. Eine Methode der neu entstehenden Bakteriologie wurde die fotografische Aufnahme von Bakterien unter dem Mikroskop. Koch sah in diesen Fotos Beweisstücke, die für den wissenschaftlichen Nachweis eines Erregers unabdingbar waren. So haben sich zahlreiche Fotografien erhalten, die er und seine Mitarbeiter anfertigten. Die Mikrofotografie war nicht nur ein Verfahren, sondern zugleich eine entscheidende Grundlage des Erfolgs und auch der Durchsetzung der Bakteriologie als wissenschaftliches Konzept, und beförderte auch dessen Popularisierung.

Koch hat entgegen der medizinhistorischen Legendenbildung nicht am Nullpunkt begonnen. Dennoch waren im medizinischen Denken der damaligen Zeit mikrobiologische Beobachtungen von eher untergeordneter Bedeutung. Die Rolle, die Bakterien für die Entstehung von Krankheiten spielten, war fraglich. Trotzdem betonten heute fast vergessene Forscher wie der Botaniker Ferdinand Julius Cohn (1828–1898) oder der bereits erwähnte Pathologe Edwin Klebs, dass bestimmte Mikroorganismen, die man als Monaden, später auch als Bakterien bezeichnete, etwa Fieber verursachen konnten. Erst die Untersuchungen, die Koch zum Milzbranderreger anstellte, konnten die Zweifler überzeugen.

Dazu trug nach Ansicht des Medizinhistorikers Christoph Gradmann nicht zuletzt der Einsatz der damals hochmodernen Mikrofotografie bei. Koch formulierte es selbst folgendermaßen: »*Das photographische Bild eines Gegenstandes ist unter Umständen wichtiger als dieser selbst.*« Das auf eine fotografische Platte gebannte Bakterium erschien so als wissenschaftliche Tatsache, die unabhängig vom Menschen, der es durch das Mikroskop betrachtete, existierte.

Auch wenn die Bakteriologie mit dem Mikroskop begann, kommen heute auch andere technische Verfahren zum Einsatz. Eines davon ist die MALDI-TOF-Massenspektrometrie, die unter anderem vom japanischen Chemiker Konichi Tanaka (*1959) und dem deutschen Chemiker und Physiker Franz Hillenkamp (1936–2014) seit den 1980er Jahren entwickelt wurde. Hinter dieser Abkürzung verbirgt sich die lange Bezeichnung »Matrix Assisted Laser Desorption Ionisation Time of Flight«, die sich die unterschiedliche »Flugzeit« von elektrisch geladenen Molekülfragmenten und den spezifischen molekularen »Fingerabdruck« bestimmter Bakterien zunutze macht.

Sie ist ein Teil des weiten Feldes der Massenspektrometrie, die Anfang des 20. Jahrhunderts maßgeblich vom britischen Physiker

Joseph John Thomson (1856–1940) erarbeitet wurde und seitdem vielfältige Anwendung in der Chemie, der Geologie oder der Biochemie findet. Es handelt sich dabei um ein Verfahren zum Messen der Masse von Atomen oder Molekülen in einer Probe. Diese werden zunächst ionisiert, das heißt durch Entfernen von Elektronen elektrisch positiv aufgeladen und dann nach ihrer jeweiligen Masse und elektrischen Ladung getrennt und aufgezeichnet. Dabei kommen verschiedene Verfahren zur Anwendung.

Die Vorrichtung für die MALDI-TOF-Massenspektrometrie besteht aus einem Metallrohr, in dem ein Hochvakuum herrscht. An einem Ende des Rohrs befindet sich eine Kammer für eine Probe, die mit einem sehr energiereichen Laserstrahl beschossen wird. Die Energie des Lasers zerreißt die Moleküle in der Probe in Einzelteile, die aus dem Probenschacht herausgerissen und elektrisch aufgeladen werden. Sie fliegen im Vakuum auf den Detektor am anderen Ende des Rohrs zu. Am anderen Ende des Rohrs stellt ein Detektor fest, wenn Moleküle aufschlagen.

Dabei fliegen große Molekülfragmente langsamer und kleine schneller. Die Abfolge der Flugzeiten der Fragmente bildet ein Muster von Signalen, das zur Identifizierung von Molekülen genutzt werden kann. So weisen unterschiedliche Krankheitserreger in ihren Biomolekülen verschiedene, genau zuzuordnende Massenspektren auf. Bei der Massenspektrometrie werden die jeweilige Masse der Molekülfragmente und die Häufigkeit ihres Auftretens in der Probe gemessen. Häufig wird das Messergebnis als Strichspektrum dargestellt. Dabei wird die Masse der vorhandenen Teilchen auf der horizontalen Achse eines Diagramms aufgetragen, die Häufigkeit in der Probe auf der vertikalen Achse.

Das Verfahren ermöglicht es, Bakterien direkt nachzuweisen, ohne dass man zeitaufwendig Kulturen anlegen muss. Die Untersuchung der Probe im Massenspektrometer und die mit Hilfe eines Computers vorgenommene Auswertung der Spektren nehmen nur wenige Sekunden in Anspruch. Wohl nicht zuletzt deshalb hat sich diese Methode innerhalb weniger Jahre als grundlegendes Verfahren der Mikrobiologie und der Bakteriologie etabliert, nachdem Anfang der 1990er Jahre erste Instrumente auf den Markt gebracht worden waren.

Beim Kampf gegen bakteriell übertragene Erkrankungen gewann zunächst die Vorbeugung an Bedeutung. Impfstoffe gegen bakteriell übertragene Infektionskrankheiten wurden entwickelt, wie Pasteurs Impfung gegen die Tollwut. Zudem entstand seit dem Ende des 19. Jahrhunderts eine öffentliche Gesundheitsvorsorge. Die Bakteriologie ermöglichte es, die Ursachen und Verläufe von Infektionen und Epidemien zu verstehen und darauf angemessen reagieren oder auch Vorsorge treffen zu können. Die Bakteriologen wurden zu Experten für Fragen der Gesundheitsvorsorge in einem ganz anderen Sinne, als es Mediziner zuvor gewesen waren, nicht zuletzt da die Bakteriologie ihren Ort bald in eigenen Forschungsinstituten fand. Sie fanden dementsprechend bei den Regierungen Gehör und wurden zu einem Teil des Prozesses der Medikalisierung der Gesellschaft.

Quarantänevorschriften wurden verschärft, Isolierstationen für infektiöse Kranke eingerichtet und Maßnahmen zur Desinfektion durchgeführt. Großstädte erhielten Kanalisationen und Klärwerke sowie eine vom Abwasserkreislauf getrennte Trinkwasserversorgung. Die neu gebildeten Gesundheitsbehörden warnten die Bevölkerung vor Keimen

im Wasser, in der Luft und im Essen und erließen Hygienevorschriften. Die Bakteriologen waren in führender Rolle bei der Festlegung von Kriterien in diesen Bereichen befasst und lieferten die Grundlage für eine allumfassende öffentliche Hygienekontrolle.

Ein Beispiel für dieses Zusammenspiel von Bakteriologie und staatlicher Gesundheitspolitik bietet der letzte große Ausbruch der Cholera in Deutschland in Hamburg im Jahr 1892. Diese Epidemie forderte fast 9.000 Todesopfer. Ausgelöst wurde sie in einem heißen Sommer durch mit den Cholera-Erregern verseuchtes Trinkwasser, das ungefiltert der Elbe entnommen wurde. Begünstigt wurde sie durch beengte Wohnverhältnisse in den Elendsvierteln der Stadt. Über diese äußerte sich der vom Hamburger Senat als Experte zu Hilfe gerufene Robert Koch: *»Ich habe noch nie solche ungesunden Wohnungen, Pesthöhlen und Brutstätten für jeden Ansteckungskeim angetroffen wie in den sogenannten Gängevierteln, die man mir gezeigt hat.«*

In der Folge der Epidemie wurde schon 1892 ein »Hygienisches Institut Hamburg« als städtische Einrichtung gegründet. Es war unter anderem für die Überwachung der Hygiene von Wasser, Luft und Boden sowie für die Schul- und Fabrikhygiene zuständig. Ebenso fiel die Überwachung von Nahrungsmitteln und Gebrauchsgegenständen in seine Zuständigkeit. Die Elendsquartiere in den Gängevierteln wurden saniert oder abgerissen sowie Gesetze gegen unhygienische Wohnverhältnisse erlassen. Die Wasserwerke errichteten ein Filtrierwerk zur Reinigung des Trinkwassers. Zudem wurde erstmals in Deutschland eine städtische Müllverbrennungsanlage gebaut, die 1896 ihren Betrieb aufnahm.

Das Wissen um die Keime beeinflusste aber nicht nur die staatliche Gesundheitspolitik. Es wirkte bis auf das persönliche Verhalten: Ausspucken auf der Straße oder in öffentlichen Räumen wie etwa Eisenbahnabteilen wurde untersagt. Man schlief bei offenem Fenster, um die Keimkonzentration in der Luft zu verringern. Händewaschen mit Seife wurde üblich. Hygiene beeinflusste sogar die Mode. Die Rocksäume wurden kürzer, damit ihre Trägerinnen keine Keime vom Boden aufsammelten.

Für Tuberkulose-Kranke wurde mit dem sogenannten »Blauen Heinrich« sogar eine eigene Taschenspuckflasche entwickelt, die millionenfach verkauft wurde. Zur Behandlung der Tuberkulose stand damals nur die »Freiluftliegekur« zur Verfügung, bei der die Patienten täglich bis zu zehn Stunden eingewickelt in dicke Decken und liegend unter freiem Himmel verbrachten. Eingeführt hatte diese im Jahr 1876 Peter Dettweiler (1837–1904), Leiter der Lungenheilanstalt Falkenstein im Taunus. Als Koch 1882 den Tuberkulose-Erreger entdeckte, fragte sich Dettweiler, wie er mit dem infektiösen Auswurf umgehen solle, den die Patienten häufig auf den Boden oder in ein Taschentuch ausspuckten. Er entwarf dazu eine Taschenspukflasche, die er 1889 erstmals vorstellte. Sie war aus kobaltblauem Glas gefertigt und mit einem Sprungdeckel aus Metall sowie einem Metallfuß zum Abschrauben versehen. Über diesen konnte der Inhalt entleert und die Flasche mit einer Desinfektions-Lösung ausgespült werden. Die blaue Farbe sorgte dafür, dass man zwar den Füllstand, nicht aber den Inhalt zu genau sah.

Mit der Entstehung der Serologie, die auf den wissenschaftlichen Grundlagen der Bakteriologie beruht, beginnt um 1900 auch die Therapie von bakteriellen Infektionskrankheiten. Der Bakteriologe Emil Behring (1854–1917) und seine Kollegen, etwa Paul

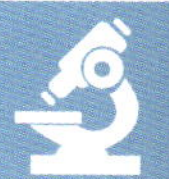

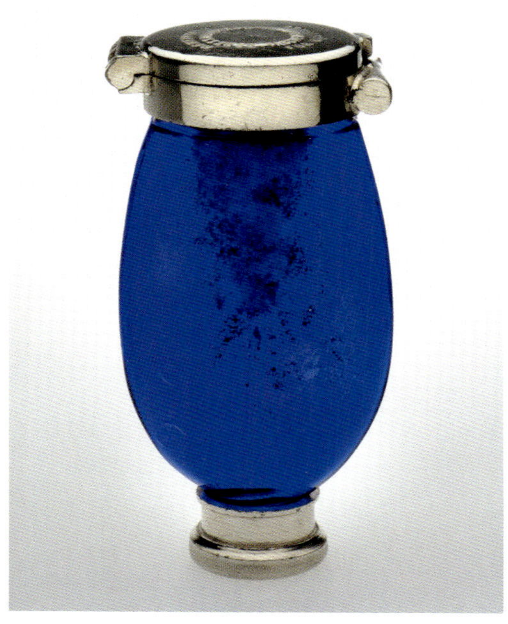

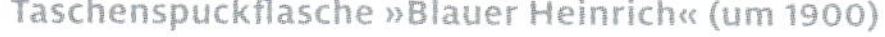

Taschenspuckflasche »Blauer Heinrich« (um 1900)

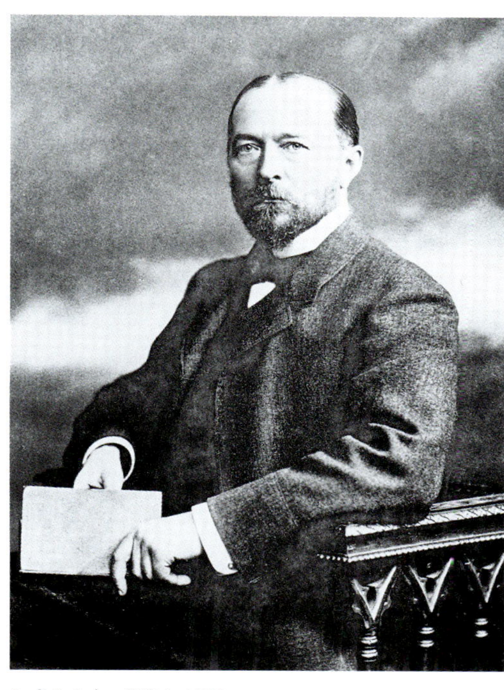

Emil Behring (1854–1917)

Ehrlich, setzten dazu die Blutserumtherapie um. Der Kerngedanke war, gegen die Erreger nicht mit desinfizierenden Chemikalien, sondern mit Antitoxinen vorzugehen, also mit solchen Gegengiften, die vom Körper selbst hergestellt werden und aus dem Serum des Bluts von Tieren gewonnen wurden. Beim Blutserum handelt es sich vereinfacht gesagt um den flüssigen Teil des Bluts ohne die verschiedenen Blutzellen. Im Jahr 1894 wurde erstmals ein solchermaßen gewonnenes Heilserum flächendeckend und erfolgreich gegen Diphtherie eingesetzt.

In den Jahren vor dem Ersten Weltkrieg wurde schließlich die Chemotherapie entwickelt, also die Nutzung künstlich erzeugter chemischer Wirkstoffe als Medikamente. Im Jahr 1909 gelang es Paul Ehrlich und seinen Mitarbeitern, mit der Arsen-Verbindung Salvarsan ein synthetisches Heilmittel gegen die Syphilis zu finden. Es bildete einen Meilenstein in der Forschung, denn erstmals stand Medikament gegen eine gefährliche Infektionskrankheit zur Verfügung, das gezielt gegen bestimmte Erreger wirkte. Zudem war es das erste auf theoretischen Annahmen beruhende, gezielt entwickelte und spezifisch wirkende Medikament, das überhaupt hergestellt worden war. Der Chemiker Alfred Bertheim (1879–1914) stellte in Ehrlichs Labor ab 1906 über 600 Arsenverbindungen her. In zahlreichen Tierversuchen, die Ehrlich und der japanische Bakteriologe Sahachiro Hata (1873–1938) gemeinsam durchführten, erwies sich schließlich 1909 eines als wirksam gegen den Syphiliserreger.

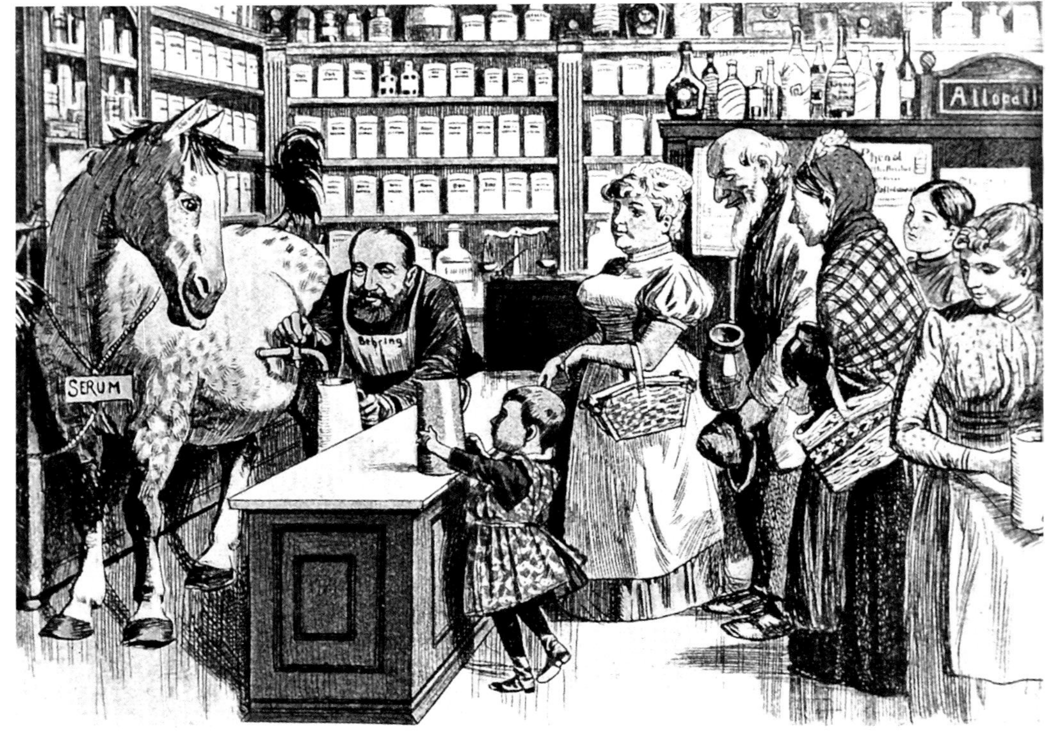

Zeitgenössische Karikatur der Serumtherapie (1894)

In den 1920er Jahren wurden mit den antimikrobiell wirksamen Sulfonamiden die ersten chemisch hergestellten Antibiotika gefunden, die gegen ein breites Spektrum an Bakterien wirksam waren. Ausgangspunkt waren die bakteriologischen Färbetechniken, bei denen zu beobachtet war, dass bestimmte Bakterien gewisse Farbstoffe aufnahmen. Daraus wurde die Idee geboren zu prüfen, ob solche Farbstoffe auch als antibakterielle Medikamente genutzt werden können. Besondere Bedeutung bei der Entwicklung der Sulfonamide kommt dabei dem im Bayer-Werk der I.G. Farben tätigen Bakteriologen Gerhard Domagk (1895–1964) zu, der 1935 die antibakterielle Wirkung des Sulfonamid-Farbstoffs Prontosil entdeckte. Es war das erste Medikament aus der Gruppe der Sulfonamide.

Abgelöst wurden die chemisch hergestellten Sulfonamide schließlich vom biotechnologisch produzierten Penicillin als noch breiter wirksamem Antibiotikum. Dieses bekämpfte etwa erstmals erfolgreich die Lungenentzündung. Bereits im Jahr 1928 hatte der schottische Bakteriologe Alexander Fleming (1881–1955) zufällig beobachtet, dass Schimmelpilze der Gattung Penicillium, die in eine seiner Bakterien-Kulturen hineingeraten waren, eine keimtötende Wirkung hatten. Er selbst verfolgte dies aber nicht weiter. Entscheidend für den Durchbruch der Forschung war, dass die

Sulfonamide von deutschen Herstellern patentiert waren, so dass sie nach Kriegsausbruch in England nicht mehr in vollem Maße verfügbar waren. Anfang der 1940er Jahre gelang es einem Team um den Pathologen Howard Walter Florey (1898–1968) aufbauend auf Flemings Forschungen, den von den Pilzen gegen die Bakterien abgesonderten Stoff Penicillin in Reinform zu gewinnen. Dabei arbeitete Florey eng mit den Biochemikern Ernst Boris Chain (1906–1979) und Norman Heatley (1911–2004) zusammen. Bald konnte Penicillin auch im industriellen Maßstab hergestellt werden, vor allem nachdem das Interesse der amerikanischen Streitkräfte geweckt worden war. Im Jahr 1944 waren die Vereinigten Staaten bereits im Stande, ihren gesamten zivilen und militärischen Bedarf an Penicillin zu produzieren.

In den 1950er Jahren war angesichts der durchschlagenden Wirkung des Penicillins und anderer Antibiotika die Hoffnung groß, dass die meisten der bis dahin bekannten bakteriellen Infektionskrankheiten beherrschbar geworden seien. Doch mit den zunehmenden Möglichkeiten, binnen kurzer Zeit um die ganze Welt zu reisen und der damit verbundenen Entstehung des »globalen Dorfs« erwies sich dies als Trugschluss. Auch Erreger können sich nun leicht weltweit verbreiten. Zudem zeigt sich, dass diese dazu fähig sind, eine eigene Abwehr gegen Antibiotika und andere Medikamente zu entwickeln und auf dieses Weise resistent gegen Arzneimittel zu werden. Ein Problem, das sich aktuell damit verbindet, sind multiresistente Keime, die besonders in Krankenhäusern eine Gefahr darstellen können.

Eine Erweiterung erfuhr die Lehre von den Infektionskrankheiten in der ersten Hälfte des 20. Jahrhunderts durch die **Virologie**. Viren sind infektiöse Partikel, die aus einem Strang Erbmaterial und einer Proteinhülle bestehen. Sie können im Gegensatz zu Bakterien keine Stoffwechselvorgänge durchführen, sondern sind auf Wirtszellen angewiesen, in die sie eindringen, um sich vervielfältigen zu lassen. Bei der Freisetzung der neu entstandenen Viren stirbt die Wirtszelle ab. Da sie keinen eigenen Stoffwechsel besitzen und sich nicht selbstständig fortpflanzen können, werden Viren in der Regel nicht zu den Lebewesen gerechnet.

Um 1900 war einigen Bakteriologen aufgefallen, dass manche der Krankheitserreger, denen sie auf der Spur waren, so klein waren, dass sie sich mit bakteriologischen Techniken nicht nachweisen ließen. Sie waren weder unter dem Mikroskop sichtbar, noch wurden sie durch die sehr feinen Poren von Bakterienfiltern zurückgehalten wurden, noch ließen sie sich auf Nährböden anzüchten. Diese Erreger wurden als »ultravisibel« betrachtet, also als wegen ihrer Kleinheit unsichtbar, und man bezeichnete sie als »Viren«. Der Begriff »Virus« stammt aus dem Lateinischen und bedeutete ursprünglich Schleim, Saft oder auch Gift.

Ein Virus, das sich wegen seiner außergewöhnlichen Größe von 200 bis 400 Nanometern gerade noch mit normalen Lichtmikroskopen sehen lässt, ist der Pockenerreger. Dieses Variolavirus konnte im Jahr 1906 vom Hamburger Bakteriologen Enrique Paschen (1860–1936) erstmals nachgewiesen werden. Er läutete damit die Ära der Virologie ein, wobei seine Erkenntnis sich allerdings nur langsam durchsetzte. Grundlegende Fortschritte auf dem Feld der Virenforschung wurden erst durch die Verbesserung der Auflösung in der Mikroskopie möglich, insbesondere durch die Entwicklung des Elektronenmikroskops seit den 1930er Jahren. Mit ihm konnte eine ganze Reihe von Viren erstmalig nachgewiesen werden. Im Jahr 1957 schließlich führte der französische Serologe André Lwoff (1902–1994) eine Typologie der Viren ein, die ihrer Abgrenzung gegenüber anderen Mikroorganismen dienen sollten.

In den 1950er Jahren begann man auch damit, Virusinfektionen aufzuklären und nach vorbeugenden Maßnahmen und Therapien zu suchen. Erfolgreich war zunächst die Entwicklung von Impfstoffen gegen einige Viruserkrankungen, wie etwa gegen die Kinderlähmung durch den Immunologen Jonas E. Salk (1914–1995) und den Virologen Albert B. Sabin (1906–1993) im Jahre 1954. Nachdem zuvor Versuche an Affen durchgeführt worden waren, erhielten 1955 die ersten Menschen die »Schluckimpfung«. Ab 1956 wurden erfolgreich Millionen von Kindern in der Sowjetunion geimpft. Im Jahr 1962 erfolgte dann die Freigabe durch die Food and Drug Administration der Vereinigten Staaten. Groß angelegte Impfkampagnen wie die »Sabin

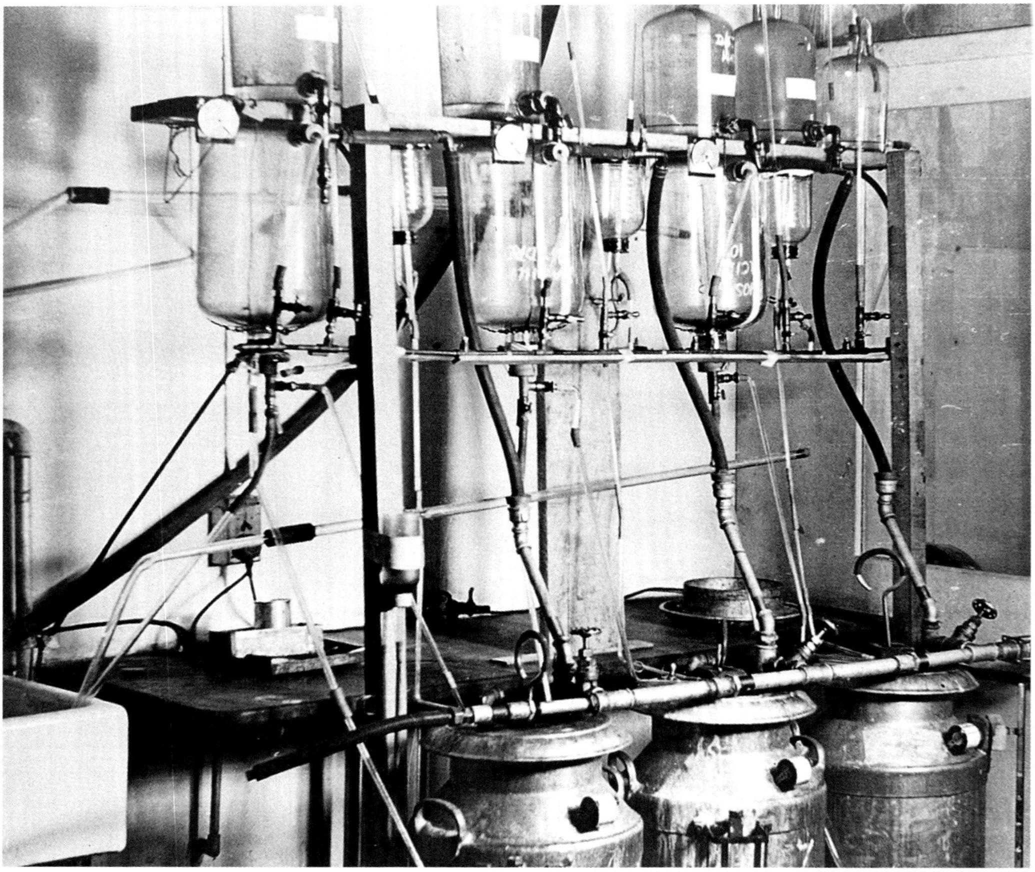

Frühe Herstellungsanlage für Penicillin (1940er Jahre)

Sundays« in den USA ließen die Kinderlähmung in Nordamerika, aber auch in vielen anderen Ländern der Welt verschwinden. Im Gegensatz zu Impfungen waren Forschungen zu Arzneimitteln, die unmittelbar gegen virale Infektionen wirken, bislang wenig erfolgreich.

In einer fortschrittsorientierten Medizingeschichte markiert die Bakteriologie, und an sie anschließend die Virologie, den Wendepunkt zu einer modernen und wirksamen Medizin. Allerdings erfolgte die Anerkennung, dass bestimmte Krankheiten von Mikroben hervorgerufen werden, erst nach jahrzehntelangen Debatten. So wollte beispielsweise der bereits erwähnte bekannte Münchner Hygieniker Max Pettenkofer lange nicht anerkennen, dass Cholera durch Bakterien ausgelöst wird. Stattdessen vertrat er noch die Ansicht, dass Eigenschaften bestimmter Böden der entscheidende Auslöser seien. Auch Rudolf Virchow stand der Bakteriologie ambivalent bis skeptisch gegenüber. Die Theorie von Ignaz Semmelweis, dass das Kindbettfieber über die Hände der Geburtshelfer verschleppt werde, lehnte er ebenfalls zunächst ab. So vermutete er vielmehr, dass fehlendes Lüften in den Sommermonaten zur »*Ansammlung eines intensiveren Miasmas*« führe.

Zudem hielt der therapeutische Fortschritt mit dem diagnostischen nicht Schritt: Zwar wusste man seit Ende des 19. Jahrhunderts einiges über die Wirkung von Bakterien, entwickelte vorbeugende Maßnahmen wie Impfungen und Hygiene, wirksame Therapien gegen einmal ausgebrochene Infektionskrankheiten gab es aber nicht. So vertrat etwa der in Birmingham lehrende Sozialmediziner Thomas McKeown (1912–1988) seit den 1950er Jahren die These, dass der Rückgang der Sterblichkeit in den Gesellschaften des Westens vor allem auf bessere Ernährung und den Anstieg des allgemeinen Lebensstandards zurückzuführen sei. Der unmittelbare Beitrag der Medizin sei hingegen bis in die unmittelbare Vergangenheit bescheiden gewesen. Diese These stieß jedoch auf Widerspruch. So betont der australische Sozialhistoriker Simon Szreter (*1957) die Bedeutung der Verbesserung der öffentlichen Hygiene im Lauf des 19. Jahrhunderts, insbesondere im Zusammenhang mit der Einrichtung etwa von Trinkwasserversorgung und Abwasserentsorgung. Diese Maßnahmen wiederum wurden maßgeblich durch Mediziner vorangetrieben.

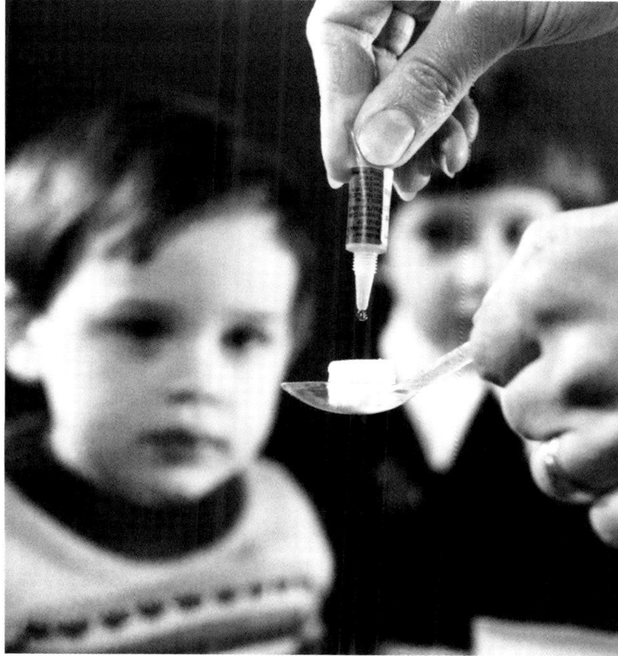

Schluckimpfung gegen Polio (um 1980)

Baupläne des Lebendigen – Genetik und Molekulare Medizin

Eine neuere, grundlegende Entwicklung in der Labormedizin ist der Nachweis von erblichen Krankheiten oder Krankheitsdispositionen, aber auch von bestimmten Bakterien oder Viren sowie die Untersuchung von Tumorzellen. Dies ist das Feld der genetischen oder molekularen Diagnostik, also die Fortführung von Zellularpathologie und Bakteriologie mit dem technischen Instrumentarium der Genforschung.

Der Körper eines Erwachsenen besteht aus über 100 Billionen Zellen. Jede dieser Zellen besitzt einen Zellkern, der die Erbinformation trägt. Bei Bakterien und Viren befindet sich diese frei im Zellplasma. Alle Informationen über den Aufbau und die Aufgaben einer Zelle finden sich in verschlüsselter Form in den Erbanlagen im Zellkern. Die biochemischen Träger der Erbinformationen, der Gene, sind die Chromosomen, die aus Desoxyribonukleinsäure (DNA) in Form einer Doppelhelix aufgebaut sind. Man kann sich dies wie eine verdrehte Strickleiter vorstellen. Diese Erbinformationen sind in der unterschiedlichen Abfolge von vier verschiedenen chemischen Grundbausteinen codiert, den Nukleotiden. Diese wiederum bestehen aus den vier organischen Basen Adenin, Thymin, Guanin und Cytosin. Mit den Informationen, die in den Genen als Abfolge dieser Basen verschlüsselt sind, setzt die Zelle aus kleinsten Eiweißbestandteilen, den Aminosäuren, die Eiweiße zusammen. Diese steuern den Aufbau und die Funktion der Zellen. Teile des Erbguts liefern der Medizin daher wichtige Informationen über Gesundheit und Krankheit.

Die molekulare oder genetische Diagnostik geht wie die Zellularpathologie oder die Bakteriologie auf den Einfluss der Biologie auf die Medizin seit dem 19. Jahrhundert zurück: Die Beobachtungen des Zoologen Charles Darwin (1809–1882), die in seiner Evolutionstheorie mündeten, schufen auch die Grundlagen der modernen Vererbungslehre. Diese wirkte bald auch auf die Medizin. Es entstand die Vorstellung von erblich bedingten Krankheiten. Unter dem Schlagwort der »Eugenik« wurden in Europa und Nordamerika seit dem späten 19. Jahrhundert gesundheitspolitische Maßnahmen diskutiert, die einer vermeintlichen »Verbesserung der menschlichen Rasse« dienen sollte.

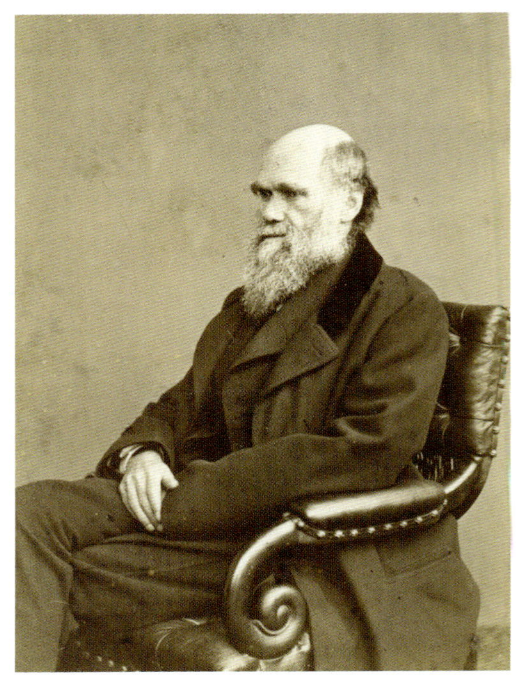

Charles Darwin (1809–1882)

Dies mündete schließlich im frühen 20. Jahrhundert in einer inflationären Verwendung des Begriffs »Erbkrankheit«. So wurden unter anderem vermeintliche »Krankheiten«

wie eine »kriminelle Neigung« oder »Asozialität« auf erbliche Anlagen zurückgeführt. Ihren menschenverachtenden Ausdruck fand diese Sichtweise im Nationalsozialismus, als massenhaft Menschen deswegen zwangsweise sterilisiert oder ermordet wurden. Unter dem Schlagwort der »Rassenhygiene« wurden zwischen 1933 und 1945 schätzungsweise 400.000 Menschen sterilisiert, die meisten unter Zwang. Ab 1939 wurden mehr als 200.000 Psychiatriepatienten, Behinderte und sozial unangepasste Menschen in Heil- und Pflegeanstalten ermordet. Ausgehend von den medizinischen Verbrechen im Nationalsozialismus entstand das Bedürfnis nach ethischen Richtlinien für die Ärzteschaft, was 1948 zum Genfer Gelöbnis des Weltärztebundes sowie zu der 1964 verabschiedeten und 2013 erneuerten Deklaration von Helsinki führte. Heute werden nur solche Krankheiten als Erbkrankheiten betrachtet, die mit hoher Wahrscheinlichkeit auf Gendefekte zurückgehen.

Die Anfänge der heutigen genetischen Diagnostik reichen bis zur Begründung der experimentellen Chromosomenforschung durch den amerikanischen Zoologen und Genetiker Thomas Hunt Morgan (1866–1945) zurück, der für seine Forschungen 1933 mit dem Nobelpreis für Medizin ausgezeichnet wurde. Anhand einer Fruchtfliege, der Drosophila, erforschte Morgan seit 1910 die Regeln der Vererbung. Dabei entdeckte er

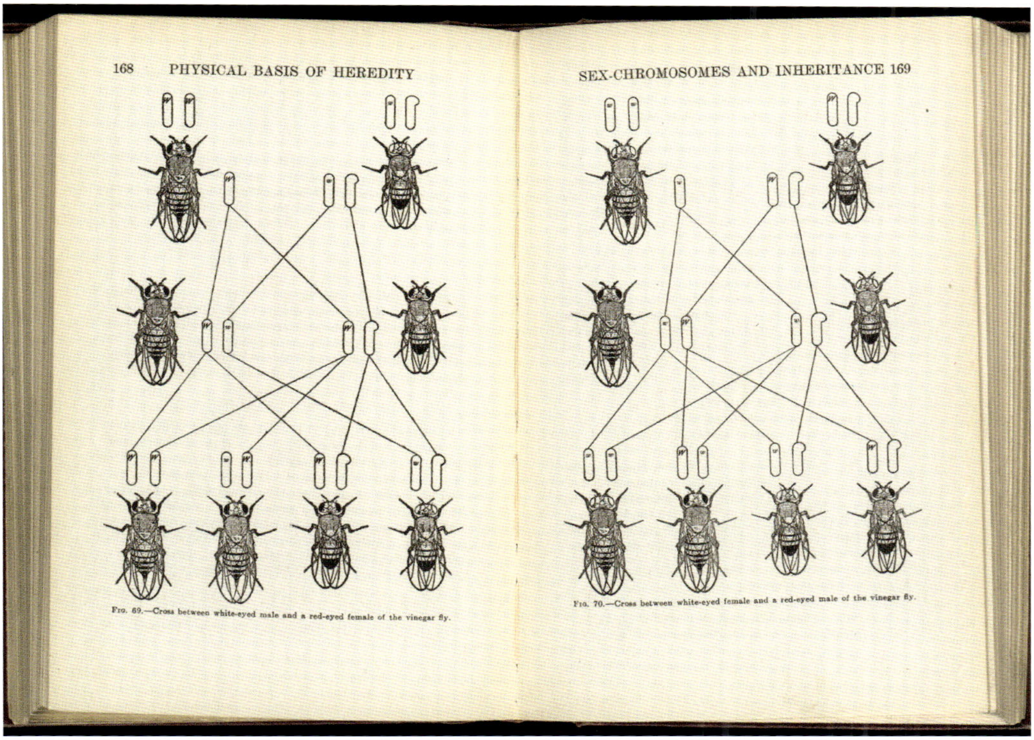

168 PHYSICAL BASIS OF HEREDITY

Fig. 69.—Cross between white-eyed male and a red-eyed female of the vinegar fly.

SEX-CHROMOSOMES AND INHERITANCE 169

Fig. 70.—Cross between white-eyed female and a red-eyed male of the vinegar fly.

Darstellung aus Morgans »The physical basis of heredity« (1919)

unter anderem, dass die Gene als Erbanlagen nacheinander auf den Chromosomen liegen. Außerdem fand er heraus, wie die Kopplungs- und Austauschprozesse von väterlichem und mütterlichem Erbgut bei der Herausbildung von Ei- und Samenzellen vor sich gehen. Morgans Forschungen bildeten die Grundlage für die Identifizierung der Gene als Träger der Erbinformation. Auch konnten sie bereits grob auf den Chromosomen verortet werden.

Es blieb aber zunächst unklar, wo und in welcher biochemischen Form die Gene zu verorten waren. Diese Frage konnte 1953 geklärt werden, nachdem die dreidimensionale Doppelhelix-Struktur der DNA durch den amerikanischen Biochemiker James Gewey Watson (*1928) und den englischen Physiker und Biochemiker Francis Harry Crick (1916–2004) entdeckt worden war. Es konnte nun erklärt werden, dass es zu Mutationen kam, weil sich die Reihenfolge oder der Zahl der Nukleotide auf der molekularen Ebene der Desoxyribonukleinsäure änderte.

Auf die Praxis hatten diese bahnbrechenden Entdeckungen bis in die 1970er Jahre wenig Einfluss. Erst als zuverlässige und handhabbare Techniken vorhanden waren, das Erbgut aus dem Zellmaterial zu isolieren, es auszuwerten und in es einzugreifen, gelangten die Nukleinsäuren in den Fokus der Biologie. In Wechselwirkung mit der Herausbildung der Molekularbiologie entstanden zahlreiche neue technische Verfahren und Geräte, eine »Technisierung der Biologie« (Inken K. Rebentrost) fand statt. Diese war, wie viele Technologie-Entwicklungen, von der Vereinfachung des Verfahren und der Verringerung des zur Anwendung erforderlichen Wissens begleitet, bis es in einfacher zu bedienenden, aber auch abgeschlossenen »Black Boxes« Platz fand.

Inzwischen geht die Entschlüsselung des menschlichen Genoms voran. Das internationale Forschungsprojekt Human Genome Project konzentrierte sich von 1990 bis 2003 auf die Erforschung der menschlichen Gene und vor allem die Ermittlung ihrer Basensequenzen. Das Forschungsvorhaben fand seinen vorläufigen Höhepunkt, als im Jahr 2001 verkündet wurde, dass das menschliche Genom vollständig sequenziert sei. Dies wurde in den Medien häufig als »Entschlüsselung« bezeichnet. Unter Sequenzierung ist jedoch die Bestimmung der Abfolge der Nukleotide in der DNA zu verstehen, nicht das Verständnis dessen, welche Aufgaben die einzelnen Gene haben und wie sie zusammenwirken. Die eigentliche Entschlüsselung wird wohl noch lange Jahre dauern. Im Zentrum der weiteren Erforschung des menschlichen Genoms steht unter anderem die Analyse der genetischen Ursachen häufiger Krankheiten.

Mit den Methoden der molekularen Diagnostik lassen sich aufgrund der sehr hohen Empfindlichkeit heute schon genetische Defekte von Krebszellen im Blut von Patienten nachweisen, ohne dass man zuvor Tumorgewebe entnehmen muss. Wissen über die Struktur und das Funktionieren der DNA helfen ganz entscheidend dabei, Ursachen von Krebserkrankungen zu identifizieren. Durch molekularbiologische Methoden konnte schon bei einigen Arten von Tumoren nachgewiesen werden, wo die entscheidenden »Fehler« im genetischen Bauplan der Krebszellen liegen, die zur Krebsentstehung führen. Die Kenntnis dieser genetischen Defekte gibt Aufschluss über mögliche Angriffspunkte einer gezielten Therapie. Ferner lassen sich mit Hilfe der molekularen Diagnostik gezielt und schnell Krankheitserreger wie Bakterien, Viren oder Pilze nachweisen, so dass dieser Forschungsbereich auch für die Bakteriologie und Virologie große Bedeutung erlangt hat.

In der Zukunft könnte die molekulare Diagnostik aber auch bedeutsam werden, wenn es darum geht, Aufschluss über die Anfälligkeit für gesundheitliche Störungen und Krankheiten zu erhalten, die sich im Labor aus den genetischen Veranlagungen herauslesen lassen. Da die genetische Ausstattung eines Menschen schon bei der Befruchtung der Eizelle im Mutterleib festgelegt wird und neue Verfahren das Erbgut eines Kindes bereits vor der Geburt aus einer Blutprobe der Mutter bestimmen können, lassen sich Krankheiten bereits bei der Entwicklung des Fötus entdecken. Diese Untersuchungen des Erbguts werfen allerdings auch erhebliche ethische Fragen auf, die intensiv diskutiert werden.

Eine wesentliche technische Grundlage der modernen molekularen Medizin ist die künstliche Vervielfältigung von einem oder mehreren Genen. Dies bezeichnet man als Polymerase-Kettenreaktion (kurz PCR), für deren Entwicklung der amerikanische Chemiker Kary Mullis (*1944) im Jahr 1993 den Nobelpreis für Chemie erhielt. Diese gezielte immense Vermehrung einzelner Bereiche des Erbguts im Reagenzglas ist das grundlegende Verfahren, das der gesamten genetischen Diagnostik der modernen Medizin zugrunde liegt. Liegt das Erbgut nach der Vervielfältigung in größerer Menge vor, können Gene sichtbar gemacht und sequenziert, das heißt durch spezielle Maschinen abgelesen und ausgewertet werden.

Um einzelne Gene zu vervielfältigen, wird DNA in einem Reaktionsgefäß mit verschiedenen Reagenzien versetzt. Erforderlich sind neben winzigen Mengen der zu vervielfältigenden DNA unter anderem Erkennungssequenzen, die auf das Gen abgestimmt sind, sowie die Grundbausteine der DNA. Schließlich muss man das Enzym DNA-Polymerase zugeben, dem das Verfahren seinen Namen verdankt. Dieses Enzym kann durch Verknüpfung der einzelnen DNA-Grundbausteine nach der Vorlage des vorhandenen DNA-Strangs einen neuen herstellen.

Für die Vervielfältigung ist eine bestimmte Abfolge von unterschiedlichen Temperaturen nötig, damit das Enzym arbeiten kann. Diese ermöglicht ein Thermocycler genanntes Gerät: In dieses stellt man das Reaktionsgefäß. In einem ersten Temperaturschritt wird der DNA-Strang bei ca. 94–96° C in der Mitte aufgespalten. Im nächsten Schritt bindet bei ca. 55–65° C jeweils ein sogenannter Primer, der den Startpunkt für die Vervielfältigung vorgibt, an das Ende der zu vervielfältigenden Gensequenz. Im letzten Schritt ergänzt die DNA-Polymerase die jeweiligen Einzelstränge bei einer Arbeitstemperatur von ca. 68–72° C wieder zu einem Doppelstrang: Aus einem DNA-Strang sind zwei geworden. Dieser Temperaturzyklus wird mehrmals wiederholt. Bei jedem Durchgang verdoppelt sich das Genmaterial, bis es in untersuchbarer Menge vorliegt. Nach nur 30 Temperaturdurchgängen liegen eine Milliarde Kopien des ursprünglichen einzelnen DNA-Doppelstrangs vor.

Um die vervielfältigten DNA-Abschnitte zu untersuchen, wird beispielsweise das Verfahren der Gel-Elektrophorese angewandt. Dazu wird zunächst die Agarose, eine aus Algen gewonnene Zuckerart, in Wasser kurz aufgekocht. Dann wird die heiße Flüssigkeit in eine Form gegossen und kühlt darin ab. So entsteht ein Gel, das für die Analyse der DNA benötigt wird. Dieses wird in die Gel-Elektrophorese-Kammer gelegt und eine Pufferlösung zugegeben. Die Zusammensetzung dieser Pufferlösung bestimmt die Beweglichkeit der

DNA-Stücke und die Geschwindigkeit, mit der sie sich bewegen. In das Gel bringt man nun mit einer Pipette die mit einem Fluoreszenz-Farbstoff angefärbte DNA ein. Anschließend legt man eine Spannung an die Kammer an. Die negativ geladenen DNA-Stücke beginnen in diesem Spannungsfeld zu wandern, wobei kurze Stücke schneller, lange langsamer sind. Es entsteht ein sogenanntes Bandenmuster, in dem die Stücke nach ihrer Größe sortiert sind.

Das Agarose-Gel mit der DNA wird anschließend unter eine UV-Lampe gelegt, durch die der Fluoreszenzfarbstoff zum Leuchten gebracht wird, der in der DNA gebunden ist. Auf diese Weise wird das Bandenmuster sichtbar und kann analysiert werden. Da sich alle Menschen in ihren DNA-Sequenzen voneinander unterscheiden, können so beispielsweise genetische Fingerabdrücke bestimmt werden. Diese dienen nicht nur medizinischen Zwecke, sondern etwa auch der Verbrechensaufklärung. In der Medizin erfuhr die PCR einen Durchbruch bei der Sichelzellenanämie. Es handelt sich dabei um einen Erbkrankheit, deren genetischer Nachweis bis dahin sehr lange dauerte. Mit der PCR konnte eine Aufklärung in wenigen Stunden durchgeführt werden.

Um die Reihenfolge der Basen in der DNA zu bestimmen, werden verschiedene sogenannte Sequenzierungs-Verfahren eingesetzt. Die Methode, die der DNA-Sequenzierung zum Durchbruch verhalf, war ein vom Biochemiker Frederick Sanger (1918–2013) entwickeltes Verfahren. Sanger erhielt dafür 1980 seinen zweiten Nobelpreis für Chemie. Der erste wurde ihm bereits 1958 für die Ermittlung der chemischen Struktur des Insulins verliehen.

Wie bei der PCR kommen auch bei der Sanger-Sequenzierung verschiedene Temperaturzyklen sowie die DNA-Polymerase zur Verwendung. Zusätzlich werden aber noch sogenannte Abbruch-Nukleotide eingesetzt. Von diesen gibt es für jede der vier Basen je eines. Diese werden von der DNA-Polymerase genauso verbaut wie normale Nukleotide, allerdings wird der Kopiervorgang beendet, sobald ein Abbruch-Nukleotid eingesetzt wurde. Im ersten Schritt wird die DNA wieder in zwei Einzelstränge aufgespalten. Im zweiten Schritt lagert sich ein Primer am Einzelstrang an, der als Startpunkt für die DNA-Polymerase dient. Im dritten Schritt kopiert die Polymerase den Einzelstrang, allerdings nur bis ein Abbruch-Nukleotid eingebaut wird. Pro Zyklus wird immer nur eines der vier Abbruch-Nukleotide hinzugefügt. Dieser Zyklus wird vielfach wiederholt. Jedes Mal kommt im Wechsel ein anderes Abbruch-Nukleotid hinzu.

Nach mehreren Durchläufen liegen zahlreiche Stränge vor, die allesamt eine unterschiedliche Länge aufweisen. Diese werden nach den vier Abbruch-Nukleotiden getrennt in vier Gelelektrophorese-Kammern nach der Größe sortiert. Aus der Reihenfolge der Stränge lässt sich Basenabfolge einer bestimmten DNA-Sequenz ermitteln. Auf diese Weise konnte etwa das menschliche Erbgut sequenziert werden, nicht zuletzt weil Sangers Methode sich automatisieren ließ. Inzwischen ist die Sanger-Sequenzierung durch andere Verfahren abgelöst worden, die noch schneller arbeiten. Mit ihnen lassen sich nicht nur die Reihenfolge einiger Tausend Basen am Tag bestimmen, sondern in wenigen Stunden die mehrerer hundert Millionen Basen.

Die Entwicklung der genetischen Diagnostik ist nach Ansicht einer im Jahr 2013 veröffentlichten Studie des Deutschen Ethikrats von drei Trends geprägt: Erstens steigen, bedingt durch neue Technologien, die einen hohen Durchsatz ermöglichen, die Datenmengen vieler genetischer Analysen stark an. Zweitens ermöglicht der Fortschritt in der Informationstechnologie, namentlich der Bio-Informatik, eine Auswertung von immer größeren Datenmengen. Dies wiederum bringt eine immer größere Menge an Befunden hervor, die für Gesundheit, Krankheit und Lebensführung relevant sind. Außerdem wird drittens die Schwelle zur Nutzung eines Gentests niedriger, da die Kosten sinken, die Analysen rascher durchgeführt werden und außerdem immer mehr Informationen, aber auch Angebote im Internet verfügbar sind. Da die vorgeburtliche Gen-Diagnostik schon aus dem Blut der Mutter möglich ist, sinkt vermutlich auch die Schwelle, diese Angebote zu nutzen. Im Unterschied zu bisherigen invasiven Methoden, wie etwa Fruchtwasseruntersuchungen, sind sie nicht mit dem Risiko einer Fehlgeburt verbunden.

Eine der am intensivsten diskutierten ethischen Fragen der genetischen Diagnostik ist die **Präimplantationsdiagnostik**. Deren Voraussetzung ist die Möglichkeit der künstlichen Befruchtung im Reagenzglas (In-vitro-Fertilisation), wie sie erstmals im Jahr 1978 zum Einsatz kam. Unter Präimplantationsdiagnostik werden alle Untersuchungen verstanden, die erbliche Erkrankungen und Auffälligkeiten am Erbgut eines Embryo feststellen, der durch künstliche Befruchtung entstanden ist, und zwar noch bevor dieser in die Gebärmutter eingepflanzt wird. Kritiker sehen die Gefahr der unkontrollierten Selektion, die letztlich dazu führen werde, dass diese Form der genetischen Diagnostik zu einem üblichen Vorgehen wird, um »optimalen« Nachwuchs zu »züchten«. Auch sehen sie darin letztlich eine Diskriminierung von behinderten Menschen. Denn wenn man es rechtfertige, Embryonen mit körperlicher und geistiger Behinderung nicht einzupflanzen, werte man zugleich lebende Behinderte ab. Zudem wird gefragt, ob der Mensch eine Entscheidung darüber treffen dürfe, welcher Embryo »lebenswert« sei und welcher nicht.

Die Befürworter hingegen führen an, dass es rechtlich zulässig ist, einen Fötus abzutreiben, wenn im Rahmen der Pränataldiagnostik eine Behinderung festgestellt wird. Darunter versteht man vorgeburtliche Untersuchungen an Föten im Mutterleib und an schwangeren Frauen, etwa mittels Ultraschall. Dazu zählen aber auch Eingriffe wie die Entnahme von Fruchtwasser. In diesem Fall sei nach Meinung der Befürworter der Präimplantationsdiagnostik die Belastung zur Entscheidung für die Abtreibung für die Schwangere wesentlich größer. Folglich werde durch deren Verbot unnötiges Leiden erzeugt. Andere Ethiker gehen allerdings noch weiter und sehen sogar eine moralische Pflicht zur »Verbesserung« des menschlichen Erbguts durch die Präimplantationsdiagnostik. Diese Haltung ist aber aufgrund ethischer Bedenken deutlich in der Minderheit und kaum mehrheitsfähig.

Ethische Fragen ergeben sich ebenfalls aus den Bemühungen, genetische Diagnostik bei gesunden Menschen einzusetzen, um Vorhersagen über Krankheitsrisiken zu treffen, auch in Bezug auf mögliche Krankheiten ihrer Nachkommen. Dennoch wird auch betont, dass die Vermeidung oder Verhinderung von Krankheit durch diese sogenannte Präventionsdiagnostik für den Einzelnen unter Umständen von höchstem Wert sein kann. Bei der ethischen Bewertung dieser prädikativen Gentests werden unter anderen folgende Risiken genannt, über die die Patienten aufgeklärt werden müsse: Etwa wird auf die Verletzung

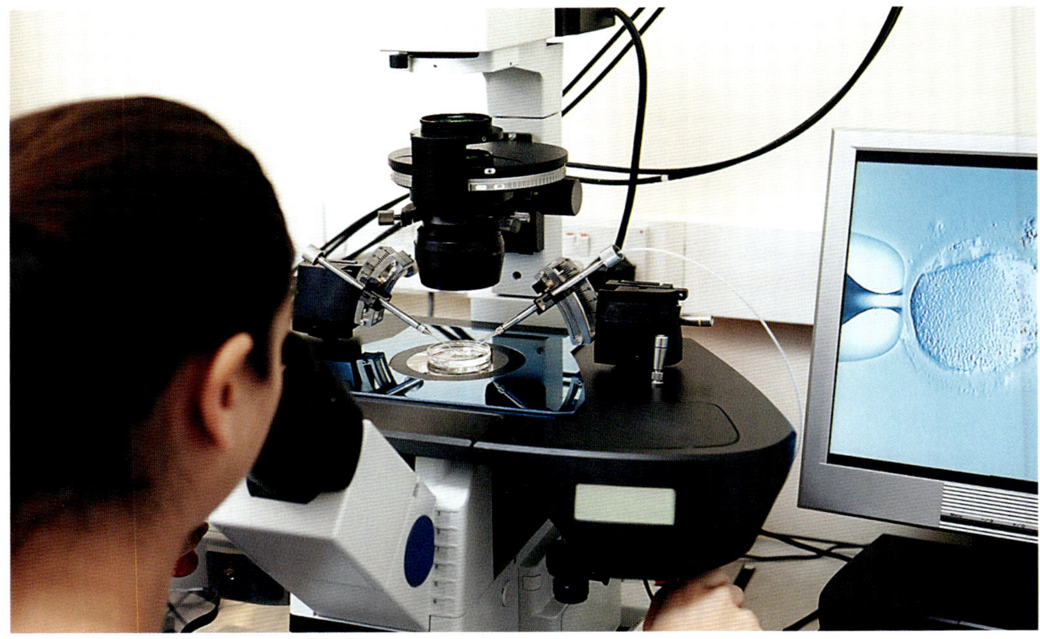

In-vitro-Fertilisation von Eizellen im Labor

des Rechts auf informationelle Selbstbestimmung hingewiesen. Die mittels Gen-Analysen gewonnenen Daten können bis in den Kern der Persönlichkeit reichen. Es wird daher auch weitgehend allgemein anerkannt, dass jeder Einzelne sowohl ein »Recht auf Wissen« als auch ein »Recht auf Nichtwissen« im Hinblick auf die eigene genetische Verfasstheit besitzt. Probleme können dann auftreten, wenn das Recht auf Nichtwissen einer Person mit dem Recht auf Wissen einer anderen Person in Widerstreit tritt.

Außerdem wird die Gefahr einer »Genetisierung« der Lebenswelt gesehen. Darunter versteht man einen Prozess, bei dem man Unterschiede zwischen einzelnen Menschen auf ihr Erbgut reduziert, also sowohl Krankheiten als auch Verhalten in verstärktem Maße als genetisch bedingt ansieht. Diese Genetisierung wird wohl dann zum Problem, wenn sie zu einem genetischen Determinismus führt, also der Ansicht, dass der Mensch vollständig durch seine Gene bestimmbar ist. Dies wirft auch die Frage einer möglichen genetischen Diskriminierung auf.

Im Zusammenhang mit Gentests, die Krankheitsdispositionen vorhersagen, gibt es eine Debatte über das Risiko, inwiefern ein Mensch, der positiv getestet wurde, als »gesunder Kranker« betrachtet und dadurch möglicherweise gesellschaftlich benachteiligt wird. Obwohl die betreffenden Menschen keinerlei Anzeichen der Krankheit zeigen, werden sie womöglich als krank wahrgenommen und auch so behandelt. Diese Art der genetischen Diskriminierung schätzen Experten vor allem in Hinblick auf Versicherungs- und Arbeitsverhältnisse als problematisch ein.

Für die heutige Medizin ist es selbstverständlich, die Ursachen von Krankheiten in Strukturen im Körper zu suchen, die mit bloßem Auge nicht sichtbar sind, seien es Zellen und das in ihnen enthaltene Erbgut, Bakterien oder Viren. Und nicht nur in der Fachwissenschaft, auch im alltäglichen Verständnis vom Körper, von Gesundheit und Krankheit sind diese Vorstellungen fest verwurzelt. Sie sind jedoch noch nicht alt und ganz entscheidend einerseits mit einer technischen sowie einer wissenschaftlichen Entwicklung verbunden, nämlich der Mikroskopie und der Biologie als der Lehre vom Leben.

Die Entwicklung medizinischer Konzepte, die auf die Mikrowelt im Körper oder sogar in der Zelle Bezug nehmen, erfolgte in enger Wechselwirkung mit der Entstehung der modernen Biologie als Lebenswissenschaft. Die Entstehung der biologischen Zelllehre in der ersten Hälfte des 19. Jahrhunderts war der Ausgangspunkt für Virchows Zellularpathologie, also der Vorstellung, dass Krankheiten auf Störungen der Körperzellen beruhen. Zwar hatten Hooke und Leeuwenhoek bereits mikroskopisch kleine Lebewesen wie die einzelligen Bakterien beschrieben. Doch die Mikrobiologie und die Bakteriologie begannen erst mit Pasteur, der entdeckte, dass Bakterien nicht durch »Urzeugung« aus unbelebter Materie entstehen, sondern durch Zellteilung auseinander hervorgehen. Auch die Entdeckung der Vererbung von Eigenschaften des Körpers und die Erforschung des Erbguts seit dem 19. Jahrhundert, die 1953 in der Entschlüsselung der chemischen Struktur der DNA durch Watson und Crick eine entscheidende Dynamisierung hin zur Molekularbiologie erfuhr, wirkte auf die Medizin zurück.

Heute werden Krankheitsdispositionen in den Genen, aber auch das Erbgut von Bakterien oder Viren sowie von Tumorzellen mittels der genetischen oder molekularen Diagnostik untersucht. In gewisser Weise wird so die Zellularpathologie und Bakteriologie mit dem technischen Instrumentarium der Genforschung und Molekularbiologie fortgeführt. Der Medizinhistoriker William Bynum sieht so in der Entstehung der Molekularen Medizin nur einen folgerichtigen Schritt der seit dem 17. Jahrhundert zu beobachtenden Suche nach immer detailreicheren Erklärungen von Krankheiten. Bei dieser sei zunächst der Körper, in der Folge die Organe, das Gewebe, die Zellen und schließlich die Moleküle in den Fokus gerückt.

Die molekulare Medizin bedient sich nicht mehr der Mikroskopie als Technik. Sie nutzt vielmehr andere Technologien wie etwa die PCR als Möglichkeit, um Erbgut zu vervielfältigen, sowie vielfältige Sequenzierungstechniken, um den Basen-Code zu ermitteln. Demgegenüber entwickelten die Zellularpathologie und die Bakteriologie verschiedene Techniken, die der mikroskopischen Analyse der Proben vorangingen, wie Färbe-, Fixierungs- und Schneidetechniken sowie Schneidewerkzeuge zur Untersuchung von Zellproben. Die Bakteriologie als praxisorientierte Wissenschaft begann bald mit der Entwicklung der notwendigen Instrumente, um Bakterienkulturen anzuzüchten, etwa der Petri-Schale, und vor allem von Brutschränken mit regulierter und für das Bakterienwachstum optimierter Temperatur.

Der Weg der medizinischen Konzeptualisierung des Körpers führte von der Zelle – sei es der des Körpers oder dem einzelligen Bakterium – hin zum Erbgut. Zugleich handelt es sich um den Bereich der modernen Medizin, mit dem sich derzeit die weitestreichenden ethischen Fragen verbinden.

5

EINGRIFFE IN DEN KÖRPER

Der immer tiefere Blick in den Körper hinein und auf seine Schädigungen an Organen, Geweben und Zellen führte schließlich auch zu Möglichkeiten, bei Erkrankungen im Inneren des Körpers einzugreifen. Aus medizintechnischer Perspektive ist vor allem, aber nicht nur an die Chirurgie zu denken. Dieser eröffneten sich in der zweiten Hälfte des 19. Jahrhunderts ganz neue therapeutische Möglichkeiten: Die zwei bahnbrechenden Innovationen bestanden in der Narkose, die durch schmerzfreies Operieren immer längere und damit auch immer anspruchsvollere Eingriffe möglich machte. Außerdem verhinderte das Prinzip der keimfreien Eingriffe Wundinfektionen nach der Operation, die bis dahin häufig tödlich verlaufen waren.

Im späten 19. und vor allem im 20. Jahrhundert gelangen der Chirurgie immer anspruchsvollere Operationen im Bauch- und Brustraum und sogar am Gehirn. Dieser Wandel war einschneidend für die Chirurgie. Noch im Jahr 1874 hatten führende Chirurgen aus England die Ansicht geäußert, dass *»der Unterleib, die Brust und das Gehirn einem weisen und humanen Chirurgen zu Operationszwecken immer verschlossen sein werden«*. Nur sieben Jahre später gelang dem in Wien tätigen Chirurgen Theodor Billorth (1829–1894) erstmals bei einer Patientin die teilweise Entfernung des von Krebs befallenen Magens.

Körpervorstellungen, medizinische Praxis und technische Entwicklungen treten insbesondere bei der Chirurgie in eine enge Wechselwirkung. In der Medizingeschichte herrschte lange die Vorstellung, technische Neuerungen hätten es möglich gemacht, chirurgisch immer weiter und tiefer in das Innere des Körpers einzudringen, wodurch sich letztlich auch das Konzept vom Körper gewandelt hätte. Diese Auffassung ist in vielem zutreffend. Doch gibt es auch andere, grundlegende Entwicklungen, wie etwa die der Narkose. Hier zog, wie die Medizinhistorikerin Marion Ruisinger zeigen kann, ein Wandel im Verständnis vom Körper und Krankheiten Überlegungen für neue Eingriffe nach sich. So wandelten sich beispielsweise mit dem Aufkommen einer solidarpathologischen Vorstellung von Entzündungen an Gelenken die Behandlungsansätze. War eine eitrige Entzündung in der Vier-Säfte-Lehre als Selbstreinigung des gesamten Körpers aufgefasst, wurde sie nunmehr als klar zu verortender Vorgang gedeutet. Der in Manchester tätige Chirurg Charles White (1728–1813) zog daraus 1768 bei einem jungen Mann mit einem entzündeten Gelenkkopf in der Schulter den Schluss, den Gelenkkopf operativ zu entfernen, statt den ganzen Arm. Dieses Verfahren der Gelenkexstirpation fand bald zahlreiche Nachahmer. Dies ist nur ein Beispiel für die neuen, technisch immer anspruchsvolleren, aber auch immer zeitaufwändigeren Operationsmethoden, die so entstanden. Die Verlängerung der Operation war für die Patienten allerdings in hohem Maße qualvoll. Daher wurde schließlich nach technischen Lösungen gesucht, wie etwa der Narkose, für die neue technische Apparaturen entwickelt wurden.

Neue Operationsmethoden und technische Entwicklungen bei chirurgischen Instrumenten, bei Sterilisation und Desinfektion sowie bei Narkose und künstlicher Beatmung gingen Hand in Hand. Seit den 1950er Jahren ermöglichten zahlreiche technische Neuerungen die Möglichkeiten der Chirurgie erheblich: So kann die Herzfunktion während einer Operation durch die Herz-Lungen-Maschine ersetzt werden. Dies eröffnete den Weg zu Operationen am stillgelegten Herzen. Zudem etablierten sich etliche neue Verfahren, wie etwa die Mikrochirurgie. Dabei werden kleinste Strukturen im Körper wie Blutgefäße oder Nerven unter der Lupenbrille oder dem Operationsmikroskop operiert. In den 1980er Jahren gelangte die minimalinvasive Chirurgie zum Durchbruch. Durch kleine, die Haut und das Gewebe schonende Schnitte wird mit speziellen schmalen chirurgischen Instrumenten operiert. Über einen weiteren Zugang wird ein Endoskop eingeführt, das den Blick ins Köperinnere ermöglicht. Seit den 1990er Jahren gibt es Versuche, Manipulatoren und Roboter als Assistenzsysteme in den Operationssaal einzuführen. Manipulatoren setzen Bewegungen des Operateurs in verkleinertem Maßstab exakt um. Roboter hingegen sollen autonom bestimmte Schritte in der Operation mit einer die Menschhand übertreffenden Präzision durchführen.

Schmerzfreiheit – Narkosegeräte und künstliche Beatmung

Die erste dieser technischen Innovationen der modernen Chirurgie war die Narkose. Der unumgängliche Operationsschmerz verhinderte in der Vormoderne lange und aufwendige Operationen. Ein guter Chirurg musste vor allem schnell sein. Zwar waren in der Antike schmerzstillende und betäubende Wirkstoffe bekannt, doch berichten weder der römische Medizinschriftsteller Aulus Cornelius Celsus (um 25 v. Chr. – um 50 n. Chr.) noch Galen über Operationen unter Betäubung. Im Mittelalter hingegen wurden bei einigen Operationen sogenannte Schlafschwämme eingesetzt, die mit Mohnsaft, gepresster Alraune, Bilsenkraut und Wasserschierling vollgesogen waren. Diese wurden dem Patienten vor den Mund und die Nase gehalten. Die Mischung war jedoch weder ungefährlich noch unumstritten. Deswegen wandten bereits die Wundärzte des 15. und 16. Jahrhunderts sie nicht mehr an.

Erst der zunehmende Blick auf Schädigungen der festen Körper-Bestandteile, der sich in der Medizin um 1800 vollzog, führte wieder zur Suche nach Möglichkeiten, chirurgisch gegen bestimmte Krankheiten vorzugehen. Der in Boston tätige Zahnarzt William Thomas Green Morton (1819–1868) verhalf der Narkose in der Chirurgie im Jahr 1846 letztlich zum Durchbruch. Im Oktober jenes Jahres wurde an der Harvard Medical School in Boston einem von Morton mit dem Narkosegas Äther betäubten Patienten ein kleiner Tumor unterhalb des Unterkiefers entfernt. Zur Verblüffung des Publikums ließ der Patient während der Operation kein Zeichen von Schmerz erkennen. Durchgeführt wurde die Operation vom Chirurgen John Collins

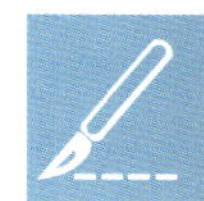

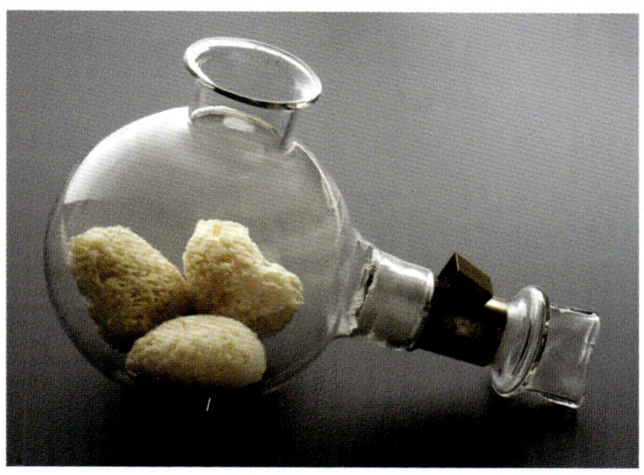

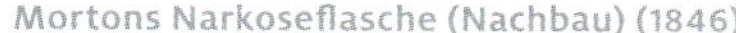

Mortons Narkoseflasche (Nachbau) (1846)

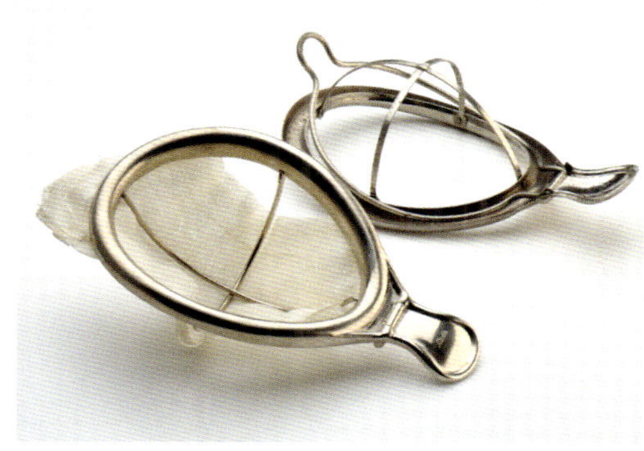

Narkosemaske nach Schimmelbusch (um 1950)

Warren (1778–1856). Begeistert soll dieser dem verblüfften Publikum nach dem Eingriff zugerufen haben: »*Meine Herren, das ist kein Humbug!*«.

Angeregt worden war Morton zur Narkose in der Chirurgie durch Versuche, unter Lachgas-Narkose Zähne schmerzfrei zu ziehen, die sein Freund und Kollege Horace Wells (1815–1848) seit 1844 unternahm. Anstelle von Lachgas verwandte Morton Schwefeläther, auf den ihn der Chemiker Charles T. Jackson (1805–1880) hingewiesen hatte, mit dem es später darüber zu Streitigkeiten kam. Wie bei vielen Entdeckungen in der Medizin hatte es auf diesem Gebiet zuvor auch andere Versuche in dieselbe Richtung gegeben, die allerdings keine breitere Wirkung entfalteten, da sie nicht veröffentlicht wurden.

Für die Narkose hatte Morton eigens eine Narkoseflasche aus Glas mit zwei Öffnungen konstruieren lassen. Im Inneren befanden sich Schwämme, auf die der Äther getropft wurde. Durch die eine Öffnung konnte Äther nachgetropft werden, durch die andere atmete der Patient den Ätherdampf ein. Durch ein Kugelventil wurde verhindert, dass Atemluft in den Gasbehälter zurückströmte.

Die Entdeckung verbreitete sich durch die Presse rasch weltweit und fand zahlreiche Nachahmer. Im Dezember 1846 kam die Äther-Narkose erstmals in England zur Anwendung, im Januar 1847 in Frankreich und Deutschland. Dabei stellte sich heraus, dass die Äthernarkose nicht ohne Risiken war, sogar zu Todesfällen führen konnte. Auf der Suche nach Ersatz wurde bereits 1847 die betäubende Wirkung des Chloroforms entdeckt, das weniger Nebenwirkungen als Äther hatte. Erstmals wurde es in der Geburtshilfe eingesetzt, dann auch in der Chirurgie. Nachdem auch hier Patienten gestorben waren, begann man Äther und Chloroform zu mischen.

Zur Narkose kamen anfangs neben verschiedenen Inhalationsgeräten häufig Tücher, Schwämme oder einfache Drahtmasken mit aufgespannter Gaze zum Einsatz, auf die das Anästhetikum geträufelt wurde und die dem Patient vor Mund und Nase gehalten wurden. Ein Problem ergab sich jedoch bei dieser Methode mit offenen Systemen, denn so atmete nicht nur der Patient das Narkosegas ein, sondern in verdünnter Form auch alle anderen im Operationssaal Anwesenden. Operiert wurde so teilweise wie im Rausch.

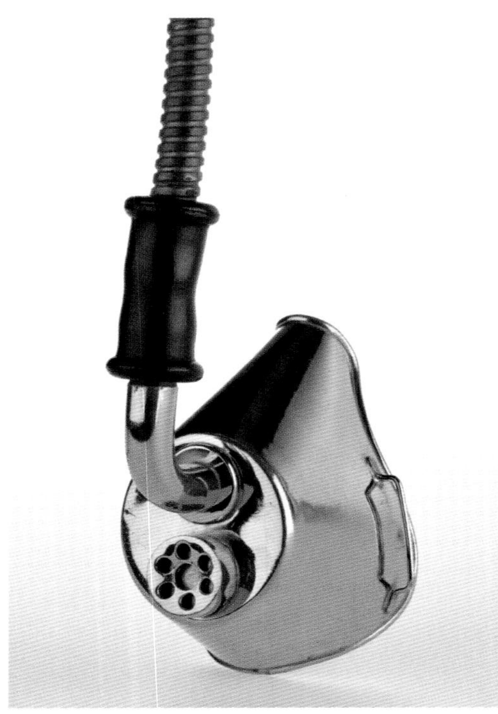

Narkosemaske (um 1910)

Eines der bekanntesten Hilfsmittel für diese offene Narkose war die sogenannte Schimmelbusch-Maske. Diese vom Berliner Chirurgen Curt Schimmelbusch (1860–1895) Anfang der 1890er Jahre entwickelte Narkosemaske war mit einer Rinne ausgestattet, um das überschüssige Betäubungsmittel aufzufangen. Dadurch wurde unter anderem beim Einsatz des seit 1894 verwendeten Chloräthyl verhindert, dass es zu Erfrierungen im Gesicht kam, wenn das Mittel verdunstete. Das Gestell ließ sich überdies gut sterilisieren. Masken dieser Form kamen bis Mitte des 20. Jahrhunderts zum Einsatz.

Seit etwa 1890 begann man, Narkosegase zu mischen. Dadurch konnten Bestandteile geringer dosiert und so auch Nebenwirkungen vermindert werden. Durch den verstärkten Einsatz von Narkosemitteln wurden nämlich auch vermehrt Risiken, bis hin zum Tod des Patienten, erkennbar. So stellte sich nach der Frage des schmerzfreien Operierens zugespitzt die Frage, wie die Narkose so durchgeführt werden könne, dass der Patient sie auch überlebt. Zudem wurde deutlich, dass Sauerstoff als Bestandteil eines Narkosegasgemisches erforderlich war, um die Narkose über eine längere Zeitspanne auszudehnen. Diese Erkenntnisse mündeten im Bau erster Geräte, die dazu dienten, Narkosegase zu dosieren und zu mischen.

Zu Beginn des 20. Jahrhunderts wurden Narkosegeräte mit Reduzierventilen eingeführt, die den Druck minderten. Dies ermöglichte eine kontrollierbare Dosierung von Sauerstoff, der sich unter hohem Druck in einer Flasche befand, und dem Narkosemittel, das in regulierter Geschwindigkeit aus einem Flakon tropfte und im Sauerstoffstrom verdunstete. Pate stand dabei ein Druckminderer, mit dem sich Kohlensäure zum Bierzapfen genau dosiert und gefahrlos aus Druckflaschen entnehmen ließ. Diesen hatte der gelernte Feinmechaniker Johann Heinrich Dräger (1847–1917) im Jahr 1889 in Lübeck entwickelt.

Auf eben diesem technischen Prinzip baute er gemeinsam mit dem Chirurgen Otto Roth (1863–1944) im Jahr 1902 einen der weltweit ersten Narkoseapparate, bei dem sich das Narkosemittel exakt dosieren ließ. Im Jahr 1911 wurde schließlich ein Modell vorgestellt, in dem Äther und Chloroform mit Sauerstoff in einem vorgegebenen Verhältnis gemischt werden konnten. Über zwei Tropfapparaturen wurden Äther und Chloroform zugeführt, die im Sauerstoffstrom verdunsteten. Der Patient atmete das so entstehende Narkosegemisch

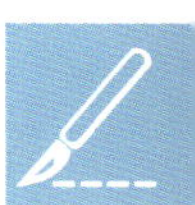

aus dem Atembeutel über Einatemventil, Schlauch und Maske ein. Die Ausatmung erfolgte über das separate Ausatemventil an der Maske ins Freie.

Dieses Gerät begründete den bis heute fortdauernden Erfolg der Firma Dräger als Hersteller von Narkoseapparaten und Beatmungsgeräten. Im Jahr 1889 wurde das Unternehmen von Johann Heinrich Dräger und seinem Kompagnon Carl Adolf Gerling unter dem Namen »Dräger & Gerling« in Lübeck gegründet. Als 1902 Drägers Sohn Bernhard in die Geschäftsführung eintrat, wurde es in »Drägerwerk Heinr. und Bernh. Dräger« umbenannt. Seit 1970 ist das Drägerwerk eine Aktiengesellschaft, die 2016 über 13.000 Mitarbeiter hatte.

Mitte der 1920er Jahren wurde im Drägerwerk das erste »Kreislaufnarkosegerät« mit dem Prinzip der Rückatmung in Serie gebaut, das Modell »A«. Kreislaufnarkose bedeutet, dass die ausgeatmete Luft des Patienten durch einen sogenannten Kohlensäureabsorber, der das ausgeatmete Kohlenstoffdioxid aufnahm, gereinigt und wieder in den Kreislauf eingespeist wird. Seitdem unterscheidet man offene, halboffene und geschlossene Narkose-Apparate, je nachdem, in welchem Maße die ausgeatmete Luft in die Umgebung abgegeben wird. Die Kreislaufnarkose beruht auf einer Technologie, die bereits 1904 für Grubenrettungsgeräte angewandt worden war. Zwar hatte es schon früher Versuche gegeben, diese auf die Chirurgie zu übertragen. Diese waren jedoch daran gescheitert, dass Chloroform sich im Kohlensäureabsorber zersetzte. Kreislauf-Narkosegeräte wurden erst möglich, als ergänzend zum Äther statt Chlorform das schon seit dem 18. Jahrhundert bekannte Lachgas als Narkosemittel verwendet wurde.

Ab 1950 fanden dann zahlreiche neue Anästhetika Anwendung, die wiederum neue technische Entwicklungen notwendig machten, wie das seit 1956 eingesetzte Halothan. Es verdrängte den explosiven Äther in der Narkosetechnik, vor allem da es in Kombination mit Sauerstoff und Lachgas nicht entflammbar ist. Halothan verlangt jedoch eine besonders präzise Dosierung, da es sonst nicht wirksam ist. Diese ließ sich mit den herkömmlichen Verdunstern nicht erreichen. Daher wurden eigens Halothan-Verdunster konstruiert. Die Narkosegeräte dieser Zeit waren überdies mit Kreislaufsystemen für die Rückatmung, einem Beatmungsgerät und einer Handbeatmungseinheit ausgestattet. Heute ist Halothan wegen seiner starken Nebenwirkungen durch andere Wirkstoffe ersetzt worden. Zum Einsatz kommen etwa Wirkstoffe aus der Gruppe der sogenannten Flurane.

An heutigen Narkose-Arbeitsplätzen werden mittels eines Vapors, also eines Verdunsters, genau festgelegte Mengen von Narkosemitteln, Sauerstoff sowie Druckluft oder Lachgas der Atemluft beigemischt. Sie bewirken bei Vollnarkose eine Ausschaltung des Schmerzempfindens und des Bewusstseins während der Operation. Zudem können mit verschiedenen Messgeräten wichtige Körperfunktionen des Patienten ständig überwacht werden. Man spricht deswegen nicht mehr nur von einem Narkosegerät, sondern von einem Anästhesie-Arbeitsplatz, der die Gesamtheit der für die Durchführung von Narkosen benötigten Apparate und Instrumente in einer Einheit umfasst. Erstmals vorgestellt wurde ein solcher Arbeitsplatz im Jahr 1980 auf dem Weltkongress der Anästhesie in Hamburg von der Firma Dräger.

Am Narkosearbeitsplatz kann auch der Kreislauf des Patienten überwacht werden,

indem das EKG aufgezeichnet sowie Blutdruck und Sauerstoffsättigung des Blutes gemessen werden. Für letzteres musste zuvor die Gesichtsfarbe beobachtet werden. Färbte diese sich blau, sprach dies dafür, dass das Blut nicht genügend Sauerstoff enthielt. Außerdem werden die abgegebene Luftmenge, der Druck in den Atemwegen, die Konzentrationen der einzelnen Gase sowie das vom Patienten ausgeatmete Kohlenstoffdioxid erfasst. Überschreitet einer der Messwerte eine kritische Grenze, schlägt eine Überwachungseinheit Alarm.

Neben der Inhalationsnarkose, bei der der Patient den Wirkstoff einatmet, entstanden andere Formen der Narkose. Ende des 19. Jahrhunderts begannen Versuche zur örtlichen Betäubung. Der Wiener Augenarzt Carl Koller (1857–1944) etwa tropfte 1884 eine Kokain-Lösung in die Augen von Patienten, um deren Hornhaut schmerzunempfindlich zu machen. Der Kieler Chirurg August Bier (1861–1949) wies 1898 nach, dass man gezielt die untere Körperhälfte betäuben konnte, indem man ein Narkosemittel in den Rückenmarkskanal einspritzt. Obwohl ebenfalls schon im 19. Jahrhundert damit experimentiert wurde, konnte sich die Allgemeinnarkose mittels eines in die Blutbahn verabreichten Narkosemittels für kurze Eingriffe erst 1932 durchsetzen. Damals stand mit dem Medikament Evipan erstmals ein geeigneter, allerdings heute nicht mehr eingesetzter Wirkstoff zur Verfügung, der auch eine Steuerung der Narkose ermöglichte. Häufig kommt heute eine solche intervenöse Narkose in Verbindung mit einer Inhalationsnarkose zum Einsatz.

Die Entwicklungen im Bereich der Narkose führten, allerdings mit einiger Verzögerung, zum Entstehen einer eigenen medizinischen Fachdisziplin. Anfangs führten die Chirurgen selbst, aber vor allem Narkoseschwestern oder -pfleger die Narkose durch. Erst nach dem Zweiten Weltkrieg wurde in Deutschland die Narkose allmählich zu einer Domäne von Fachärzten, den Anästhesisten. Anfang der 1950er Jahre wurde die Deutsche Gesellschaft für Anästhesie gegründet, zur gleichen Zeit entstanden in den ersten Krankenhäusern Anästhesie-Abteilungen.

Flächendeckend waren Krankenhäuser aber erst seit den frühen 1980er Jahren mit Anästhesisten versorgt, die neben ihren Aufgaben bei der Narkose und künstlichen Beatmung im Operationssaal unter anderem auch in der Intensivmedizin tätig sind. Auch auf den Intensivstationen müssen Kreislauf und Atmung überwacht werden. Die Intensivmedizin entstand seit den 1950er Jahren aus der Überwachung von frisch operierten Patienten auf sogenannten »Wachstationen«, aber auch aus der Behandlung von an Kinderlähmung erkrankten Patienten, die beatmet werden mussten, in speziellen »Beatmungsstationen«.

Große Bedeutung hat heute im Operationssaal, aber auch in der Notfall- und Intensivmedizin die maschinelle Beatmung, die ihre Ursprünge ebenfalls in den Jahren um 1900 hat. Sie hängt eng mit der Narkose zusammen, insbesondere bei Operationen im Brustraum. Wird nämlich der Brustkorb geöffnet, in dem normalerweise ein Unterdruck herrscht, fällt die Lunge in sich zusammen und der Patient kann nicht mehr atmen. Auf zwei Arten versuchte man dieses Problem in den Griff zu bekommen: einerseits mit der sogenannten Unterdruckbeatmung, andererseits mit der sogenannten Überdruckbeatmung.

Eine Unterdruckkammer für Operationen entwickelte der junge deutsche Chirurg Ferdinand Sauerbruch (1875–1951) und stellte sie

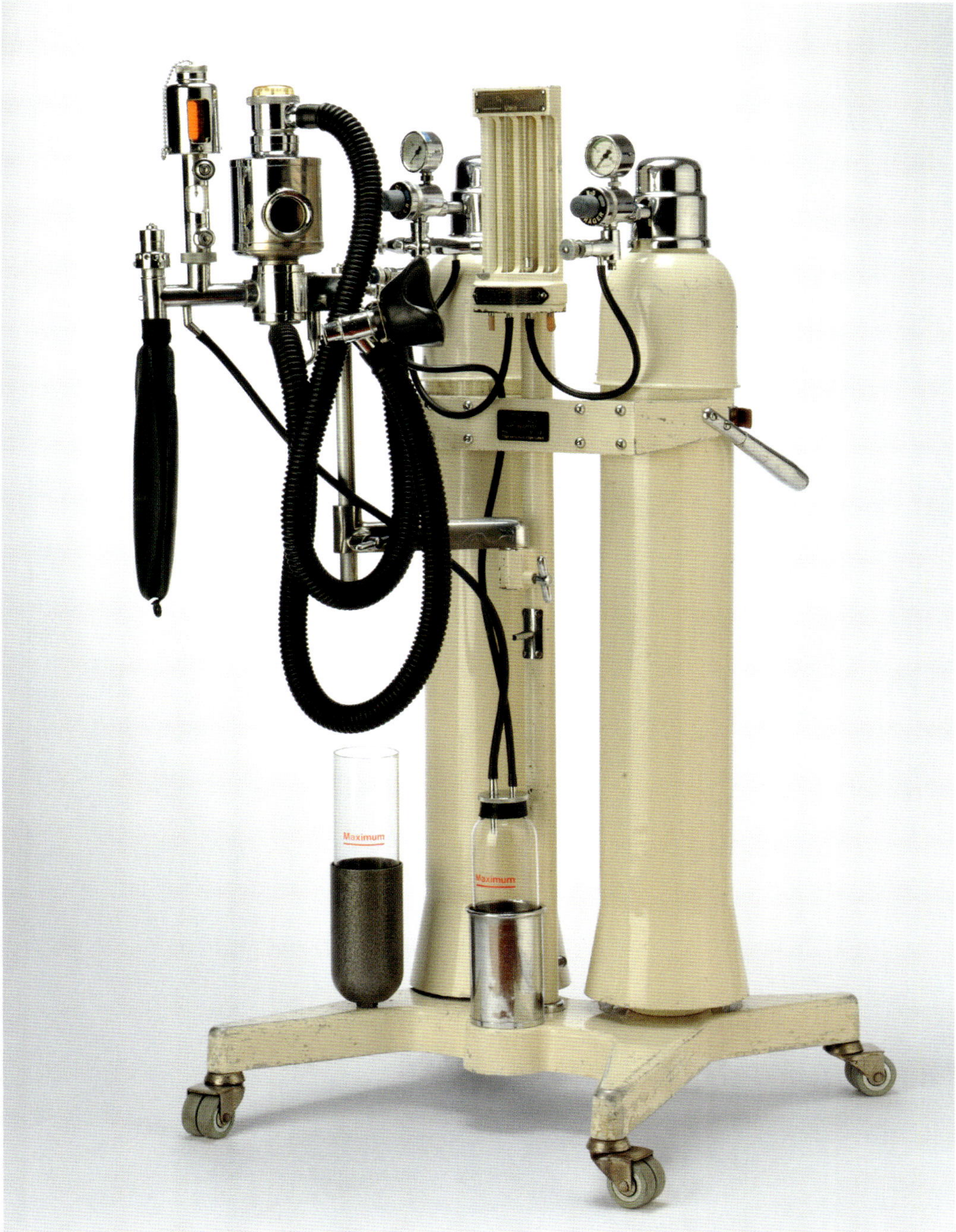

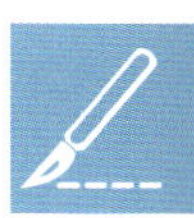

Kreislaufnarkosegerät »Dräger Modell F« (um 1948)

1904 zusammen mit dem Chirurgen Johann von Mikulicz-Radecki (1850–1905) auf dem Berliner Chirurgenkongress vor. In der Kammer wurde ein Unterdruck erzeugt. Der Körper des Patienten befand sich in der Kammer, sein Kopf ragte durch eine luftdichte Manschette abgedichtet aus der Kammer heraus, so dass er zwar Luft mit normalem Luftdruck einatmete, im geöffneten Brustkorb aber ein Unterdruck herrschte, der das Zusammenfallen der Lungen verhinderte. Die Kammer war groß genug, dass sie auch den Operateur und seinen Assistenten aufnehmen konnte. Der in der Kammer herrschende Unterdruck entsprach dem Druck in einer Höhe von 3.000 m über dem Meeresspiegel, so dass Operateur und Assistent dort arbeiten konnten.

Dieses Verfahren hielt sich in Deutschland bis in die 1950er Jahre. In Skandinavien und im angelsächsischen Bereich setzte sich währenddessen die heute übliche Intubationsanästhesie mit Überdruckbeatmung durch, die unter anderem der Chirurg Franz Kuhn (1866–1929) aus Kassel um 1900 entwickelte. Dabei wird ein gummierter, biegsamer Metallschlauch in die Luftröhre eingeführt. Über diesen Schlauch kann das Gemisch aus Sauerstoff und Narkosegas unter Druck, daher der Begriff Überdruckbeatmung, in die Lungen eingeleitet werden. Auf diese Weise stehen sie unter Überdruck und fallen auch beim Öffnen des Brustkorbs nicht in sich zusammen. Fortgeführt wurde dieses Verfahren ab 1909 in den USA und Skandinavien. Dass es sich in Deutschland erst nach dem Zweiten Weltkrieg etablierte, hatte einerseits den Grund, dass der einflussreiche Chirurg Sauerbruch das Verfahren entschieden ablehnte, andererseits, dass die deutschen Chirurgen durch die Etablierung der Fachdisziplin der Anästhesie eine Zersplitterung ihres Fachs fürchteten.

Außer Beatmungsgeräten finden sich weitere Geräte im Operationssaal, die die Möglichkeiten der Chirurgie erheblich erweiterten. Die 1953 erstmals verwendete Herz-Lungen-Maschine etwa macht Operationen am stillgelegten Herzen möglich, während die Funktion von Herz und Lunge zeitweise auf eine Maschine übertragen wird. Dieser Apparat übernimmt während der Operation die Pumpfunktion des Herzens und die Funktion der Lunge, so dass Operationen am ruhenden und vom Blutkreislauf abgekoppelten Herzen möglich wurden.

Die Idee zum mechanischen Blutkreislauf entstand bezeichnenderweise schon mit der Entstehung der modernen Medizin. So dachte der französische Arzt und Physiologe César Julien-Jean Le Gallois (1770–1814) über einen technischen Ersatz für das Herz nach. Auch wurde die erste dokumentierte und erfolgreiche Operation am Herzmuskel bereits 1896 vom Frankfurter Chirurgen Ludwig Rehn (1849–1930) durchgeführt, als er eine gewaltsam zugefügte Stichwunde am Herzen eines 22-jährigen Gärtnergesellen nähte. Operationen am geöffneten und stillgelegten Herzen blieben dennoch unmöglich, bis der amerikanische Chirurg John H. Gibbon (1903–1973) in 17-jähriger Arbeit eine funktionierende Herz-Lungen-Maschine entwickelte. Bereits 1937 verfügte er über die Entwürfe für eine Pumpe, die die Funktion des Herzens übernehmen, und eine künstliche Lunge, die das Blut mit Sauerstoff anreichern sollte.

Die Herz-Maschine von Gibbon bestand aus zwei Rollerpumpen, die das Blut durch Plastikschläuche pressten. Eine saugte das Blut aus den großen Venen, die andere pumpte sauerstoffhaltiges Blut in die Arterien. Technische Probleme bereitet vor allem die Verbindung eines lebenden Organismus mit einem technischen System: Die Pumpen dürfen nicht die empfindlichen roten Blutkörperchen, die den Sauerstoff transportieren, beschädigen. Zudem dürfen sich keine Blutgerinnsel oder Blutklümpchen bilden. Technisch sehr viel aufwendiger ist der Ersatz für die Lunge, deren Wände dünner als feinstes Seidenpapier sind und deren weitverzweigte innere Oberfläche aus Luftwegen und Lungenbläschen den gesamten Boden eines Operationssaals bedecken würde. Gibbon fand die Lösung in sechs waffelförmigen Gittern oder Sieben aus Edelstahl, die sich in einem Plastikbehälter befanden. Über diese Gitter wurde das Blut gepumpt. Über die so stark vergrößerte Blutoberfläche strömte reiner Sauerstoff. Anzeigeinstrumente maßen den Sauerstoff- und Kohledioxydgehalt des Blutes, die Bluttemperatur und den Blutdruck, auch wurde angezeigt, wie viel Blut in einer bestimmten Zeit durch die Maschine floss.

Gebaut wurde die erste Herz-Lungen-Maschine von der International Business Machine Corporation, der IBM. Erstmals erfolgreich eingesetzt wurde die Maschine im Jahr 1953 an einer 18-jährigen Patientin mit einem Loch in der Herzscheidewand. In der berühmten Mayo-Klinik in Rochester in den Vereinigten Staaten wurde die Herz-Lungen-Maschine unter dem Chirurgen John W. Kirklin (1917–2004) zu einem Präzisionsinstrument weiterentwickelt. Seit 1954 etwa wurde das Blut in der Maschine gekühlt, um während der Operation den Stoffwechsel zu verlangsamen. So wird der Sauerstoffbedarf des Körpers verringert und Schaden durch Sauerstoffmangel vorgebeugt.

Vor allem aber wurde in der Mayo-Klinik – und von anderen Pionieren auch – ein präzises Teamwork beim Einsatz des Geräts entwickelt. So führte eine Arbeitsgruppe um den Düsseldorfer Chirurgen Ernst Derra (1901–1979) im Jahr 1959 erstmals in Deutschland Operationen mit dem Gerät durch. Bei einem Vortrag betonte ein Sprecher dieser Arbeitsgruppe: »*Auch die Mayo-Maschine muss von Menschen geführt werden. Das harmonische Zusammenspiel eines aufeinander abgestimmten Teams ist für die erfolgreiche klinische Arbeit ebenso wichtig wie eine erstklassige apparative Ausstattung.*« Mit der Zeit entstand auch das Berufsbild des Kardiotechnikers als Experte für die Bedienung der Herz-Lungen-Maschine im Operationssaal.

Das Grundprinzip der Maschine hat sich seitdem nicht geändert. Allerdings wurden schwer zu reinigende Teile durch modulare Einwegteile ersetzt, etwa der Oxygenator. Dieser ist als Kernstück des Apparats für den Gasaustausch im Blut zuständig. Nach dem Mayo-Gibbon-Sieboxygenator kamen Blasenoxygenatoren zur Anwendung, bei denen Sauerstoffbläschen in einer Blutsäule aufstiegen. Beiden Verfahren ist gemeinsam, dass das Blut unmittelbar mit dem Sauerstoff in Berührung kommt. Bei den seit den 1980er Jahren zum Einsatz kommenden Membranoxygenatoren sind Blut- und Sauerstoffstrom durch eine gasdurchlässige Membran voneinander getrennt.

Die Herz-Lungen-Maschine ist eine der Voraussetzungen für die moderne Herzchirurgie und ihre spektakulären Möglichkeiten. Im Jahr 1967 gelang es dem südafrikanischen Chirurgen Christiaan Barnard (1922–2001) als erstem, erfolgreich ein menschliches Herz zu transplantieren. Allerdings überlebte der Patient die Operation nur um 18 Tage. 1968 wurden dann weltweit insgesamt 102 Herztransplantationen durchgeführt. Doch die meisten Patienten überlebten den Eingriff nur um wenige Tage. Erheblich gesteigert wurde

die Überlebensrate erst Anfang der 1980er Jahre durch die Entwicklung wirksamer Immunsuppressiva, die Abstoßungsreaktionen des Körpers gegen das fremde Gewebe verhindern. Seitdem erfolgten allein in Deutschland über 12.000 Herztransplantationen.

Keimfreiheit – Antisepsis und Asepsis

Die Erkenntnisse der Bakteriologie führten langfristig zu den Prinzipien von Antisepsis und Asepsis, also der Keimfreiheit aller Gegenstände, die mit Operationswunden in Berührung kommen. Zuvor kam es durch Wundinfektionen zu einer hohen Sterblichkeit bei Operationen. In der ersten Hälfte des 19. Jahrhunderts lag diese etwa bei Oberschenkelamputationen bei rund 45 bis zu 65 Prozent. Dazu kam, dass durch die Einführung der Narkose in die Chirurgie neben Notfall-Operationen auch solche Eingriffe möglich geworden waren, die nicht unumgänglich waren. Damit wurden aber auch Wundinfektionen häufiger. Auch die Entdeckung der Narkose selbst trug zu erhöhter Infektionsgefahr bei, da die Chirurgen nun längere Eingriffe durchführen konnten. Dadurch waren die offenen Operationswunden viel länger der Luft und den Keimen darin ausgesetzt. Auf diese Weise erweiterte die Narkose zunächst zwar die Möglichkeiten von Operationen, steigerte aber nicht zwangsläufig die Überlebenschancen der Patienten.

Inspiriert von den Entdeckungen Louis Pasteurs sagte der schottische Chirurg Joseph Lister (1827–1912) den Wundkeimen den Kampf an, indem er seit den 1860er Jahren das gesamte Operationsfeld mit dem Desinfektionsmittel Karbolsäure vernebelte. Auf diesen Wirkstoff war er gestoßen, als er hörte,

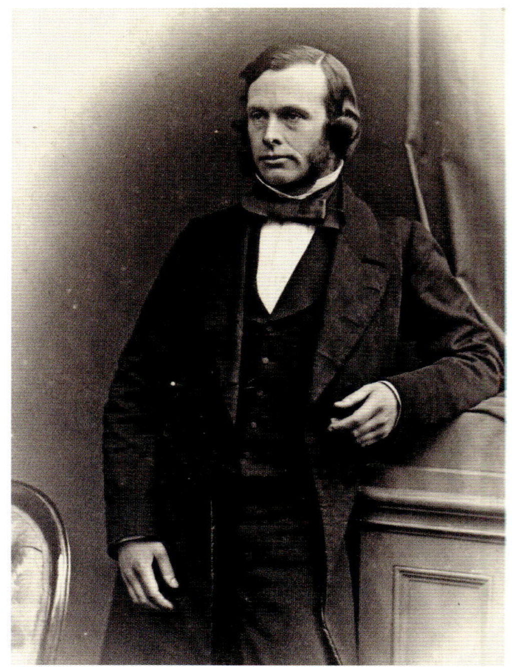

Joseph Lister (1827–1912)

dass die Stadt Carlisle ihre Abwasserkanäle dadurch vom Gestank reinigt. Lister war nicht der erste, der versuchte, Wundinfektionen zu bekämpfen. So gab es seit dem 18. Jahrhundert etliche Versuche, durch Behandlung der Wunde die Fäulnis zu unterbinden. Aber Lister setzte sich anders als seine Vorgänger durch. Er bediente sich dazu neben karbolgetränkten Wundverbänden eines Zerstäubers, um mithilfe von Wasserdampf ein Überdruck zu erzeugen, der während der Operation einen Karbolsäurenebel über das Operationsfeld legte. Solche Zerstäuber wurden noch in den 1920er Jahren zur Wundbehandlung angeboten. Lister hatte große Erfolge aufzuweisen: So berichtete er, dass zwischen 1864 und 1866 fast die Hälfte der Patienten, an denen er eine Amputation durchführte, verstorben seien,

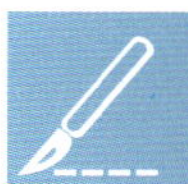

nach Einführung der Antisepsis von 1867 bis 1870 nur noch 15 Prozent. Allerdings war dieses Verfahren für alle im Operationssaal Anwesenden nicht ungefährlich. Es traten allergische Reaktionen, Hautverätzungen und sogar Leber- und Nierenschädigungen auf.

Trotzdem fand die Idee schnell weltweit Verbreitung. Zahlreiche Ärzte aus Europa und Amerika suchten Lister in Edinburgh auf und begannen, sein Verfahren in ihren Operations- und Krankensälen ebenfalls einzusetzen, wie etwa der Chirurg Just Lucas-Championnière (1843–1913) in Paris. Bemerkenswerterweise wurde die Antisepsis bereits eingeführt, als die Bakteriologie gerade erst entstand – und stieß daher auch auf grundlegenden Widerspruch. Es waren kaum Erreger von Wundinfektionen bekannt. Lister hatte lediglich das Prinzip der Bekämpfung von Wundinfektionen entdeckt. Die Wirksamkeit verschiedener Methoden und Mittel konnten erst im Versuch untersucht werden, als seit Mitte der 1870er Jahre immer mehr Keime entdeckt wurden.

Robert Koch und seine Mitarbeiter im Kaiserlichen Gesundheitsamt in Berlin stützten zu Beginn der 1880er Jahre in Versuchen die Keim-Theorie und etablierten dadurch die Antisepsis. Allerdings stellten sie auch fest, dass keines der bislang eingesetzten Mittel, einschließlich der Karbolsäure, wirklich zuverlässig war. Koch überprüfte in mehreren Versuchsreihen alternative Methoden, wie die Desinfektion mittels heißer Luft und durch mit unter Druck stehendem Wasserdampf. Letzteres zeitigte die besten Ergebnisse: Strömender Wasserdampf führte selbst bei einer Temperatur von nur 100 °C in wenigen Minuten dazu, dass Bakterien und Sporen abstarben.

Die Antisepsis, also die Hemmung von Keimen, wich zunehmend der Asepsis, der vollständigen Keimfreiheit. Diese erreichte man bald, indem man Instrumente in unter Druck stehendem Wasserdampf steril machte, wie es Koch und seine Mitarbeiter vorgeschlagen hatten. Die praktische Umsetzung dieser Erkenntnisse durch Etablierung der aseptischen Operationstechnik erfolgte nicht unwesentlich durch den Berliner Chirurgen Ernst von Bergmann (1836–1907) und seinen bereits erwähnten Assistenzarzt Curt Schimmelbusch. Im Jahr 1886 erfand Bergmann den Dampfsterilisator. Zwar erprobten auch andere Chirurgen Techniken, um den Operationssaal möglichst keimarm zu machen und keimfrei zu operieren. Bergmann und Schimmelbusch aber konnten ihre Erkenntnisse im Jahr 1890 besonders wirkungsvoll auf dem 10. Internationalen Ärztekongress in Berlin in der Fachöffentlichkeit verbreiten. Sie stellten in einem »*dazu hergerichteten Pavillon*« ihre Apparate und Geräte zur Sterilisation von Verbandstoffen aus. Deren Wirksamkeit führten sie am »*Bacillus des blauen Eiters*« vor, der aufgrund der blauen Verfärbung der Verbandstoffe mit bloßem Auge zu sehen war.

Mit der Entdeckung der Bedeutung der Keimfreiheit für das Operieren wuchs auch das Selbstbewusstsein der Chirurgen. So äußerte sich Curt Schimmelbusch in seiner »Anleitung zur aseptischen Wundbehandlung« (1893) zuversichtlich: »*Der moderne Chirurg vermeidet nicht mehr ängstlich die Verletzung der Gelenke und Körperhöhlen, sondern unbedenklich öffnet er das Abdomen, öffnet den Schädel und betastet Organe, die den Alten ein Noli me tangere* [=Rühre mich nicht an] *waren. Diesen ganzen Umschwung in unserer Heilkunde haben wir allein den großen Entdeckungen zu verdanken, welche mit einem Schlag das geheimnisvolle Dunkel lichteten, welches über Jahrtausende über der Infektion*

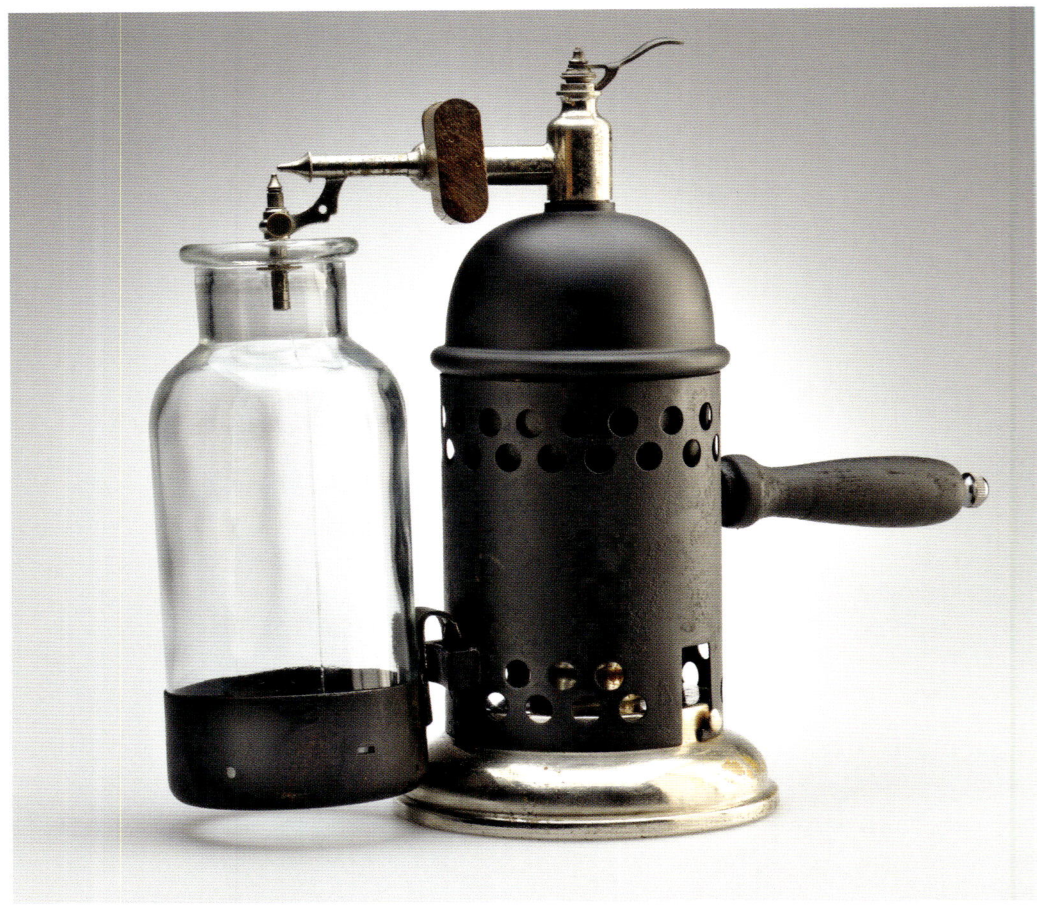

Karbolzerstäuber nach Lucas-Championnière (1900–1925)

der Wunden geschwebt, die uns darauf hinwiesen, daß ebenso wie Fäulnis und Gärung, so auch die Wundinfektion auf kleinsten belebten Wesen beruht, und daß es nur deren Fernhaltung bedarf, Wundinfektion zu beseitigen.«

Im letzten Jahrzehnt des 19. Jahrhunderts begann die industrielle Fertigung von Sterilisatoren. Eine bedeutende Rolle spielte auch hierbei die Berliner Firma F. & M. Lautenschläger. So baute Matthias Lautenschläger 1887 den ersten Dampfsterilisator für Verbandstoffe. Dieser war aus zwei kupfernen Zylindern unterschiedlichen Durchmessers aufgebaut, wobei der größere den kleineren enthielt. Der mehrere Zentimeter messende Zwischenraum wurde teilweise mit Wasser gefüllt, das durch einen Brenner zum Kochen gebracht wurde und so verdampfte. Der Dampf strömte durch Öffnungen an der Oberseite des kleineren Zylinders in dessen Innenraum, in den die zu sterilisierenden Verbandstoffe eingebracht wurden, und verließ diesen

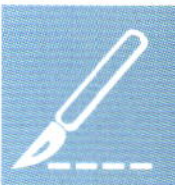

durch ein Rohr an der Unterseite. Im Deckel des Dampfsterilisators befand sich ein in den Innenraum des inneren Zylinders ragendes Thermometer.

Für die Sterilisation von chirurgischen Instrumenten und Operationswäsche in heißem Dampf konstruierte Schimmelbusch im Jahr 1889 einen runden Metall-Behälter mit mehreren Öffnungen, die sogenannte Schimmelbuschtrommel. Der Behälter konnte passgenau in einen Dampfsterilisator eingesetzt werden. Durch die Öffnungen zog der heiße Dampf durch das Sterilgut. Nach der Entnahme ließen sich die Löcher verschließen, so dass der Inhalt bis zur Verwendung steril blieb. Die Schimmelbuschtrommel ist das Vorbild für alle bis heute üblichen Steril-Container.

Alle Instrumente, Geräte und Materialien, die mit einer Wunde in Berührung kommen können, werden heutzutage keimfrei gemacht. Bei der Desinfektion wird die Anzahl von Keimen so weit verringert, dass sie keine Infektion mehr auslösen können. Dazu werden chemische Desinfektionsmittel verwendet. Die Desinfektion kommt zum Einsatz, wenn keine Sterilisation möglich ist, beispielsweise auf der Haut bei der Händedesinfektion. Die Sterilisation hingegen zielt auf die Abtötung aller Krankheitserreger, die sich auf einem Gegenstand befinden. Dies kann unter anderem durch den Einsatz von Hitze erreicht werden. Bei der Heißluftsterilisation wird trockene, bewegte Luft (180 °C) verwendet. Allerdings vertragen dies nur wenige Materialien, und Sporen von Bakterien sind häufig resistent gegen trockene Hitze. Daher nutzt man meist einen Dampfsterilisator mit feuchtem Wasserdampf (120 °C), der das mit wasserdampfdurchlässigem Material verpackte Sterilgut umgibt und die Sporen besser abtötet. Sterilisatoren finden sich in allen Formen und Größen. Kleinere Geräte kommen etwa in Arztpraxen zum Einsatz. Seit den 1980er Jahren befindet sich in Krankenhäusern eine Zentralsterilisation, die es übernimmt, medizinische Geräte, Instrumente, Bestecke und Materialien zu reinigen, zu desinfizieren, zu sterilisieren und zu pflegen. Bis dahin kam diese Aufgabe dem Pflegepersonal zu. Neben der Sterilisation durch Hitze werden in der Industrie medizinische Einwegartikel außer-

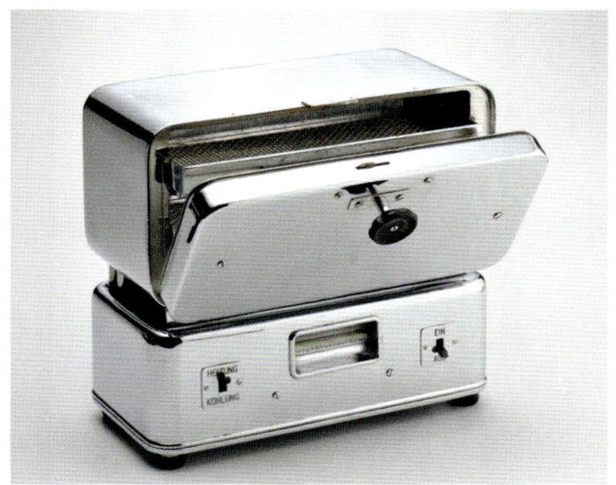

Kleiner Heißluft-Sterilisator aus einer Arztpraxis (1952)

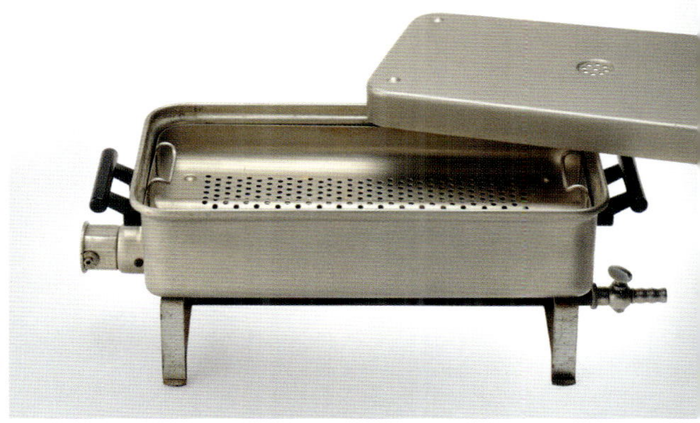

Kleiner Dampf-Sterilisator aus einer Arztpraxis (um 1950)

dem mit Gamma- oder Elektronenbestrahlung steril gemacht.

Früher wurden alle Instrumente und Kleidungsstücke mehrmals verwendet und nach jedem Gebrauch gereinigt und sterilisiert. Heute kommen häufig sterile Einmalartikel zum Einsatz, seien es Spritzen, Instrumente oder sogar Operations-Kleidung. Die Asepsis veränderte auch die Kleidung der Chirurgen. Im 19. Jahrhundert operierten Chirurgen noch im schwarzen Straßenanzug. Mit der Asepsis kam der weiße Kittel für den Arzt auf. Dieser ließ sich in kochend heißem Wasser waschen, so dass Keime zuverlässig abgetötet wurden. Auf dem strahlenden Weiß zeichnet sich zudem jeder Fleck ab, so dass zu sehen war, ob der Kittel sauber ist. Der in Berlin und Hamburg tätige Chirurg Hermann Kümmell (1852–1937) führte zudem das gründliche Abbürsten zur Händedesinfektion ein. Zusätzlich begannen einige Chirurgen, bei Operationen Baumwoll- oder Seidenhandschuhe anzuziehen. Der amerikanische Chirurg William Stewart Halstead (1852–1922) ging dann 1890 dazu über, im Operationssaal sterilisierte Gummihandschuhe zu tragen. Eine Kopfhaube aus Stoff sowie der Mundschutz aus Gaze wurden 1897 vom in Breslau arbeitenden Chirurgen Johann von Mikulicz-Radecki (1850–1905) gefordert. Durch den Mundschutz wollte er die Gefahr von Infektionen durch das Sprechen während des Operierens verringern. Dafür prägte er den Begriff der »Tröpfcheninfektion«. An der Wende zum 20. Jahrhundert waren die im Operationssaal Tätigen mit Kopfhaube, Mundschutz, Gummihandschuhen und zudem sterilisierten Kitteln bekleidet.

Die Farbe der OP-Kleidung und -wäsche wandelte sich im Lauf der Zeit von weiß zu meist grün. Dieser Trend ging nach dem Zweiten Weltkrieg von den Vereinigten Staaten aus und verbreitete sich weltweit. Die grüne Farbe macht unter anderem die Zuordnung der Wäsche, die gesondert behandelt werden muss, in den Krankenhäusern erheblich leichter. Zudem können weiße Tücher, die sich mit Blut vollsaugen, schlechter als solche erkannt werden. Es besteht die Gefahr, dass sie im Körper zurückbleiben. Auch im Operationssaal selbst hat die Farbe Vorteile, unter anderem reflektieren weiße Textilien das Licht der

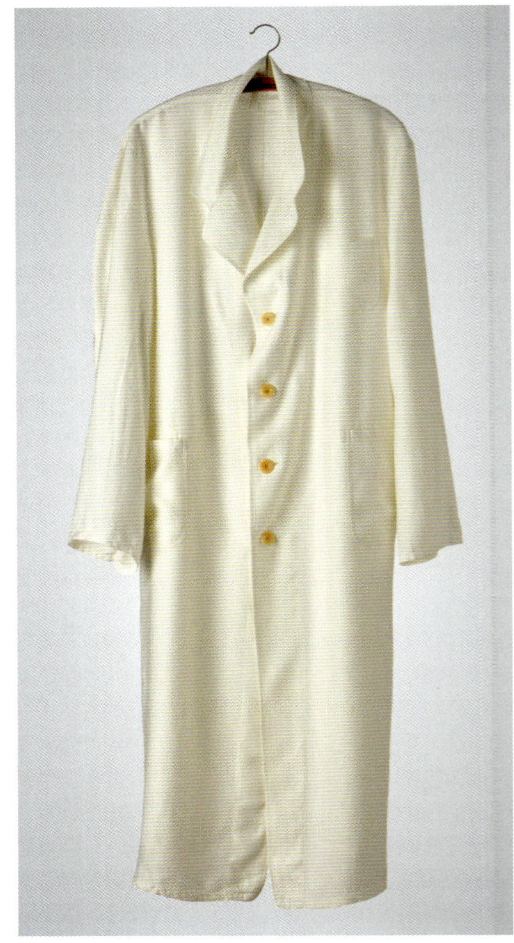

Arztkittel (um 1960)

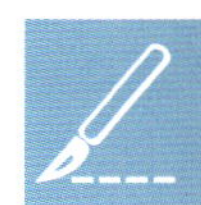

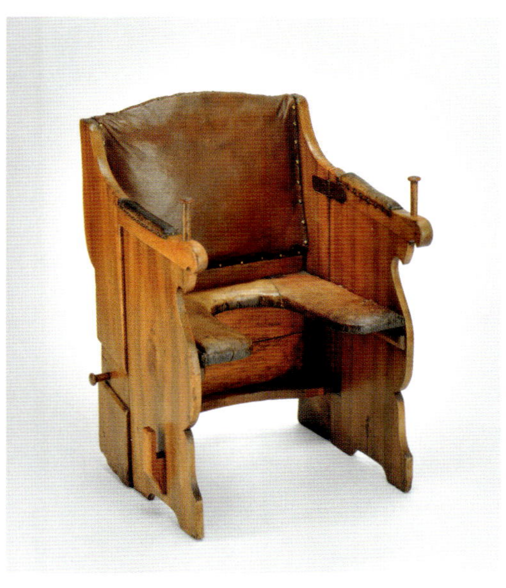

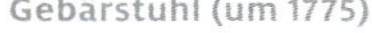
Gebärstuhl (um 1775)

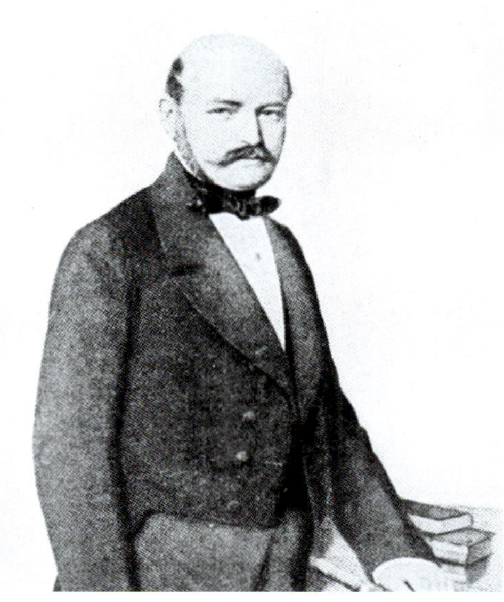

Ignaz Semmelweis (1818–1865)

zunehmend heller strahlenden OP-Leuchten deutlich stärker als grüne und blenden somit mehr. Außerdem ist die Gefahr von störenden Nachbildern in der Komplementärfarbe Grün nicht mehr gegeben, die entstehen kann, wenn der Operateur zu lange auf das rote Operationsfeld schaut und dann seinen Blick auf die weißen Textilien richtet.

Ein weiteres Feld der Medizin, in dem grundlegende Regeln der Antisepsis entwickelt wurden, war die Geburtshilfe. Geburten bargen bis weit ins 19. Jahrhundert ein lebensbedrohliches Risiko. Nach der Geburt starben zahllose Mütter am Kindbettfieber, eine durch mit Bakterien verunreinigte Hände und Instrumente übertragene Infektionskrankheit. Die Bakterien können etwa aus dem Nasen- oder Mundraum des Geburtshelfers stammen oder von einer bereits infizierten Gebärenden.

Die Begleitung von Geburten lag lange ausschließlich in den Händen von weiblichen Hebammen. Seit dem 18. Jahrhundert nahmen jedoch immer mehr akademisch ausgebildete Ärzte die Aufgabe von Geburtshelfern wahr, vor allem wenn Komplikationen auftraten und Instrumente eingesetzt werden mussten. So war etwa die Verwendung der im 17. Jahrhundert erfundenen Geburtszange ausschließlich Ärzten vorbehalten. Diese kam bei Schwierigkeiten bei der Geburt zum Einsatz, um den Kopf des Kindes zu fassen und es so aus dem Mutterleib zu ziehen.

Die Gefahr einer Ansteckung mit dem Kindbettfieber vergrößerte sich durch die zunehmende Einbeziehung von Ärzten sowie mit der Einrichtung von Gebärhäusern in der Mitte des 18. Jahrhunderts zunächst erheblich. In diesen wurden mittellose Schwangere aufgenommen, die im Gegenzug für ihre medizinische Versorgung der akademischen Ausbildung von Geburtshelfern dienten. In diesen Einrichtungen grassierte das Kindbettfieber

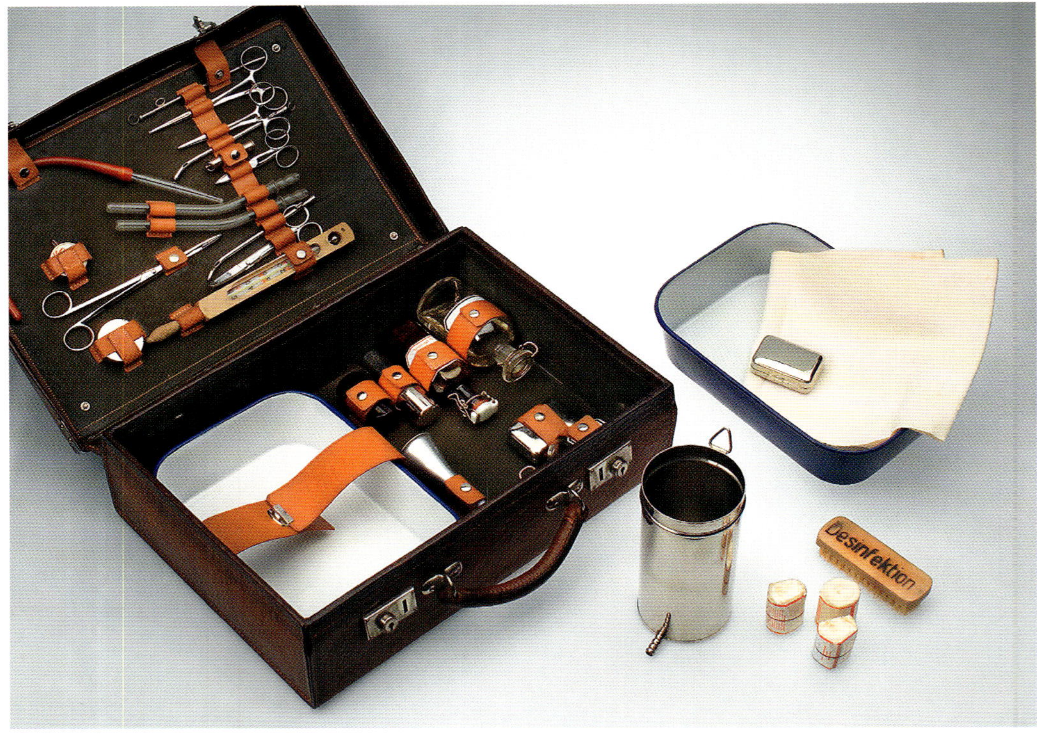

Hebammenkoffer (1928–1960)

teilweise epidemisch, mit Todesraten von über 30 Prozent. Viele der anatomisch und pathologisch geschulten Geburtshelfer versuchten in guter Absicht der Ursache der Epidemien auf den Grund zu gehen – und verschlimmerten sie dadurch unwissentlich noch. Sie führten zur Aufklärung der Todesursache Obduktionen an den Frauen durch und gingen direkt von dort, ohne sich die Hände zu waschen oder die Kleidung zu wechseln, ins Entbindungszimmer und verschleppten so die Keime.

Vermutungen, dass die Krankheit von Geburtshelfern übertragen werde, kamen schon in der ersten Hälfte des 19. Jahrhunderts auf. Den Durchbruch brachten die Forschungen des in Wien tätigen ungarischen Arztes Ignaz Semmelweis (1818–1865). Er beobachtete um 1847 folgenden Zusammenhang: Es erkrankten am Kindbettfieber vor allem Frauen in der Abteilung, in der Medizinstudenten ausgebildet wurden, die verstorbene Patientinnen sezierten. Die Sterblichkeit in der Abteilung, in der Hebammen geschult wurden, war dreimal geringer. Er schloss daraus, dass die Krankheit von »Leichenpartikeln« an den Händen der Geburtshelfer übertragen werde. Die Vorstellung von Bakterien als Krankheitserregern kam erst später auf. Als Maßnahme gegen die Übertragung der Krankheit ordnete er an, dass jeder, der die Abteilung betrat, seine Hände in Chlorkalklösung waschen solle.

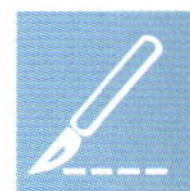

Dadurch sank die Sterblichkeit erheblich, allerdings bezweifelten führende Fachkollegen Zeit seines Lebens Semmelweis' Vermutung. Die heftige Ablehnung ging sogar so weit, dass sein eigener Chef Johann Klein (1788–1856) seinen Mitarbeiter entschieden bekämpfte und schließlich sogar entließ. Semmelweis ging von Wien nach Budapest und setzte dort seine Forschungen fort. Seine Theorien veröffentlichte er in dem 1861 erschienenen Buch »Die Aetiologie, der Begriff und die Prophylaxis des Kindbettfiebers«, vier Jahre vor seinem Tod. Erst als Louis Pasteur in den 1870er Jahren die Streptokokken entdeckten, nahm das Gros der Fachwelt Semmelweis' Vorgehensweise ernst.

So steigerten gegen Ende des 19. Jahrhunderts Hygienemaßnahmen wie die Desinfektion der Hände die Überlebenschancen von Gebärenden beträchtlich. Im Jahr 1888 wurde etwa in Preußen eine »Anweisung für die Hebammen zur Verhütung des Kindbettfiebers« erlassen, die strenge Hygienemaßnahmen vorschrieb. Diese schlug sich auch in der Ausstattung der Hebammen nieder. So enthielten Hebammenkoffer seitdem unter anderem Waschschalen aus Emaille, Seife und eine Handbürste zur Desinfektion.

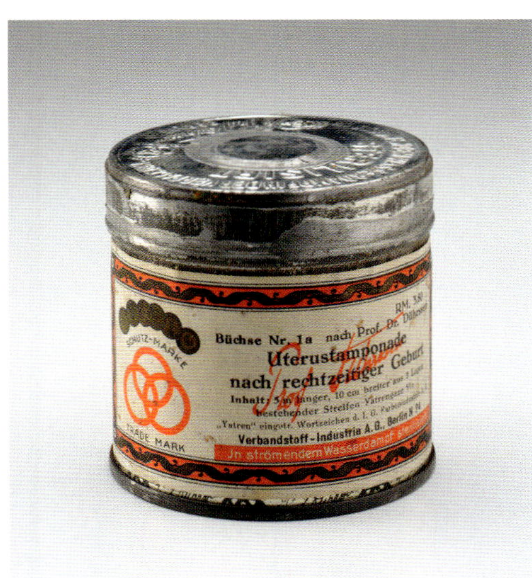

Steril verpackte Uterus-Tamponade (um 1925)

Schneiden, Klemmen, Nähen – Chirurgische Instrumente

Chirurgische Instrumente gibt es seit Jahrtausenden – sie gehören zu den ältesten überlieferten Objekten aus der Geschichte der Medizintechnik. Doch wandelten auch sie sich durch die Neuerungen der Chirurgie seit dem späten 19. Jahrhundert: Einerseits wurden sie den Erfordernissen antiseptischen und aseptischen Operierens angepasst, andererseits wurde für die nun möglich werdenden neuen Operationen auch ein besonderes Instrumentarium entwickelt, so dass die Vielfalt chirurgischer Instrumente groß ist. Viele wurden speziell für bestimmte Eingriffe entwickelt.

Man kann unterscheiden zwischen schneidenden Instrumenten, wie Messern und Scheren, aufhaltenden Instrumenten, die Körpereingänge und Wunden offen halten, fassenden Instrumenten, die das schonende Greifen von Gewebe ermöglichen, sowie klemmenden Instrumenten, die etwa Blutgefäße verschließen. Nach dem Eingriff können Wunden mit Nadelhalter, Nadel und Faden genäht, aber auch geklammert oder geklebt werden. Der Wundverband durchlief eine Entwicklung von der keimfreien Verbandwatte aus entfetteter Baumwolle bis hin zu modernen Materialien wie temporärem Hautersatz.

Die ersten, aus Abbildungen oder archäologischen Funden bekannten chirurgischen Instrumente waren Messer (Skalpelle) zum

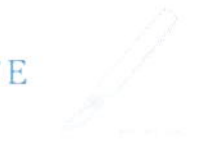

Schneiden und zum scharfen Durchtrennen von Geweben sowie Pinzetten und Sonden, zu denen später noch Sägen und Zangen hinzukamen. Ausgrabungen und Darstellungen auf altägyptischen Reliefs zeigen, dass diese Instrumente ihren modernen Entsprechungen in Form und Größe bereits stark ähnelten. So waren im ersten vorchristlichen Jahrtausend in Ägypten bereits rund 200 Instrumente für Operationen bekannt. Überlieferte Instrumente aus der römischen Kaiserzeit belegen, dass es bereits Skalpelle mit doppelt geschliffener Schneide gab, die eine gegenläufige Schnittführung ohne Wendung des Instruments erlaubte.

Die Veränderungen chirurgischer Instrumente betrafen also weniger Größen und Formen, sondern vor allem Materialien, Fertigung und Ausarbeitung. Diese wurden der allgemeinen Entwicklung der Metallurgie und der Metallverarbeitung angepasst. Auf Instrumente aus gegossener oder geschmiedeter Bronze folgten in der europäischen Frühen Neuzeit häufig solche aus gehärtetem Schmiedeeisen, wodurch die Instrumente leistungsfähiger wurden. Die Herstellung erfolgte im 15. oder 16. Jahrhundert handwerklich durch Waffen- und Messerschmiede. So kamen die Feldchirurgen der Frühen Neuzeit bei den zahlreichen Feldzügen auch mit Waffenschmieden in Kontakt, die nach ihren Vorgaben Instrumente für sie herstellten.

Mit Einführung des Buchdrucks begannen einzelne Chirurgen, nicht nur ihre Erfahrungen und ihr Vorgehen bei bestimmten Eingriffen zu veröffentlichen, sondern in Form detaillierter Holzschnitte oder später Kupferstiche auch ihr Instrumentarium abzubilden. Die detailgetreue Darstellung sollte es dem Leser ermöglichen, die entsprechenden Instrumente nachfertigen zu lassen. Ein Beispiel bietet das »Armamentarium Chirurgicum« des Ulmer Stadtphysikus Johannes Scultetus (1595–1645), das postum 1655 erschien und elf Jahre später als »Wund-Artzneyisches Zeug-Hauß« ins Deutsche übersetzt wurde, um es auch Handwerker-Chirurgen zugänglich zu machen.

Mit der Einführung des antiseptischen Operierens und der damit verbundenen Dampfsterilisation in den 1880er Jahren veränderten sich die Materialien, aus denen die Instrumente gefertigt wurden: Skalpelle und andere Instrumente, etwa Sägen, waren bis dahin mit Griffen aus Holz ausgestattet, Instrumente für die Augenheilkunde nicht selten mit Griffen aus Elfenbein. Seitdem wurden Instrumente aus Stahl gefertigt, später dann unter anderem aus Chromnickelstahl, der nicht rostet. Damit trägt das Material den Anforderungen für die Dampfsterilisation Rechnung. Die Griffe aus Holz oder Elfenbein hätten das regelmäßige Auskochen nicht überstanden. Auch wurden die Oberflächen der Griffe glatt ausgestaltet. Auf die in der Frühen Neuzeit üblichen Verzierungen und Ornamente wurde nun verzichtet, um die Instrumente leichter reinigen zu können.

Zu Beginn des aseptischen Operierens wurden Skalpelle nach der Reinigung, dem Schleifen der Klinge und der Sterilisation wiederverwendet. Im 20. Jahrhundert kamen Einmal-Klingen auf. Im Jahr 1927 begann etwa die Firma Bayha in Tuttlingen mit der Herstellung von auswechselbaren Operationsmessern, auf deren wiederverwendbaren Griff eine neue Klinge aufgesteckt werden kann. Dies hat auch den Vorteil, dass während einer Operation die rasch stumpf werdende Klinge gewechselt werden kann und so das Gewebe auch bei größeren Eingriffen gleichbleibend glatt durchtrennt wird.

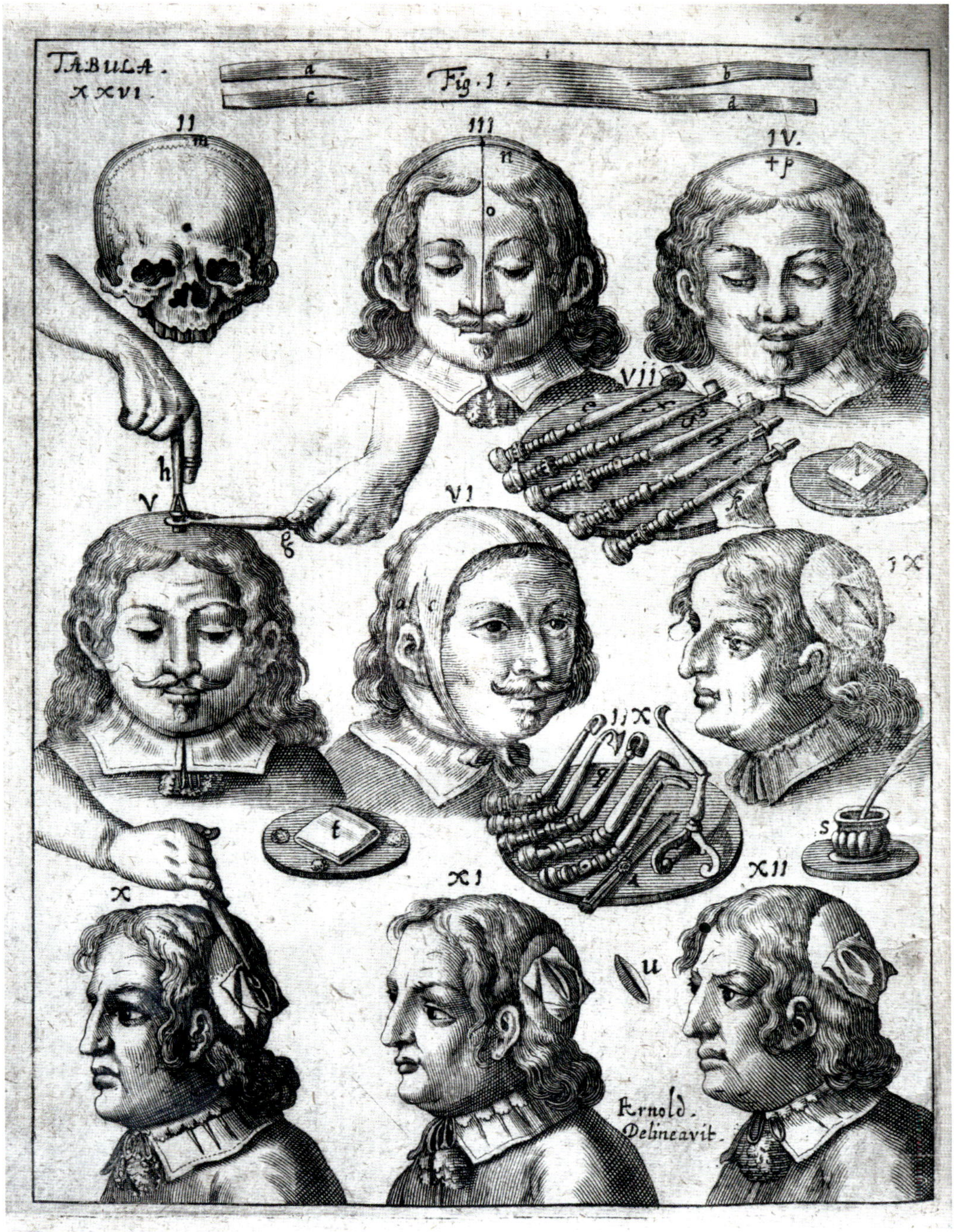

Abbildung chirurgischer Eingriffe am Schädel aus Johannes Scultetus (1595–1645) »Wund-Artzneyisches Zeug-Hauß«

In der Notfallmedizin geht der Trend auch zu sogenannten *disposables*, wie Einmalskalpellen und -instrumenten, auch als komplette Sätze für bestimmte häufige Eingriffe, wie beispielsweise dem Legen einer sogenannten Thoraxdrainage zum Ableiten von Blut, Sekret oder Luft aus dem Raum zwischen Lunge und Rippenfell. Hier bestehen dann nur noch die Schneiden und Klingen aus Stahl, alle anderen Teile sind aus verstärktem Kunststoff gefertigt und können nach der Verwendung verbrannt werden.

Als gegen Ende des 19. Jahrhunderts zunehmend aufwendigere Operationen im Bauch- und Brustraum sowie am Gehirn durchgeführt wurden, wurden dafür zahlreiche Spezialinstrumente entwickelt. Oft handelte es sich aber um angepasste Variationen bereits gebräuchlicher Instrumente. Häufig wurden und werden diese Instrumente in enger Zusammenarbeit von Chirurgen aus ihrer Praxis heraus gemeinsam mit Instrumentenmachern entwickelt – und mit dem Namen des entsprechenden Chirurgen verbunden. Kataloge chirurgischer Instrumente lesen sich daher häufig wie ein »Who is Who« der Fachgeschichte. Ein Beispiel bieten Klemmen, die etwa nach dem französischen Chirurgen Jules Émile Péan (1830–1898), dem Schweizer Chirurgen und Nobelpreisträger Emil Theodor Kocher (1841–1917) oder dem Amerikaner William Stewart Halstead benannt sind. Mit der Namensnennung wird das Instrument auch mit dem Vorgehen eines bestimmten Chirurgen und der von ihm begründeten »Schule« verbunden. Der erforderliche Satz von Instrumenten stiftete die Identität eines Verfahrens mit der »Schule«.

Der Aufschwung der Chirurgie und die damit verbundene Anforderung nach einem umfangreichen Spezialinstrumentarium führte auch zu einer Spezialisierung der Herstellung chirurgischer Instrumente, die zunehmend nicht mehr nur handwerklich, sondern in Instrumentenfabriken erfolgte. Aus den Berufen des Messerschmieds und des Feinmechanikers entwickelte sich bis 1939 das Berufsbild des Chirurgiemechanikers als eigener Ausbildungsberuf.

Bereits im 19. Jahrhundert wandelte sich dementsprechend die Herstellung vom Handwerk zur Industrie. Ein Beispiel für diese Entwicklung bietet die Stadt Tuttlingen, in der sich seit Ende des 17. Jahrhunderts ein Eisenschmelzwerk des Herzogs von Württemberg befand. Die Verfügbarkeit des Rohstoffs führte zur Ansiedlung eisenverarbeitenden Handwerks, so dass es um 1850 über hundert Messer- und Nagelschmieden gab, die zum Ausgangspunkt für die Herstellung chirurgischer Instrumente wurden. 1866 erscheinen zum ersten Mal drei Betriebe als »Messerschmiede und chirurgische Instrumentenmacher«.

Im selben Jahr kehrte der Messerschmied Gottfried Jetter (1838–1903) nach seinen Wanderjahren, die ihn unter anderem nach Paris, das damals fortschrittlichste Zentrum der Chirurgie, geführt hatten, in seine Geburts-

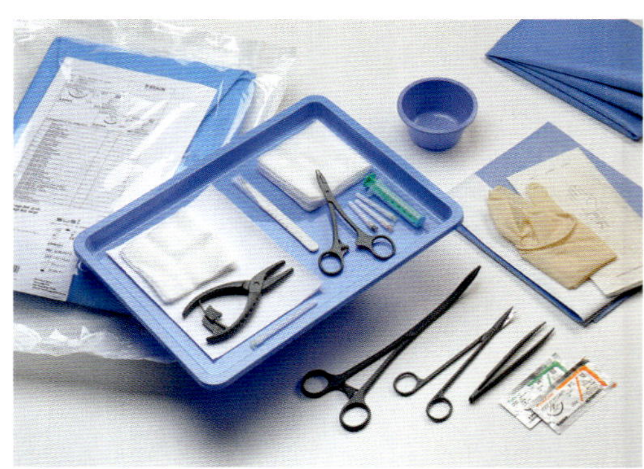

Thorax-Drainage-Set (2014, B. Braun Melsungen)

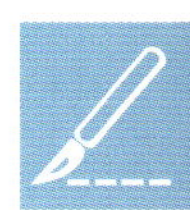

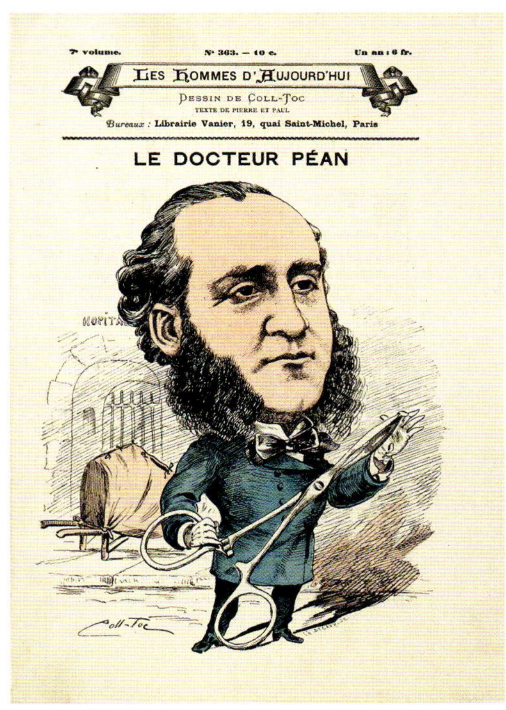

Karikatur von Jules Émile Péan (1830–1898) mit der von ihm entwickelten Klemme

stadt Tuttlingen zurück. Dort begann er mit der Fertigung chirurgischer Instrumente, die er bald serienmäßig und dadurch in wesentlich größeren Stückzahlen herstellte als seine handwerklichen Mitbewerber. Ende der 1870er Jahre hatte das Unternehmen bereits 120 Mitarbeiter und verfügte über eine Dampfmaschine zum Antrieb der Fertigungsmaschinen. Aus der ehemals kleinen Werkstätte wurde 1895 die »Aktiengesellschaft für Feinmechanik, vormals Jetter & Scheerer«, die ein paar Jahre später auf 60.000 Quadratmetern ein neues Fabrikgelände errichtete und Niederlassungen in Berlin, New York und London hatte.

Die Firma besteht bis heute als ein führendes Unternehmen im Bereich der Chirurgie-Technik. Im Jahr 1969 wurde es in Aesculap-Werke umbenannt, nach der schon 1899 angemeldeten Marke, unter der die Aktiengesellschaft für Feinmechanik ihre Produkte vertrieb. Die Marke zeigt einen Schlangenstab mit Krone, der sich auf den Instrumenten befindet. Seit Ende der 1990er Jahre ist die Aesculap AG in Tuttlingen Teil der B. Braun Melsungen AG, die in Melsungen ihren Sitz hat. B. Braun hatte bereits 1976 die Aktienmehrheit erworben. Auch dieses Medizintechnik-Unternehmen hat seine Wurzeln wie viele andere Hersteller in Deutschland im 19. Jahrhundert. Es ging aus einer Apotheke hervor, die Julius Wilhelm Braun 1839 kaufte. Sein Enkel Carl Braun begann 1908 mit der industriellen Herstellung von sterilisiertem und sich im Körper vollständig auflösendem chirurgischen Nahtmaterial aus Hammeldarm.

Neben mechanischen Werkzeugen wie dem Skalpell und Scheren können in der Chirurgie zum Schneiden auch Instrumente genutzt werden, die mit Wechselstrom mit hoher Frequenz betrieben werden. Man spricht dann von Hochfrequenz-Chirurgie. Dadurch entsteht punktuell Wärme, die gezielt Verbrennungen erzeugt und so Gewebe, Lymphe oder Blutgefäße zertrennt und verschließt. Dieses Verfahren bezeichnet man als Elektrotomie. Diese Geräte ermöglichen im Unterschied zum Skalpell sehr glatte Wundränder sowie eine Stillung von Blutungen durch Verschluss der betroffenen Gefäße während des Schneidens. Dieses Stillen von Blutungen bezeichnet man als Koagulation. Die biophysikalische Wirkung der durch den Körper laufenden Hochfrequenzwellen beruht auf ihrer Wärmewirkung. Ihre Energie wird vom Gewebe aufgenommen und dabei in Wärme umgewandelt. Das Gewebe wird dadurch verödet. Da die Frequenz so hoch ist, regt der Strom die Nerven nicht an. Daher werden heute Patienten in vielen Operationssälen im wahrsten Sinne des Wortes »unter Strom gesetzt«.

Hitze wird in der Chirurgie schon seit der Antike angewandt. So bedienten sich Ärzte bis ins 19. Jahrhundert hinein des Glüheisens, um Blutungen zu stillen. Mit dem Aufkommen der Elektrizität wurden elektrisch erhitzte Drahtschlingen und Brenneisen (Kauter) genutzt. Seit 1851 experimentierte der Chirurg Albrecht Theodor Middeldorpf (1824–1868) in Breslau mit dieser Technik. Im Jahr 1854 gelang es in der Zahnmedizin erstmals, einen Zahnnerv mit einem glühenden Platindraht abzutöten. Der finnische Arzt Gustav Crusell (1810–1858) prägte schließlich den Begriff »Galvanokaustik« für diese Verfahren. Im Gegensatz dazu dient bei der Hochfrequenzchirurgie der Strom nicht zum Heizen eines Instruments, sondern wirkt unmittelbar im Gewebe. In den 1890er Jahren kam dem Elektroingenieur Nicola Tesla (1856–1943) die grundlegende Idee, dass in bestimmte Körperregionen geleitete hochfrequente elektrische Ströme dort Wärme erzeugen und so kranke Körperzellen zerstören könnten. Technisch und praktisch umgesetzt wurden die Ideen Teslas vom französischen Arzt Jacques-Arsène D'Arsonval (1851–1940). Voraussetzung waren zwei elektrotechnische Erfindungen, zum einen der von Tesla entwickelte Tesla-Transformator zur Erzeugung von Hochfrequenzströmen mit hohen Spannungen, zum anderen ein vom deutschen Physiker Heinrich Hertz (1857–1894) entwickeltes Gerät, das 3–5 Millimeter lange Funken mit einer Frequenz von 200.000 pro Sekunde produzieren konnte. Einsatz fanden hochfrequente Wechselströme neben der Chirurgie in der Wärmetherapie bis hin zur Mikrowellentherapie, die nach dem Zweiten Weltkrieg entstand.

Um 1900 wurden Diathermie-Geräte sowohl therapeutisch als auch chirurgisch eingesetzt, etwa zur Funkenbehandlung von Geschwülsten und tuberkulösen Hauterkrankungen. Mitte der 1920er Jahre wurden die ersten Ultrakurzwellengeräte mit Röhrengeneratoren hergestellt. Sie kamen anfangs zum Schneiden mit Hitze zum Einsatz, während für die Blutstillung zunächst noch Funkenstrecken verwendet wurden. Erst 1955 wurde das erste auf Grundlage von Röhren beruhende Gerät angeboten, das als Universalgerät sowohl zum Schneiden als auch zur Blutstillung genutzt werden konnte. Seit Anfang der 1980er Jahre wurden die Geräte nicht mehr als Röhrengeräte, sondern mit Transistoren gebaut. Moderne Geräte werden von Mikroprozessoren gesteuert und ermöglichen je nach Anwendung und Gewebeart die Auswahl zahlreicher Stromarten. An das Gerät können verschiedene Instrumente angeschlossen werden. Wiederverwendbare Hochfrequenz-Handgriffe mit Elektroden kommen in der Hochfrequenz-Chirurgie zum Schneiden von Gewebe als Alternative zum Skalpell zum Einsatz.

Es können zwei Formen der Hochfrequenz-Chirurgie unterschieden werden: die monopolare und die bipolare Technik. Bei der monopolaren Technik wird das chirurgische Instrument mit einem Pol des Hochfrequenz-Generators verbunden, der andere Pol über eine großflächige Elektrode, die sogenannte Neutralelektrode, mit dem Patienten. Der Strom fließt von der Spitze des Instruments zur Neutralelektrode durch den Körper des Patienten und folgt dabei dem Weg des geringsten Widerstands. An der Instrumentenspitze ist die Stromdichte am höchsten, und damit die Erwärmung des Gewebes am stärksten. Mit zunehmender Entfernung nimmt die Stromdichte im Quadrat ab.

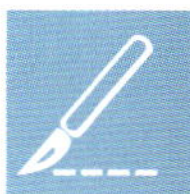

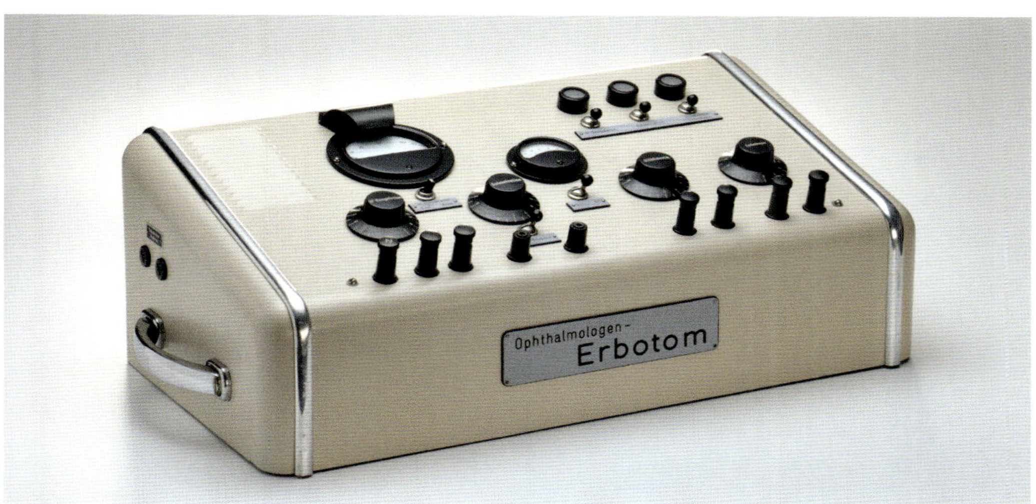

Hochfrequenzchirurgiegerät (1952)

Diese monopolare Technik geht auf den Physiker William T. Bovie (1882–1958) zurück. Er entwickelte einen Hochfrequenz-Generator, mit dessen Hilfe man Gewebe durchtrennen und versiegeln konnte, ohne dass es blutete. Bovie konnte auf Vorarbeiten zurückgreifen, denn es war bereits bekannt, dass elektrische Ströme oberhalb einer bestimmten Frequenz Gewebe schneiden konnten, ohne Muskelkontraktionen hervorzurufen. Dennoch war Bovies Entwicklung so einflussreich, dass der Ausdruck »bovien« als Verb für die Elektrotomie und -koagulation verwandt wurde. Bei seiner Entwicklung arbeitete Bovie eng mit dem Neurochirurgen Harvey Williams Cushing (1869–1939) zusammen, der erstmals 1926 einen Hirntumor mit Hilfe der Hochfrequenz-Chirurgie entfernte.

Die zweite genutzte Technik ist die sogenannte bipolare Technik, die nicht zum Schneiden, sondern nur zum Koagulieren eingesetzt werden kann. Darunter versteht man die Blutstillung durch Verödung von Gewebe mittels Hitze, wodurch die körpereigenen Eiweiße gerinnen. Genutzt werden Instrumente in Form einer Pinzette, deren beide Spitzen je mit einem der Pole des Hochfrequenz-Generators gekoppelt sind. Berühren beide Gewebe, fließt Strom von einer Spitze zu anderen und erhitzt das Gewebe, das sich dazwischen befindet, wodurch es koaguliert. Entwickelt wurden diese Technik 1940 vom amerikanischen Neurochirurgen James Greenwood (1907–1993), der damit die Nachteile der monopolaren Koagulationstechnik, nämlich das Strom durch anderes Gewebe zur Neutralelektrode fließt und dieses unter Umständen schädigen konnte, ausgleichen wollte. Er nutzte zur Koagulation eine »Bajonett-Pinzette«, deren Grundprinzip bis heute unverändert Anwendung findet.

Später wurde auch elektrisch erzeugtes Licht im Operationssaal zum Schneiden eingesetzt. Als weitere »schneidende« chirurgische Instrumente kommen nämlich seit den 1960er Jahren Laser zum Einsatz. Es handelt sich dabei um gebündelte Strahlen von Licht derselben Wellenlänge, die sehr energiereich sind. Die Abkürzung Laser steht für »light amplification by stimulation of radiation«, oder übersetzt: »Licht-Verstärkung durch angeregte Abgabe von Strahlung«. Werden Elektronen in Atomen in einem Stoff entsprechend angeregt, können sie von einem niedrigen auf ein höheres Energieniveau gehoben werden. Fallen sie auf ihr ursprüngliches Niveau zurück, geben sie elektromagnetische Strahlung ab. Wenn solche auf ein höheres Energieniveau gebrachte Elektronen mit einer Lichtquelle stimuliert werden, entspricht die Wellenlänge des Lichts, das sie abgeben, derjenigen, mit der sie angeregt wurden. Dadurch lässt sich das anregende Licht verstärken, vor allem wenn das Licht mehrmals durch den Stoff geleitet wird. Zur Verstärkung können unterschiedliche Stoffe genutzt werden, etwa Rubinkristalle oder Kohlenstoffdioxid.

Die theoretische Konzeption geht auf eine 1917 formulierte Idee Albert Einsteins (1879–1955) zurück. Praktisch umgesetzt wurde ein Laserstrahl jedoch erstmals 1960 vom Physiker Theodore H. Maiman (1927–2007), der mit einem künstlichen Rubinkristall einen stark gebündelten Lichtstrahl erzeugte. Zunächst war nicht klar, wozu ein Laser überhaupt gut sein könne. Maiman selbst bezeichnete den Laser als *»eine Lösung, die ein Problem sucht«*. Sehr rasch fand der Laser allerdings in der Augenheilkunde Anwendung, in der er bis heute große Bedeutung hat: Bereits 1961 entfernten der Augenarzt Charles J. Campbell (1926–2007) und der Physiker Charles J. Koester einen Tumor auf der Netzhaut eines Patienten mit einem Laser. In der Allgemeinchirurgie eingesetzt wird der 1964 vom Elektroingenieur und Physiker C. Kumar N. Patel (*1938) bei den Bell Laboratories entwickelte Kohlendioxidlaser, der eine kontinuierliche Infrarotlichtwelle liefert, deren Energie von Wasser gut aufgenommen wird, aus dem das Gewebe der Weichteile zu einem großen Teil ja besteht. Er kann daher ebenfalls zum Schneiden verwendet werden, wobei er nur geringfügige Blutungen hervorruft.

Neben den Techniken, den Körper zu öffnen und im Körper zu schneiden, wandelten sich auch die chirurgischen Verschlusstechniken im 20. Jahrhundert. Die **Naht** mit Nadel und Faden ist die wichtigste Form des chirurgischen Wundverschlusses. Meist wird der Faden kreisförmig durchs Gewebe geführt und dann verknotet. Nähte werden in der Regel mit Nadelhaltern angefertigt, in die die Nadel eingespannt wird. So können kleine Nadeln, die das Gewebe wenig verletzen, gehalten werden. Auch ist die Gefahr geringer, dass der Operateur sich beim Nähen versehentlich sticht, zumal die Nadeln heute meistens gebogen sind.

Seit der Antike wurden Fäden aus Hammeldarm zum chirurgischen Wundverschluss verwendet. Der dafür gebräuchliche medizinische Begriff »Catgut« ist irreführend, da man hierfür zu keiner Zeit Katzendarm benutzte. Damit die Fäden steril blieben, wurden seit Ende des 19. Jahrhunderts verschiedene Sterilisationsverfahren erprobt. Keines war jedoch vollständig zuverlässig. Erstmals erfolgreich industriell gefertigt wurden sterile Fäden dann 1908 durch den bereits erwähnten Carl Braun in Zusammenarbeit mit dem Kassler Chirurgen Franz Kuhn, den er auf einer Zugfahrt kennengelernt hatte. Durch körpereigene Enzyme lösten sich die Fäden innerhalb weniger Tage auf und mussten nicht gezogen werden. Alternativ dazu wurden Fäden aus Seide verwendet. In den 1930er Jahren wurden erste chirurgische Fäden aus Kunststoffen

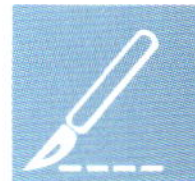

entwickelt, in den 1970er Jahren Kunststoff-Fäden, die vom Körper abgebaut werden konnten. Heute gibt es zahlreiche synthetische Nahtmaterialien, die fest mit einer Einmal-Nadel verbunden sind. Je nach Einsatz werden geflochtene, gezwirnte oder einfache sowie resorbierbare oder nicht-resorbierbare Fäden verwendet. Resorbierbares Material kann vom Körper abgebaut werden. Nicht-resorbierbare Fäden müssen gezogen werden.

Als Alternative zur chirurgischen Naht werden seit dem frühen 20. Jahrhundert Wunden mit **Klammern** aus Draht geschlossen. Mit mechanischen Klammernahtgeräten werden die Wundränder zusammengeführt und durch Klammern verbunden. Diese werden beim Einstechen zu einem Rechteck gebogen, das an der Unterseite eine Öffnung aufweist. Der Pionier dieses Verfahrens war der ungarische Chirurg Hümér Hültl (1868–1940), der 1908 ein erstes Klammergerät vorstellte, das allerdings noch über 3,5 kg wog und nur beim Hersteller neu befüllt werden konnte. Entscheidend verbessert wurde es von Hültls jüngerem Kollegen Aladár Petz (1888–1956), dessen Instrument die Grundlage aller modernen Klammergeräte wurde. Petz ließ sein Klammergerät seit 1923 bei Jetter & Scheerer in Tuttlingen bauen. »Petzen« wurde in der Chirurgie zum Synonym für das Klammern einer Magen- und Darm-Naht.

In manchen Fällen können auch **Gewebekleber** eine Alternative zum Verschluss der Wunden durch Nähen oder Klammern sein. Erstmals wurde ein solches Klebe-Verfahren in den 1960er Jahren eingesetzt. Bereits im Vietnamkrieg wurde die Wunderstversorgung verletzter Soldaten mit Acrylat-Klebstoffen durchgeführt. Solche Kleber sind wasserfest und wirken stark haftend, wodurch ein rascher und fester Wundverschluss garantiert wird. Sie bestehen aus reaktionsfähigen kurzen chemischen Verbindungen, die beim Auftragen in Verbindung mit der Gewebeflüssigkeit sehr schnell lange Ketten, sogenannte Polymere, ausbilden. Außerdem werden Fibrin-Klebstoffe verwendet, die aus biologischem Material bestehen. Fibrin ist auch der »Klebstoff«, der bei der Blutgerinnung zum Einsatz kommt.

Mit dem Beginn antiseptischen Operierens änderte sich auch das **Verbandmaterial** grundlegend. Bis dahin wurden Wunden mit »Scharpie« verbunden, einer Abdeckung aus gezupften Leinenresten, die selbst ausgekocht nicht keimfrei war. Dem Tübinger Chirurgen Victor von Bruns (1812–1883) gelang es in den 1860er Jahren, Baumwolle zu entfetten, indem er sie in einer Sodalösung kochte. Dadurch konnte sie Wundsekrete gut aufsaugen. Bereits 1871 begann dann die industrielle Produktion von Wundwatte.

Joseph Lister übertrug das Prinzip der Antisepsis auch auf Verbandmaterialien,

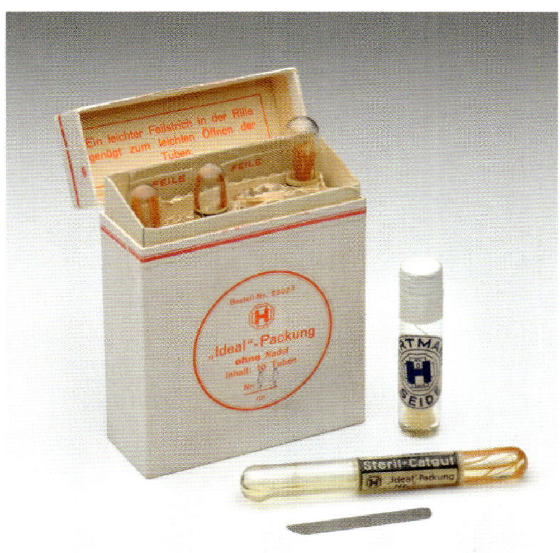

Steril abgepacktes Nahtmaterial (1940)

die er mit Desinfektionsmitteln tränkte. So beschrieb er 1874 erstmals ein Verfahren zur Herstellung eines keimabtötenden Wundverbands, der sogenannten »Lister'schen Carbolgaze«. Doch auch andere Wirkstoffe wurden eingesetzt. Mit Eisenchlorid behandelte Watte diente etwa der Blutstillung. Aus diesen Neuerungen ging der moderne Wundverband hervor. Schon damals wurde diese Innovation nicht zuletzt durch eine Kosten-Nutzen-Rechnung vorangetrieben: Der Karbol-Verband nach Lister war zwar kostspieliger als das bisher verwandte Verbandmaterial, allerdings wurde durch die bessere Wundheilung die Dauer des Aufenthalts der Patienten im Krankenhaus gesenkt und so Kosten eingespart.

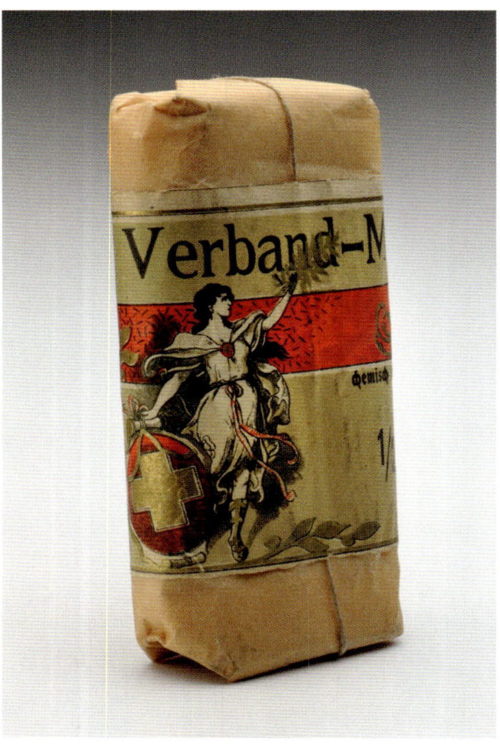

Verbandmull (1900–1925)

Die Form der »trockenen Wundversorgung« zielt darauf, die Wunde auszutrocknen, indem die Wundauflage viel Sekret aufnimmt. Seit den frühen 1960er Jahren kommt auch die »feuchte Wundversorgung« zum Einsatz, die auf Forschungen des britischen Mediziners George Winter zurückgeht, der aufzeigen konnte, das feucht gehaltene Wunden schneller verheilen. Die hierfür verwendeten Materialien sollen die Wunde von Austrocknung schützen und Keime abhalten, zugleich aber einen Austausch von Gasen und Wasserdampf ermöglichen.

Mit dem Wandel der Operationsverfahren erfuhren nicht nur die Instrumente, sondern auch die **Operationssäle** und deren **Möblierung** grundlegende Veränderungen. Dies begann schon damit, dass Operationen überhaupt im Krankenhaus durchgeführt wurden. So beschrieb Curt Schimmelbusch in seiner »Anleitung zur aseptischen Wundbehandlung« (1890) die Operationen vor Einführung der Asepsis: *»Mit einer gewissen Vorliebe hat der Chirurg in der vorantiseptischen Zeit im Haus des Patienten seine Operationen vollführt und die Benutzung des Krankenhauses vermieden. Diese Vorliebe war wohl berechtigt, denn sie beruhte auf der vielfältigen Erfahrung, dass Wundinfectionen, die so betrübend häufig im Hospitale die Operirten* [sic!] *dahinraffen, weit seltener auftraten, wenn man die Operationen in der Wohnung der Kranken vollzog.«* Die früheren Operationssäle erscheinen ihm als *»Heerde* [!] *für Wundinfectionen«*.

Die Prinzipien der Asepsis überträgt Schimmelbusch dementsprechend auf den Operationssaal sowie die Bauformen und Materialien der darin befindlichen Gegenstände: *»In erster Linie muss bei der Einrichtung eines Operationsraumes darauf gesehen werden, dass Wände, Decke und Fussboden* [sic!], *so-*

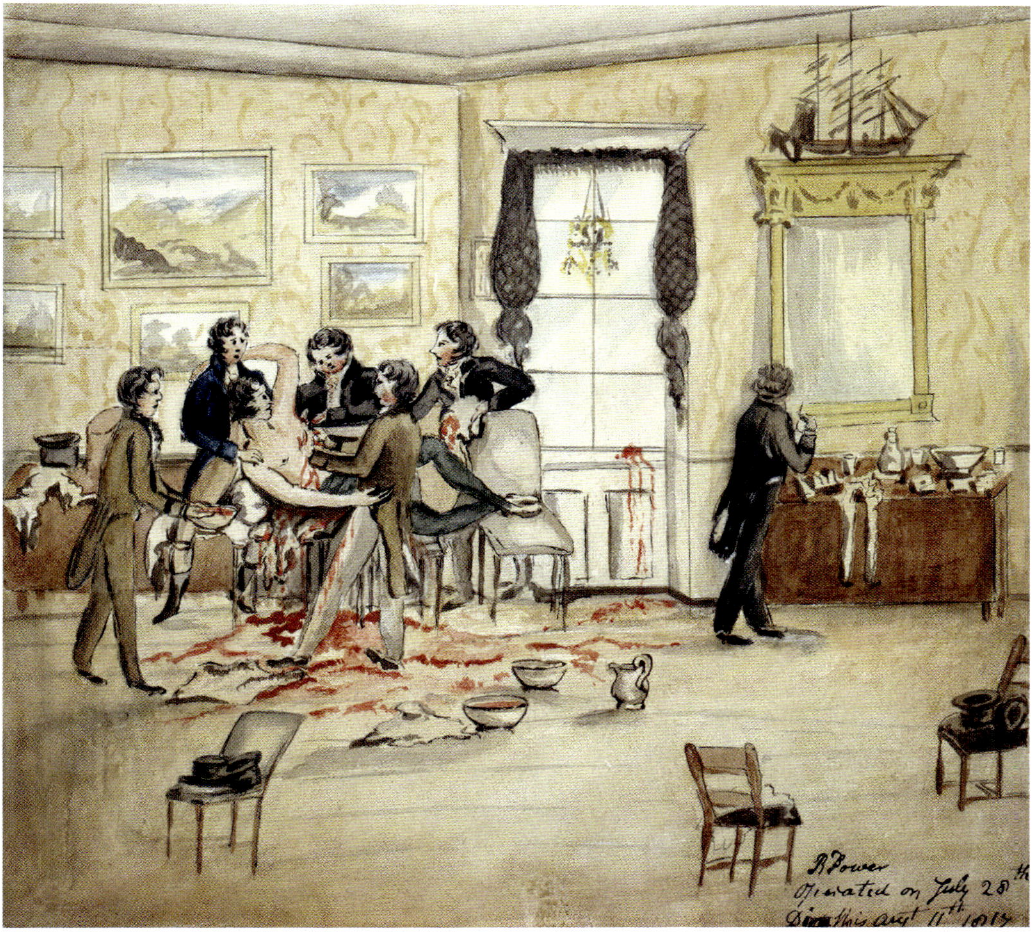

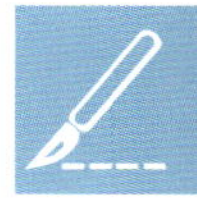

Operation im Haus des Patienten (Dublin, 1817)

wie alle Utensilien leicht mechanisch gereinigt werden können«. Zudem sollten *»alle Gegenstände aus Materialien gefertigt sein, welche ein Abseifen und Abwaschen mit heisser Sodalauge sowie directes Abspritzen mit Wasser vertragen. Alle Momente, welche die mechanische Säuberung erschweren, Verzierungen, Fugen, Furchen, Nischen und Winkel sind nach Möglichkeit zu vermeiden.«* Das Prinzip, dass durch bauliche und technische Vorkehrungen Hygiene umgesetzt werden kann, gilt bis heute fort, auch wenn sich Materialien und Möblierung verändert haben.

Im Zentrum des Raums stand und steht der Operationstisch, auf dem der Patient während des Eingriffs fest gelagert wird. Bis ins 19. Jahrhundert hinein wurden Patienten im Bett operiert. Mit dem Bedeutungszuwachs der Chirurgie entwickelte sich aus dem Krankenbett ein an den anatomischen Gegebenhei-

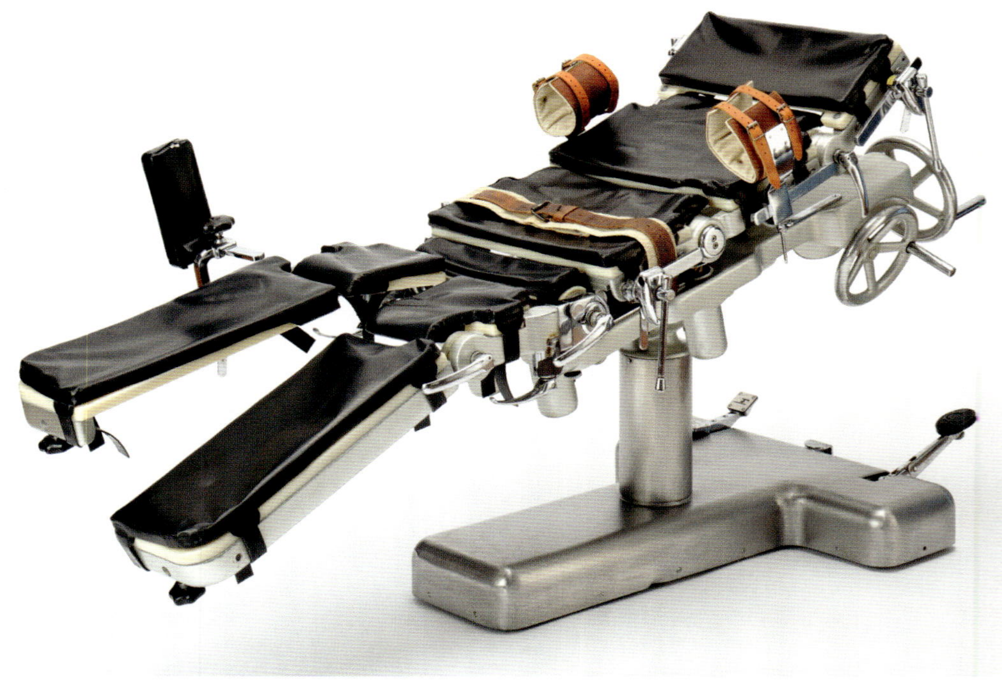

Operationstisch »Maquet Modell 5100« (1947)

ten der Gelenke des Patienten sowie an ergonomischen Gesichtspunkten ausgerichtetes Funktionsmöbel für chirurgische Eingriffe. Wurden die Tische zunächst aus Holz gefertigt, setzte sich seit Ende des 19. Jahrhunderts Stahl als leichter keimfrei zu haltendes Material durch. Zu Beginn handelte es sich um lediglich höhenverstellbare und zu neigende Tische, gegebenenfalls mit Kopf- und Beinstützen. Um 1890 entwickelte der damals in Bonn tätige Chirurg Friedrich Trendelenburg (1844–1924) einen mehrfach unterteilten, verstellbaren Operationstisch, dessen einzelne Segmente sich an den Gelenken des menschlichen Körpers orientieren. Bedient wurde er über Handräder, die aus Gründen der Sterilhaltung des Operationsfeldes mit der Zeit ans Kopfende des Tisches verlagert wurden. Um 1900 wurde ein hydraulisches Verstellen des Tischs möglich, ab Ende der 1950er Jahre wurden dazu Elektromotoren eingesetzt. Seit den 1960er Jahren ist der Fuß des Tischs ortsfest im Operationssaal eingebaut, während die Tischplatten separat aufgesetzt werden können. Mit dem zunehmenden Einsatz von Röntgengeräten zur Kontrolle bereits im Operationssaal wurden Tischplatten in der ersten Hälfte des 20. Jahrhunderts teilweise so gebaut, dass sie für Röntgenstrahlen durchlässig waren.

Spritzen und Kanülen – Injektion und Transfusion

Neben dem schneidenden Zugang der offenen Chirurgie ermöglichten technische Neuerungen andere Zugänge zum Körperinneren, wie etwa die Injektionsspritze zur Verabreichung von Medikamenten in die Blutgefäße oder ins Gewebe. Als Prototyp der modernen Injektionsspritze gilt weithin die um 1850 vom französischen Chirurgen Charles-Gabriel Pravaz (1791–1853) für die subkutane Injektion entwickelte und vom Instrumentenmacher Joseph-Frédéric Charrière (1803 bis 1876) gebaute Spritze. Sie setzte sich aus einem Zylinder aus Glas und einem Kolben aus Metall zusammen. Der mit Leder abgedichtete Kolben, auf dem auch die Graduierung aufgebracht war, verfügte über ein Gewinde, so dass er beim Spritzen nicht nach vorne gedrückt, sondern langsam geschraubt wurde. Auf diese Weise konnte die Menge des Wirkstoffs genau bemessen werden. Das Ziel von Pravaz bei der Entwicklung seiner Spritze war es, eine Behandlungsmöglichkeit für Aussackungen von Blutgefäßen in den Extremitäten mit Hilfe eines Gerinnungsmittels zu finden, die er an Pferden erprobte.

Der Medizinhistoriker Axel Helmstädter weist jedoch darauf hin, dass die Bedeutung Pravaz »weithin überschätzt« werde. Seine Spritze habe noch keine Hohlnadel besessen, sondern die betreffende Vene musste erst mit einem Trokar geöffnet werden. Bei einem Trokar handelt es sich um eine Hülse, in der ein Stift mit dreieckiger Spitze sitzt, mit dem die Haut durchstoßen werden kann. Erst anschließend konnte über eine mit dem Trokar eingeführte Kanüle injiziert werden. Auch habe sich nicht der Schraubmechanismus, sondern der Kolbenhub durchgesetzt. Beides war schon in einer Spritze angelegt, die der Instrumentenmacher Daniel Ferguson in London für den schottischen Arzt Alexander Wood (1817–1884) ebenfalls zu Beginn der 1850er Jahre angefertigt hatte. Waren die Hohlnadeln zu Beginn noch sehr dick, wurde später eine feinere Nadel verwandt, für die Wood das Bild des Stachels einer Wespe wählte.

In der Breite durchgesetzt hat sich die Injektionsspritze, weil sie die Möglichkeit bot, das schmerzstillende Morphin unmittelbar unter die Haut einzuspritzen, wo es schneller wirkte und zudem wirksamer war, als bei der bisher üblichen Aufnahme durch den Mund. Dieser aus Opium gewonnene Wirkstoff war 1804 vom damals in Paderborn tätigen Apotheker Friedrich Wilhelm Adam Sertürner (1783–1841) entdeckt worden und war spätestens seit den 1820er Jahren weit verbreitet. Der erwähnte Arzt Alexander Wood führte 1853 erstmals eine Morphin-Injektion unter die Haut durch und stellte dabei fest, dass es nicht nur in der Umgebung der Einstichstelle,

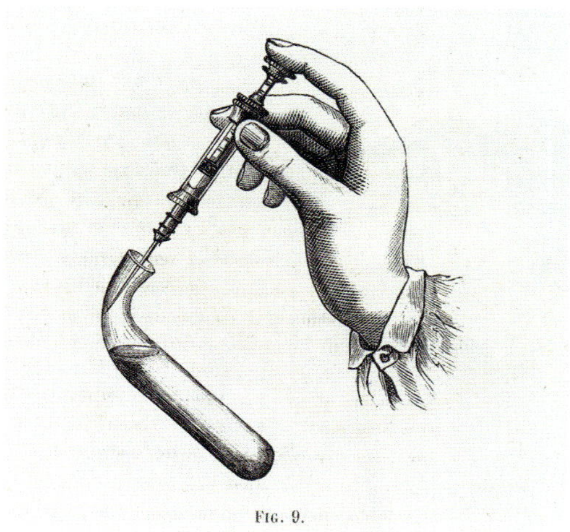

Injektionsspritze (19. Jahrhundert)

sondern im gesamten Körper seine Wirkung entfaltete. Die zunächst frei verfügbaren Opiate wurden so populär, dass es im viktorianischen Großbritannien sogar Miniatur-Spritzen gab, die an Ketten um den Hals getragen werden konnten.

Beeinflusst von den Erkenntnissen der Bakteriologie und der Forderung nach Sterilisierbarkeit schwand gegen Ende des 19. Jahrhunderts die Materialvielfalt der Spritzen. Sie wurden nunmehr statt aus Glas, Metall, Kautschuk und Leder nur noch aus Glas oder einer Glas-Edelstahl-Kombination gefertigt, also Materialien, die den erforderlichen hohen Temperaturen oder den aggressiven Desinfektionsmitteln widerstanden. Seit der Einführung der sogenannten »Rekordspritze« um 1909 durch die Berliner Instrumentenmacher Dewitt & Hertz waren Injektionsspritzen recht einfach in ihre Bestandteile zerlegbar und so nach Gebrauch gut zu reinigen und zu sterilisieren. Der seitdem übliche Typ bestand aus einem Glaszylinder mit eingeschliffenen Metallkolben und aufgesteckten Kanülen.

Eine weitere Veränderung betraf die Befestigung der Kanüle. Wurde diese bei den Modellen von Wood und Ferguson aufgeschraubt, entwickelte der in Braunschweig geborene, aber in Paris tätige Instrumentenmacher Georges Guillaume Amatus Lüer (1802–1883) eine Spritze, bei der die Kanüle über eine konische Verbindung aufgesteckt wurde. Dieses Prinzip wurde vom 1897 in East Rutherford in New Jersey gegründeten Unternehmen von Maxwell W. Beckton (1868–1951) und Fairleigh S. Dickinson (1866–1948) weiterentwickelt. Dickinson erhielt 1925 ein Patent für das »Luer-Lock«. Dieser Ansatz verhinderte durch Einrasten, dass die Kanüle abrutscht. Das Luer-System findet heute nicht

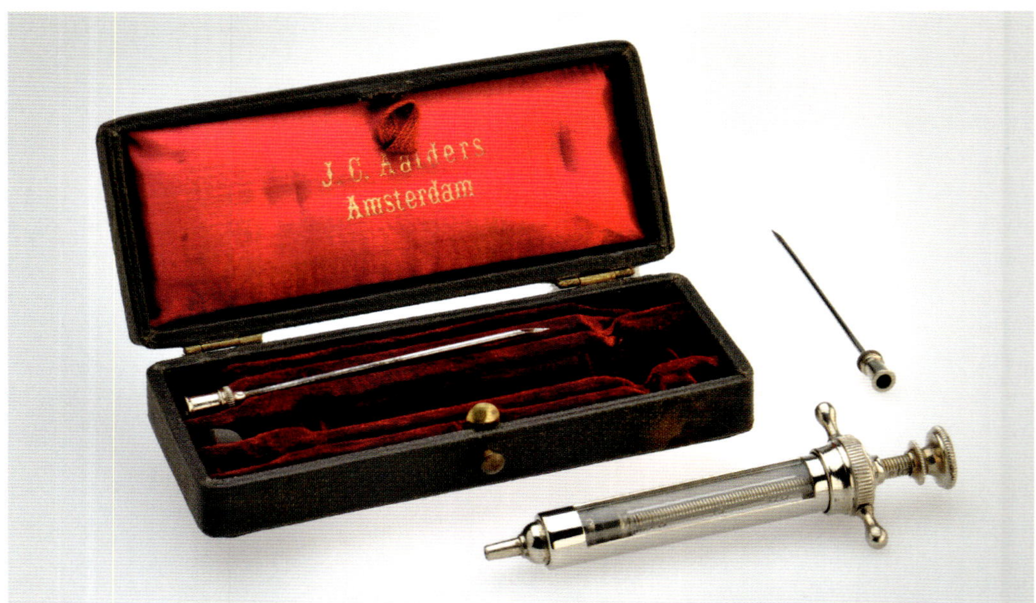

Injektionsspritze (um 1900)

nur bei Spritzen Verwendung, sondern wurde zur genormten Verbindung für medizinische Schlauchsysteme weiterentwickelt.

Im 20. Jahrhundert gewann die Injektionsspritze durch neue Medikamente eine große Bedeutung, so dass sogar von einem »injection century« gesprochen werden kann, in dem die Nachfrage nach Spritzen explodierte: 1910 kam mit dem Syphilis-Medikament Salvarsan ein Arzneimittel auf den Markt, das wegen seiner schädigenden Wirkung auf Gewebe nur unmittelbar in die Blutbahn gespritzt werden konnte. Die Einführung des Insulins um 1922/23, das wie Morphin unter die Haut eingebracht wurde, steigerte die Verwendung von Spritzen nochmals erheblich, so dass in den 1930er Jahren sechzig Prozent aller Injektionen für Insulingaben an Diabetiker genutzt wurden. Durch die Massenherstellung von Penicillin seit 1942 wuchs der Bedarf an Injektionsspritzen nochmals.

Auf die wachsende Nachfrage antworteten die Hersteller zunächst, indem sie die Herstellung automatisierten; langfristig führte sie schließlich zur Entwicklung und Durchsetzung der noch heute üblichen Einwegspritze aus Kunststoff. Seit 1955 verdrängten diese die Glasspritzen sowohl aus Gründen der Hygiene als auch aus Kostengründen immer mehr. Heute werden sterile Einmalspritzen verwendet. Zur sofortigen Anwendung gibt es Insulinpens, mit denen sich Diabetiker selbst Insulin spritzen können, und Fertigspritzen, die schon einen Impfstoff oder ein Medikament enthalten. Der Arzt und Diabetologe John Ireland (1933–1988) entwickelte 1981 eine Vorrichtung, die Insulinampulle und -spritze verband und bei der die benötigte Dosis eingestellt werden konnte. Es handelt sich um den Vorläufer des heute üblichen Insulinpens, der 1985 auf den Markt kam. Um in Ländern ohne zuverlässige Müllentsorgung zu verhindern, dass Einmalspritzen und -kanülen wiederverwendet werden, wurde eine Auto-Disable-Spritze entwickelt, die durch die Nutzung unbrauchbar wird.

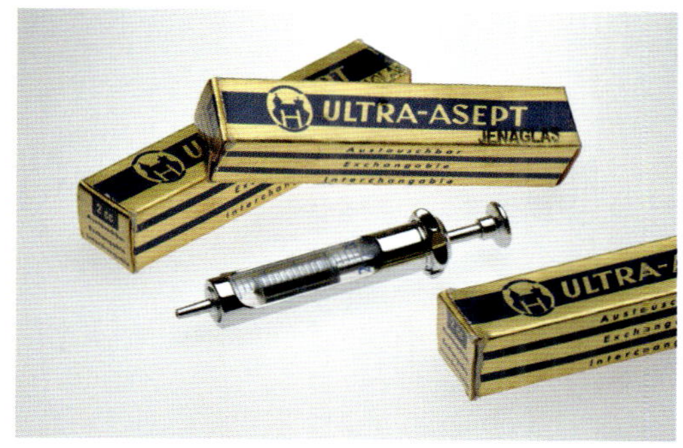

Injektionsspritze (um 1965)

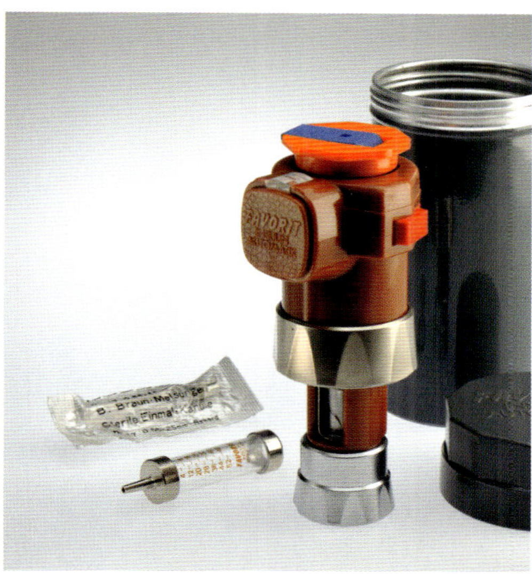

Automatische Insulinspritze »Favorit Insulin Automatik« (um 1985)

Nach den ersten Versuchen im 17. Jahrhundert war die **Bluttransfusion** in Vergessenheit geraten. Erst Ende der 1810er Jahre griff der Geburtshelfer James Blundell (1790–1878) das

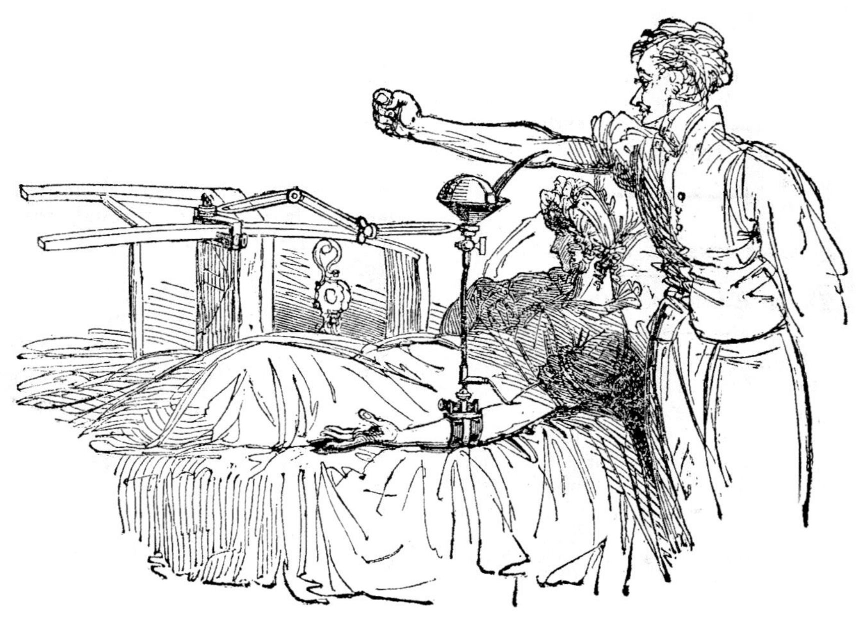

Transfusionsapparat »The Gravitator« (1829)

Verfahren bei hohen Blutverlusten bei Entbindungen wieder auf. Blundell entwickelte dafür einen Transfusionsapparat, den er »The Gravitator« nannte. Es handelte sich dabei um einen Trichter, über den das Spenderblut durch ein Metallrohr der Schwerkraft folgend in die Vene der Patientin geleitet wurde. Doch blieb sein Vorgehen mit Risiken behaftet und konnte zu Blutgerinnseln, Infektionen und im schlimmsten Fall zum Tod des Patienten führen, wenn die Blutgruppen von Spender und Empfänger nicht verträglich waren.

Erst durch die Entdeckung der Blutgruppen im Jahr 1901 ermöglichte der Wiener, später nach New York emigrierte Mediziner Karl Landsteiner (1868–1943) die moderne Transfusionsmedizin. Zudem entdeckte er 1937 die Rhesusfaktoren. Diese und die Blutgruppen stehen für erblich bedingte immunologische Eigenschaften der roten Blutkörperchen. Werden diese Merkmale bei Transfusionen nicht beachtet, kann es zu Verklumpungen des Blutes und mitunter tödlichen Reaktionen kommen. Landsteiners Erkenntnis über die Blutgruppen stieß in der medizinischen Fachwelt zunächst kaum auf Widerhall. So war die Bluttransfusion vor dem Ersten Weltkrieg immer noch ein experimentelles Verfahren. Erst in den 1920er Jahren und verstärkt durch die Verleihung des Medizin-Nobelpreises an Karl Landsteiner im Jahr 1930 setzte sich das Verfahren in der medizinischen Fachwelt allmählich durch. Zunächst erfolgte der Durchbruch vor allem in den Vereinigten Staaten, wo Landsteiner seit 1922 am Rockefeller-Institut in New York tätig war.

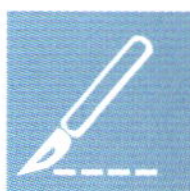

Anfangs verband man Venen des Spenders und des Empfängers über Schläuche mit einer Spritze und übertrug so Blut. Eine Lagerung war noch nicht möglich, da das Blut verklumpte. Um die Gerinnung des Bluts in der Spritze zu verhindern, wurde diese zwischen zwei Blutfüllungen mit Kochsalzlösung durchgespült. Die Spritze verfügte dazu über einen Drei-Wege-Hahn, von dem eine Leitung genutzt wurde, um das Blut des Spenders in die Spritze zu bringen, eine zweite diente dazu, das Blut in den Kreislauf des Empfängers zu bringen und die dritte führte zum Gefäß mit der Spülflüssigkeit. Technisch vereinfacht wurde dieses Vorgehen durch die Rotanda-Spritze, die 1925 vom Instrumentenbauer Wilhelm Haselmeier in Stuttgart zusammen mit dem Tübinger Chirurgen Otto A. Juengling (1884–1944) entwickelt worden war. Die Aufgabe der umständlich zu bedienenden Drei-Wege-Hähne wurde auf ein »Kopfstück« mit drei Anschlüssen übertragen. Je nachdem, in welche Stellung der bewegliche Spritzenkörper im Verhältnis zum Kopfstück gedreht wurde, öffnete sich einer der Wege, was durch einen Pfeil auf dem Glaszylinder markiert wurde.

Die Übertragung von Blut wandelte sich mit dem breiteren Einsatz der Bluttransfusion in den Vereinigten Staaten in der Zwischenkriegszeit grundlegend. Entscheidend war hierbei die Entdeckung, dass das gespendete Blut, etwa durch die Zugabe von Natrium-Citrat, vor dem Gerinnen bewahrt und tiefgekühlt gelagert werden kann, so dass Blutbanken entstanden, die erste 1919 in den USA im Rockefeller-Center in New York. In Deutschland erfolgte der Aufbau von Blutdepots erst nach dem Zweiten Weltkrieg. Zunächst wurden diese Konserven in Glasbehältern und Vakuumflaschen aufbewahrt, seit Ende der 1950er Jahre in Kunststoffbeuteln. Aus dem gespendeten Blut werden verschiedene Blutkonserven gewonnen, etwa ein Konzentrat aus den für den Sauerstofftransport erforderlichen roten Blutkörperchen (Erythrozyten), ein Konzentrat aus den an der Blutgerinnung beteiligten Blutplättchen (Thrombozyten) oder die Blutflüssigkeit (Plasma). Ohne Bluttransfusionen ließen sich viele Operationen nicht durchführen. So werden allein in Deutschland jährlich mehr als 4 Millionen Konserven mit roten Blutkörperchen übertragen.

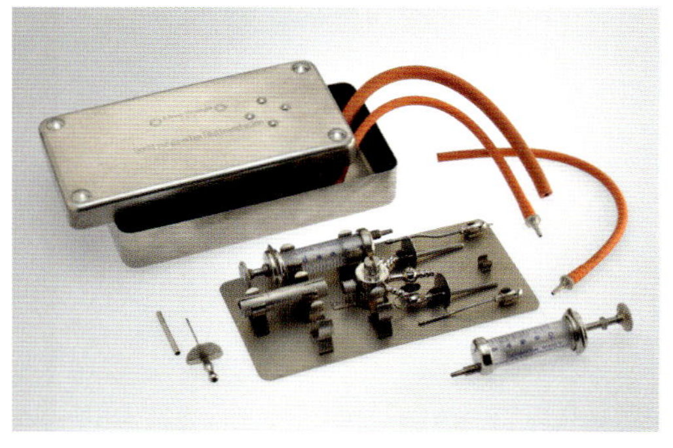

Gerät zur direkten Bluttransfusion (1942)

Kleine Schnitte – Mikrochirurgie und minimalinvasive Chirurgie

Neben dem Zugang in den Körper mittels Kanülen bei Infusion und Transfusion wurden in den letzten Jahrzehnten zahlreiche neue Operationsmethoden und Hilfsmittel entwickelt, die entweder feinere Strukturen im Körper in den Blick nehmen oder kleinere Schnitte als Zugänge zum Körper wählen oder dort noch exaktere Eingriffe ermöglichen sollen. Neben der Suche nach verbesserten Operationsmöglichkeiten waren diese Entwicklungen vom Ziel getrieben, die Risiken von Eingriffen zu reduzieren sowie Patienten möglichst schonend zu behandeln, wobei auch ökonomische Überlegungen, etwa dass eine kürzere Genesungsdauer kostengünstiger ist, eine Rolle spielen.

Eine dieser Techniken ist die Mikrochirurgie, bei der optische Instrumente wie Lupenbrillen oder vor allem Operationsmikroskope Eingriffe an kleinsten Gefäßen, Nerven und Organen sowie an besonders empfindlichen Körperteilen, wie dem Gehirn, Augen oder Ohren, möglich machen. Auch die Verpflanzung von Organen oder das Wiederannähen abgetrennter Körperteile wurden so überhaupt erst machbar. Bereits im letzten Drittel des 19. Jahrhunderts wurden spezielle Lupen und Lupenbrillen entwickelt, damit Chirurgen bei Operationen auch kleinere Strukturen besser erkennen konnten. Anfang der 1920er Jahre setzte dann der damals als Assistenzarzt an der Universitäts-Hals-Nasen-Ohren-Klinik in Stockholm tätige Carl Olaf Nylén (1892–1978) erstmals ein eigens umgebautes Mikroskop von Leitz bei einer Operation an Fisteln des Innenohrsein. Ein Jahr später stellte Nyléns Chef Gunnar Holmgren (1875–1954) ein binokulares Mikroskop mit einer externen Lichtquelle vor.

Die ersten Operationsmikroskope waren noch nicht speziell für den Einsatz im Operationssaal konzipiert, sondern noch unhandliche Umbauten handelsüblicher Mikroskope. Der damals in Siegen tätige Hals-Nasen-Ohren-Arzt Horst Ludwig Wullstein (1906–1987) nutzte zunächst ein zehnfach vergrößerndes Mikroskop von Leitz, das er auf einen Dreharm montierte, wie er auch von Zahnärzten verwandt wurde. So konnte er das Mikroskop während der Operation gut und schnell bewegen oder auch ganz zur Seite schieben. Dieses selbstgebaute Operationsmikroskop setzte Wullstein in den Jahren von 1949 bis 1953 bei mehr als tausend mikrochirurgischen Eingriffen am Ohr ein.

Die Serienfertigung begann erst zu Beginn der 1950er Jahre. Im Jahr 1953 stellte die Firma Carl Zeiss aus Oberkochen zusammen mit Wullstein auf dem Weltkongress der HNO-Ärzte in Amsterdam das erste kommerzielle Operationsmikroskop vor. Das Instrument war von seinem Entwickler Hans Littmann ursprünglich als Kolposkop für die gynäkologische Untersuchung der Scheide und des Muttermunds konzipiert worden. Allerdings sah Wullstein aufgrund seiner Erfahrungen mit seinem Eigenbau rasch dessen Bedeutung für die Ohrenheilkunde. Operationsmikroskope für weitere Anwendungen folgten rasch, so 1958 für die Nasenchirurgie, in den 1960er Jahren für die Augenchirurgie. Noch etwas früher, nämlich im Jahr 1952, ging auch der VEB Optik Carl Zeiss Jena mit einem eigenen Operationsmikroskop in die Serienfertigung, das seit 1948/49 in Zusammenarbeit mit der HNO-Ärztin Rosemarie Albrecht (1915–2008) in der DDR entwickelt worden war. Aufgrund technischer Vorteile setzte sich allerdings das Oberkochener Modell durch.

Das Operationsmikroskop ist die Voraussetzung der modernen Mikrochirurgie. Je nach Einsatzgebiet kann eine drei- bis 40-fache Vergrößerung ausgewählt werden und auch während des Eingriffs gezoomt werden, um Strukturen feiner Blutgefäßen oder Nerven sichtbar zu machen, die mit bloßem Auge kaum noch zu sehen sind. Neben der Vergrößerung haben die Geräte die Aufgabe, das Operationsfeld auszuleuchten. Das hierfür notwendige Licht wird direkt im Strahlengang des Mikroskops geleitet. Anders als bei einer Lupenbrille folgen Sicht und Beleuchtung daher fast demselben Weg. Dadurch ist das Operationsfeld erheblich besser ausgeleuch-

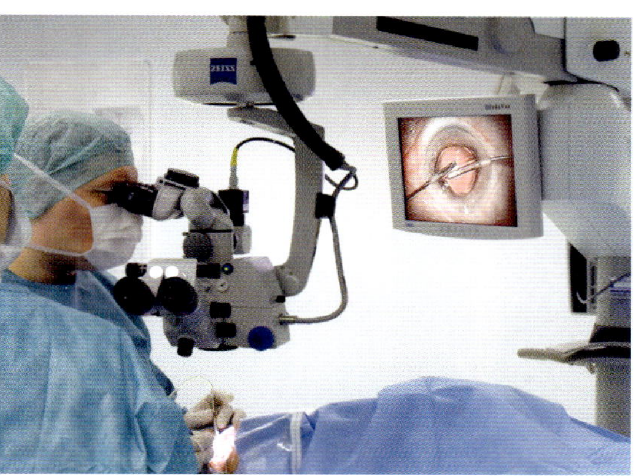

Einsatz eines Operationsmikroskops (Zeiss)

tet, wodurch beispielsweise bei mikrochirurgischen Eingriffen am Gehirn oder an der Wirbelsäule nur sehr kleine Schnittöffnungen notwendig werden. Auch die Instrumente sind dem Operieren unter dem Mikroskop angepasst: Sie sind nicht nur sehr fein, sondern auch ihre Griffe sind so gebaut, dass sie den Blick nicht versperren. Da das Mikroskop allen im Operationssaal Anwesenden (außer dem Operateur) Sicht nimmt, befindet sich bei heutigen Operationsmikroskopen in dessen Strahlengang eingefügt eine Videokamera, deren Bild auf einen Monitor übertragen wird. Die Videoaufnahme ermöglicht es auch, den Operationsverlauf zu archivieren, beispielsweise für ärztliche Fortbildungen.

Anwendung finden Operationsmikroskope heute insbesondere in der Neurochirurgie, der HNO-Chirurgie, der Augenheilkunde und der plastisch-rekonstruktiven Chirurgie. In der Ohrenheilkunde werden sie etwa beim prothetischen Ersatz des Gehörknöchelchens oder beim Einbringen eines Cochlea-Implantats eingesetzt. In der Neurochirurgie lässt sich unter Licht bestimmter Wellenlänge zudem mit Fluoreszenzfarbstoffen markiertes krankes Gewebe von gesundem unterscheiden. Lupenbrillen und Dentalmikroskope zur Vergrößerung und schattenfreien Ausleuchtung des Operationsfeldes kommen auch in der Zahnmedizin zum Einsatz, um Verletzungen gering zu halten, gesundes Gewebe zu schonen und so eine schnellere Wundheilung zu ermöglichen.

Ausgehend von der Entwicklung der Endoskopie setzten sich seit den späten 1980er Jahren sogenannte minimalinvasive chirurgische Eingriffe in vielen Bereichen durch. Dabei wird nicht durch große Zugänge, sondern durch möglichst kleine Schnitte operiert. Dazu blickt der Operateur auf ein Videobild aus dem Körpers des Patienten. Dieses wird durch ein durch einen kleinen Schnitt eingebrachtes Endoskop aufgenommen. Auch hantiert der Chirurg mit speziellen, für diese Form der Chirurgie entwickelten Instrumenten, die ebenfalls durch kleine Schnitte eingeführt werden.

Bedeutung erlangte dabei vor allem die Laparoskopie, also endoskopische Eingriffe im Bauchraum. Die Zugänge werden durch Trokare offen gehalten, Hülsen, die in den Bauchraum eingebracht werden und über die das Laparoskop und die Instrumente eingeführt werden. Bei Eingriffen im Bauchraum werden in diesen zuvor Kohlenstoffdioxid oder andere Gase eingeleitet, um ihn aufzublähen und so Raum zwischen der Bauchdecke und den Organen zu schaffen. Man spricht von einer Insufflation. Auf diese Weise kann der Operateur besser sehen und hat mehr Raum, um mit den Instrumenten zu hantieren. Die Trokare verfügen am oberen Ende über Ventile, die bei Wechseln von Instrumenten dafür sorgen, dass kein Kohlenstoffdioxid aus dem Bauchraum entweicht.

Der Impuls zur Entwicklung der minimalinvasiven Chirurgie ging von der Gynäkologie

aus. In den 1960er Jahren fingen Frauenärzte, die schon vorher die Bauchspiegelungen für Untersuchungen genutzt hatten, an, diese auch bei noch kleineren Eingriffen zu verwenden. Die erste Sterilisation per Bauchspiegelung etwa nahm der Gynäkologe Raoul Palmer (1904–1985) im Jahr 1962 in Paris vor. Bereits seit den 1970er Jahren wurden dann endoskopische Verfahren bei Sterilisationen durch Unterbinden der Eileiter genutzt. Zur endoskopischen Chirurgie weiterentwickelt wurden diese Verfahren an der Universitäts-Frauenklinik in Kiel durch den Gynäkologen Kurt Semm (1927–2003). Semm hatte in den 1960er und 1970er Jahren die Möglichkeiten minimalinvasiver Eingriffe in der Gynäkologie erheblich erweitert. Dabei kam ihm zugute, dass er auch Feinmechaniker war. So entwickelte er etliche Instrumente selbst, wie etwa einen automatischen Kohlenstoffdioxid-Insufflator oder eine Saug-Spül-Einrichtung speziell für die Bauchspiegelung.

Im Jahr 1983 übertrug Semm seine Kenntnisse dann auf die Allgemeinchirurgie und entfernte erstmals einen entzündeten Blinddarm nicht über den üblichen großen Bauchschnitt, sondern durch winzige Öffnungen mit Hilfe eines Endoskops und seiner Operationsinstrumente. Die von Semm propagierte minimalinvasive Chirurgie war allerdings umstritten: Als Semm einen Vortrag über die Entfernung einer Eierstockzyste hielt, zog ein Gegner der Technik den Stecker des Diaprojektors und erklärte, diese Chirurgie wäre unethisch. Auch nach seiner ersten minimalinvasiven Entfernung eines Wurmfortsatzes am Blinddarm wurde Semm von Chirurgen erheblich kritisiert, die der endoskopischen Chirurgie misstrauisch gegenüberstanden, was im Ausspruch »Große Chirurgen, große Schnitte« gipfelte. Auch erste Versuche von

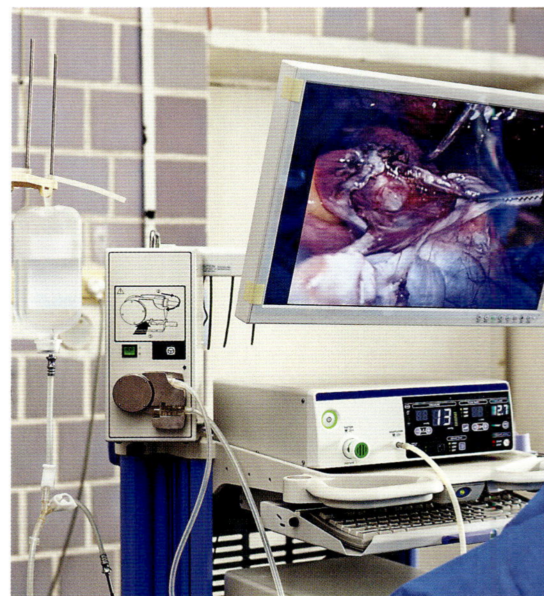

Videomonitor bei einem minimalinvasiven Eingriff

Semm, seine Methode in Fachzeitschriften zu veröffentlichen, wurden abgelehnt.

Dennoch nahm die Entwicklung ihren Lauf: Der britische Urologe John E. A. Wickham (*1927) verwendete Mitte der 1980er Jahre als erster den Begriff »minimally invasive«, der schließlich zur Wendung »Minimalinvasive Chirurgie« führte. Im Jahr 1985 entnahm der Chirurg Erich Mühe (1938–2007) im Kreiskrankenhaus in Böblingen erstmals eine Gallenblase minimalinvasiv. Er nutzte dazu ein von ihm entwickeltes »Galloskop«. Dieses ähnelte einem bei Mastdarmspiegelungen verwendeten Endoskop, das zudem über eine Winkeloptik und einen Licht-, Insufflations- und Arbeitskanal verfügte. Mit Hilfe dieses Instruments, das durch einen Zugang eingeführt wurde, wurde die Gallenblase eines Patienten entfernt. Mühe blickte damals während der Operation noch durch das Oku-

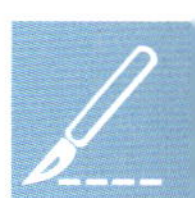

lar, operierte also unter direkter Sicht und ohne Videokamera. Auch er stieß auf die Kritik seiner Kollegen, als er seine Methode, die er damals bereits an 94 Patienten erfolgreich erprobt hatte, 1987 vorstellte.

Die Durchsetzung der minimalinvasiven Chirurgie wurde von technischen Neuerungen entscheidend beschleunigt. Neben der Verbesserung der Beleuchtung durch die Einführung der Kaltlichtquelle oder die Möglichkeit, mit Laser zu operieren, war die Videotechnik maßgebend. Schon zuvor hatte man Film- und Fotokameras genutzt, die meist auf das Okular aufgesetzt waren, um Untersuchungen und Befunde zu dokumentieren. Videokameras waren jedoch bedeutend kleiner und ließen sich leichter bedienen als Filmkameras. Zudem war die Wiedergabe von Videokassette weniger aufwendig als die von 8-mm- oder 16-mm-Filmen.

Am wichtigsten war allerdings, dass das aufgenommene Bild im Operationssaal auf einen Monitor übertragen werden konnte. Dadurch hatten die Operateure beide Hände frei und konnten zusammen mit allen im Operationssaal Anwesenden die Bilder aus dem Körper am Monitor betrachten, statt durch das Okular. In den 1980er Jahren setzten immer mehr Chirurgen Videokameras ein. In Verbindung mit einem Endoskop waren diese aber immer noch unhandlich und veränderten die Balance. So machten sie ein präzises Arbeiten schwierig. Die minimalinvasive Chirurgie etablierte sich erst, als die Kameras und vor allem die Sensor-Chips soweit miniaturisiert waren, dass sie ins Endoskop integriert werden konnten.

Nicht zuletzt ermöglichte die Videotechnik, die der Endoskopie und minimalinvasiven Chirurgie zum Durchbruch verhalf, neben der Verbreitung in der Fachöffentlichkeit auch die Popularisierung. Die Methode verblüffte und begeisterte eine breite Öffentlichkeit. Als in den USA Ende der 1980er Jahre eine Gallenblasenoperation in einer abendlichen Fernseh-Talkshow übertragen wurde, erhielten die ausführenden Chirurgen hunderte begeisterte Anrufe von Ärzten und Patienten.

In der Videotechnik gab es in den letzten Jahren die Entwicklung hin zu 3D-Kamerasystem für minimalinvasive Eingriffe, die räumliches Sehen und somit eine bessere Orientierung im Operationsfeld ermöglichen.

Die minimalinvasive Chirurgie ist heute in vielen Bereichen zu einem Routineverfahren geworden. So erfolgen etwa neunzig Prozent aller Entfernungen der Gallenblase minimalinvasiv. Dieser Durchbruch lässt sich nicht zuletzt mit den erheblichen Vorteilen für die Patienten erklären: Die Operationswunde schmerzt weniger, die minimalinvasive Operation belastet den Körper weniger, die Gefahr von Infektionen im Anschluss an die Operation ist verringert und es bilden sich weniger Narben, sowohl am Zugang als auch im Körperinneren, wodurch die Gefahr von Verwachsungen im Bauchraum sinkt. So ist die Genesungsdauer meist deutlich geringer als bei einem offenchirurgischen Eingriff – und damit auch die Dauer des Krankenhausaufenthalts, wodurch die Gesamtkosten für Operationen sinken. Die rasante Etablierung der minimalinvasiven Chirurgie seit Ende der 1980er Jahre ist ein Beispiel dafür, wie Innovationen in der Medizintechnik ökonomisch getrieben sein können, Vorteile für die Patienten bringen und zugleich durch technische Innovationen auf anderen Gebieten, wie der digitalen Kameratechnik, begünstigt werden.

Für die chirurgische Technik bedeutete die minimalinvasive Chirurgie einen entscheidenden Wandel, der die Chirurgen zwang umzulernen: Es entstanden in den späten 1980er und 1990er Jahren bald eine Vielzahl neuer Instrumente für die minimalinvasive Chirurgie, wie Klingen, Thermosonden, Elektrokauter oder Laser. Diese Instrumente unterscheiden sich in ihrer Handhabung von denen der offenen Chirurgie. Es ist für Neulinge eine große Herausforderung, die langen und starren Instrumente zu bedienen. Außerdem hat der Operateur keine unmittelbare Sicht auf das Operationsfeld. Dieses kann er nur indirekt auf dem Monitor sehen, der das Bild einer Miniaturkamera abbildet, die mit dem Endoskop in den Patientenkörper eingeführt wird. Hier stand der Operateur vor Einführung von 3D-Endoskopen und -Monitoren gegenüber der herkömmlichen offenen Chirurgie vor der Schwierigkeit, dass er im Raum agieren musste, von diesem aber nur ein zweidimensionales Bild sah. Aus diesen Gründen wurden sehr bald Trainingsgeräte und Simulatoren für mininmalinvasive Eingriffe entwickelt.

Eine Weiterentwicklung der minimalinvasiven Chirurgie ist das NOTES-Verfahren. NOTES steht für »natural orifice transluminal endoscopic surgery« und bedeutet so viel wie »endoskopische Operation durch natürliche Öffnungen«. An diesem Verfahren wird seit Mitte der 2000er Jahre geforscht. Dabei wird ein mit den geeigneten Instrumenten ausgestattetes Endoskop durch eine natürliche Körperöffnung eingeführt, um etwa durch einen Schnitt in der Magenwand zu dem Organ zu gelangen, an dem operiert werden soll, zum Beispiel vom Mund durch den Magen zur Gallenblase. Befürworter erhoffen sich dadurch weniger Schmerzen und Komplikationen nach der Operation sowie bessere kosmetische Ergebnisse, da sich keine sichtbaren Narben bilden. Ein oft aufgeführtes Gegenargument ist die Herausforderung, Sterilität während der Operation zu gewährleisten, da die Instrumente durch von zahllosen Keimen besiedelte Bereiche, wie den Darm oder die Speiseröhre, geführt werden müssen.

Die Medizinhistorikerin Sally Frampton und ihr Kollege Roger L. Kneebone untersuchten die Durchsetzung der minimalinvasiven Chirurgie in Großbritannien und kamen dabei zu folgenden Ergebnissen: Diese Form von Eingriffen geht auf Bestrebungen zurück, Schnitte und den durch sie verursachten Schaden möglichst klein zu halten. Diese Haltung ist prägend für die zweite Hälfte des 20. Jahrhunderts. Sie spiegelt weiter zurückreichende Diskussionen innerhalb der Fachöffentlichkeit darüber, bis zu welchem Maß chirurgische Eingriffe notwendig oder zu rechtfertigen sind.

Diese Impulse trafen im Zeitraum zwischen den späten 1970er bis in die frühen 1990er Jahre, als die Grundlagen der minimalinvasiven Chirurgie gelegt wurden, auf eine große Freiheit, am Patienten neue Verfahren auszuprobieren. Diese Freiheit des Chirurgen hätte in der heutigen Medizinethik keinen Platz mehr, da stärker der informierte und zustimmende Patient im Mittelpunkt steht. Im Ergebnis führte die Etablierung der als patientenfreundlich und schonend wahrgenommenen »Schlüssellochchirurgie« zu einer fortdauernden, wenn nicht gesteigerten Vorrangstellung der Chirurgie beim medizinischen Umgang mit dem menschlichen Körper, deren Grundlagen bereits im 19. Jahrhundert gelegt wurden. Sie führte aber auch zu einem immer stärkeren Verwischen der Grenzen zwischen der Chirurgie und anderen Fachdisziplinen, die ebenfalls minimalinvasive Eingriffe vornehmen, wie die Urologie, Gynäkologie und Kardiologie.

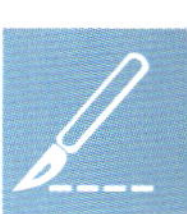

Assistenzsysteme im Operationssaal

Seit den 1980er Jahren gibt es ausgehend von der Entwicklungen in der minimalinvasiven Chirurgie Versuche, Manipulatoren und Roboter als sogenannte Assistenzsysteme in den Operationssaal einzuführen, die häufig mit Instrumenten für die minimalinvasive Chirurgie ausgestattet sind. Der Impuls, der sich damit verband, war derjenige, der schon die Entwicklung der minimalinvasiven Chirurgie befeuert hatte, nämlich die Hoffnung, mit diesen Instrumenten ließen sich Eingriffe noch genauer und präziser durchführen, als dies mit der Handwerkskunst der traditionellen Chirurgie zu erreichen sei. Diese Systeme beruhen letztlich auf Industrierobotern, wie sie seit den frühen 1960er Jahren in Verwendung sind, bei denen es sich um Roboterarme handelt, die unterschiedliche Werkzeuge tragen und bewegen können. Die Aufgaben, die medizinische Assistenzsysteme bewältigen können, sind daher bisher auf vergleichsweise einfache und gleichförmige Abläufe beschränkt.

Dementsprechend unterscheiden die Normen für medizinische Assistenzsysteme zwischen drei Typen: der Bewegungsvorrichtung, dem Manipulator und dem eigentlichen Roboter. Bei der Bewegungsvorrichtung handelt es sich um einen vom Operateur mit der Hand geführten Haltearm für Instrumente, etwa ein Endoskop. Beim Manipulator wird die Bewegung des Roboterarms vom Chirurgen über eine Fernsteuerung vorgenommen. Manipulatoren in der Chirurgie setzen also Bewegungen des Operateurs in verkleinertem Maßstab exakt um. Roboter hingegen sollen autonom bestimmte Schritte in der Operation durchführen oder vorschlagen. Beim Roboter erfolgt die Steuerung der Armbewegung also über ein vor der Operation errechnetes und aufgespieltes Programm. Keine Erwähnung findet in den Normen das autonome Robotersystem, das nicht starr programmiert ist, sondern auf Grundlage von Informationen aus dem Operationsfeld auch eigene Entscheidungen fällen kann.

Die ersten marktreifen Systeme waren meist Endoskophalter, die mit Sprachbefehlen gesteuert werden konnten. Die Handhabung des Endoskops war gegenüber der Führung mit der Hand recht schwerfällig. Ende der 1990er Jahren kamen dann erste Manipulatoren als Assistenzsysteme für die minimalinvasive Chirurgie auf den Markt, etwa das ZEUS/AESOP-System der Firma Computer Motion aus dem »Silicon Valley« in Kalifornien. Dieses verband einen Endoskophalter mit einem Manipulator. Zwei Arme waren mit minimalinvasiven chirurgischen Instrumenten ausgestattet und wurden vom Operateur manuell gesteuert. Das System vollzog dessen Bewegungen nach, skalierte sie nach unten und filterte das Zittern der Hände heraus. Der dritte Arm war sprachgesteuert und gab über ein Video-Endoskop Einblicke auf das Operationsfeld. Eine Idee, die sich mit diesem Gerät verband, waren unter anderem Fernoperationen. So steuerten 2001 in einem Versuch der telemedizinischen Anwendung dieses Systems bei einer Entfernung der Gallenblase zwei Chirurgen in New York die Roboterarme, die sich bei einer Patientin in Straßburg befanden.

Mit einem ähnlichen Aufbau arbeitet auch das im Jahr 2000 zugelassene DaVinci-System der Firma Intuitive Surgical, die drei Jahre später auch den Konkurrenten Computer Motion übernahm. Es umfasst vier statt drei Arme, die zudem in einer Einheit zusammengefasst sind. Das System wurde Ende der 1980er Jahren unter anderem für militärische

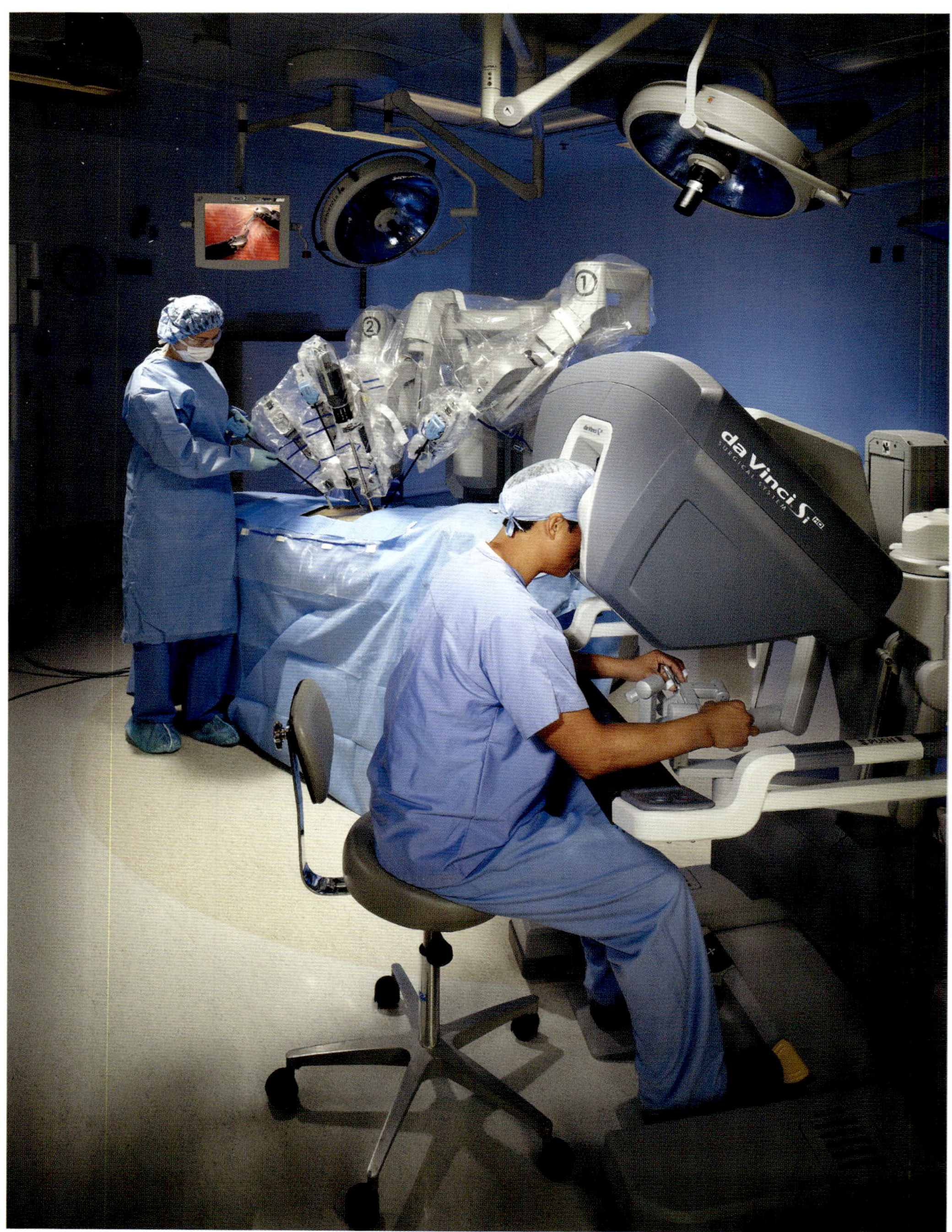

Operationsroboter »DaVinci« (Intuitive Surgical)

Zwecke entworfen, damit Chirurgen in Krisengebieten ferngesteuert Eingriffe vornehmen können. Bald gelangte es auch im zivilen Bereich zum Einsatz, zuerst in der minimalinvasiven Herzchirurgie, inzwischen aber vor allem in der Urologie bei Prostata-Operationen. Zusätzlich zur Möglichkeit der Stereosicht durch ein 3D-Endoskop, der Skalierung von Bewegung und der Herausfilterung von Zittern bietet das EndoWrist-Instrument durch das Abknicken der Instrumentenspitze einen zusätzlichen Freiheitsgrad. Versuche, dies ohne Verwendung eines Manipulators umzusetzen, scheiterten bislang an der Überforderung des Bedieners.

Die Entwicklung programmierbarer Robotersysteme, die fest vorgegebene Aufgaben ausführen, begann noch vor der von programmierbaren Manipulatoren. Sie stellen laut der Technikhistorikerin Catarina Caetano da Rosa einen entscheidenden Umbruch in der Chirurgie dar: Hatten die herkömmlichen Werkzeuge des Chirurgen rein instrumentellen Charakter, verfügen diese über ein aktives Handlungspotential. Bis Mitte der 1980er Jahre waren solche Geräte nur eine Vision. Im Jahr 1987 wurde jedoch ein erster funktionstüchtiger Prototyp eines Robotersystems für die Hüftendoprothetik vorgestellt, also um künstliche Hüftgelenke einzupflanzen. Er basierte auf der Zusammenarbeit der Mediziner Howard A. Paul (1934–1993) und William L. Bargar, die die Idee gehabt hatten, »ein geometrisches, aus dem Ideenreich der Ingenieure stammendes Ideal auf die Biologie« zu übertragen, sowie einer Arbeitsgruppe aus Ingenieuren und anderen Spezialisten von IBM und der Universität von Kalifornien in Davis. Aus diesem Prototyp ging die 1990 in Delaware gegründete Firma Integrated Surgical Systems hervor, die 1992 den Robodoc auf den Markt brachte. Dieser war der erste klinisch eingesetzte Roboter. Viele der Lösungen, die zunächst für den Robodoc entwickelt worden waren, wurden später für andere chirurgische Anwendungen genutzt. Der Robodoc ist nur eines von drei Robotersystemen für die Hüftendoprothetik, die täglich in der Klinik eingesetzt wurden.

Die Aufgabe dieser Robotersysteme war es vor allem, den Kanal im Oberschenkelknochen auszufräsen, in den die Hüftendoprothese eingesetzt wird. Am Bildschirm wurde auf Grundlage der 3D-Bilddaten des Patienten die Fräsbahn berechnet. Um die digitalen Bilddaten und die Fräsbahn in Beziehung zum Körper des Patienten zu setzen, wurden den Patienten in einer vorbereitenden Operation Schrauben mit Markern in den Oberschenkelknochen eingesetzt. Sie dienten als Orientierungspunkte für den Roboter: Sie waren einerseits auf dem CT-Bild zu sehen und konnten andererseits von einem Sensor im Roboter auch vor der Operation erkannt werden. Auf diese Weise konnte der Roboter »wissen«, wo er fräsen sollte. Auch konnten so während des Fräsens ungeplante Bewegungen des Knochens erkannt werden, was zum automatischen Abbruch des Fräsvorgangs führte.

Alle diese Systeme sind seit 2003 schrittweise wieder vom Markt verschwunden. Kosten und Zeitaufwand stiegen durch den Robotereinsatz erheblich an, ohne dass der Sitz der künstlichen Hüftgelenke verbessert werden konnte. Zudem wurden längere Heilungszeiten und Schmerzen nach der Operation bekannt, so dass eine bis heute fortwirkende Kontroverse über den Versuch entstand, die industrielle Logik der Roboter auf die Biologie des Menschen anzuwenden. Sie zeigt auch deutlich die Bedeutung der Medien und der öffentlichen Wahrnehmung für die Medizintechnologie auf, die sich zwischen Technikeuphorie und Technikkritik bewegt. Wurden die Roboter anfangs von den Medien begeistert begrüßt und waren ein wichtiges Marketinginstrument der Kliniken, das Mitte der 1990er Jahre in über hundert deutschen Operationssälen eingesetzt wurde, überwog später die negative Berichterstattung.

Neben Manipulatoren und programmierten Robotern wird auch an autonomen Systemen geforscht. Es ist im medizinischen Bereich allerdings noch unüblich, von Automatisierung zu sprechen, stattdessen wird der Begriff »Closed-Loop« benutzt. Dies meint einen geschlossenen Regelkreis, auf dem vollautomatisierte Prozesse beruhen. Die bisher geschilderten Robotersystem fuhren die vor der Operation errechnete Fräsbahn ab, auf unvorhergesehene Änderungen der Umgebung, etwa eine Bewegung des Beins, konnten sie nicht oder nur mit Abbruch der Vorgangs antworten. Auch das Close-Loop-System kennt ein vorgegebenes Programm mit Soll-Werten, vergleicht diese aber ständig mit Ist-Werten aus dem Operationsfeld und passt seine Soll-Werte gegebenenfalls an Änderungen an. Dieser Vorgang wird in einer Schleife wiederholt, bis das vorgegebene Ziel erreicht ist.

Selbstständig Eingriffe durchführen soll der im Fraunhofer-Forschungsprojekt »Whole'o'Hand« in Stuttgart und Mannheim entwickelte, sich im Forschungsstadium befindliche Prototyp eines Endoskopie-Roboter-Systems. Das Ziel ist hier, dass ein Roboterarm mit Instrumentenwechselsystem den Chirurgen bei der Entfernung eines Lebertumors unterstützt. Die Lage des Tumors wird mit einem Computertomographen ermittelt und als Steuerdatensatz an den Roboterarm weitergegeben. Neu bei diesem Ansatz ist, dass die Daten während des Eingriffs laufend mit den Messwerten eines 3D-Ultraschall-Systems abgeglichen werden sollen, das ständig die Position des Instruments und die Lage der Leber überprüft. Weichen diese von der ursprünglichen Berechnung ab, werden die Steuerdaten automatisch angepasst. Diese Überlegungen zur Entwicklung von geschlossenen Regelkreisen erfolgten aus den anderen Gegebenheiten bei Eingriffen an Weichteilen gegenüber denen am Knochen. Während der Knochen fest ist, verändert sich Weichgewebe durch verschiedene Einflüsse während der Operation, allein schon durch den Puls.

Parallel zu Manipulatoren und Robotern wurden in den vergangenen Jahrzehnten chirurgische Navigationssysteme entwickelt, um die Chirurgen bei der Beurteilung von räumlichen Strukturen im Körper zu unterstützen. Sie sollen ihn sicher im Operationsfeld leiten ohne dass Gefäße und Nerven geschädigt werden. Sie kommen zum Beispiel in der Orthopädie beim Einsetzen von künstlichen Hüft- oder Kniegelenken zur Anwendung, die passgenau in den Knochen eingesetzt werden müssen. Zur Orientierung zeigt das Navigationssystem auf einem Bildschirm aus frei wählbarem Blickwinkel das Skelett des Patienten an. Die dafür erforderlichen Grunddaten werden entweder vor dem Eingriff durch eine Computertomographie ermittelt oder während der Operation, indem das Bein gebeugt oder gestreckt wird. Um im Verlauf des Eingriffs ununterbrochen die genaue Lage des Beins im Raum festzustellen, werden dort Sensoren, etwa Infrarot-Sensoren, befestigt. Da auch die chirurgischen Instrumente mit solchen Sensoren ausgestattet sind, kann das Navigationssystem den Operateur als »elektronischer Lotse« bei der Wahl der richtigen Schnittpositionen unterstützen.

Durch »zwischengeschaltete« Technik wie Operationsmikroskope in der Mikrochirurgie, Endoskope und spezielle Instrumente in der minimalinvasiven Chirurgie oder Manipulatoren und Roboter als Assistenzsysteme hat sich die Chirurgie in den letzten Jahrzehnten grundlegend gewandelt. Es wird daher von einer »Zweiten Wende in der Chirurgie« gesprochen, nach der ersten in der zweiten Hälfte des 19. Jahrhunderts durch die Einführung von Narkose sowie Antisepsis und Asepsis. Geprägt wurde diese Bezeichnung durch den Chirurgen Ernst Kern (1923–2014), allerdings in eindeutig kritischer Perspektive, da er eine Entfernung des Chirurgen vom Patienten und einen Verlust des Lehrer-Schüler-Verhältnisses in der chirurgischen Ausbildung bedauerte. Dadurch sah er den Beruf des Chirurgen auf dem Weg zum bloßen Techniker.

Ungeachtet dieser wohl nicht zuletzt von standespolitischen Motiven geprägten Bewertung beobachtete Kern einen Trend, der aufschlussreich für die Entwicklung des Verhältnisses von Medizin und Technik insgesamt ist. Zwischen den Chirurgen und den Operateur tritt immer stärker die Technik. Der Blick des Chirurgen, der bei der klassischen offenen Chirurgie unmittelbar auf das Operationsfeld fiel, ist in den neuen Formen der Chirurgie vielfach technisch vermittelt, sei es durch das Operationsmikroskop, das Endoskop oder auch das Navigationssystem. Auch das bei den Eingriffen eingesetzte Instrumentarium ist immer »technisierter« geworden, denkt man an die Instrumente der minimalinvasiven Chirurgie oder die Versuche zu Roboterchirurgie. Es ist technologisch so komplex, dass die Entwicklung nicht mehr wie bisher von Chirurgen selbst, sondern zusätzlich von Ingenieuren, Informatikern und anderen Medizintechnologie-Experten geleistet werden muss. Die Instrumente und ihre Entwicklung sind daher dem direkten chirurgischen Zugriff entzogen.

Offene Chirurgie ist allerdings nicht obsolet geworden, sondern wurde ergänzt durch neue Formen. Dennoch geht mit dieser Entwicklung ein Rückgang der Bedeutung der »chirurgischen Schule« einher, also eines die Chirurgie seit ihrer »ersten Wende« im späten 19. Jahrhunderts prägenden Meister-Schüler-Verhältnisses, das die Weitergabe von Wissen und Fertigkeiten bestimmte. Endoskopische chirurgische Techniken können nicht nur durch Zusehen und Assistieren bei einem Lehrmeister erlernt werden, sondern auch mit Hilfe von Trainingsgeräten und Simulatoren, die häufig in Kursen der diese Techniken anbietenden Industrie zum Einsatz kommen.

Bohren und Füllen – Zahnmedizin und Zahntechnik

Ein Querschnittsthema stellt die Zahnmedizin dar, in der sich Entwicklungen in Hygiene und Prophylaxe, in den bildgebenden Verfahren, aber insbesondere den chirurgischen Techniken, der Asepsis und der Narkose sowie der Prothetik spiegeln. Lange Zeit, teilweise noch bis ins 18. Jahrhundert, schrieb man die Zahnfäule und die damit verbundenen Schmerzen dem Wirken des Zahnwurms zu, wie noch im Jahr 1803 der königlich sächsische Hofchirurgus und Zahnarzt Carl F. Angermann. Allerdings bestanden daneben im 18. und 19. Jahrhundert auch andere Vermutungen: In der Humoralpathologie ging man in Anschluss an einen hippokratischen Text davon aus, dass ins Stocken geratene schlechte Säfte die Zähne aushöhlten, zudem gab es auch schon Stimmen, die in Fäulnisvorgängen, Entzündungen oder der Zersetzung

von an den Zähnen haftenden Speiseresten die Ursache für den kariösen Zerfall von Zähnen erblickten.

Erst gegen Ende des 19. Jahrhunderts mit der Entwicklung der Bakteriologie wurden vom an der Berliner Universität forschenden Amerikaner Willoughby D. Miller (1853–1907), einem Schüler Robert Kochs, Mikroorganismen in der Mundflora als Auslöser entdeckt. In seinem 1890 veröffentlichten Werk »The Microorganisms of the Human Mouth« entwickelte er die Theorie, dass Bakterien Kohlenhydrate zu Säuren abbauen, die den Zahnschmelz entkalken, wodurch Bakterien in den Zahn eindringen und das Zahnbein zerstören.

Es wandelte sich zwischen dem 18. und dem späten 19. Jahrhundert auch das Bild des Zahnheilkundigen erheblich: In der Frühen Neuzeit lag die Behandlung kranker Zähne nicht in der Hand von Ärzten. Teils übernahmen sie Wundärzte, also handwerklich ausgebildete Chirurgen, zum Teil jedoch auch sogenannte »Zahnbrecher« oder »Zahnreißer«, die keine oder keine geregelte Ausbildung genossen hatten und ihre Dienste häufig als »Wanderheiler« auf öffentlichen Plätzen, in Wirtshäusern oder im Haus der Patienten anboten. Das Ziehen von schadhaften Zähnen war das übliche Vorgehen.

Dennoch gab es Ausnahmen: Auch die moderne Zahnheilkunde hat ihre Wurzeln im 18. Jahrhundert, als erstmals versucht wurde, Erkenntnisse über den Aufbau, die Aufgaben und die Krankheiten der Zähne zu gewinnen und davon ausgehend Behandlungsstrategien zu entwickeln. Der Vorreiter war der französische Chirurg Pierre Fauchard (1678–1761), der Karies mit Hilfe von Raspeln und spitzen Ahlen entfernte und die entstandene Aushöhlung füllte, statt kranke Zähne zu ziehen. Für die Füllung verwendete er Blei- oder Zinnplättchen, die er mit geeigneten Werkzeugen in die Aushöhlung stopfte. In Deutschland begann der ausgebildete Chirurg Philipp Pfaff (1713–1766) sich wissenschaftlich mit der Zahnheilkunde auseinanderzusetzen. Er veröffentlichte – angeregt von Fauchard – 1756 das erste deutsche Lehrbuch über Zahnmedizin. Es trug den Titel »Abhandlungen von den Zähnen des menschlichen Körpers und deren Krankheiten« und enthielt etliche wegweisende Untersuchungs- und Behandlungsverfahren.

Erst im 19. Jahrhundert wurden die Zahnärzte als eigenständige Berufsgruppe anerkannt, und auch das nur mit Schwierigkeiten. Am frühesten etablierte sich eine wissenschaftliche Zahnheilkunde in den Vereinigten Staaten, die auf diesem Feld der Medizin führend waren. Dort wurden etwa die modernen Methoden der Zahnfüllung entwickelt. Anders stellte sich die Situation in Deutschland dar, wo nicht zufriedenstellende Ausbildungsmöglichkeiten für Zahnärzte, das geringe Sozialprestige der traditionellen »Zahnbrecher« sowie eine überschaubare Nachfrage nach modernen Formen der Zahnbehandlung eine Etablierung des Berufsstandes behinderten. Zudem wurde 1869 die sogenannte »Kurierfreiheit« verkündet, die jedermann unabhängig von einer Ausbildung das Recht gab, medizinische Behandlungen durchzuführen. In der Folge wuchs die Zahl der nicht als Ärzte approbierten Zahnbehandler. Aus dieser Gruppe entwickelte sich die Berufsgruppe der handwerklich ausgebildeten Dentisten. Es dauerte bis ins 20. Jahrhundert, bis ein Studium Voraussetzung für die Ausübung der Zahnheilkunde wurde. Im Jahr 1952 wurden in der Bundesrepublik alle bereits zugelassenen Dentisten, also Zahnbehandler ohne akademische Ausbildung, in die

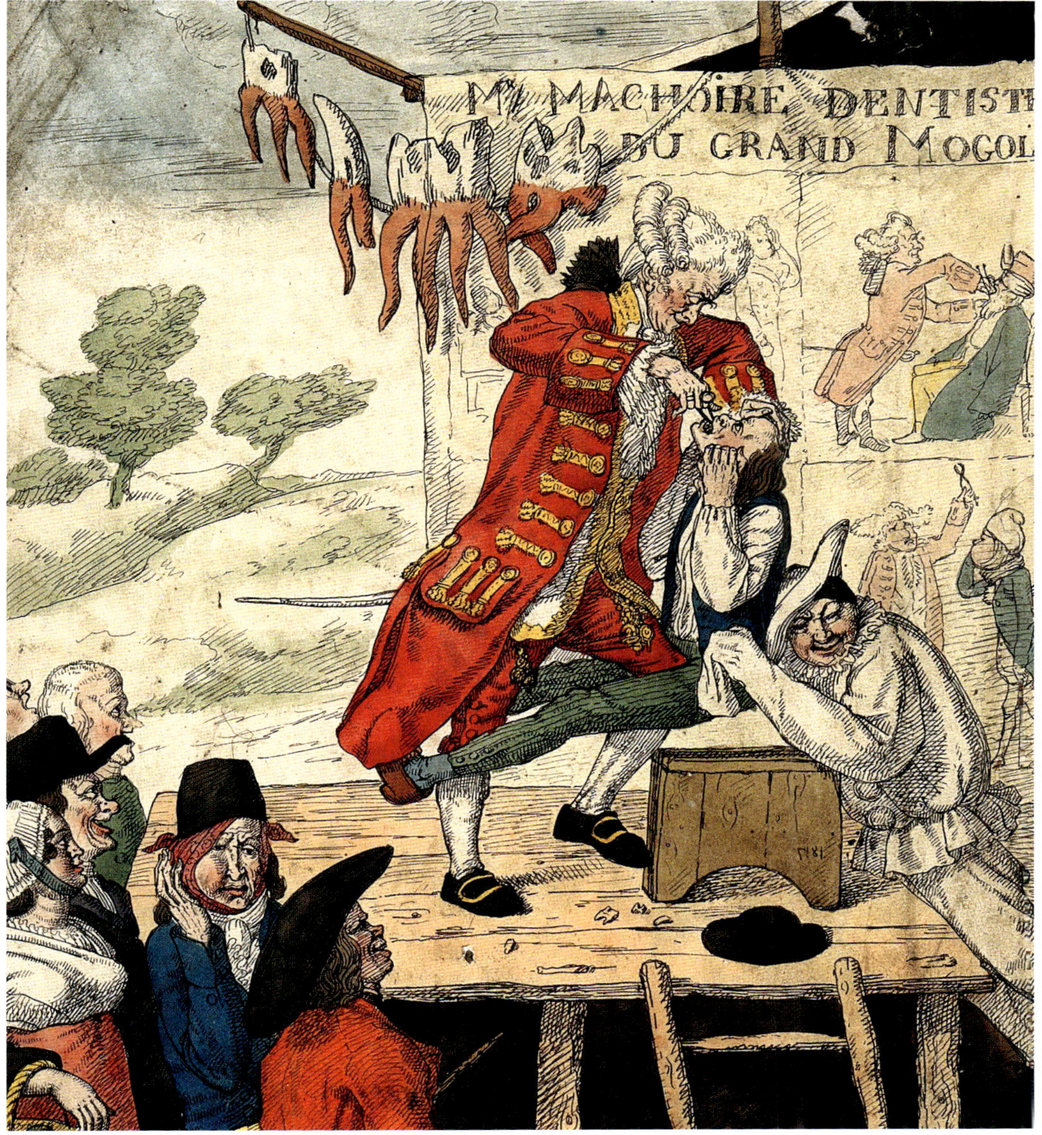

Karikatur eines reisenden »Zahnbrechers« (frühes 19. Jahrhundert)

Zahnärzteschaft aufgenommen, zugleich aber der Beruf des Dentisten abgeschafft.

Das Instrumentarium des Zahnarztes lässt sich drei Tätigkeitsfeldern zuordnen: Der Entfernung von kranken Zähnen, ihrem Erhalten durch Füllungen sowie der Anfertigung von Ersatzstücken für verlorengegangene Zähne. Zangen und gebogene Hebel zum Ziehen

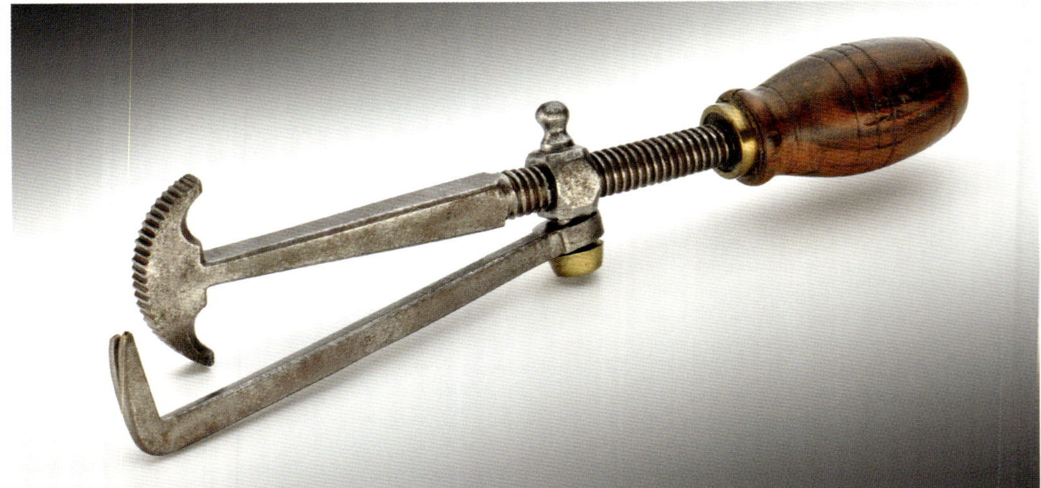

Pelikan (um 1780)

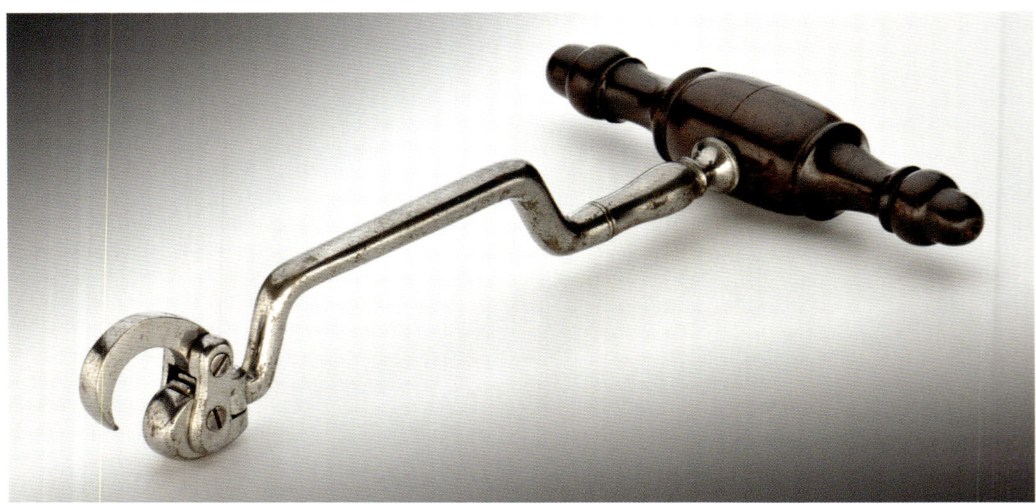

Zahnschlüssel (um 1840)

kranker Zähne waren die ersten technischen Hilfsmittel in der Zahnheilkunde. Seit dem Mittelalter sind besondere Instrumente zur Extraktion von Zähnen nachweisbar. Eines davon, das besonders im 17. und 18. Jahrhundert weite Verbreitung fand, ist der sogenannte Pelikan. Das Gerät besteht aus einer Klaue und einem Widerlager. Mit der Klaue wurde die Zahnkrone umfasst, während das Widerlager gegen den Kieferknochen gepresst wurde. Sein Name leitet sich vermutlich von der Ähnlichkeit der Klaue mit dem Schnabel

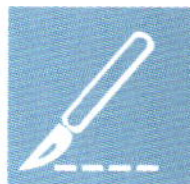

des Pelikans ab. Der Pelikan wurde dann zum Überwurf weiterentwickelt. Hierbei handelt es sich um ein schnabelförmiges Instrument, das entfernt an eine Zange erinnert. Es wird nicht wie der Pelikan am Kiefer angesetzt, sondern fasst nur die Zahnkrone. Das Widerlager des Überwurfs ist weniger breit als das des Pelikans, auch stützt er sich beim Eingriff nicht an den Nachbarzähnen ab.

Am Ende des 18. Jahrhunderts kamen dann sogenannte »Zahnschlüssel« oder »Englische Schlüssel« auf, die eine andere Mechanik nutzten. Sie bestehen aus einem Schaft mit einem Griff am einen Ende. Am anderen Ende befindet sich eine gebogene Kralle, meist mit zwei Zinken, die über den Zahn gelegt wird, der herausgehebelt werden soll. Pelikan, Überwurf und Zahnschlüssel ermöglichten eine sehr schnelle Entfernung von Zähnen, was angesichts fehlender Narkose von nicht zu unterschätzender Bedeutung war. Bei den Instrumenten bestand allerdings die Gefahr, dass der Zahn beim Heraushebeln oder Zähnereißen brach. Beim Pelikan kam noch die Gefahr von Verletzungen des Zahnfleischs oder gar des Kieferknochens hinzu.

Mitte des 19. Jahrhunderts entwickelte der britische Zahnarzt John Tomes (1815–1895) Zangen, die den anatomischen Gegebenheiten von Backen- oder Frontzähnen sowie Ober- oder Unterkiefer angepasst waren. Diese fanden wenige Jahre später durch Weiterentwicklungen ihre noch heute gebräuchliche Form. In England erfolgte dies durch die größte europäische Dentalfabrik, C. Ash & Sons in London, in den Vereinigten Staaten durch die S.S. White Company in Philadelphia, die um 1844 vom Zahnarzt Samuel Stockton White (1822–1879) gegründet worden war. Neben diesen Zangen gibt es bis heute Hebel, die für besondere Eingriffe genutzt werden.

Erst um 1800 begannen sich Zahnbehandler immer mehr mit der Frage zu beschäftigen, wie kranke Zähne erhalten werden könnten. Eine grundlegende Innovation war die Behandlung kariöser Zähne mit dem Bohrer, die neben Sonden, Feilen, scharfen Löffelchen zum Abtragen der von Karies befallenen Stellen im Zahn genutzt wurden. Die Handbohrer wurden zu kleinen Handbohrmaschinen weiterentwickelt, bei denen durch ein Zahnradgetriebe die Drehzahl des Bohrers erhöht werden konnte. Ebenso wurden Handbohrer mit einem Federwerk-Antrieb eingesetzt. Allerdings waren in der Regel beide Hände zur Bedienung erforderlich, so dass ein sicheres Bohren an der gewünschten Stelle kaum gewährleistet war. Die meisten Zahnärzte gaben

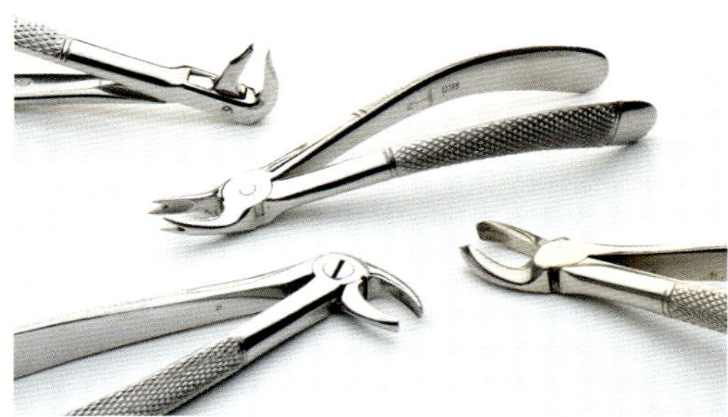

Zahnzangen (Mitte des 20. Jahrhunderts)

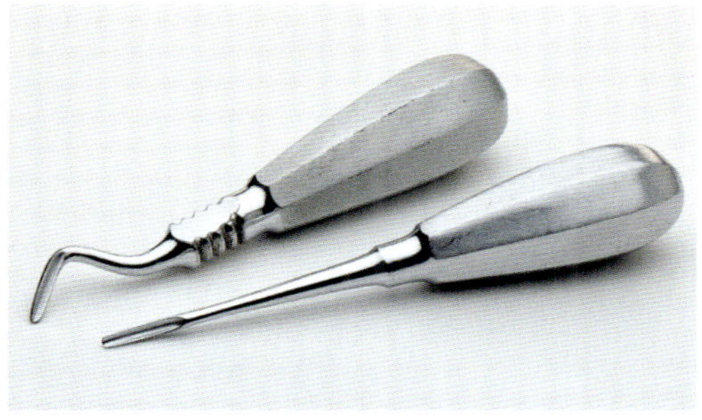

Zahnhebel (Mitte des 20. Jahrhunderts)

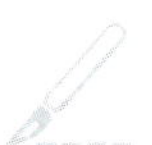

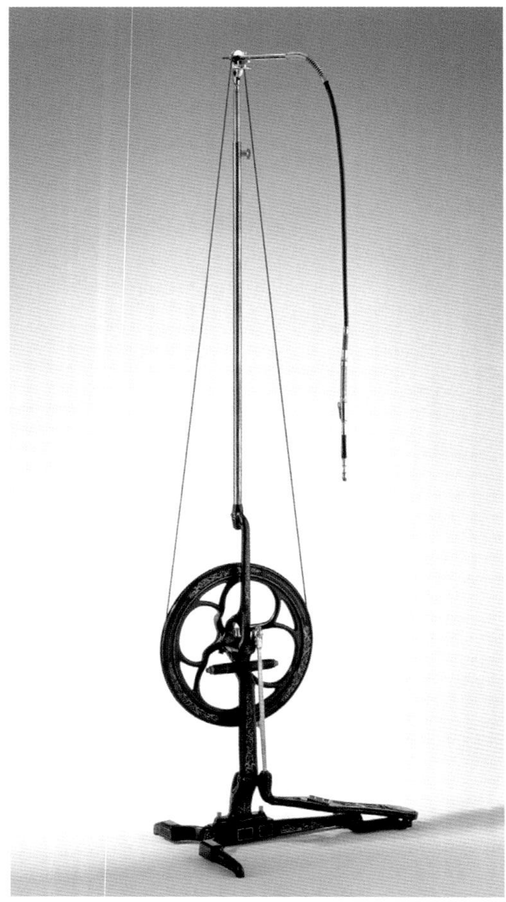

Pedalbohrmaschine (1890–1910)

daher dem herkömmlichen, mit den Fingern langsam gedrehtem Bohrer den Vorzug.

Dies sollte sich erst durch mit dem Fuß angetriebene Bohrer ändern. Einen ersten Tretbohrer baute der Zahnarzt John Greenwood (1760–1819) aus New York um 1790. Dabei nutze er den Antrieb eines Spinnrads. Allerdings setzte sich seine Erfindung nicht durch. Erst als der Zahnarzt James Beall Morrison (1829–1917) im Jahr 1871 einen Tretbohrer vorstellte und sich patentieren ließ, fand dieser massenhaft und weltweit Verbreitung. Er brachte einen Durchbruch in der Behandlung kariöser Zähne. Ein Berliner Fachkollege Morrisons erklärte sogar überschwänglich, die neue Form des Bohrens sei auch »*vollständig schmerzlos*«. Dies dürfte eher dem Wunsch als der Wirklichkeit entsprochen haben. Aufgrund der erreichten Drehzahl von 2.000 Umdrehungen pro Minute ließen sich Zahnschmelz und Dentin aber weitaus besser durchschneiden als mit den gebräuchlichen Werkzeugen. Bohrschmerzen durch die Vibrationen des Bohrers treten jedoch erst ab 175.000 Umdrehungen pro Minute nicht mehr auf.

Das Bauprinzip von Morrisons Bohrer war folgendes: Über ein Pedal trieb der Zahnarzt das Schwungrad an. Ein Keilriemen übertrug die Umdrehungen über eine biegsame Welle auf den Metallbohrkopf. Die biegsame Welle war dem Tretbohrer erst 1874 von Dr. Eli T. Starr (1834–1904), einem Angestellten der S. S. White Dental Manufacturing Company in Philadelphia, hinzugefügt worden und fand bald auch in anderen Bereichen der Technik Anwendung. Einige Kraft und Ausdauer musste der Zahnarzt mitbringen, um den Bohrer in Bewegung zu setzen und zu halten. Bei der Konstruktion standen wohl die ersten pedalgetriebenen Nähmaschinen Pate, wie sie von Issac Singer (1811–1875) in Serie gefertigt wurden. Dennoch erreichte die Maschine bis zu 2.000 Umdrehungen pro Minute. Zudem wurde das Schleifmaterial immer ausgearbeiteter, bis zuletzt Diamantschleifer zum Einsatz kamen. Solche Tretbohrer kamen noch bis ins 20. Jahrhundert hinein zum Einsatz.

Außer Morrison suchten noch andere Erfinder nach einer geeigneten Bohrmaschine für die Zahnmedizin. Ebenfalls im Jahr 1871 wurde von George F. Green (1830–1892) eine elektrische Bohrmaschine (*electric burring*

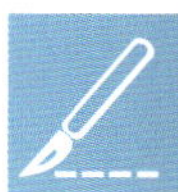

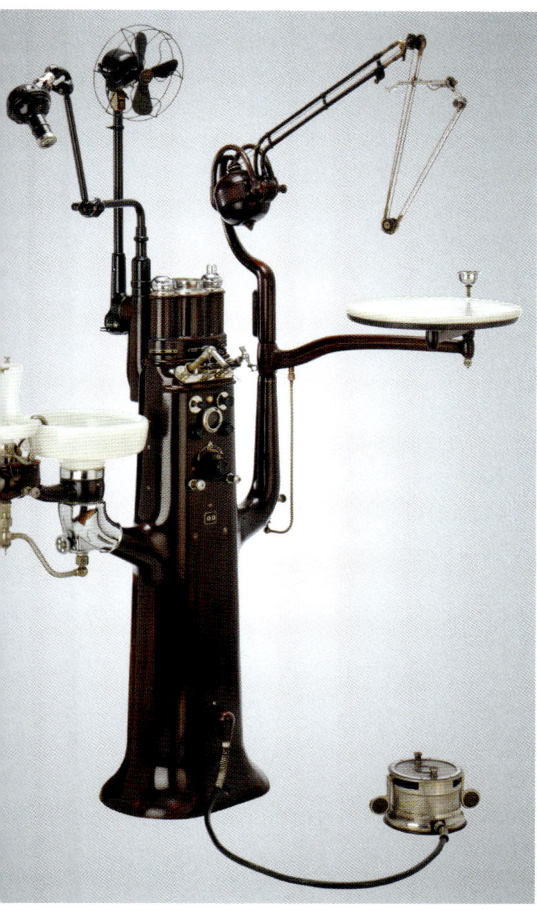

Dental-Einheit »Ritter Unit« (1927–1935)

engine) vorgestellt, die sich allerdings nicht durchsetzen konnte. Ein Problem war, dass der Stromfluss nicht zuverlässig war, so dass die Geschwindigkeit variieren konnte. Im Gegensatz dazu ließ sich die Kraft bei Morrisons Maschinen kontrolliert übertragen und dosieren. Erst Jahre später wurden geeignete Motoren entwickelt, die dem Fußbetrieb überlegen waren. Doch auch diese ersten Modelle mussten mit einer großen Säurebatterie betrieben werden. Der Durchbruch für den Elektromotor kam erst, als Zahnarztpraxen im ersten Viertel des 20. Jahrhunderts elektrifiziert wurden.

Die Ritter Dental Company aus Rochester im Staat New York brachte 1917 die erste Behandlungseinheit auf den Markt, die in einem Gerät vereint Wasser, Druckluft und Elektrizität bereitstellte. Dazu kamen ein schwenkbarer Spucknapf, ein Tisch für Instrumente sowie ein elektrisch angetriebener Gelenkbohrer. Die Instrumente schalteten sich automatisch ab, wenn sie in die Halterungen zurückgesteckt wurden. Luft und Wasser konnten mit einer Hand bedient werden, der Bohrer mit einem Fußschalter. Die Firma war 1887 vom aus Deutschland stammenden Kunsttischler Frank Ritter gegründet worden und hatte sich bereits früh auf die Inneneinrichtung von Zahnarztpraxen spezialisiert. Unter anderem konstruierte sie Behandlungsstühle und brachte 1920 auch einen an die Anforderung von Zahnärzten ausgerichteten Röntgenapparat auf den Markt, dessen Röhre an einem Schwenkarm befestigt war und sich so genau am Kiefer positionieren ließ. Im Jahr 1924 ließ die Firma sich in Deutschland nieder, indem sie sich mit der Arnold Biber AG in Karlsruhe-Durlach zur »Ritter-Biber AG« zusammenschloss. Ab 1927 trat sie dann als »Ritter AG« in Erscheinung und wurde schließlich nach mehreren Übernahmen seit 1968 im Jahr 1996 aufgelöst.

Die Motoren der frühen elektrisch betriebenen Bohrer waren noch so groß, dass sie nicht direkt in das Handstück eingebaut werden konnten. Die Kraftübertragung erfolgte über eine aufwendige Transmission, die gleichzeitig so flexibel sein musste, dass der Zahnarzt mit dem Handstück alle Bereiche des Mundraums gut erreichen konnte. Dieses sogenannte »Doriotgestänge« wurde 1893 vom Pariser Zahnarzt Constant Doriot erfunden, in Philadelphia patentiert und das Patent von der S. S. White Dental Manufacturing Company übernommen. Das Gestänge setzt sich aus drei mit Drehgelenken miteinander verbundenen Metallarmen zusammen, über die mit Umlenkrollen die Antriebsschnur geführt wird. Die Kraft wurde mittels einer Rollenschnur vom Elektromotor auf die Antriebskupplung mit dem aufgesteckten zahnärztlichen Handstück mit dem eingespannten Bohrer übertragen. Die mit einem Doriotgestänge angetrieben Bohrer erreichten 6.000 Umdrehungen pro Minute.

Mit den Turbinenbohrmaschinen kam in den 1950er Jahren eine neue Antriebs-Technik auf den Markt: 1953 wurde die wassergetriebene Turbine und 1957 die zahnärztliche Luftturbine erfunden. Ihr Erfinder, der Zahnarzt John Victor Borden (1916–2011), bezeichnete sie als »Airotor«. Von Druckluft angetrieben Turbinen erreichen mit heutzutage 150.000–450.000 Umdrehungen pro Minute weit höhere Drehzahlen als vom Elektromotor angetriebene, die auf 200.000 Umdrehungen kommen, haben aber ein geringeres Drehmoment. Sie üben also eine geringere Kraft auf den Zahn aus als moderne über einen Elektromotor betriebene Bohrer. Durch ihre höhere Drehzahl sind sie allerdings vibrationsärmer.

Im Jahr 1965 wurden dann die ersten elektrischen Mikromotoren auf den Markt gebracht. Da sich diese direkt mit dem Hand- oder Winkelstück verbinden lassen, war es nicht mehr erforderlich, die Kraft des Motors über eine größere Strecke zu übertragen. Das Doriotgestänge war daher nicht mehr notwendig, nur eine Kupplung, um die Kraft vom Mikromotor auf das Handstück zu übertragen.

Im Mittelpunkt des zahnärztlichen Behandlungszimmers steht der Behandlungsstuhl, oder umgangssprachlich »Zahnarztstuhl«, der sich so nur in Zahnarztpraxen findet. Er stellt die Entsprechung zum Operationstisch des Chirurgen dar. Erste Behandlungsstühle wurden Mitte des 19. Jahrhunderts eingesetzt. Damals bestanden sie noch aus Holz, verfügten aber teilweise schon über eine Sitzfläche, deren Höhe sich verstellen ließ, mit neigbarer Rückenlehne und verstellbarer Kopfstütze. Im letzten Viertel des 19. Jahrhunderts kamen Behandlungsstühle aus Gusseisen allgemein in Gebrauch, seit etwa 1900 verfügten sie über einen runden Fuß, waren hydraulisch in ihrer Höhe verstellbar und sowohl Sitzfläche als auch Rückenlehne ließen sich neigen und kippen. Nach 1945 wurden die Hydraulikantriebe der Stühle durchgängig elektrisch betrieben.

Die seit 1900 nicht grundlegend veränderten Stühle erlebten Mitte der 1960er Jahre einen grundlegenden Wandel, der durch eine veränderte Behandlungstechnik bedingt war. Der Patient wurde nicht mehr im Sitzen von einem stehenden Zahnarzt behandelt, stattdessen lag der Patient, während der Arzt saß. Der Behandlungsstuhl entwickelte sich zu einer der Körperform des Patienten angepassten Schale, die sich vom Stuhl zur Liege verstellen lässt.

Auch die Füllungstechniken wandelten sich grundlegend: Seit dem 18. Jahrhundert wurden Zähne mit dem weichen Blei sowie mit Gold- und Zinn-Folien gefüllt. Das gebräuchlichste und preiswerteste Material davon war Blei, weswegen sich abgeleitet aus der französischen Sprache der Begriff »Plombe« durchgesetzt hat. Um 1818 kamen dann Amalgam-Füllungen auf, die aus Legierungen aus Silber, Zinn und Quecksilber bestanden. Sie waren preiswert und haltbar, aber nicht unumstritten, wie der in den Vereinigten Staaten ausgefochtene »Amalgamkrieg« zwischen

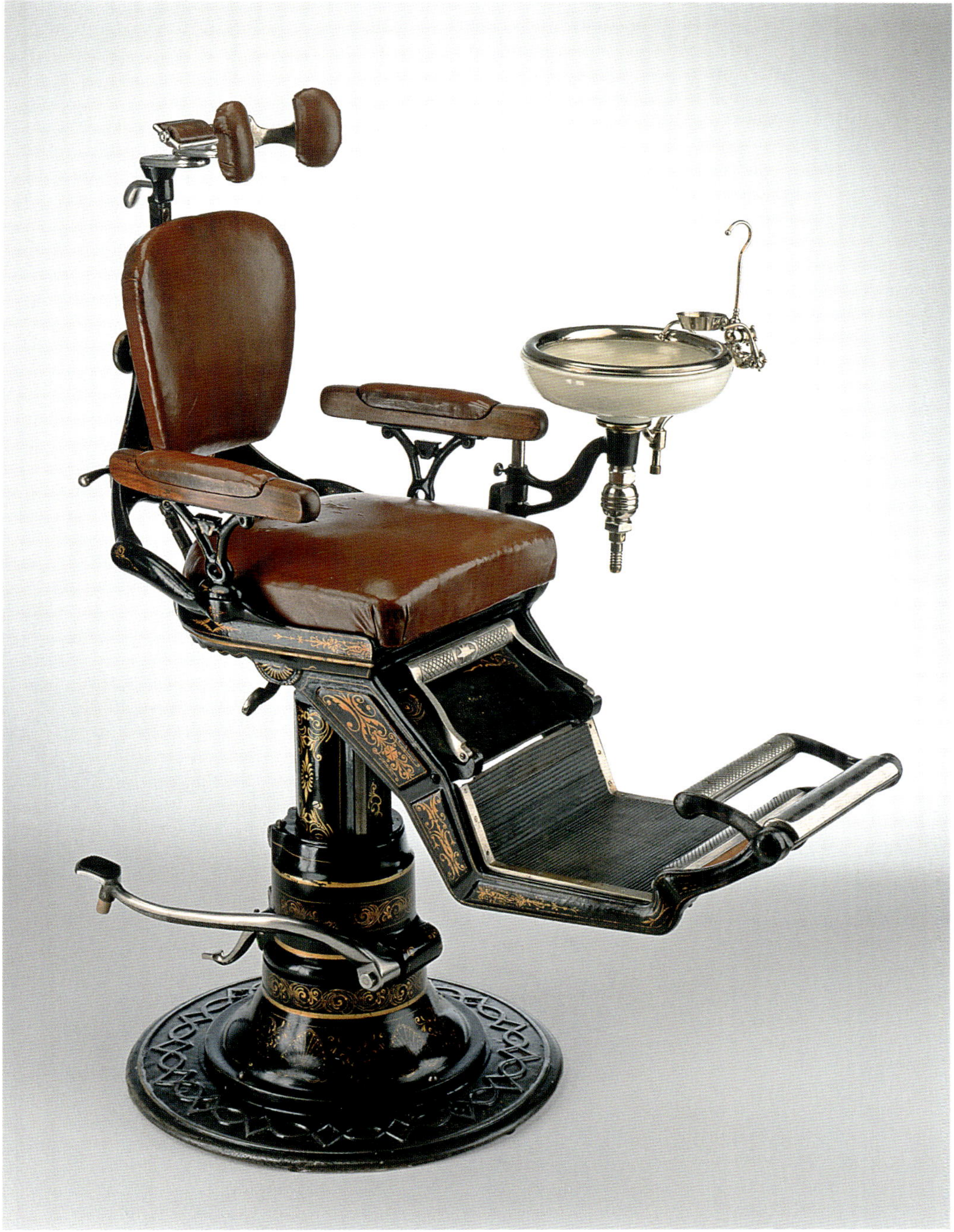

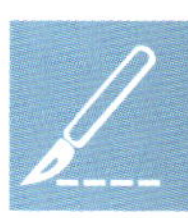

Zahnärztlicher Behandlungsstuhl (um 1920)

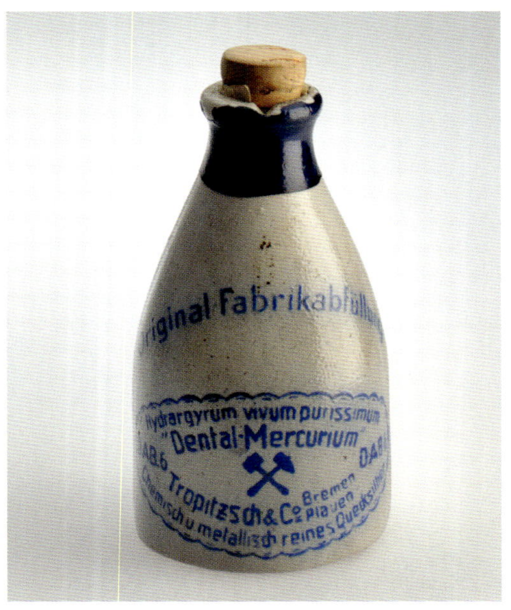

Flasche für Dental-Quecksilber für Amalgam-Füllungen (1925–1950)

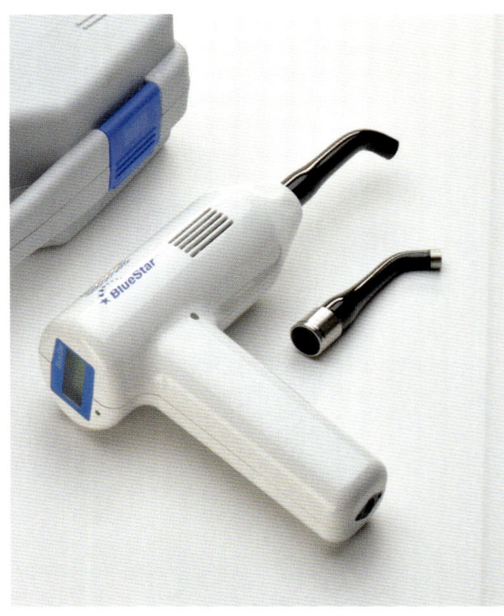

LED-Polymerisationslampe (2004)

den Befürwortern der Gold- und denen der Amalgam-Füllung zeigt, die schließlich sogar zum Verbot von Amalgam führte. Um 1860 wurde dieses widerrufen und man kam, möglicherweise auch aus ökonomischen Gründen, zu dem Ergebnis, dass sowohl Gold als auch Amalgam-Füllungen haltbare Füllungsmaterialien waren. Zudem stellte der Zahnarzt Greene Vardiman Black (1836–1915) eine bessere Form der Amalgam-Mischung vor.

Um diese Zeit kamen auch Phosphatzement als Material für Füllungen sowie Gold- oder Porzellaneinlagen, sogenannte Inlays, auf. Um 1900 wurden dann Silikat-Zemente als Füllungsmaterial eingesetzt. Seit den 1970er Jahren komplettieren Kunststoffe die Palette der Füllungsmaterialien. Um mit blauem Licht das Aushärten (die Polymerisation) von Komposit-Füllungen aus Kunststoffen zu erreichen, werden Polymerisationslampen eingesetzt. Seit den 1980er Jahren sind Amalgam-Füllungen allerdings wegen der geringen Mengen an Quecksilber, die sie freisetzen, und damit verbundenen möglichen allergischen Reaktionen erneut in der Diskussion.

Eine neuere Methode zur computergesteuerten Planung und Konstruktion von Inlays aus keramischen Werkstoffen bieten Extra- und Intraoral-Scanner sowie Fräs- und Schleifeinheiten. In einem Streifenlicht-Scanner mit Roboterarm können Abdrücke, Teil- und Ganzkiefermodelle sowohl vollautomatisch als auch manuell ausgerichtet und in mehreren Aufnahmen optisch erfasst werden. Dabei wird in weniger als einer Minute ein digitales 3D-Modell des gesamten Kiefers erzeugt. Diese kommen vor allem in Zahnlaboren zum Einsatz und ermöglichen die digitale Gestaltung und Erstellung von Zahnersatz. Mit dem Intraoralscanner findet der Scan gleich im Mund statt.

Mit einer automatischen Fräse kann der Zahnersatz dann anhand der entsprechenden, mit den Scannern aufgenommenen CAD-Daten aus einem Keramikblock gefräst werden. Die erste Patientenbehandlung mit diesem als CEREC, also »Chairside Economical Restoration of Esthetic Ceramics«, bezeichneten Verfahren erfolgte 1985. Das erste serienreife Modell brachte Siemens 1987 heraus. Im Jahr 1997 ging die Technologie auf die aus der Dentalsparte von Siemens hervorgegangene Firma Sirona über.

Neben Füllungen und Inlays steht der Zahnersatz. Bis ins 19. Jahrhundert hinein fertigte man vollständigen Zahnersatz vorwiegend aus den Zähnen Verstorbener. Sie wurden mit Drahtklammern an noch vorhandenen Zähnen befestigt, um Lücken zu verbergen. Kauen konnte man mit ihnen nicht. Häufig wurden die Zähne den Gefallenen auf den Schlachtfeldern herausgebrochen und an Zahnkünstler verkauft. Traurige Berühmtheit erlangte dabei die Schlacht von Waterloo. Beim Kampf der Truppen Napoleons gegen die vereinigten europäischen Großmächte im Jahr 1815 verloren 50.000 Soldaten ihr Leben. Ihre Zähne wurden für Prothesen genutzt, so dass sich für diese Form des Zahnersatzes der Begriff »Waterloo-Zähne« etabliert hat. 1914 wurde in Deutschland die Verwendung menschlicher Zähne verboten. Daneben fand aus Tierzähnen, etwa von Walross oder Nil-

Schübe mit Keramikzähnen aus dem zahnärztlichen Materialschrank (1920)

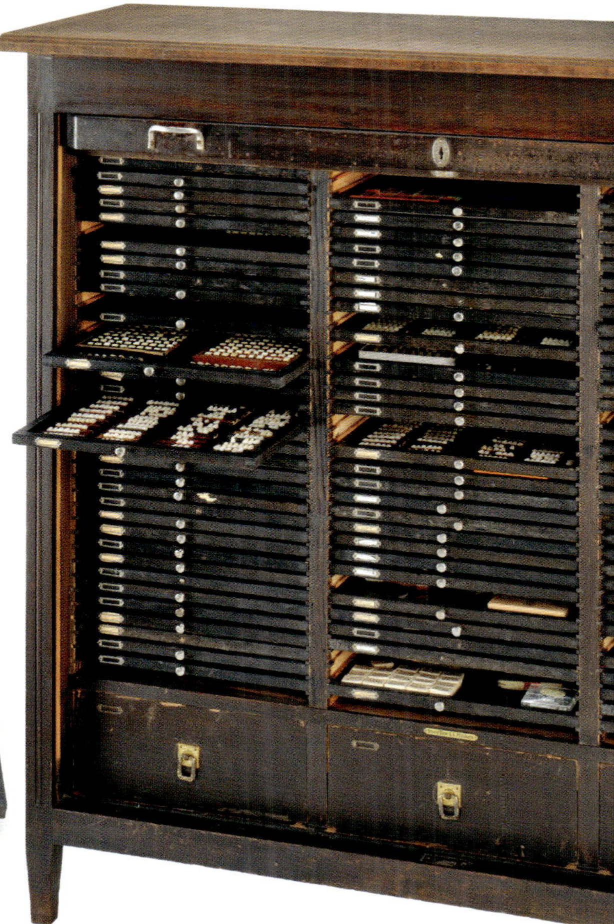

Zahnärztlicher Materialschrank mit Keramikzähnen (1920)

pferd, oder aus Knochen geschnitzter Ersatz Verwendung. Dennoch wurden menschliche Zähne lange Zeit bevorzugt, da Holz oder Knochen im Mund abgebaut wurden und zu riechen begannen. Erste Versuche mit Porzellanzähnen, die allerdings noch nicht bruchfest waren, begannen in den 1770er Jahren. Sie gewannen erst im Laufe des 19. Jahrhundert an Bedeutung, als um 1844 in den Vereinigten Staaten durch den bereits erwähnten Zahnarzt und Unternehmer Samuel Stockton White die industrielle Produktion von Porzellanzähnen aufgenommen wurde. Heute werden Kunstzähne meistens aus Kunststoff oder Keramik gefertigt. Als Material für Prothesenplatten, aber auch Zähne wurden Kunststoffe im Jahr 1936 eingeführt. Damals brachte die in Frankfurt am Main ansässige Firma Kulzer & Co. den Prothesenwerkstoff Paladon auf den Markt. Chemisch gesehen handelt es sich dabei um dasselbe Material wie das kurz zuvor entwickelte Plexiglas.

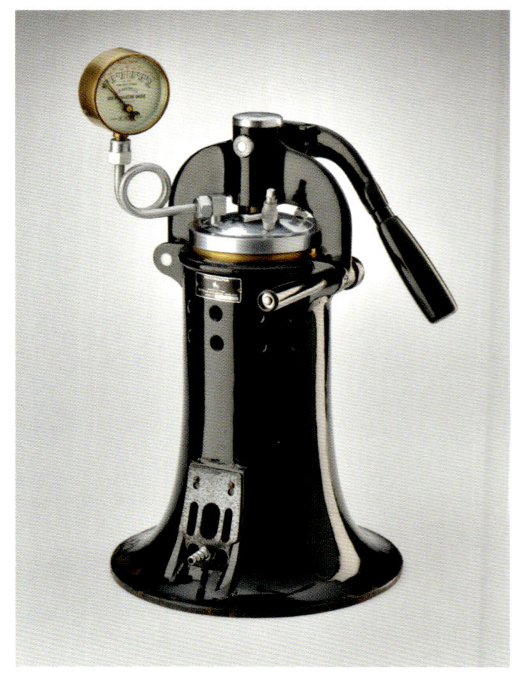

Vulkanisator »Ritter Modell D 3« (1927–1930)

Die künstlichen Zahnreihen oder Einzelzähne wurden anfangs auf einer Basis aus Flusspferdbein, später auch aus Gold, Platin und Zinn aufgebaut. Dies stellte nicht nur eine technische Herausforderung dar, sondern führte auch dazu, dass diese Prothesen sehr kostspielig waren. Einen Wandel brachte Kautschuk, der 1876 als günstiges Material für die Prothesenplatte eingeführt wurde. Das mehr oder weniger harte Gummi erwies sich allen bisher angewandten Stoffen überlegen. Bis zur Einführung des an der Luft aushärtenden Kunststoffes in den 1950er Jahren fand sich in jeder Zahnarztpraxis ein Vulkanisiergerät, eine Apparatur zur Aushärtung von Kautschuk durch Vulkanisieren: Dieses Verfahren wurde 1839 vom Erfinder Charles Nelson Goodyear (1800–1860) entdeckt und 1850 auf Hartgummi ausgeweitet. In einem ersten Arbeitsschritt wurde eine Basis aus weichem Kautschuk geformt und in diese die Kunstzähne eingesetzt. Anschließend wurde der Kautschuk durch Vulkanisieren ausgehärtet. Unter Hitze und Druck entstand so aus mit Schwefelpulver vermischtem Naturlatex Hartgummi.

Heute werden statt vollständiger Gebissprothesen oft Brücken eingesetzt, die bestehende Zahnlücken schließen. Die Zahnkrone nimmt eine Stellung zwischen Zahnersatz und Füllung ein. Sie wurde um 1900 vom Zahnarzt Charles Henry Land (1847–1919) aus Detroit erfunden.

In der Zahnmedizin verwendete Werkstoffe müssen hohen Belastungen standhalten, unter anderem den chemischen Angriffen der die Mundhöhle besiedelnden Bakterien wi-

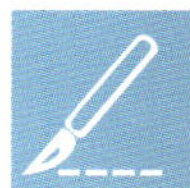

derstehen, die hohen beim Kauen wirkenden Kräfte aushalten und keine Nebenwirkungen auf das Gewebe im Mund wie etwa allergische Reaktionen ausüben. Die Suche nach für die Zahntechnik geeigneten Materialien führte so zur Entdeckung von Werkstoffen, die später auch in anderen Bereichen der Medizintechnik Bedeutung gewannen, wie die nichtedelmetallhaltigen Legierungen (NEM).

Diese wurden vom amerikanischen Elektroingenieur Charles Prange und dem deutschen Zahntechniker Reiner Erdle für die Zahntechnik entwickelt und kamen 1932 unter dem Namen Vitallium auf den Markt. Sie fanden vor allem für herausnehmbare Teilprothesen Verwendung. Später kamen sie auch für künstliche Ellbogen- und Hüftgelenke zum Einsatz. Vitallium besteht vor allem aus Kobalt, Chrom und Molybdän. Das Material weist eine sehr hohe Festigkeit und eine sehr große Körperverträglichkeit auf.

Eine neuere Entwicklung sind implantierbare Stifte, an denen Zahnersatz aus Keramik befestigt wird. Sie weisen eine steigende Tendenz auf: Waren es 1980 nur 5.000 Menschen, die sich sogenannte »Dritte Zähne« implantieren ließen, wurden im Jahr 2015 rund eine Million Implantate eingesetzt. Diese Implantate mit einem Gewinde werden in den Kieferknochen geschraubt. Sie bestehen üblicherweise aus Titan, das mit dem Knochengewebe eine feste Verbindung eingehen kann. Die Entdeckung dieser Eigenschaft von Titan machte der schwedische Orthopäde Per-Ingvar Brånemark (1929–2014) zufällig, als er 1952 die Blutzirkulation bei der Knochenheilung erforschte und ein Messgerät aus Titan in einem Knochen im Bein eines Kaninchens verankerte. Beim Versuch, das Instrument nach einiger Zeit wieder zu entnehmen, stellte er fest, dass es fest mit dem Knochen verwachsen war. Er bezeichnete dieses Phänomen als »Osseointegration«. Ausgehend davon begann er mit der Erforschung der Möglichkeiten, diese Eigenschaft zum Ersatz der Zahnwurzel zu nutzen. Im Jahr 1965 konnte er einem Patienten mit Erfolg das erste Implantat einsetzen. In den 1970er Jahren begannen dann andere Arbeitsgruppen seine Entwicklung weiterzuführen. Diese Erkenntnisse aus der Zahnmedizin gewannen auch Einfluss auf die Möglichkeiten, Implantate in anderen Knochen im Körper zu verankern, etwa künstliche Gelenke.

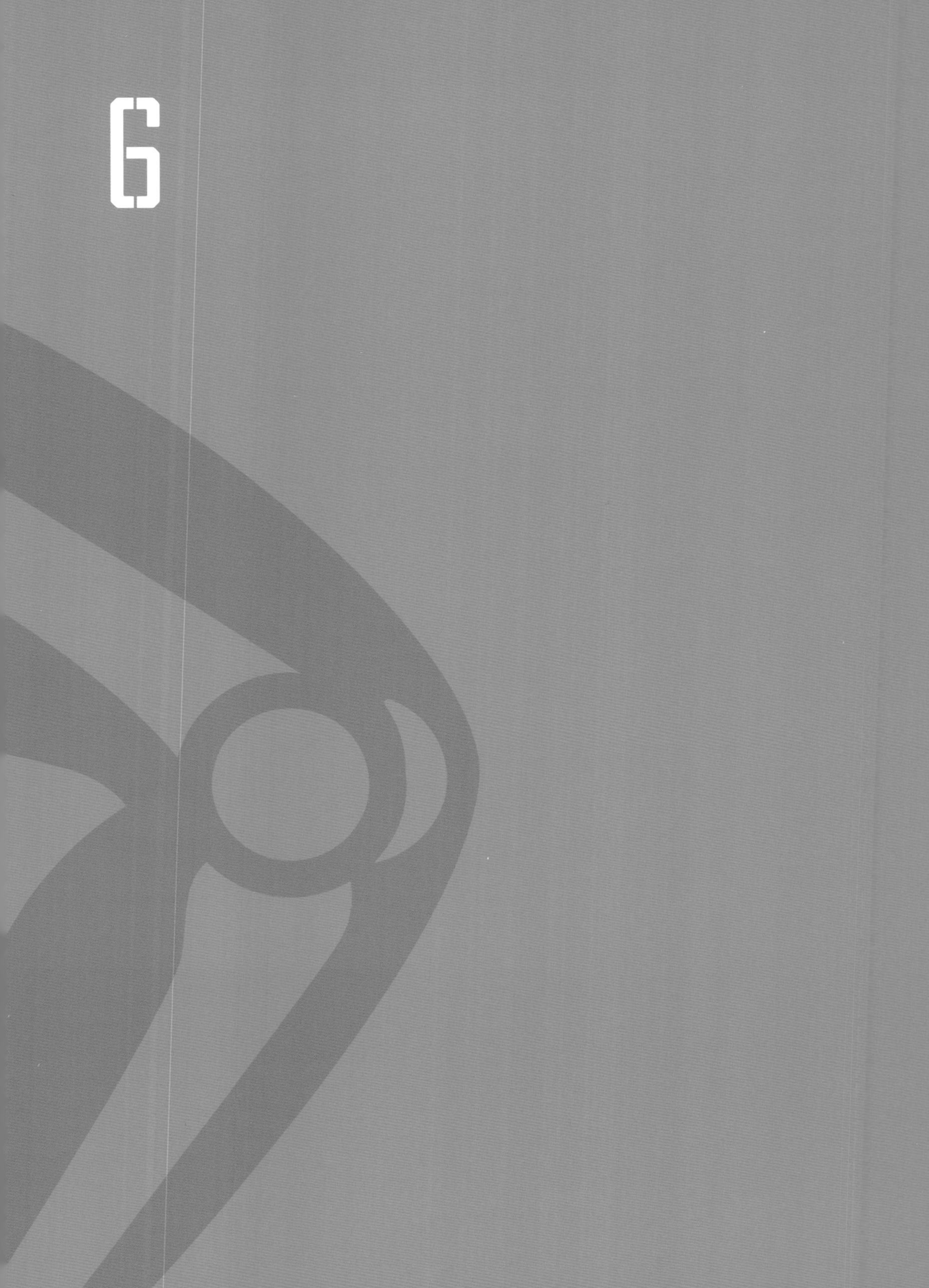

6

»ERSATZTEILE« FÜR DEN KÖRPER

Prothese, das heißt wörtlich übersetzt »etwas, das anstelle etwas anderen steht«, also ein Ersatz. Wie die Chirurgie ist auch die Prothetik ein Zweig der Medizintechnik, der weit zurückreicht. Prothetische Körpertechnologien sind wie die Werkzeuge der Chirurgie durch archäologische Funde bis in die Antike nachweisbar. Dennoch erfuhren auch sie durch die naturwissenschaftliche Medizin und ihr neues Verständnis vom Körper eine entscheidende Wandlung. Die Prothetik, die Vorstellungen, wie Form und Funktion geschädigter Gliedmaßen, Gelenke, Organe oder Gewebe ersetzt werden können, ist eng verbunden mit unseren Körper-Bildern und ihren Wandlungen. Erst ein Verständnis von Anatomie, Physiologie und Biomechanik, wie es sich in der Medizin seit der Anatomischen Revolution herausbildete, ermöglichte Prothesen, die ihrem natürlichen Vorbild immer näher kommen.

Erste Versuche fanden sich bezeichnenderweise im 16. Jahrhundert mit der Entdeckung des anatomischen Baus des Körpers: Ambroise Paré (um 1510–1590), der Leibchirurg von vier französischen Königen, veröffentlichte etwa zwischen 1561 und 1575 mehrere Techniken und Konstruktionen von Handprothesen. Doch war vieles früher denkbar als umsetzbar, denn zu den Erkenntnissen über das Zusammenspiel der Körperfunktionen müssen entsprechende chirurgische Fertigkeiten, geeignete Materialien sowie konstruktive Fähigkeiten treten. Diese entwickelten sich erst mit dem Wandel der Medizin seit dem 19. Jahrhundert: Prothesen wurden aktiv steuerbar, zunächst rein mechanisch. Bereits seit den 1960er Jahren werden auch Nervenimpulse zur Steuerung verwendet.

Seit Mitte des 20. Jahrhunderts erlebte die Prothetik weitere grundlegende Wandlungen: Blieb die Verbindung von Mensch und Prothese lange rein äußerlich, werden Prothesen heute auch implantiert, wie zum Beispiel künstliche Hüftgelenke. Einige Implantate, etwa Herzschrittmacher, geben elektrische Steuerimpulse sogar direkt in Muskeln und Nerven. Technischer Organersatz, wie die künstliche Niere, übernimmt oder unterstützt die Funktion von Organen. Die Verbindung von Mensch und Technik hat jedoch Grenzen. Oft lässt sich ein Organ nur zeitweilig ersetzen, einige bislang gar nicht.

Die Hoffnungen richten sich daher auf die regenerative Medizin. Sie hat das Ziel, aus einzelnen Zellen neues Gewebe oder gar ganze Organe zu züchten oder die Selbstheilung des Körpers anzuregen. Diese Versuche gehen wiederum auf Wandlungen oder Ergänzungen des Körperbildes zurück, die bei der Zellularpathologie Virchows ihren Ausgang nahmen. Sie führen über die Entdeckungen

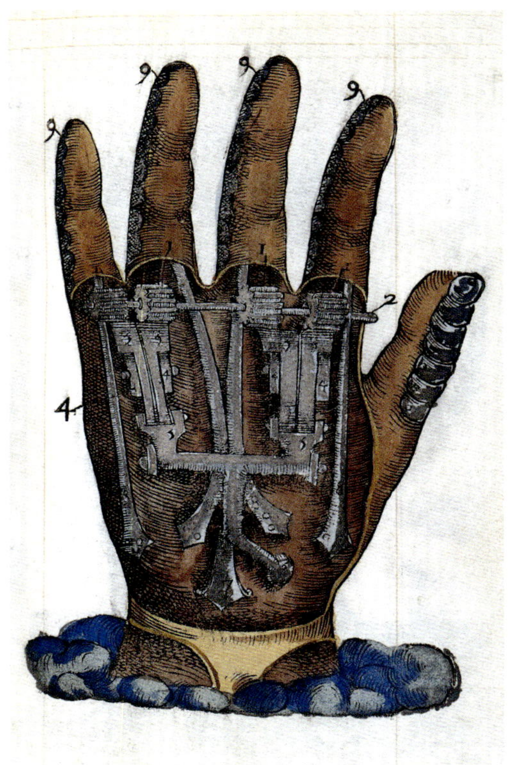

Mechanische Handprothese (1564) von Ambroise Paré (um 1510–1590)

der Immunologie bis hin zur aus der Genetik seit der Entdeckung der DNA abgeleiteten molekularen Medizin. Diese Medizin stützt sich jenseits von Zellen und ihrem biochemischen Milieu auf das Erbgut, das Genom, als nach heutiger Kenntnis kleinstem Baustein des Lebendigen.

Zugleich spielt in der gesellschaftlichen, teils vom Stand der Medizintechnik abgekoppelten Debatte um die »Technisierung des Lebendigen« die unmittelbare Verbindung oder gar das postulierte Verschmelzen von Mensch und Technik durch Entwicklungen auf dem Feld der Kybernetik und Informationstechnologie, der künstlichen Intelligenz, der Neuroprothetik und der Biomedizin sowie der Nanotechnologie eine wesentliche Rolle. In ihrer radikalen Zuspitzung mündet sie in der These vom »Ende des Menschen«, zumindest wie wir ihn kennen.

Die Bewertung dieser Zukunftsvision reicht von begeisterter Zustimmung, wie sie die vor allem in der High-Tech-Elite der Vereinigten Staaten zu findenden »Transhumanisten« zeigen. Diese hoffen, dem Menschen werden so Werkzeuge in die Hand gegeben, Einschränkungen zu überwinden, gar biologische Unsterblichkeit zu erreichen. Am anderen Ende steht die kulturkritische Wendung. Hier soll das negativ konnotierte Bild des »technisierten Körpers« zum Ausdruck bringen, dass sich grundlegende, sich gegenüberstehende Grundbegriffe unserer Gesellschaft auflösen, etwa der Gegensatz von Mensch und Maschine oder von Natur und Kultur.

Beiden gemeinsam ist neben dem Bezug auf den Stand der Medizintechnik der Verweis auf die Populärkultur und insbesondere die Science Fiction, wie die Figur des Cyborg, des technisch-biologischen Mischwesens aus Organismus und Maschine, zeigt. War der Cyborg vor wenigen Jahrzehnten vor allem in der Welt der Science Fiction zu Hause, bevölkert es heute die Debatte um die »Zukunft des Menschen«. Erstmals fand der Begriff bereits Anfang der 1960er Jahre Verwendung. Er steht im Zusammenhang mit den ersten Versuchen bemannter Weltraumflüge. In einem Vortrag im Rahmen eines raumfahrtmedizinischen Kongresses schlugen die Wissenschaftler Manfred Clynes (*1925) und Nathan S. Kline (1916–1983) vor, die Körper von Astronauten biochemisch, physiologisch und elektrotechnisch so aufzurüsten, dass diese im Weltraum überlebensfähig sind.

Sehen und Hören – Hilfsmittel für Augen und Ohren

Davon waren die ersten technischen Hilfsmittel für den Körper noch weit entfernt. Auge und Ohr ermöglichen die Wahrnehmung der Welt und die Verständigung mit anderen Menschen. Schon früh wurde versucht, diese Sinnesorgane technisch zu unterstützen. Seit dem 13. Jahrhundert halfen Brillen bei Fehlsichtigkeit. Damals gelangte das Werk »Schatz der Optik« (Kitāb al-Manāẓir) des arabischen Mathematikers, Optikers und Astronomen Ibn al-Haytham (965–1039) in einer lateinischen Übersetzung nach Westeuropa. Er entwickelte darin die Idee, die Sehkraft des Auges mittels geschliffener optischer Linsen zu unterstützen. Dieser Vorstellung liegt bereits ein rationalistisches und mechanistisches Verständnis des Körpers *avant la lettre* zugrunde.

Mönche stellten davon ausgehend zunächst Linsen her, die überhalbkugelig waren und auf Bücher gelegt werden konnten, um die Buchstaben zu vergrößern. Gefertigt wurden diese aus Quarz, Bergkristall oder dem Halbedelstein Beryll. Von dessen Namen ist die Bezeichnung »Brill« für diese Linsen abgeleitet. Seit dem Spätmittelalter fasste man zwei geschliffene Linsen mit einem Rahmen zur Brille zusammen. Sie bestand zunächst aus zwei mit einer Niete miteinander verbundenen Rahmen. Diese seit dem 15. Jahrhundert bekannten Nietenbrillen mussten noch mit der Hand vor das Auge gehalten werden. Ihre Herstellung lag in der Frühen Neuzeit in Händen spezialisierter Handwerker: In Nürnberg kann 1478 erstmals ein »Parillenmacher« nachgewiesen werden, seit 1535 eine Brillenmacherzunft.

Es entwickelten sich, unter anderem der Mode folgend, zahlreiche Brillenformen. Seit dem 16. Jahrhundert ist etwa der auf der Nase festgeklemmte Zwicker nachweisbar. Bei diesem waren die Glasfassungen mit einem Federbügel aus Metall verbunden. Die Brille mit Ohrenbügeln ist im 18. Jahrhundert entstanden, wobei die Bügel häufig zunächst nicht bis hinter die Ohren reichten. Oft endeten sie stattdessen in großen Ösen, um einen besseren Sitz zu gewährleisten. Daneben gab es Brillen, die mit einem Stiel vors Auge gehalten wurden. Bestehen diese Stielbrillen aus nur einem Glas, bezeichnet man sie als Lorgnon. Solche mit zwei Gläsern heißen Lorgnette. Besonderer Beliebtheit erfreuten sie sich wie der Zwicker im 19. und frühen 20. Jahrhundert. Wurde letzterer von vor allem Männern

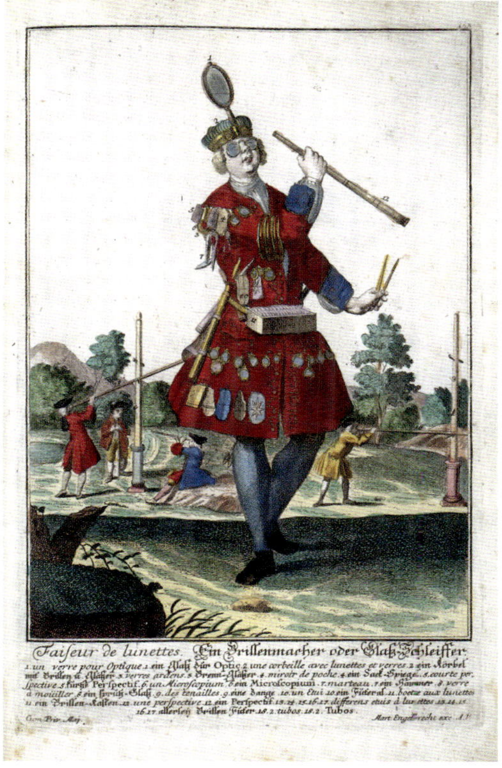

Karikatur eines Brillenmachers (18. Jahrhundert)

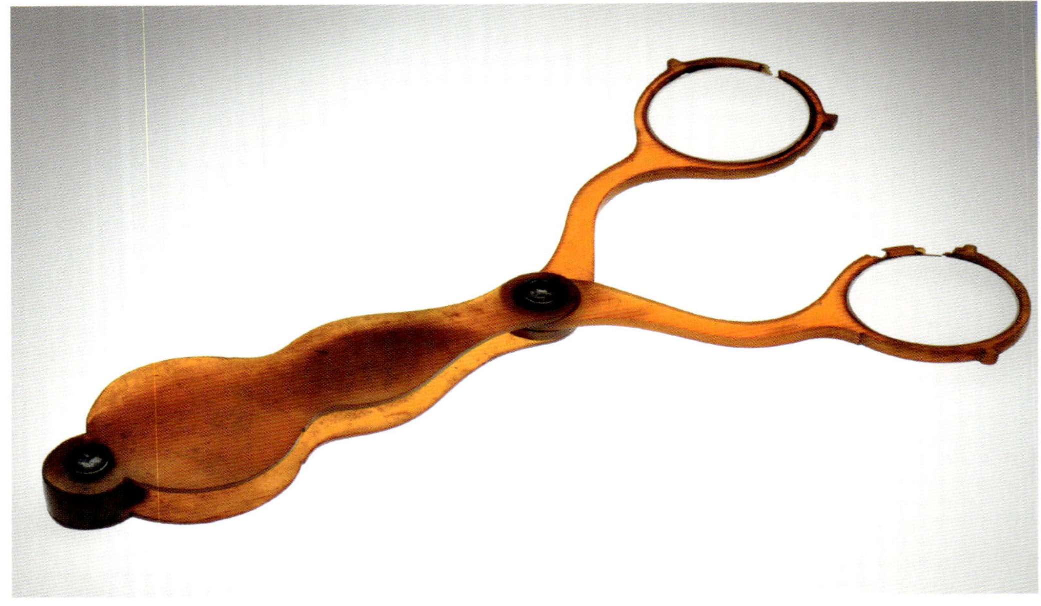

Scherenbrille (18. Jahrhundert)

der Oberschichten verwendet, bevorzugten Frauen Lorgnons oder Lorgnetten.

Möglicherweise aufgrund der weiten Verbreitung wird die Brille heute kaum mehr nur als Prothese betrachtet. Als medizintechnisches Hilfsmittel und modisches Accessoire ist sie in ihrer Bedeutung vielschichtig. Einerseits steht sie als Prothese für einen Mangel, andererseits für die Steigerung des Sehsinns. Damit wurde sie auch zu einem Symbol für Intellektualität und Individualität. Im Gegensatz zu anderen Prothesen kann man sie teilweise aus rein modischen Gründen tragen, wie Sonnenbrillen oder die Brille aus Fensterglas zeigen. Eng mit letzterer verknüpft ist die symbolische »Intellektualität« der Brille. Diese verweist auf die hohe Bedeutung, die dem Lesen als Kulturtechnik zukommt. Die enge

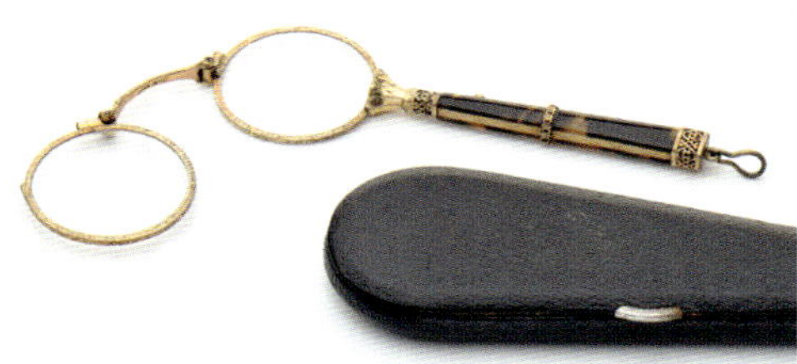

Lorgnon (um 1850)

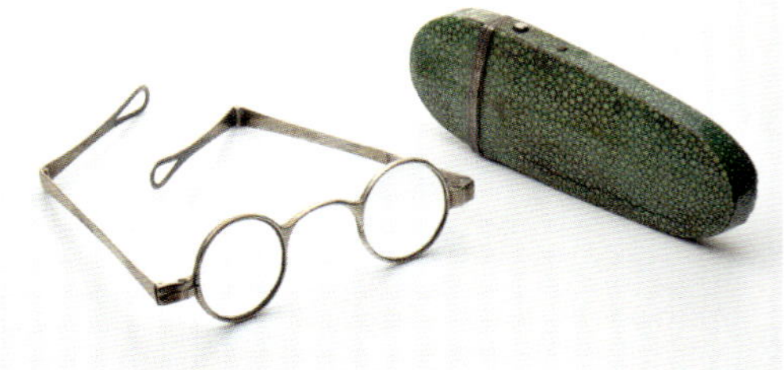

Brille mit Ohrenbügeln (1790–1810)

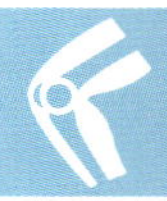

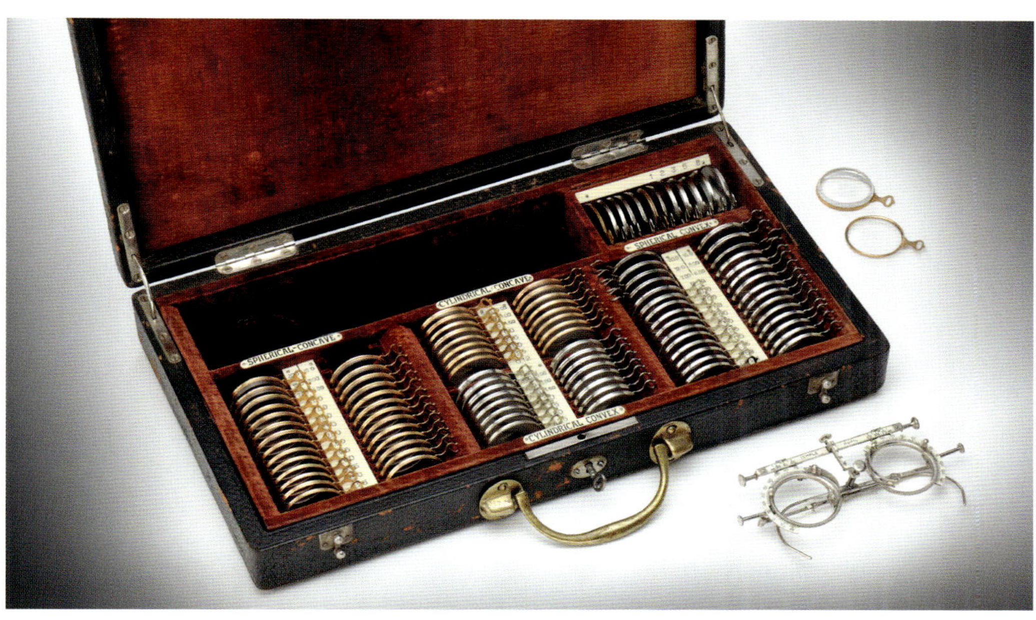

Optikerprobierkasten (um 1900)

Verbindung von Brille und Lesen kommt nicht zuletzt in denjenigen Sehtests zum Ausdruck, die durch das Erkennen von Buchstaben oder Zahlen unterschiedlicher Größe die Sehkraft überprüfen. Andere Tests hingegen verwenden abstrakte Symbole, etwa die nach dem Schweizer Augenarzt Edmund Landolt (1846–1926) benannten, an verschiedenen Stellen geöffneten Landolt-Ringe.

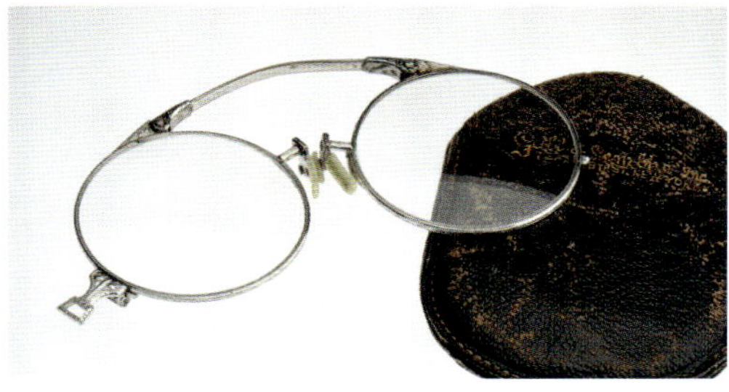

Zwicker (um 1900)

Wie sehr Brillen in ihrer symbolischen Bedeutung kulturellen Wandel spiegeln, zeigt das Brillentragen von Frauen. Bis vor nicht allzu langer Zeit wurde die Brille im Gesicht einer Frau als störender Makel wahrgenommen, wohl weil sich die »intellektuelle« Ausstrahlung der Brille nicht mit den traditionellen Bildern von Weiblichkeit und Schönheit in Übereinstimmung bringen ließ. Dies wird, wie die Technikhistorikerin Marion Budde ausführt, nicht zuletzt daran deutlich, dass große Brillenhersteller in den 1950er und 1960er Jahren Anzeigenkampagnen starteten, in denen Stars wie Brigitte Bardot für moderne Designerbrillen warben, um das Image der Brille zu verändern.

Die Formen von Brillenfassungen folgten den veränderten technischen Möglichkeiten neuer Materialien. Hierbei spielten Tragekomfort, aber auch die Mode eine wichtige Rolle.

Brillenfassungen bestanden zunächst aus Holz, Leder und Eisen, später traten Schildpatt und Zelluloid hinzu. Seit den 1940er Jahren wurden Fassungen aus Kunststoffen gefertigt, seit Mitte der 1950er Jahre auch Gläser. Beides verringerte das Gewicht von Brillen erheblich. Kunststoffe ermöglichten aber auch eine bisher nicht gekannte Vielfalt an Formen und Farben der Gestelle. Eine weitere Verringerung des Gewichts brachte seit den 1980er Jahren das sehr leichte und in Legierung sehr biegsame Metall Titan.

Auch in der Entwicklung der Brillengläser spiegeln sich technische Entwicklungen. Die Gläser und Gestelle wurden schon in der ersten Hälfte des 19. Jahrhunderts in ganz Europa industriell gefertigt, wie etwa in der bereits 1801 gegründeten »Königlich privilegierten optischen Industrie-Anstalt« im preußischen Rathenow. Ihr Mitbegründer Johann Heinrich August Duncker (1767–1843) entwickelte eine Vielspindelschleifmaschine, mit der sich elf Linsen gleichzeitig schleifen und polieren ließen. Das Handwerk des Brillenmachers verlor durch diese Entwicklungen seine Bedeutung, an seine Stelle trat Ende des 19. Jahrhunderts der Augenoptiker.

Grundsätzlich können drei Arten von Fehlsichtigkeit voneinander unterschieden werden, die jeweils durch unterschiedliche Linsen ausgeglichen werden können: Weitsichtigkeit, Kurzsichtigkeit und Stabsichtigkeit. Fehlsichtigkeit beruht auf Fehlern bei der Brechung des einfallenden Lichts in der Augenlinse. Das Brillenglas als Linse gleicht diese Brechungsfehler aus, so dass die Lichtstrahlen, die von Gegenständen ausgehen, wieder genau punktförmig auf dem gelben Fleck, dem Punkt schärfsten Sehens, auf der Netzhaut gebündelt werden und nicht dahinter oder davor zusammentreffen. Die Linse der Brille ändert die Brechung des Lichts. Darunter versteht man die Eigenschaft von Licht, seine Richtung zu ändern, wenn es schräg durch durchsichtige Körper fällt. Dies kann man mit einer Linse, also einem an zumindest einer Seite gewölbten durchsichtigen Körper, gezielt beeinflussen. Je nach Stärke der Wölbung der Linse verändern sich die Brechkraft und damit die Entfernung des Brennpunktes, in dem die schräg einfallenden Lichtstrahlen gebündelt werden. Dies gilt nicht nur für Brillengläser, sondern auch für die natürlichen Linsen des Auges.

Bei der Weitsichtigkeit ist das Auge im Verhältnis zur Brechkraft der Linse zu kurz. Einfallende Lichtstrahlen werden nicht scharf auf der Netzhaut, sondern dahinter abgebildet. Patienten sehen daher meist in die Nähe schlecht. Davon unterschieden werden muss die Altersweitsichtigkeit, bei der zwar ebenfalls das Sehen in die Nähe schlecht ist, die aber andere Ursachen hat: Hierbei handelt es sich um eine altersbedingte Verhärtung der Augenlinse, die nun nicht mehr zum »Scharfstellen« auf die nähere Umgebung durch Muskeln im Auge stärker gewölbt werden kann. Kurzsichtigkeit wird durch ein im Vergleich zur Linsenbrechkraft zu langes Auge hervorgerufen. Lichtstrahlen werden vor der Netzhaut gebündelt, wodurch fern gelegene Objekte unscharf werden. Bei Stabsichtigen ist meist die Hornhaut unregelmäßig gekrümmt. Die Lichtstrahlen werden dadurch nicht in einem Punkt gebündelt, sondern als Linie abgebildet. Dies führt dazu, dass die Betroffenen Gegenstände unscharf oder verzerrt wahrnehmen.

Die ältesten, in der klassischen Linsenform, nämlich außen dünn und in der Mitte dick geschliffenen Sammellinsen, waren dazu geeignet, Weitsichtigkeit oder Alterssichtigkeit zu korrigieren. Gegen Kurzsichtigkeit halfen die seit dem 16. Jahrhundert hergestellten Zerstreuungslinsen, die im Mittelpunkt dünner geschliffen sind als an den Rändern. Gläser gegen Stabsichtigkeit, die in verschiedenen Richtungen unterschiedlich stark gekrümmt sind, wurden erst 1825 vom britischen Astronomen George Airy (1801–1892) entwickelt.

Verschiedene Fehlsichtigkeiten können zudem in Verbindung auftreten. Altersweitsichtigkeit und Kurzsichtigkeit etwa haben verschiedene Ursachen. Daher hebt die eine die andere nicht auf. Altersweitsichtige Kurzsichtige benötigen daher entweder zwei Brillen oder eine Brille, die sowohl den scharfen Blick in die Nähe wie in die Ferne ermöglicht. Ein erster Ansatz hierzu war eine 1784 vom Naturforscher und späteren amerikanischen Präsidenten Benjamin Franklin (1706–1790) konstruierte Zweistärken- oder Bifokalbrille. Bei dieser sind zwei halbe Linsen verschiedener Stärke waagrecht verbunden. Seit 1959 gibt es Gleitsichtgläser, bei denen der Übergang zwischen dem Bereich für die Nahsicht und für die Fernsicht stufenlos erfolgt.

Ein anderer Ansatz, um Sehschwächen auszugleichen, sind Kontaktlinsen, die direkt auf die Hornhaut aufgesetzt werden. Erste Kontaktlinsen gab es bereits Ende des 19. Jahrhunderts. Einer der Pioniere war der in Zürich tätige Arzt Adolf Eugen Fick (1852–1937). Im Jahr 1888 veröffentlichte er seine Doktorarbeit mit dem Titel »Die Contactbrille«. Er setzte sie bei Patienten ein, deren Hornhautoberfläche nicht gleichmäßig gewölbt, sondern unregelmäßig erhöht und vertieft ist. Seine Kontaktbrille war ein Glasschälchen, das auf das Auge aufgelegt wurde. Eine zwischen Glas und Hornhaut eingefüllte Traubenzuckerlösung glich die Verkrümmung der Hornhaut aus. Fick beobachtete außerdem, dass passende Schälchen von selbst am Auge hafteten. Weitere Wegbereiter waren zudem Eugène Kalt (1861–1941) und August Müller (1864–1949). Letzterer stellte bereits 1887 in einem aufwendigen und teuren Verfahren geschliffene »Hornhautlinsen« aus Glas her. Die Ränder der Linse reizten seine Augen jedoch so stark, dass er sie schon nach einer Viertelstunde aus dem Auge nehmen musste.

Erst in den 1920er Jahren sollten Kontaktlinsen aus ästhetischen Gründen, als fast unsichtbare Sehhilfen, die auch nicht beschlagen, breitere Anwendung finden. Voraussetzung war die Entwicklung von Glasschalen, die nicht nur bessere optische Eigenschaften aufwiesen, sondern auch ein wenig verträglicher waren. Doch bestand auch bei diesen immer noch Verletzungsgefahr durch zerbrechende Linsen, bis in den 1930er Jahren Plexiglas zum Einsatz kam. Der neue Kunststoff ermöglichte dünnere und besser verträgliche Linsen mit guten optischen Eigenschaften, auch wenn die Haftschalen bis in die 1940er Jahre noch sehr groß waren und über die Hornhaut hinausreichten. Weiche Kontaktlinsen, die sich flexibel der Hornhaut anpassen, wurden Anfang der 1960er Jahren vom tschechischen Chemiker Otto Wichterle (1913–1998) erfunden. Sie bestehen aus sogenannten Hydrogelen. Ihre Flexibilität beruht auf der Eigenschaft dieser Materialien, Wasser aufnehmen zu können, ohne selbst vom Wasser aufgelöst zu werden. Sie werden heute von den meisten Patienten gegenüber harten Linsen bevorzugt, die heute aus verschiedenen Kunststoffen bestehen.

Während Brillen und Kontaktlinsen abgenommen werden können, werden Transplantate und Implantate dauerhaft ins Auge eingebracht. Sie dienen in der Regel nicht dazu, Fehlsichtigkeit auszugleichen, sondern

die Funktion von geschädigten Teilen des Auges zu ersetzen. Am häufigsten werden inzwischen durch den grauen Star getrübte Linsen durch künstliche Linsen aus Kunststoff ersetzt, sogenannte Intraokularlinsen. Bei der Entfernung einer durch den grauen Star getrübten Linse handelt es sich um ein sehr altes Verfahren, das vermutlich schon im alten Ägypten Anwendung fand. Die geschädigte Linse wurde mit einer Nadel aufgespießt und auf den Boden der Augenhöhle gedrückt. Das Licht traf nun zwar wieder ungehindert auf die Netzhaut auf, allerdings fehlte die Brechkraft der Linse, so dass die Patienten nach dem Eingriff stark fehlsichtig waren. Auch drohten Komplikationen, wie etwa das erneute Aufsteigen der Linse. Seit dem 18. Jahrhundert war es möglich, die getrübte Linse dauerhaft aus dem Auge zu entfernen. Ausgeübt wurde der Eingriff von herumreisenden »Okulisten« oder »Starstechern«.

Damals kam bereits der Gedanke auf, statt der entfernten Linse eine künstliche einzusetzen. Umgesetzt wurde diese Idee allerdings erstmals 1949 durch den englischen Augenarzt Harold Ridley (1907–2001), der einer Patientin eine künstliche Linse aus Plexiglas einpflanzte, das gute optische Eigenschaften hat und vom Körper angenommen wird. Hierauf hatten ihn einerseits die guten Erfahrungen, die man mit den seit den 1930er Jahren üblichen Kontaktlinsen aus Kunststoff gemacht hatte, geführt; andererseits die Tatsache, dass Plexiglassplitter von zerborstenen Cockpits problemlos in die Augen von Kampfpiloten eingewachsen waren. Bereits seit 1959 werden Ridley-Linsen nicht mehr implantiert, da zahlreiche Komplikationen aufgetreten waren.

Stattdessen wurden andere Arten künstlicher Linsen genutzt. Als wegweisend erwies sich ein Verfahren zur Zertrümmerung der alten Linse mittels Ultraschall, das der amerikanische Augenarzt Charles Kelman (1930–2004) entwickelte. Die Linse wurde mit einer vibrierenden Nadel zerstört und dann durch einen winzigen Einschnitt abgesaugt. Um 1970 waren die Geräte für dieses Verfahren marktreif. Daran knüpften sich Versuche an, auch die Linse durch diese kleine Öffnung einzubringen. Seit Mitte der 1980er Jahre gibt es biegsame, weiche Linsen, die gefaltet in den Kapselsack eingebracht werden und sich dort entfalten. Aufgebaut ist eine Intraokularlinse aus der eigentlichen optischen Linse und sich an deren Rand befindenden Haltebügeln, die sie im Auge festhalten. Heute ist dieser Eingriff einer der häufigsten operativen Eingriffe überhaupt. Im Jahr 2015 wurden allein in Deutschland schätzungsweise 600.000 bis 800.000 dieser Operationen durchgeführt.

Neben dem Auge ist das Ohr das Sinnesorgan, für das die meisten Prothesen entwickelt wurden, vor allem um bei Schwerhörigkeit den Schall zu verstärken. Das älteste Hilfsmittel ist wohl die hinter das Ohr gehaltene Hand, mit der eine Verstärkung um rund 15 Dezibel erreicht werden kann. Gewundene Muschelgehäuse oder ausgehöhlte Tierhörner, die als Hörrohre an das Ohr gehalten wurden, waren wahrscheinlich die ersten medizinisch

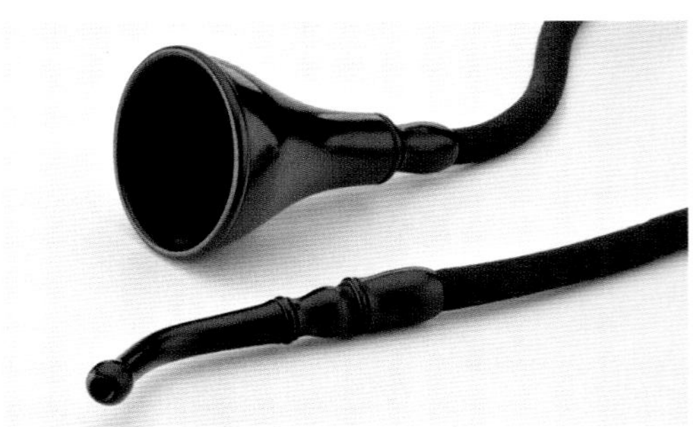

Hörschlauch (1880–1900)

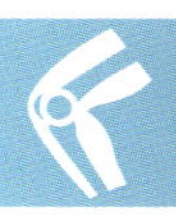

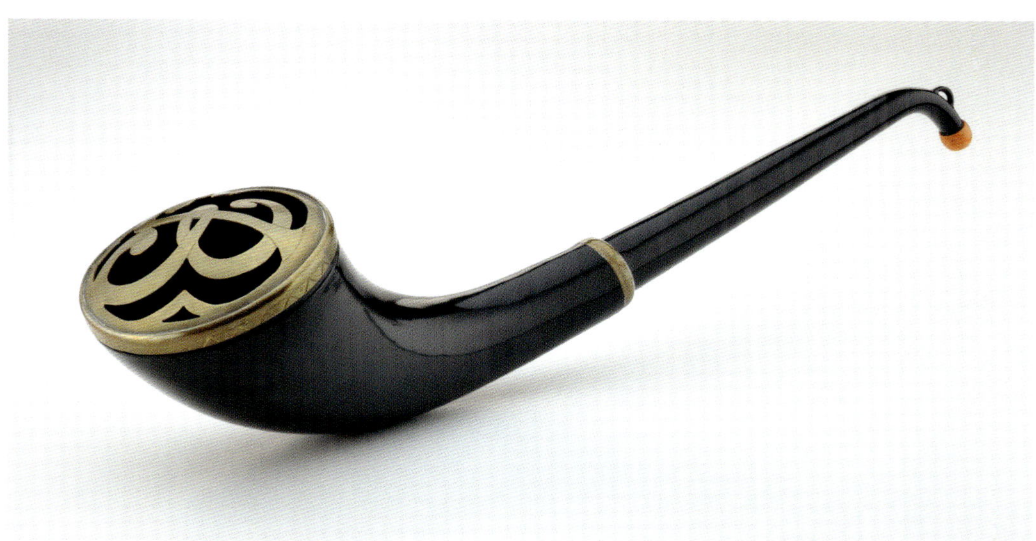

Hörrohr (um 1900)

verwendeten Hilfsmittel der Menschheit. Aus dem 18. Jahrhundert sind zudem Versuche bekannt, die Knochen im Schädel zur Schallleitung zu nutzen. So biss der Schwerhörige auf einen Holzstab, dessen anderes Ende sein Gesprächspartner an seinen Kehlkopf hielt. Allerdings führte dies zu keinen alltagstauglichen Verbesserungen.

Um Schwerhörigkeit auszugleichen, wurde stattdessen eine Vielzahl von Hörrohren entwickelt. Erwähnung finden sie schon in der Antike. So riet der Arzt Archigenes (ca. 75–129 n. Chr.) dem schwerhörigen Kaiser Hadrian, zur Verstärkung des Schalls eine »klingende Röhre« ans Ohr zu halten. Erstmals in Serie gebaut wurden Hörrohre vermutlich im 18. Jahrhundert, bezeichnenderweise vom Blasinstrumente-Hersteller William Bull in London. Ihre Blütezeit lag im 19. Jahrhundert, Verwendung fanden sie aber noch bis in die 1940er Jahre. Hörrohre nutzen wie die Hand hinter dem Ohr oder wie das Stethoskop das Trichter-Prinzip zur Verstärkung des Schalls: Eine weite Öffnung fängt die Schallwellen ein und gibt sie vom immer enger werdenden Trichter verstärkt an das Ohr weiter. Der Höreindruck war jedoch kaum befriedigend. Da Resonanzen nicht gedämpft sind, schwingen die Hörrohre lange ein und aus. Dadurch hört sich die Wiedergabe verhallt an.

Hörrohre wurden zunächst aus Holz oder Metall, später auch aus Hartgummi, Schildpatt oder dem frühen Kunststoff Bakelit gefertigt und hatten ganz unterschiedliche Formen und Größen, um verschiedene Klangqualitäten und Verstärkungen von bis zu 30 Dezibel zu erreichen. Ihre Gestaltung schwankte zwischen dem Verstecken und demonstrativen Zur-Schau-Stellen: Teils waren die Hörrohre schwarz lackiert und verschwanden so vor dem Hintergrund der schwarzen Mode der Zeit; teils waren sie aufwendig mit Ornamenten geschmückt und zum Beispiel aus goldglänzendem Messing gefertigt.

Es lassen sich vier Grundformen von Hörrohren unterscheiden: Der Hörschlauch bestand aus einem trichterförmigen Mundstück, in das der Gesprächspartner hineinsprach, einem langen Schlauch sowie einer sogenannten Ohrolive, die sich der Schwerhörige ins Ohr steckte. Das große Hörrohr, das häufig teleskopartig zusammengeschoben werden konnte, um es besser in der Tasche mit sich führen zu können, war lang und starr. Das kleine kuppelförmige Hörrohr war auch als Hördose oder »Londoner Dom« bekannt und passte unauffällig in die Hand. Der Schall wurde über einen zweiten, umgekehrt angeordneten Schalltrichter geleitet. Die binaurale Hörhilfe bestand meistens aus zwei Trichtern aus Schildpatt und wurde mit einer Bügelspange auf dem Kopf getragen.

Daneben gab es zahlreiche, teils kuriose Sonderanfertigungen, wie den »akustischen Thron« des portugiesischen Königs Johann VI. (1767–1826). Bei diesem wurde ein Hörschlauch in den Thron eingebaut, um die Schwerhörigkeit des Königs zu kaschieren. An den Armlehnen waren zwei Löwenmäuler angebracht, die die Schalltrichter verbargen. In diese mussten die vor dem König knienden Untertanen sprechen. Über Schläuche, die im Thron versteckt waren, gelangte der Schall an das königliche Ohr. Einen vergleichbaren Hörsessel beschreibt bereits der französische Geistliche Jacques Joseph Duguet (1649–1733) im Jahr 1706.

Die aufkommende Elektrotechnik brachte das Ende des Hörrohres, besonders die Entwicklung des Telefons und des Mikrofons in den 1860er und 1870er Jahren. Luftschall konnte nun in elektrische Spannungsänderungen gewandelt und durch einen Lautsprecher im Kopfhörer verstärkt als Schallwellen wiedergegeben werden. 1896 baute der englische Taubstummenlehrer Bertram Thornton (1856–1913) das erste Hörgerät, das aus einem Kohlemikrophon, einem magnetischen Lautsprecher sowie drei Batterien bestand. Es stellte im Grunde ein umgebautes Telefon dar und trug daher auch den Namen »Telephoneaid«. Es war noch ein sehr unhandliches und schweres Tischgerät. Auch war es den gebräuchlichen Hörrohren nicht überlegen. Doch bereits 1898 gingen verbesserte Telefonhörgeräte unter dem Namen »Akoulathon« in Serie. Hersteller war die Akouphone Company. Ihr Entwickler war der amerikanische Elektroingenieur Miller Reese Hutchinson (1876–1944), der sich seit 1895 mit der Entwicklung eines elektrischen Hörgeräts beschäftigt hatte. Er gilt heute als Erfinder des Hörgeräts.

Mit der Entwicklung von Elektronenröhren, die unter anderem etwa im Radio zur Verstärkung elektrischer Signale eingesetzt werden konnten, verbesserte sich der Klang der Geräte. In den 1920er Jahren wurden erstmals solche Verstärkerröhren in Hörgeräten verwendet. Das erste Hörgerät mit Röhren, das »Audiophone«, brachte 110 Kilogramm auf die Waage. Es musste daher auf einem Tisch stehen. Der Schwerhörige hielt sich einen Kopfhörer ans Ohr, während sein Gesprächspartner in ein Mikrophon sprach. Im Vergleich zu früheren Geräten war aber die Klangwiedergabe verbessert und das Eigenrauschen verringert. Allerdings wurden die Geräte mit der Verbesserung der Röhren bald kleiner: Der amerikanische Elektroingenieur Arthur Wengel (1892–1952) entwickelte 1937 ein erstes, in einer kleinen Tasche tragbares Vakuum-Röhrenverstärker-Hörgerät.

Doch erst die Entwicklung von im Vergleich zu den Röhren um ein vielfaches kleineren Transistoren und ihre Nutzung als Verstärker ermöglichten in den 1950er Jahren

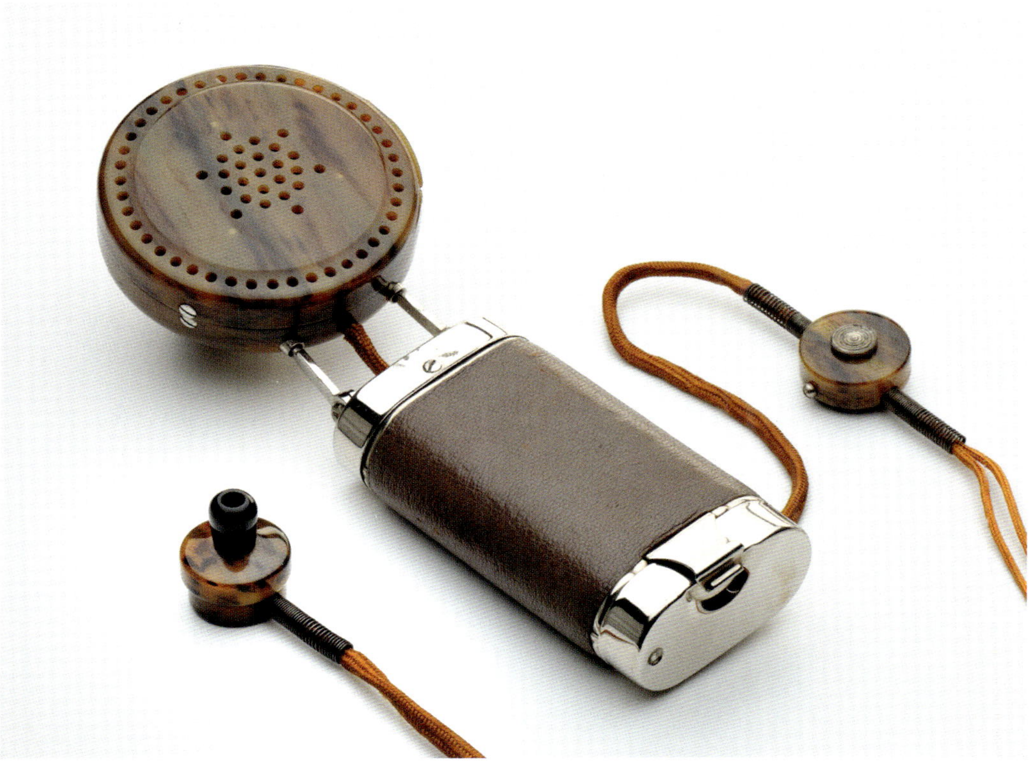

Hörgerät (1. Hälfte 20. Jahrhundert)

die Herstellung von ersten hinter dem Ohr getragenen Hörgeräten. Noch bevor Transistorradios aufkamen, wurden Transistoren in Hörgeräten eingesetzt. Integrierte Schaltkreise bildeten seit den späten 1960er Jahren die technische Grundlage für Geräte, die im Ohr getragen werden konnten. Das erste Im-Ohr-Modell war das von Siemens in Erlangen entwickelte »Siretta« aus dem Jahr 1966. Dadurch, dass die Aufnahme und Wiedergabe des Schalls durch ein oder mehrere Mikrofone sowie einen Lautsprecher immer näher an das Ohr als den Ort der natürlichen Schallaufnahme heranrückten, wurde auch das Hörempfinden immer natürlicher.

Allerdings bringt die bloße elektronische Verstärkung des Schalls durch Röhren, Transistoren oder integrierte Schaltkreise auch Probleme mit sich: Einerseits kann das Hörgerät, anders als das Ohr, nicht zwischen dem, was wir hören möchten, wie Sprache, und Störgeräuschen unterscheiden, andererseits kommt es, etwa wenn Gegenstände wie ein Telefonhörer nah ans Ohr gehalten werden, zu Rückkopplungen, wenn das Mikrofon Schall vom Lautsprecher aufnimmt und diesen nochmals verstärkt.

Lösungen für diese Probleme bieten digitale Hörgeräte, die seit den 1980er Jahren aufkamen und sich in den 1990er Jahren durchsetzten.

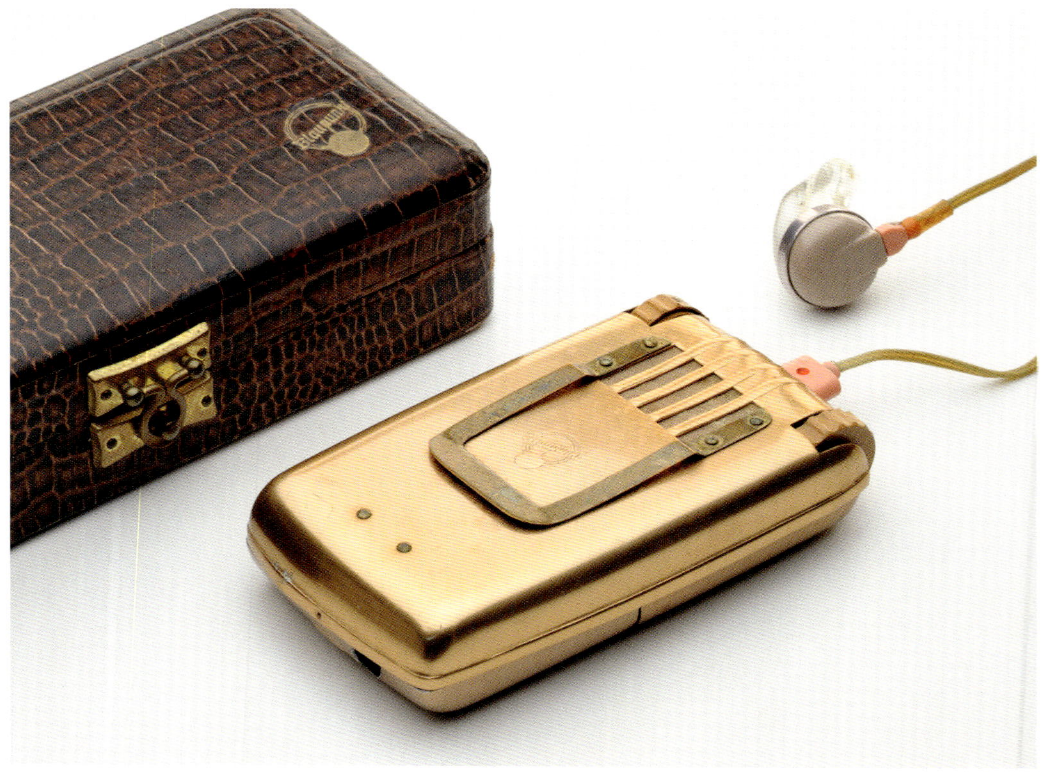

Hörgerät (1950er Jahre)

Das aufgenommene Schallsignal wird nicht mehr nur verstärkt, sondern zunächst in ein digitales Signal umgewandelt und mit einem Sprachprozessor, also einem kleinen Computer, verarbeitet. Rückkopplungen, aber auch Störgeräusche lassen sich so herausfiltern. In modernen Hörgeräten sind auf kleinstem Raum 16 Millionen Transistoren verbaut, um Menschen mit Hörschwäche ein besseres Sprachverstehen zu ermöglichen. Eine geeignete Software erkennt dabei verschiedene Geräuschsituationen automatisch und kann so unterschiedliche, darauf abgestimmte Hörprogramme einstellen. Diese können aber auch manuell vom Träger des Hörgeräts ausgewählt werden.

Es wird zudem an miniaturisierten Hörgeräten geforscht, die ins Ohr implantiert werden können. Bei diesen sorgt etwa ein vor dem runden Fenster des Mittelohrs eingepflanzter winziger Lautsprecher für die Verstärkung des im Ohr eintreffenden Schalls. Der Lautsprecher besteht aus einer Trägerschicht, auf die eine dünne piezoelektrische Schicht aufgebracht ist. Sie verformt sich, wenn eine elektrische Spannung angelegt wird, und bewirkt, dass die Oberfläche des Lautsprechers schwingt. Es lassen sich also auch bei Hörgeräten die in der Medizintechnik allgemein zu beobachtenden Trends zu Miniaturisierung und Digitalisierung feststellen.

Es ist heute sogar möglich, in noch intakte Sinnesnerven in Ohr und Auge elektrische Signale von Mikrophonen oder Bildsensoren einzuspeisen. Bei bestimmten Erkrankungen kann selbst der vollständige Verlust von Hör- und Sehvermögen so teilweise ausgeglichen werden. Diese Cochlea- und Retina-Implantate, die am Ende dieses Kapitels ausführlicher behandelt werden, stehen für eine immer engere Verbindung von Mensch und Medizintechnik.

Gliedmaßen, Knochen und Gelenke – Exo- und Endoprothesen

Prothesen können auch Gliedmaßen, Knochen oder Gelenke ersetzen. Einfache, meist starre Prothesen für Beine und Arme sind seit der Antike nachweisbar. Die älteste bislang bekannte Prothese wurde in Ägypten bei der Mumie einer 50jährigen Frau gefunden. Es handelt sich um eine Holzprothese für den großen Zeh. In einem Grab in Capua wurde 1884/85 eine Unterschenkelprothese aus Holz und Bronze entdeckt, der sogenannte »Stelzfuß von Capua«, der wohl 300 v. Chr. gefertigt wurde. Dabei handelt es sich um die älteste erhaltene Beinprothese überhaupt und gleichzeitig die einzige, die aus der klassischen Antike stammt.

Dies ist wohl kein Zufall, denn am ältesten dürften Prothesen zur Versorgung von Beinamputierten sein. Bis zur Mitte des 19. Jahrhunderts wurden Patienten zumeist mit einem sogenannten Stelzbein versorgt, das über einen Schaft am Stumpf befestigt wurde. War nur der Unterschenkel amputiert worden, knieten die Patienten in der Stelze, wodurch der druckempfindliche Stumpf nicht belastet wurde. Zwar gab es seit dem 16. Jahrhundert für wohlhabende Patienten auch aufwendigere Konstruktionen mit Kniegelenken, die zum Sitzen abgewinkelt werden konnten, und einer Federung des Fußes. Hinsichtlich ihrer Funktion entsprachen sie jedoch weitgehend dem Stelzbein. Das Kniegelenk konnte beim Gehen nicht bewegt werden.

Mit der Erforschung der Anatomie und der Biomechanik wurden zunehmend funktionale Prothesen entwickelt. Der Mechaniker und Instrumentenbauer Johann Georg Heine (1771–1838) verfasste 1811 ein Werk über die mathematischen, anatomischen und physiologischen Grundlagen des Gehens mit einer Prothese. Er konstruierte zudem ein in alle Richtungen bewegliches Prothesen-Sprunggelenk mit einem auf einer Holzkugel gelagerten Fuß.

Ebenfalls im Jahr 1811 wurde ein funktionelles Prothesenknie von Joseph Scheuring entwickelt. Dieses darf in der Standphase, also wenn der Träger steht oder auftritt, nicht einknicken. In der Schwungphase, also beim Abrollen oder Gehen, muss es sich nach hinten beugen und nach vorne schwingen lassen. Scheurings Prothese verfügte dazu über ein rückverlagertes Scharnier-Kniegelenk. Das heißt, das Gelenk der Prothese war im Vergleich mit dem natürlichen Kniegelenk ein Stück weit nach hinten versetzt. Es ließ sich dadurch nach hinten beugen und wieder nach vorne schwingen, aber blockierte, sobald Oberschenkel und Unterschenkel sich in einer Linie in der Standstellung befanden. Die restliche Stabilisierung musste die Muskulatur im Oberschenkelstumpf selbst leisten. Er konnte damit eine gewisse Standsicherheit beim Auftreten erzielen, zugleich wurde die Bewegungsfähigkeit beim Gehen oder Sitzen nicht beeinträchtigt.

Bis zum Ende des Ersten Weltkrieges war das Stahlschienen-Lederbein Standard in

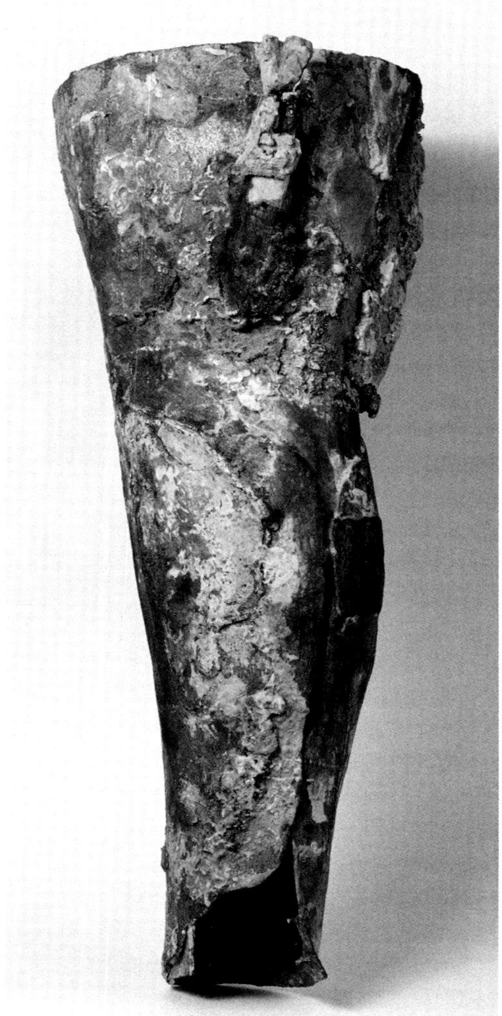

Stelzfuß von Capua, Nachbildung (Original um 300 v. Chr.)

der Prothesenversorgung. Hierbei wurde der Stumpf in einen Lederschaft eingebettet, der durch Stahlschienen verstärkt war. Die Schienen waren dabei beweglich miteinander verbunden. Über eine Oberschenkelmanschette wurde die Prothese am Bein gehalten. Die »Kniesicherheit« wurde ebenfalls durch eine nach hinten verlagerte Achse des Kniegelenks erreicht. Der Unterschenkel ließ sich zwar nach hinten beugen, aber durch eine mechanische Vorrichtung nur so weit wieder nach vorne schwingen, bis die Beinprothese sich in der Standstellung befindet.

Ab etwa 1920 kamen dann leichtere Prothesen aus Holz zum Einsatz. Bei Holzprothesen lassen sich außerdem die Stellung von Stumpfbett und Gelenkachsen während der Herstellung verändern. Auch eignete sich Holz für die industrielle Vorfertigung einzelner Baugruppen, wie von Knie und Wade oder Fuß, aus denen die Prothese für den Patienten zusammengestellt wurde. Wie insgesamt in der Prothetik war der Erste Weltkrieg ein Katalysator der Entwicklung, da es eine Vielzahl an kriegsversehrten Soldaten gab. Dies war einerseits ein Ergebnis des verstärkten Einsatzes von Explosivgeschossen und andererseits die Folge der verbesserten aseptischen Wundbehandlung. Im deutsch-französischen Krieg von 1870/71 waren noch achtzig bis neunzig Prozent aller durch »Schussbrüche« Verwundeten gestorben, nun überlebten viele der so Verletzten, blieben aber schwer versehrt. Ein Ziel war es, möglichst viele von Ihnen wieder arbeitsfähig zu machen. Mediziner und Ingenieure erfanden daher in der Kriegszeit über 300 unterschiedliche Prothesen für Hände, Arme und Beine. Diese waren auf die verschiedensten Anforderungen hin auslegt, brachten aber auch die Zugehörigkeit zu bestimmten sozialen Schichten zum Ausdruck.

Die neuen Prothesen waren auch das Ergebnis einer zunehmenden Verwissenschaftlichung des Prothesenbaus, der sich an statischen und mechanischen Gesetzmäßigkeiten ausrichtete. Eine Grundlage war das Werk »Über die theoretischen Grundlagen im Kunstbeinbau«, das der Orthopäde Franz Schede

(1882–1976) im Jahr 1919 veröffentlichte. Schede entwickelte zudem das Prothesenkniegelenk weiter, indem er statt einem einachsigen ein mehrachsiges Gelenk entwickelte. Im Zusammenspiel einer Scharnier- und einer Gleitbewegung bildete es das natürliche Gelenk in Aufbau und Funktionsweise nach. Der Gelenkdrehpunkt ändert seine Lage in Abhängigkeit vom Beugungswinkel des Knies.

Der Erste Weltkrieg brachte zudem eine orthopädische Industrie für massenhaft hergestellte Prothesen hervor. Im Jahr 1919 etwa gründete der Orthopädiemechaniker Otto Bock (1889–1953) ein Unternehmen, um Kriegsversehrte mit Prothesen und orthopädischen Hilfsmitteln zu versorgen. Mit den herkömmlichen handwerklichen Verfahren ließ sich der große Bedarf allerdings nicht decken. Er begann daher, Passteile für Prothesen in Serie herzustellen und Orthopädiemechaniker damit zu beliefern. Seit 1920 war die Firma in Königsee in Thüringen ansässig, wo zeitweilig bereits bis zu 600 Mitarbeiter tätig waren. Nach dem Zweiten Weltkrieg wurde der Firmensitz im Jahr 1946 nach Duderstadt verlagert, wo die inzwischen weltweit tätige Firma noch heute ihren Sitz hat.

Schon zu Beginn der 1930er Jahre begann das Unternehmen, Bauteile aus dem Leichtmetall Aluminium in der Prothetik einzusetzen. In den 1950er Jahren wurden anstelle des knappen Rohstoffs Holz erstmals Kunststoffe in der Beinprothetik verwendet. Ein Meilenstein der Firmengeschichte war Ende der 1960er Jahren die Einführung der modular aufgebauten Beinprothese. Die tragende Konstruktion bestand aus den funktionalen Bauteilen Prothesenfuß, Prothesenkniegelenk sowie Prothesenschaft und röhrenförmigen Verbindungsteilen, sogenannten Modular-Adaptern. Dazu kam eine kosmetische Ummantelung.

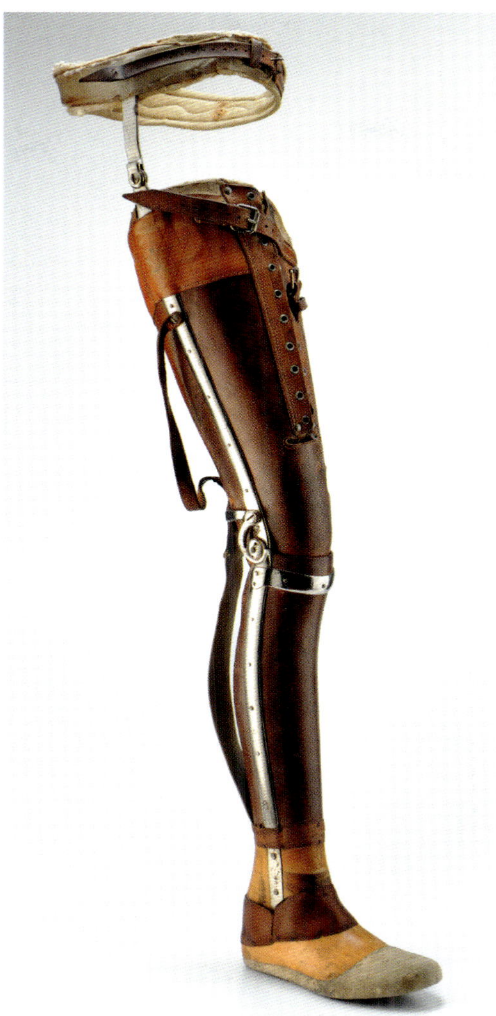

Stahlschienen-Lederbein (um 1920)

Diese Einzelteile wurden industriell gefertigt, dann aber vom Orthopädietechniker individuell an den Träger angepasst und zusammengesetzt. Dieser modulare Aufbau von Beinprothesen wurde bis heute beibehalten.

Allerdings finden inzwischen andere Materialien Verwendung, wie etwa leichte und biegsame Verbundwerkstoffe aus Carbonfasern. Zudem laufen auch die Steuerung und der Antrieb des Prothesenknies elektronisch beziehungsweise elektromechanisch ab und passen sich automatisch an den individuellen Gang des Trägers an. In Kombination mit einer Steuereinheit erkennen Sensoren, ob der Träger steht oder in welcher Phase des Gehens er sich befindet. Das Knie passt sich dann dem natürlichen Bewegungsablauf an. Dabei soll der Gang, besonders die Schwungphase, so natürlich wie möglich aussehen. Der Antrieb des Kniegelenks arbeitet hydraulisch. Solch ein mikroprozessorgesteuertes Kniegelenk kam erstmals im Jahr 1997 als C-Leg der Firma Otto Bock auf den Markt.

Lange wurden Prothesen als orthopädische Hilfsmittel für den Alltag betrachtet, bis erstmals Ende der 1980er Jahre Prothesen als Sportgeräte entwickelt wurden. Diese Sportprothesen ermöglichen es, sich schnell und energiesparend zu bewegen und unterschiedliche Sportarten auszuüben, vor allem Lauf- und Sprungdisziplinen. Sie bestehen im Wesentlichen aus einem federnden Fuß aus Carbonfasern, der die Kräfte, die beim Auftreten entstehen, speichern und zum Vorschub nutzen kann. Außerdem verfügen sie über ein schnell ansprechendes Kniegelenk, etwa mit hydraulischer Schwungphasensteuerung. Bei solchen hydraulischen Gelenken dämpft eine Flüssigkeit in einem Zylinder die Bewegung des Kniegelenks.

Seitdem hat der Behindertensport durch die Verbesserung der Prothesentechnik mit Athleten wie dem Läufer Oscar Pistorius (*1986) oder dem Weitspringer Markus Rehm (*1988) eine Leistungsexplosion erlebt. Letzterer gewann im Juli 2014 mit einer Weite von 8,24 Metern die Deutsche Meisterschaft der nichtbehinderten Sportler. Als der deutsche Weitspringer Gunther Belitz (*1964) bei den Paralympics 1992 erstmals mit einer Sportprothese antrat, gewann er mit 4,82 m die Goldmedaille. Es ist daher die Debatte entbrannt, ob paralympische Spitzen-Athleten gemeinsam mit nicht-behinderten Sportlern antreten dürfen oder ob mit den Hochleistungs-Prothesen aus dem Handicap ein Wettbewerbsvorteil geworden ist. Technisch geht es dabei um die Frage, wie viel Energie sich durch die federnde Carbonfaser-Prothese zurückgewinnen lässt. Außerdem wird angeführt, dass Prothesen im Gegensatz zu Muskeln nicht ermüden. Im Hintergrund schwingt die Frage mit, ob es in Zukunft mittels Prothetik möglich sein kann, dem Menschen zu Leistungen zu verhelfen, die er auf natürlichem Weg nicht erreichen kann, mithin eine »Optimierung« durch Technik.

In diesem Spannungsfeld bewegen sich auch Forschungen zur Exoskeletten. Ein Exoskelett ist ein außerhalb des Körpers liegender Roboteranzug, der mittels Elektromotoren den Körper seines Trägers bewegt oder dessen Bewegung verstärkt. Es ist also keine Prothese, sondern eine Orthese, eine äußere, technische Stützstruktur. Der Roboter-Anzug »HAL« (Hybrid Assistive Limb) der japanischen Firma Cyberdyne kam in Japan im Jahr 2008 als Mietmodell auf den Markt. In Deutschland wurde 2012 am Bochumer Universitätsklinikum Bergmannsheil das erste Therapiezentrum eröffnet. Derzeit sind deutschlandweit fünfzig solche Systeme für die Beine im Einsatz. Der Anzug wird vor allem in der Therapie von Patienten mit Schlaganfällen oder von Querschnittsgelähmten genutzt, bei denen allerdings noch schwache elektrische Signale in den Muskeln ankommen müssen. Ziel ist der Muskelaufbau und die Reaktivierung von Nervenimpulsen in den Muskel.

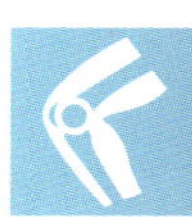

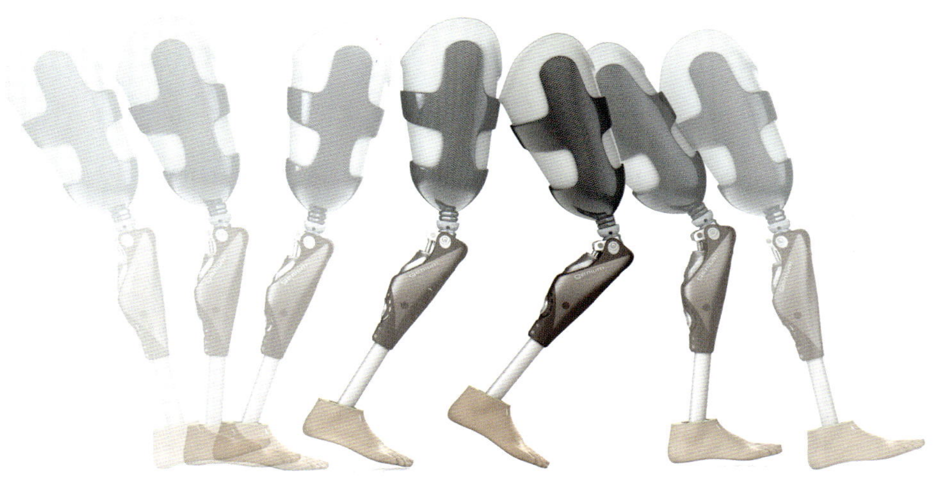

Mikroprozessorgesteuertes Kniegelenk »Genium« (Otto Bock)

Zur Steuerung des Exoskeletts werden auf der Haut des Trägers Elektroden angebracht, die elektrische Impulse der Nerven auswerten. Basierend auf den erhaltenen Signalen bewegt sich das Exoskelett angetrieben von mehreren Elektromotoren in den Gelenken in Übereinstimmung mit der vom Träger beabsichtigten Muskelbewegung.

Die ersten Versuche, Exoskelette zu bauen, gab es bereits Mitte der 1960er Jahre. Damals stellte General Electric den sogenannten »Hardiman« vor, einen allerdings erfolglosen ersten Prototypen. Dieser war jedoch nicht für medizinische Zwecke vorgesehen. Vielmehr sollte er die Kraft seines Trägers verstärken und ihm ermöglichen, Lasten von bis zu 680 kg zu heben. Der mit zwei Greifarmen und 28 Gelenken ausgestattete und 680 kg schwere Anzug kam aufgrund verschiedener Probleme nie über den experimentellen Status hinaus. Die Idee ist jedoch bis heute neben der Mobilisierung kranker Menschen, Exoskelette dort einzusetzen, wo Menschen schwere Lasten tragen oder heben müssen, wie in der Krankenpflege, aber auch im Militär. Heute wird vor allem in den Vereinigten Staaten und in Japan an solchen Exoskeletten geforscht.

Neben Prothesen für die Beine stehen solche für Arme und vor allem Hände. Die menschliche Hand ist ein hochkomplexes Greifwerkzeug, das zudem über mehrere zehntausend Sensoren Rückmeldung an das Gehirn gibt, etwa über die Beschaffenheit des Gegenstandes, den sie greift und über die demnach anzuwendende Griffstärke. Der Verlust eines Arms oder einer Hand kann daher bisher von keiner Prothese vollständig ersetzt werden. Grundsätzlich kann man zwei Formen von Prothesen unterscheiden. Bei passiven Prothesen können die Hand selbst oder auch die Finger entweder gar nicht bewegt werden oder sie müssen mit der verbliebenen

gesunden Hand eingestellt werden. Die Hände oder das Ellenbogengelenk von aktiven Prothesen hingegen können zielgerichtet bewegt werden. Die Bewegung erfolgte früher über die eigene Muskelkraft, heute über Motoren.

Bis ins 20. Jahrhundert hinein waren die meisten Prothesen passiv. Bei den meisten Patienten wurde der Verlust eines Arms oder einer Hand aber dadurch ausgeglichen, dass sie sich einen Haken an den verbliebenen Arm banden. Dennoch gab es auch teilweise sehr ausgefeilte Prothesen, wie die berühmte »Eiserne Hand«, die vom Reichsritter Götz von Berlichingen (um 1480–1562) getragen worden sein soll. Mittels einer Federmechanik und Rasten konnten sowohl Finger als auch die gesamte Hand in die erforderliche Stellung gebracht werden. Durch Knopfdruck nahmen Hand und Finger wieder die Ausgangsstellung ein. Erste aktive Eigenkraftprothesen wurden dann im frühen 19. Jahrhundert erprobt. Die erste entwickelte der Berliner Zahnarzt Peter Ballif (1775–1831). Ihre Finger konnten willkürlich über die Bewegung von Ellenbogen- und Schultergelenk, die über Seilzüge übertragen wurden, geöffnet und geschlossen werden.

Insbesondere in Folge des Ersten Weltkriegs erfuhr auch die Handprothetik eine erhebliche Entwicklung: Vor allem auch aus wirtschaftlichen Gründen wurden besondere Anstrengungen unternommen, armamputierte Kriegsversehrte wieder ins berufliche und alltägliche Leben einzugliedern. Es wurden sogenannte »Arbeitsarme« entwickelt, an die sich verschiedene, auf die Tätigkeit abgestimmte Werkzeuge ansetzen ließen. Diese »Hände« waren zwar zweckmäßig, hatten jedoch keinerlei Ähnlichkeit mit natürlichen Händen. Sie konnten daher gegen sogenannte »Sonntagshände« ersetzt werden, die der Hand nachempfunden waren und kosmetischen Ersatz boten. Federführend bei der Entwicklung dieser Form von Prothesen war der Maschinenbau-Ingenieur Georg Schlesinger (1874–1949), der seit 1915 technischer Leiter der Prüfstelle für Ersatzglieder in Berlin war. Er war zugleich ein Vorkämpfer der Rationalisierung in der Industrie.

Außerdem stieß der Erste Weltkrieg die Weiterentwicklung aktiver, also aktiv bewegter Arm- und Handprothesen an. Bei einigen wurden indirekt die Bewegungen eines Schultergurts über Zugbandagen genutzt, um sie zu bewegen. Einen anderen Ansatz wählte der Chirurg Ferdinand Sauerbruch (1875–1951). Er entwickelte eine durch die Muskulatur des Amputationsstumpfs direkt bewegliche Handprothese. Angeregt dazu wurde er von Aurel Stodola (1859–1942), Professor für Maschinenbau in Zürich. In den Muskel im Armstumpf wurde ein mit Haut ausgekleideter Kanal gelegt. In diesen wurde ein Elfenbeinstift eingeführt, der durch einen Bügel mit der Prothese verbunden war. So konnte die Bewegung von der Muskulatur auf die Prothese übertragen werden. Auch eine Rückkopplung war vorhanden, da die Hand über den eigenen Muskel geöffnet und zum Spitzgriff geschlossen werden konnte. Die Träger der Prothese konnten so fühlen, wie weit die Hand geöffnet oder geschlossen war. Ein Problem blieb aber, dass sich die Muskelkanäle entzünden konnten.

Während Sauerbuch das chirurgische Problem der Präparation der Kraftwülste löste, wurde die technische Lösung, eine geeignete Handprothese zu konstruieren, vom Uhrmacher und Feinmechaniker Jakob Hüfner (1874–1968) gefunden. Er entwickelte auch einen Sperrmechanismus, der 1922 patentiert wurde und mit dem er in den folgenden Jahrzehnten über 40.000 Hände ausstattete. Mit

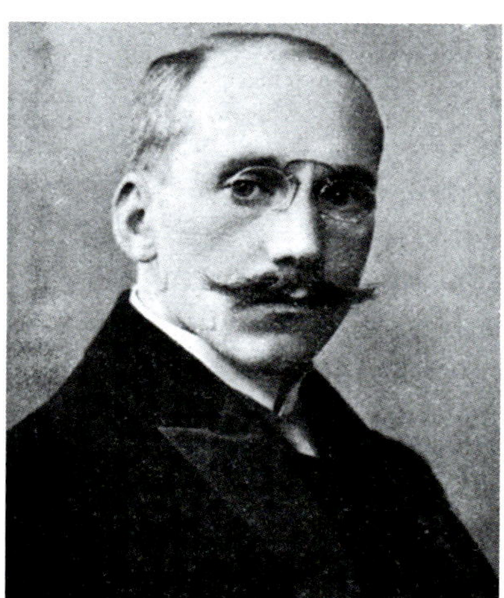

Ferdinand Sauerbruch (1875–1951)

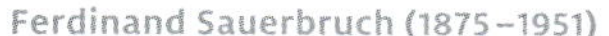

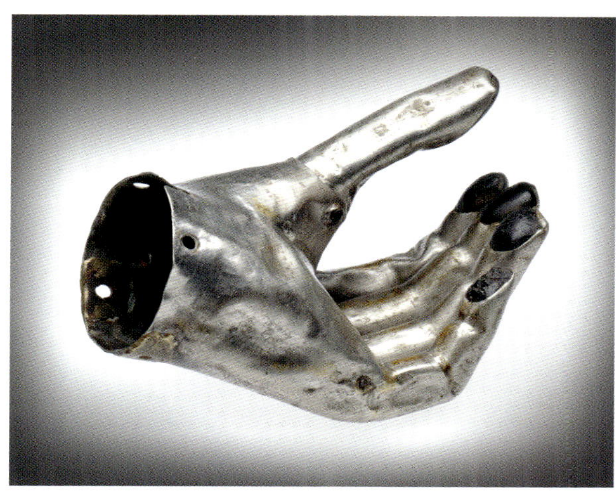

Sonntagshand (um 1930)

dessen Hilfe ließ sich die Hand mittels eines kleinen Hebels in jeder Position feststellen. Dies ermöglichte, mit der Hand lange kraftvoll zuzugreifen, ohne die Muskulatur zu beanspruchen.

In der Diskussion um die Ersatzglieder, vor allem Armprothesen, im und nach dem Ersten Weltkrieg werden verschiedene Perspektiven auf den Körper sichtbar, wie insgesamt die Prothetik medizinische Menschenbilder offenlegt: Einem mechanistischen Konzept des Körpers, das diesen als reparaturbedürftige Maschine sah und ihn aus Sicht seiner Funktionen betrachtete, trat ein Modell entgegen, das den menschlichen Körper als fein abgestimmtes und geregeltes biologisches Rückkopplungssystem begriff. Der Konflikt dieser Ansätze zeigte sich in einer Auseinandersetzung von Ferdinand Sauerbruch mit dem Geschäftsführer der Prüfstelle für Ersatzglieder Georg Schlesinger, der Verfahrenstechniker war.

Schlesingers Prothesenkonzept war dementsprechend von Überlegungen zu Funktionalität und Wirtschaftlichkeit geprägt. Die Körper der Arbeitenden sollten mittels Prothesen an Maschinen angepasst werden. Die Prothesenkonstruktion folgte deshalb nicht dem inneren und äußeren Bau der natürlichen Hand, sondern nur ihren in Teilaufgaben zerlegten Funktionen. Das Ziel war ein Armersatz, nicht ein Ersatzarm.

Sauerbruch hingegen vertrat die Ansicht, dass die Greifbewegungen der Hand durch einen Ersatzarm in Bauform und Funktion möglichst genau nachgeahmt werden sollten. Er interessierte sich daher besonders für die Wechselwirkung und den Informationsaustausch zwischen Prothese und Körper. Zudem sollte der Muskel im Stumpf als Kraftquelle genutzt werden, um den Arm energieeffizient zu machen. Ein weiterer strittiger Punkt war die von Schlesinger als Schwäche wahrgenommene Empfindsamkeit der Hand. Für Sauerbruch waren hingegen die Wechselbeziehungen zwischen Hand und dem Körper als Ganzem – die Eigenwahrnehmung und das Tastempfinden – wesentlich für die An-

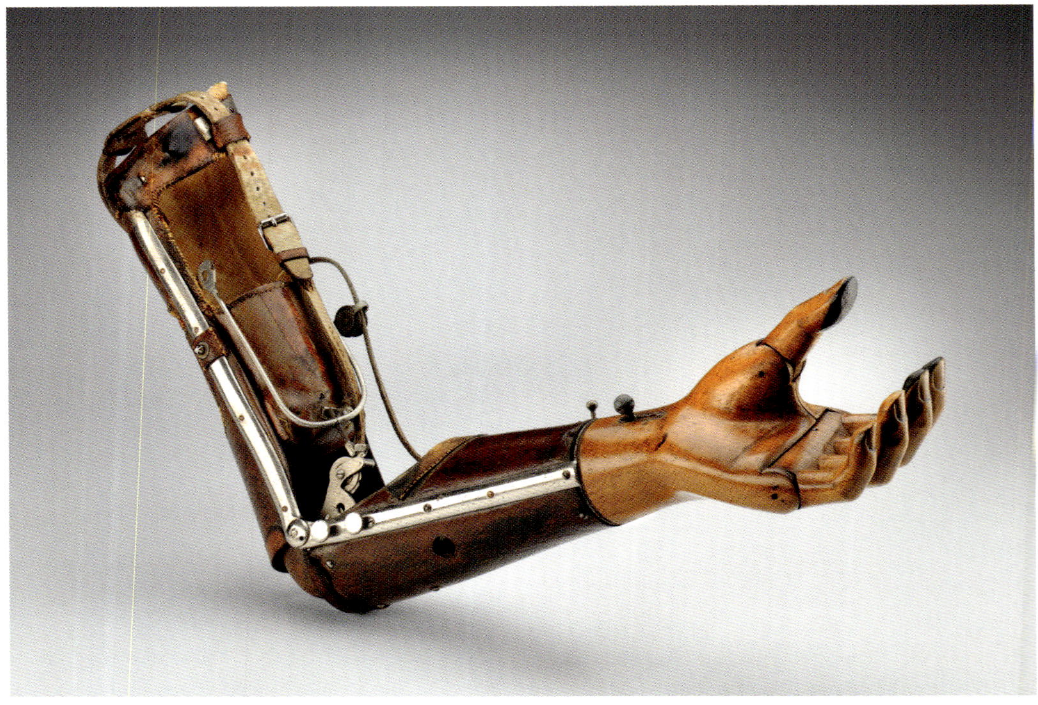

Sauerbruch-Armprothese (1919–1921)

wendbarkeit der Prothese. Die Rückmeldung des Zugmechanismus' des Sauerbruch-Arms an die Restmuskulatur sollte dem Prothesenträger auch ein Gefühl für Lage und Zustand der künstlichen Hand vermitteln, die er dadurch zielgenauer und kraftsparender einsetzen könne.

Die größeren technischen Entwicklungen fanden sich seitdem bei den Versuchen, Ersatzarme zu schaffen. Seit den 1940er Jahren entwickelte der Chirurg Edmund Wilms mit der sogenannten Vaduzer Hand eine erste Handprothese, bei der die Prothesenhand beim Öffnen und Schließen von einem Elektromotor bewegt wurde. Zur Steuerung dienten noch vorhandene Muskeln, deren Form und Volumen beim Zusammenziehen über eine Manschette ausgemessen und in elektrische Steuersignale für den Motor umgewandelt wurden.

In den 1960er Jahren kamen vermehrt elektrisch betriebene Handprothesen auf den Markt. In der Regel bewegte dabei ein Motor alle langen Finger und den Daumen aufeinander zu und ermöglichte so einen Zangengriff. Zunehmend entwickelten sich Handprothesen jedoch von einfachen Greifwerkzeugen zu hochbeweglichen künstlichen Händen, bei denen die einzelnen Fingergelenke durch kleine Motoren einzeln bewegt werden können. Sowohl in Form als auch in Funktion ähneln sie dadurch der menschlichen Hand immer mehr. Sie werden daher häufig als »Bionische Hände« bezeichnet.

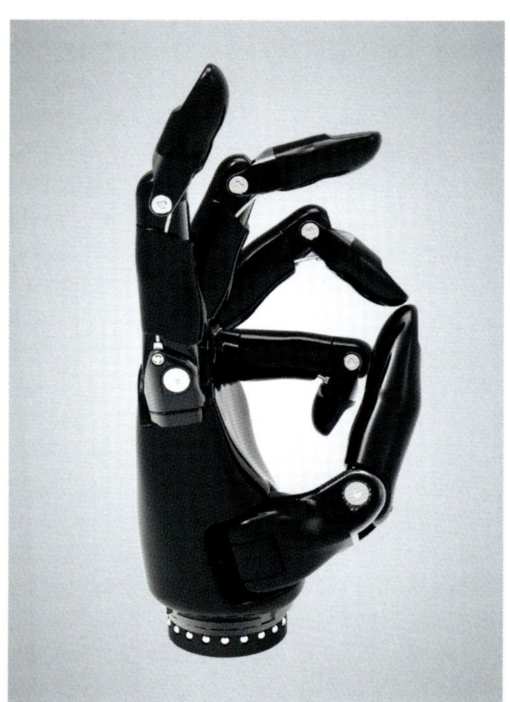

Bionische Handprothese »VINCENTevolution 2« (VINCENT Systems GmbH)

Auch die Steuerung änderte sich in den 1960er Jahren mit der Einführung der myoelektrisch gesteuerten Prothese. Der Patient nutzt dazu elektrische Muskelimpulse im Armstumpf. Sie werden von Sensoren im Prothesenschaft registriert, in Steuersignale umgewandelt und schließlich von kleinen Elektromotoren in Handbewegungen übersetzt. Bei modernen Prothesen ermöglichen die beweglichen Gelenke in den Fingern unterschiedliche Griffarten. Durch gezieltes Anspannen und Entspannen der Muskeln im Armstumpf codiert und übermittelt der Patient Steuersignale vergleichbar einem Morsecode an die Prothesenhand. In Abhängigkeit von diesen Signalen führt diese bestimmte Griffarten mit steuerbarer Kraft aus.

Ein Problem stellte seit der Einführung der frühen elektrisch betriebenen Handprothesen die sensorische Rückkopplung dar. Anders als bei der über den Muskel mechanisch gesteuerten Sauerbruch-Hand vermitteln diese Prothesen kein Gefühl über die Stärke des Griffs. Moderne bionische Prothesen geben solch ein Feedback in Form von Vibrationsimpulsen im Prothesenschaft. Erstmals serienmäßig eingebaut war ein solches Force-Feedback in einer Handprothese der erst 2009 gegründeten Karlsruher Firma Vincent Systems.

Befindet sich eine Prothese ganz außerhalb des Körpers, nennt man sie Exoprothese. Wird sie vollständig in den Körper eingepflanzt, heißt sie Endoprothese. Anders als der Ersatz fehlender Gliedmaßen durch Prothesen war der Austausch von im Körper liegenden Gelenken bis in die Mitte des 20. Jahrhunderts gar nicht möglich, wenn auch erste Überlegungen hierzu mit der rasanten Entwicklung der Chirurgie Ende des 19. Jahrhunderts zusammenfallen.

Der Berliner Chirurg Themistokles Gluck (1853–1942) unternahm damals bereits Versuche, meist durch Knochentuberkulose geschädigte Knie- und Hüftgelenke durch Elfenbeinprothesen zu ersetzen. Im Jahr 1890 pflanzte er erstmals eine solche Endoprothese für ein Kniegelenk ein. Er nahm dazu Gips und Kolophonium, ein aus Baumharz gewonnenes Material, zur Hilfe. Allerdings lockerten sich die Prothesen rasch wieder. Auch waren Operationstechniken und Hygiene noch nicht weit genug fortgeschritten, um das Verfahren zu etablieren.

Durchgesetzt hat es sich, vor allem beim Ersatz von Hüftgelenken, erst in den 1960er Jahren. Eine treibende Kraft dabei war der britische Chirurg und Orthopäde John Charnley (1911–1982). Er nutzte als Ersatz für den

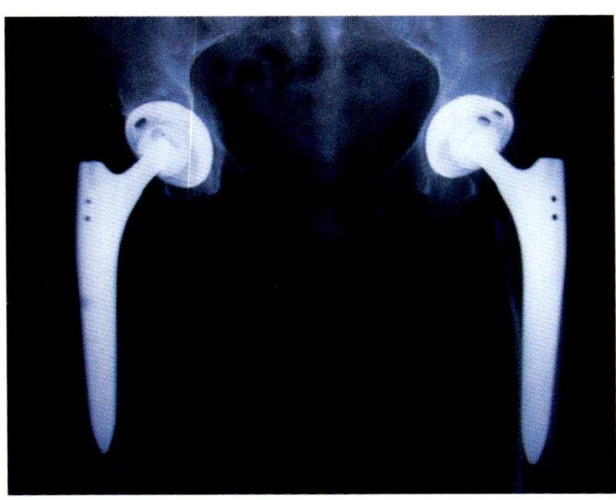

Röntgenaufnahmen von Hüftgelenk-Endoprothesen

Oberschenkelkopf eine Stahlkugel, die an einem Stahlschaft befestigt war. Diesen führte er in die Markhöhle des Oberschenkelknochens ein. Anstelle der Hüftpfanne kam eine Pfanne aus dem Kunststoff Polyethylen zum Einsatz. Durch die Gleitpaarung von Metall und Kunststoff verringerte Charnley die Reibung zwischen Gelenkkopf und -pfanne. Beide Bestandteile des künstlichen Gelenks wurden mit einem aus der Zahnmedizin stammenden Acrylzement verankert. Es ist in diesem Zusammenhang wohl kein Zufall, dass Charnleys Vater Zahnarzt war.

Die Entwicklung von Charnley zeigt die Bedeutung, die Teamarbeit bei der immer komplexer werdenden Medizintechnik, die unterschiedliche Bereiche umfasst, hat: Charnley arbeitete eng mit Bioingenieuren, Technikern und spezialisierten Herstellern zusammen, denn sowohl Material als auch Konstruktion der Prothese waren sehr anspruchsvoll. Zudem band er eine Reihe von Firmen und Einrichtungen der Universität in Manchester in sein Vorhaben ein. Charnley ist jedoch auch ein Beispiel dafür, dass Entwicklungen sich häufig länger anbahnen. So begann nach den ersten Versuchen von Gluck der englische Arzt Philip Wiles (1899–1967) bereits 1938 mit Versuchen, das vollständige Hüftgelenk zu ersetzen. Seine Endprothese bestand allerdings noch komplett aus Stahl und der Schaft war noch nicht im Oberschenkelknochen verankert, sondern an diesen angeschraubt.

Hüftendoprothesen kommen heute bei Gelenkverschleiß, verursacht vor allem durch Arthrose, massenweise zum Einsatz und ersetzen das Kugelgelenk der Hüfte. Jedes Jahr erhalten allein in Deutschland jährlich rund 200.000 Patienten künstliche Hüftgelenke. Dazu treten noch rund 40.000 Wechseloperationen aufgrund von Lockerungen, Infektionen oder Materialverschleiß. Angesichts dieser hohen Zahlen wurde und wird von Krankenkassen und Patientenorganisationen immer wieder gefragt, welche Operationen erforderlich sind oder ob manchmal zu schnell und zu viel operiert wird. Der Aufbau der heutigen Standard-Prothesen gleicht noch dem von Charnley: Ein Prothesenschaft mit einem Kopf wird im Oberschenkelknochen verankert. Der Prothesenkopf fügt sich in eine künstliche Gelenkpfanne, die im Becken befestigt wird. Die Vielzahl an Prothesensystemen unterscheidet sich vor allem durch Materialien, Beschichtung und Verankerungsmethoden. Neben den mit Zement befestigten gibt es solche, bei denen die Implantation zementfrei erfolgt.

Da Endoprothesen sich im Körper befinden und in Vorgänge im Körper eingebunden sind, wurde die Verträglichkeit ihrer Materialien mit dem Körper wichtig. Man spricht dabei von Biokompatibilität. Bei zementfreien Hüftendoprothesen kommt etwa häufig Titan als Material für den Schaft zum Einsatz. Obwohl es bereits 1791 entdeckt wurde, lässt

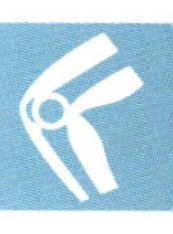

es sich großtechnisch erst seit den späten 1930er Jahren herstellen. Für medizinische Anwendungen ist es besonders geeignet. Es weist nämlich eine hohe Verträglichkeit und Sicherheit im Körper auf, da sich an seiner Oberfläche in Reaktion mit Sauerstoff eine Passivschicht ausbildet. Dies ist eine nicht zu weiteren chemischen Reaktionen neigende, also passive Schicht. Zudem ist Titan beständig gegen Korrosion. Entscheidend ist neben der Verträglichkeit seine Biofunktionalität, also die Fähigkeit, dem Verwendungszweck im Körper gerecht zu werden. Dazu zählt seine hohe Festigkeit bei gleichzeitig geringem Gewicht. Zementfreie Prothesenschäfte aus Titanlegierungen haben überdies eine poröse oder strukturierte Oberfläche, in die der Knochen einwachsen kann, so dass der Schaft gut verankert wird.

Innere Organe – Technischer Organersatz und Transplantationsmedizin

Noch herausfordernder als der Ersatz von Gelenken stellt sich der funktionelle Ersatz von Organen dar. Erst im 20. Jahrhundert wurde es möglich, bestimmte Organe zum Teil technisch zu ersetzen oder zu unterstützen. Heute können wichtige Aufgaben von Herz, Lunge und Niere von technischem Organersatz übernommen werden, zumindest zeitweise. Fällt ein Organ jedoch vollständig aus, ist langfristig meist die Verpflanzung eines Spenderorgans erforderlich.

Am frühesten begann die Medizintechnik, sich der Beatmung zuzuwenden. Über die Lunge wird der Körper mit Sauerstoff versorgt und Kohlendioxid ausgeschieden. Da Sauerstoff bei den meisten Vorgängen im Körper erforderlich ist, ist Sauerstoffmangel schon nach kurzer Zeit lebensbedrohlich. Die Lunge ist nicht in der Lage, sich selbstständig mit Luft zu füllen. Sie ist vielmehr auf die Bewegung der Brustkorbs und des Zwerchfells angewiesen, das sich beim Einatmen senkt, wodurch Luft in die Lunge gesaugt wird. Beim Ausatmen hebt es sich an. Dadurch wird die Luft wieder aus der Lunge gepresst. Der Ausfall der Atemmuskulatur etwa durch Lähmung des Zwerchfells, wie sie zum Beispiel bei der Kinderlähmung auftreten kann, ist lebensgefährlich.

In den späten 1920er Jahren entwickelte der amerikanische Erfinder Philipp Drinker (1894–1972) die »Eiserne Lunge« zur künstlichen Beatmung von Patienten mit gelähmter Atemmuskulatur. Der Patient lag dabei in einem abgedichteten Metallzylinder als Druckkammer, aus der nur der Kopf herausragte. Um den Hals lag dabei eine Gummimanschette als Dichtung. Wurde der Druck in der Kammer gesenkt, hob sich der Brustkorb und Luft strömte in die Lungen. Daher wird diese Form künstlicher Beatmung als Unterdruckbeatmung bezeichnet. Anschließend wurde der Druck in der Kammer bis zum Überdruck erhöht und der Patient konnte ausatmen. Trotz der Bezeichnung »Eiserne Lunge« stellt die maschinelle Beatmung nur ein Ersatz für die Atemmuskulatur dar. Sie ersetzt nicht die eigentliche Funktion der Lunge, nämlich den Gasaustausch. Sinnvoller wäre wohl der Begriff »Eiserner Brustkorb«. Den Ersatz der Lungenfunktion kann nur die Herz-Lungen-Maschine leisten, allerdings nur vorübergehend, da das Blut durch die Pumpen geschädigt wird.

Erstmals eingesetzt wurde die von Drinker konstruierte »Eiserne Lunge« 1928 am Children's Hospital in Boston. Mit ihrer Hilfe konnte ein an Kinderlähmung erkranktes

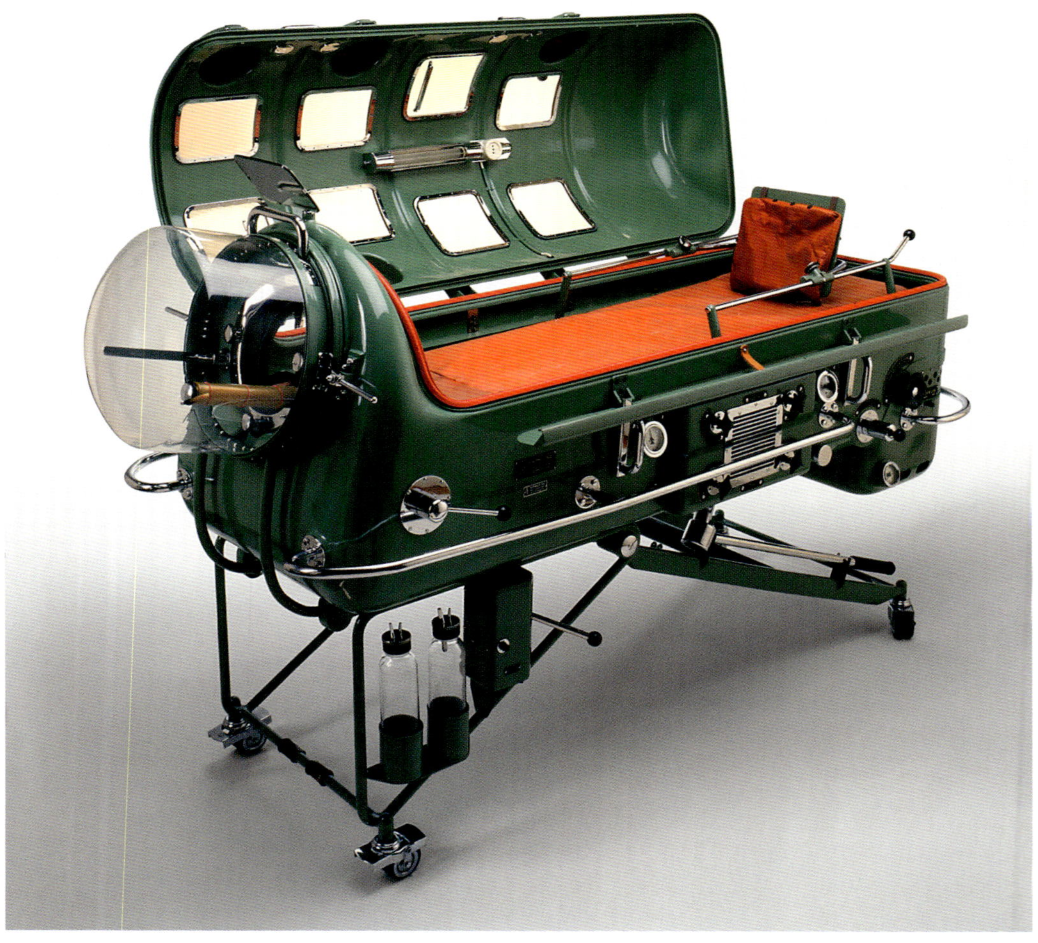

Eiserne Lunge (1952)

achtjähriges Mädchen, das ins Koma gefallen war, innerhalb von wenigen Minuten wiederbelebt werden. Ein Jahr später wurde das Gerät zum Patent angemeldet und der Öffentlichkeit vorgestellt. In Deutschland wurde die erste Maschine 1947 in Hamburg auf Anregung des Arztes Axel Dönhardt aus Kriegsschrott gebaut. Ein Torpedorohr wurde zum Druckbehälter umgebaut, ein Blasebalg einer Feldschmiede lieferte den Antrieb. Aus diesem Prototyp entwickelte die Firma Drägerwerk dann ihre erste serienreife »Eiserne Lunge«, das Modell »E-52«.

Die »Eiserne Lunge« stellte bis in die 1950er Jahre die wichtigste Möglichkeit künstlicher Beatmung dar. Insbesondere als die

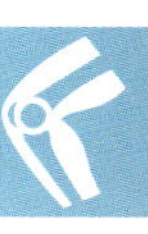

Polio, also die Kinderlähmung, in den späten 1940er und frühen 1950er Jahren epidemisch auftrat, kamen die Geräte massenhaft zum Einsatz. Musste die Maschine geöffnet werden, setzte man einen sogenannten »Dom« über den Kopf des Patienten, indem ebenfalls wechselnd Unter- und Überdruck aufgebaut wurde. Über Spiegel, die über dem Kopf des Patienten angebracht wurden, konnte dieser lesen und später auch fernsehen. Die meisten konnten die »Eiserne Lunge« wieder verlassen, andere blieben ihr Leben lang auf den Apparat angewiesen. Die als Kind an Polio erkrankte Amerikanerin Martha Mason lebte 61 Jahre in einer Eisernen Lunge, bis sie im Jahr 2009 verstarb. Nur stundenweise konnte sie die Stahlröhre verlassen, obwohl es längst andere Formen der Langzeit-Beatmung gab.

Durchgesetzt hat sich nämlich in der Langzeitbeatmung und der Intensivmedizin seit den 1950er Jahren die Überdruckbeatmung. Diese wurde in den Vereinigten Staaten, in Großbritannien und in den skandinavischen Ländern bei Eingriffen am Brustkorb in Form der Insufflations-Narkose bereits in der Zwischenkriegszeit im Operationssaal eingesetzt. Dabei wird mit leichtem Überdruck die Luft über eine Maske oder einen Schlauch in der Luftröhre in die Lungen eingeleitet. Während der Polio-Epidemien in der Mitte des 20. Jahrhunderts wurde dann von der Firma Drägerwerk der »Poliomat« als ein automatisch arbeitendes Dauerbeatmungsgerät entwickelt. Seit 1953 wurde es in Serie produziert. Das Gerät arbeitete nach dem Wechseldruckprinzip: Luft wird beim Einatmen durch Überdruck in die Lungen gepresst, zum Ausatmen wurde ein Unterdruck erzeugt. Ein Vorteil aus medizinischer Sicht war, dass sich das zugeleitete Volumen an Atemluft genau messen ließ. Für die Patienten entfiel der belastende Aufenthalt in der Druckkammer, der zudem die Pflege schwierig machte.

Anders als der Gasaustausch in der Lunge lässt sich die Filterfunktion der Nieren heute jahrelang technisch ersetzen, bis ein geeignetes Spenderorgan zur Verfügung steht. Die wichtigste Aufgabe der Nieren liegt darin, das Blut von Endprodukten der Verdauung und des Stoffwechsels zu reinigen und diese über den Harn aus dem Körper auszuscheiden und dabei den Salzhaushalt des Körpers zu regeln. Versagen die Nieren bedingt durch unterschiedliche Erkrankungen, sammeln sich Flüssigkeit und Giftstoffe im Gewebe an. Diese lebensbedrohliche Harnvergiftung stellte in der ersten Hälfte des 20. Jahrhunderts eine der großen Herausforderungen der Medizin dar. Die sogenannte »Hämodialyse« oder »Blutwäsche« ersetzt die Nieren bei der Ausscheidung der sogenannten harnpflichtigen Substanzen aus dem Blut durch ein Dialysegerät, eine künstliche Niere. Die Nieren übernehmen jedoch neben der Filterung andere wichtige Aufgaben im Körper. Sie schütten etwa Hormone aus, die beispielsweise für die Blutbildung bedeutsam sind. Diese Aufgaben müssen durch die Einnahme von Medikamenten ersetzt werden.

Die technischen Prinzipien, die bei der Hämodialyse angewendet werden, sind Osmose und Diffusion. Die Giftstoffe gelangen aus dem Blut in eine Dialyseflüssigkeit. Blut und Flüssigkeit sind dabei durch eine sogenannte semipermeable Membran voneinander getrennt. Es handelt sich um ein hauchdünnes Trennmaterial, das nur vom Blut zur Dialyseflüssigkeit hin durchlässig ist. Durch dieses können die Giftstoffe gelangen. Der Übertritt von Teilchen durch eine solche Trennschicht wird als Osmose bezeichnet. Entscheidend ist die unterschiedliche Konzentration der Giftstoffe, sie liegt im Blut höher als in der Flüssigkeit. Miteinander in Berührung stehende Stoffe vermischen sich durch zufällige Eigenbewegungen ihrer Teilchen. Dieser Vorgang wird Diffusion genannt. Über die Membran stehen Blut und Flüssigkeit in Verbindung. So gelangen die Giftstoff-Teilchen entlang des Konzentrationsgefälles aus dem Blut durch die Membran in die Dialyseflüssigkeit. Dadurch wird das Blut von diesen Stoffen gereinigt. Eine Herausforderung dabei stellt dar, dass Blut im Kontakt mit körperfremdem Material gerinnt. Daher müssen zudem geeignete Gerinnungshemmer eingesetzt werden.

Das Prinzip der Osmose wurde schon 1826 vom französischen Naturforscher Henri Dutrochet (1776–1847) entdeckt. Der englische Chemiker Thomas Graham (1805–1869) bezeichnete die von ihm erforschte Diffusion von gelösten Stoffen als Dialyse. Tierversuche zur Hämodialyse wurden bereits 1913 in den Vereinigten Staaten von John Abel (1857–1938), Benjamin Turner (1871–1945) sowie Leonhard Rowntree (1883–1959) unternommen. Die dabei verwandte Abel-Niere glich in ihrem Aufbau bereits modernen künstlichen Nieren, sogenannten Dialysatoren. Auf Abel geht auch die Bezeichnung »künstliche Niere« zurück. Die ersten Versuche zur Blutwäsche am Menschen wurden im Jahr 1924 von Georg Haas (1886–1971), dem Direktor der ärztlichen Poliklinik in Gießen, durchgeführt. Er nutzte dazu Membranen aus Kollodium und aus dem Speichel von Blutegeln gewonnenes Hirudin als Gerinnungshemmer. Es gelang ihm so, das Blut der Patienten von Harnstoff zu reinigen und deren Blutdruck zu normalisieren.

Der Durchbruch der Hämodialyse von fließendem Blut wurde erst möglich, als ab 1929 eine geeignete Membran zur Verfügung stand. Es handelte sich um einen Kunstdarm für Würste, der aus dem Verpackungsmaterial Zellophan bestand. Zellophan verfügt über winzige Poren, die groß genug sind, um Wasser, Harnstoff und Salze durchströmen zu lassen. Sie sind aber zugleich klein genug, um die Blutzellen zurückzuhalten. Haas hatte noch mit Kollodium gearbeitet, einer siruparttigen, teils aus Cellulose bestehenden Flüssigkeit, die getrocknet einen porösen Film bildet. Die Kollodium-Membranen waren jedoch sehr empfindlich. Zudem war es erforderlich, die Blutgerinnung während der Dialyse zu unterdrücken, da sonst das Blut im Kontakt mit der Membran gerinnen würde. In den 1930er Jahren trat an die Stelle von Hirudin dann Heparin als Gerinnungshemmer, ein Stoff, der auch natürlich im Körper vorkommt.

Das Beispiel der Hämodialyse zeigt, dass medizintechnische Innovationen häufig eine lange Entwicklungszeit haben und selten nur einer Person zugeschrieben werden können. An diesem Verfahren wurde an verschiedenen Orten geforscht. Der Durchbruch gelang schließlich dem niederländischen Arzt Willem Kolff (1911–2009), der 1943 erfolgreich einen ersten Patienten damit behandelte. Seine künstliche Niere bestand aus einer Trommel aus Holzlatten, die mit zwanzig Meter langen Zellophanschläuchen umwickelt war und sich in einer Wanne mit der Dialyseflüssigkeit drehte. Es gestaltete sich jedoch schwierig, einen kontinuierlichen Blutfluss vom Patienten zur Maschine und zurück zu erhalten. Dennoch rettete er im Jahr 1945 einer Patientin mit akutem Nierenversagen mit seinem Gerät dauerhaft das Leben.

Die ersten kommerziellen und in Serie hergestellten Dialysegeräte waren noch sehr groß. Im Jahr 1956 kam etwa die Spulenniere des amerikanischen Herstellers Travenol, einer Tochter der Baxter Laboratories Inc.,

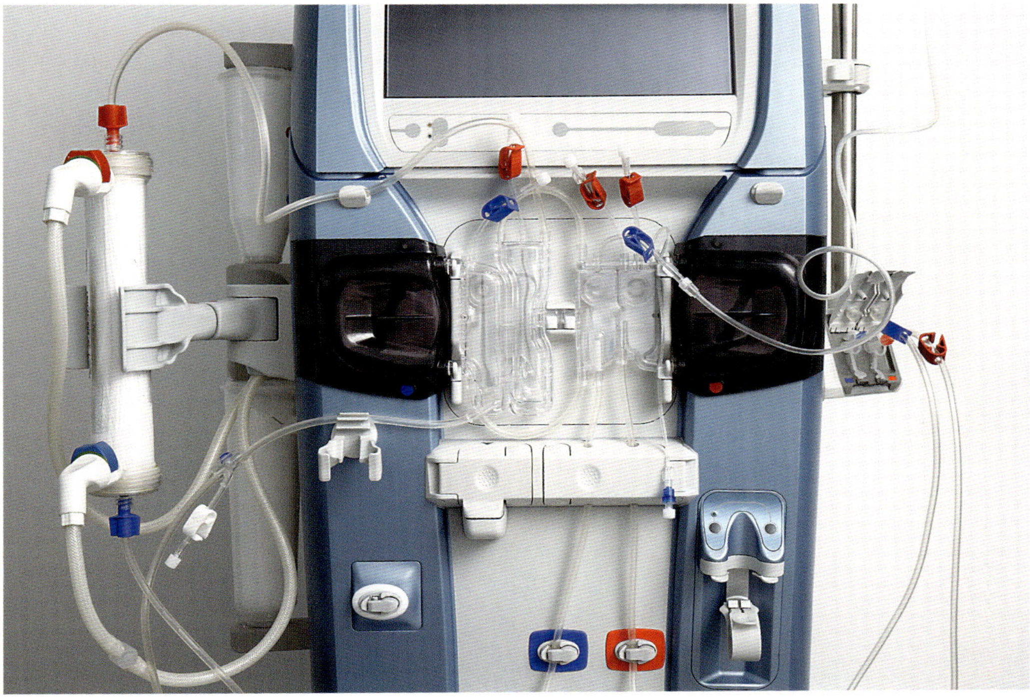

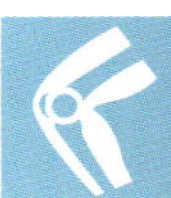

Dialysegerät mit Kapillardialysator (links im Bild)

auf den Markt. Es handelte sich dabei um den ersten austauschbaren Dialysator. Travenol hatte ihn in enger Zusammenarbeit mit Kolff entwickelt. Das Blut wurde parallel durch zwei je 4,5 cm breite, zusammen 21,5 m lange, um einen feststehenden Zylinder gerollte Zellophanschläuche gepumpt. Daher trug er auch den Namen »Twin Coil«. Die Dialyseflüssigkeit fand sich in einem 100 Liter fassenden Metallbehälter, in dessen Mitte die Spulenniere eingesetzt werden konnte. Durch feine Poren in den Schläuchen gelangten Giftstoffe und überflüssige Flüssigkeit aus dem Blut in die Spülflüssigkeit.

Das Herzstück moderner Dialysegeräte hingegen ist ein sogenannter Kapillardialysator: Im Inneren eines Kunststoffbehälters befinden sich über 10.000 parallel angeordnete Hohlfasern, durch die das Blut des Patienten geleitet wird. Im Gegenstromprinzip fließt außen an den Hohlfasern die Dialyseflüssigkeit vorbei. Die Hohlfasern sind semipermeabel. Durch Stoffaustausch an dieser Membran wird das Blut gereinigt. Die Membranen bestehen heute auch nicht mehr aus Zellophan, sondern aus Kunststoffen, bei denen sich die Porengröße und -verteilung genau einstellen lässt. So kommen sie hinsichtlich ihrer Filtereigenschaften einer natürlichen Niere verhältnismäßig nahe.

Neben Ersatz für Atemmuskulatur und Nieren wurden seit Mitte des 20. Jahrhunderts zahlreiche Implantate für Herz und Blutgefäße entwickelt. Herz-Kreislauf-

Erkrankungen sind in den Industriegesellschaften heute die häufigste Todesursache. Das pausenlos schlagende Herz pumpt das Blut durch den Körper. Sein Versagen ist lebensbedrohlich. Technisch betrachtet arbeitet das Herz wie eine Verdrängerpumpe. Durch das regelmäßige Zusammenziehen des Herzmuskels wird Blut schwallweise aus der linken Herzkammer in die Hauptschlagader und aus der rechten Herzkammer in die Lungenarterien ausgestoßen. Herzklappen als Ventile verhindern bei der anschließenden Entspannung des Herzmuskels das Zurückströmen des Blutes. Gleichzeitig öffnen sich die Klappen des linken und des rechten Vorhofs, so dass die beiden Kammern sich mit dem über die Venen einströmenden Blut wieder füllen können.

Diese Sicht auf das Herz als Pumpe beförderte die Suche nach ingenieurstechnischen Lösungen wie Stützen, Ventilen oder Pumpen gegen die Schädigungen einzelner Bestandteile oder des ganzen Herzens. Mit wachsendem Wohlstand und veränderten Ernährungsgewohnheiten traten bestimmte Krankheitsbilder in den Vordergrund. Verengungen von Gefäßen, unter anderem der Herzkranzgefäße, die unbehandelt zum Gefäßverschluss und damit zum Herzinfarkt führen können, mehrten sich. Verschlossene oder verengte Gefäße lassen sich mit eingesetzten Stents wieder vollständig öffnen. Dabei handelt es sich um gitterförmige Röhrchen aus Metall mit einem Durchmesser von nur wenigen Millimetern, die die Engstelle offen halten.

Bei solchen Erkrankungen der Herzkranzgefäße wird zur Untersuchung, aber auch zum Einbringen dieser Stents ein Herzkatheter eingesetzt. Es handelt sich dabei um einen biegsamen, dünnen Schlauch, der über eine Arterie, etwa in der Leisten- oder Armbeuge bis in die Herzkranzgefäße vorgeschoben wird. Erstmals angewandt hat dieses Verfahren der 25-jährige Mediziner Werner Forßmann (1904–1979) im Jahr 1929. Er unternahm einen Selbstversuch, um den sich viele Legenden ranken und der von der zeitgenössischen Boulevardpresse schnell aufgegriffen wurde. Der junge Arzt hatte dieses spektakuläre Experiment wohl nicht zuletzt zur Förderung seiner akademischen Karriere gewagt, wie der Medizinhistoriker Ralf Bröer aufgezeigt hat. Gemeinsam mit André F. Cournand (1895–1988) und Dickinson W. Richards (1895–1977), die in einem Team den Katheter einsatzreif machten, erhielt Forßmann im Jahr 1956 den Nobelpreis für Medizin.

Zur Diagnose wird über den Katheter ein Kontrastmittel in die Herzkranzgefäße eingeleitet, so dass sich unter einem Röntgengerät Engstellen erkennen lassen. Mit einem speziellen Ballonkatheter lassen sich anschließend Verengungen in den Herzkranzgefäßen aufweiten und wieder durchgängig machen. Es handelt sich dabei um ein Verfahren, dass der deutsche Kardiologe Andreas Grüntzig (1939–1985) in den 1970er Jahren in Zürich entwickelte. Der Katheter wird bis in das verengte Herzkranzgefäß vorgeschoben. An der Spitze des Katheters findet sich ein kleiner Ballon, der mit einer unter hohem Druck stehenden Flüssigkeit aufgebläht wird, um die Engstelle zu erweitern.

Durch das Einbringen von Stents als Gefäßstützen kann zusätzlich verhindern werden, dass sich das Herzkranzgefäß wieder schließt. Auch sie werden über einen Ballonkatheter in zusammengefaltetem Zustand bis in das wieder geöffnete Gefäß vorgeschoben und dort ausgedehnt. Der Einsatz von Stents in Gefäßen in den Gliedmaßen war bereits

1964 vom amerikanischen Radiologen Charles Dotter (1920–1985) vorgeschlagen worden. Allerdings setzten erst Ulrich Sigwart (*1941) in Lausanne und Jacques Puel (1949–2008) in Toulouse im Jahr 1986 erstmals Stents in die Herzkranzgefäße von Patienten ein. Bei ungefähr jedem fünften Patienten setzt sich die Engstelle trotz Stent wieder mit Ablagerungen zu. Ende der 1990er Jahre kamen beschichtete Stents auf den Markt, die dies durch Freisetzung entsprechender Wirkstoffe verhindern sollen.

Blutgefäße lassen sich nicht nur durch Stents stützen, sie können durch Gefäßprothesen ersetzt werden. Diese bestehen aus Polymeren und dienen vor allem dem Ersatz von Arterien, wenn diese durch schwere Verletzungen zerstört oder durch Aussackungen (Aneurysmen) erweitert sind. Einige Zeit nach dem Einsetzen werden die Implantate durch körpereigenes Gewebe besiedelt. Eine Beschichtung aus Silber verringert die Gefahr, dass es zu Infektionen durch Krankheitserreger kommt. Erstmals wurden Gefäßprothesen im Jahr 1952 erfolgreich im Tierversuch eingesetzt. Amerikanische Wissenschaftler entdeckten dabei, dass Kunststoffröhren, die eine poröse Wand besitzen und aus Material bestehen, das vom Körper nicht aufgelöst wird, vom Organismus angenommen werden. Seit etwa der Mitte der 1960er Jahre kommen Gefäßprothesen aus Polymeren wie den beiden einigen Jahre zuvor entwickelten Materialien Teflon und Dacron routinemäßig in der Gefäßchirurgie zur Verwendung.

Das menschliche Herz besitzt vier Herzklappen, die als Ventile den gerichteten Blutfluss durch das Herz bewirken. Angeborene Herzfehler, Entzündungen oder auch Verschleißerscheinungen können ein Herzklappen-Implantat erforderlich machen. Die erste Implantation einer mechanischen Klappenprothese gelang im Jahr 1952 dem Chirurgen Charles Hufnagel (1916–1989) und seinem Team. Sie pflanzten diese einer Patientin ein, allerdings in die Hauptschlagader, noch nicht ins Herz selbst. Das Ventil bestand aus einer Kunststoffkugel, die vom Druck des ausgestoßenen Bluts in einer röhrenförmigen Kammer hin und her bewegt wurde.

In den 1950er Jahren forschten dann mehrere Teams in den USA an den Möglichkeiten des künstlichen Ersatzes der Klappen im Herzen selbst, wozu die Herz-Lungen-Maschine benötigt wurde. Erfolgreich war schließlich eine Gruppe, die aus dem Arzt Albert Starr (*1926) und dem pensionierten Luftfahrtingenieur M. Lowell Edwards (1898–1982) bestand. Erste Versuche, eine Herzklappe nach dem natürlichen Vorbild zu bauen, scheiterten. Sie konstruierten stattdessen gemeinsam eine Kugelklappe, die 1960 einer ersten Patientin eingepflanzt wurde. Diese Starr-Edwards-Kugelprothese beruhte, vergleichbar der Prothese Hufnagels, auf dem Rückgriff auf das bewährte technische Prinzip des Kugel-Rückschlagventils. Sie bestand aus einem Edelstahlkäfig, einem Fixierungsring aus Teflon-Strickgewebe und einer Kugel aus Silikongummi. Diese Kugel bewegte sich im Käfig mit dem Blutstrom. Aus dem Fixierungsring in Richtung der Kugel strömendes Blut drückt diese an das Ende des Käfigs und kann vorbeifließen. Im anderen Fall wird die Kugel auf den Ring gepresst und verhindert so den Rückfluss des Bluts.

Diese Prothesenform war für etwa ein Jahrzehnt führend, bis Scheibenprothesen sie ablösten. Hier dienen bewegliche Scheiben, die an einem Klappenring befestigt sind, als Ventile. Sie sind flacher und leichter als die Kugelprothesen. Im Jahr 1969 kam die erste

Kippscheibenprothese mit einer Scheibe, im Jahr 1977 die erste Doppelflügelprothese auf den Markt. Eine Kippenscheibenprothese besteht aus einer beweglichen Klappe, die Doppelflügelprothese aus zwei Klappen, vergleichbar mit den Flügeln einer Tür. Die Scheibe oder die Flügel öffnen sich wie eine Tür und ermöglichen einen Durchfluss des Blutes in eine Richtung ohne großen Widerstand. Sie verhindern allerdings ein Zurückströmen des Bluts, da sie von diesem gegen den Klappenring gepresst werden. Es handelt sich bei künstlichen Herzklappen um robuste mechanische Bauteile, die lange haltbar sind. Ein Problem ist jedoch, dass sich an künstlichen Klappen Propfen aus geronnenem Blut bilden können. Daher müssen die mit ihnen versorgten Patienten ihr Leben lang Gerinnungshemmer einnehmen.

Neben künstlichen Herzklappen kommen daher seit Entwicklung entsprechender Verfahren zur Haltbarmachung in den 1970er und 1980er Jahren auch biologische Herzklappen aus menschlichem oder tierischem Gewebe zum Einsatz. Die lebenslange Einnahme von Gerinnungshemmern ist nicht nötig, jedoch ist die Haltbarkeit deutlich geringer als bei künstlichen Herzklappen. Eine biologische Herzklappe wird deshalb meist älteren Patienten implantiert. Es gibt zwei Verfahren der Herstellung von biologischen Herzklappen: Entweder wird einem Schweineherz, das dem menschlichen Herz anatomisch stark ähnelt, eine vollständige Aortenklappe entnommen, oder die Klappe wird aus dem Herzbeutel eines Rindes angefertigt. Dazu werden aus dem Gewebe drei Klappensegel zurechtgeschnitten und in einem Drahtgestell zu einer Klappe zusammengebaut. In beiden Fälle muss das tierische Gewebe so vorbehandelt werden, dass es beim Lagern haltbar ist, im Körper möglichst lang seine normale Funktion erhält und nicht abgestoßen wird.

Seit den 1960er Jahren forschen mehrere Arbeitsgruppen auch an der Entwicklung eines künstlichen Herzens. Der endgültige Durchbruch steht allerdings bislang aus. Hierbei spielt die mechanistische Vorstellung vom Körper als Maschine und dem Herz als Pumpe eine wichtige Rolle. Es wird deutlich, wie sich Körperbilder und Medizintechnik aufeinander beziehen. Schon M. Lowell Edwards, der die Starr-Edwards-Kugelprothese entwickelte, arbeitete ursprünglich an einem Kunstherz.

Die Schwerpunkte der Forschung zum Kunstherz waren Salt Lake City und Berlin. In Salt Lake City hatte Willem Kolff, der Entwickler der Künstlichen Niere, eine Firma gegründet, die sich der Herstellung künstlicher Organe widmen sollte. Dort schuf der Medizintechniker und Mediziner Robert K. Jarvik (*1946) das erste Kunstherz, das 1973 im Tierversuch erprobt wurde. Auch eine Berliner Arbeitsgruppe um den Herzchirurgen Emil Sebastian Bücherl (1919–2001) experimentierte mit Kunstherzen, die Großtieren eingepflanzt wurden. In seiner 1974 eingerichteten herzchirurgischen Forschungsabteilung stellte er 1976 der Öffentlichkeit ein Kalb vor, das 120 Tage mit einem künstlichen Herzen lebte.

Erste Kunstherz-Implantationen am Menschen wurden ebenfalls in den 1970er Jahren vorgenommen, stießen jedoch aus ethischen Aspekten auch auf Kritik: Der Herzchirurg Denton Cooley (*1920) pflanzte 1969 einem Patienten, der sich in einem kritischen Zustand befand, ein Kunstherz ein. Es gelang ihm so, 65 Stunden zu überbrücken, bis dem Patienten ein Spenderherz transplantiert wurde. Jedoch überlebte er diesen zweiten Eingriff nur um 36 Stunden. In den 1970er und 1980er Jahren folgten an verschiedenen Orten weitere Versuche. Diese Kunstherz-Implantationen machten deutlich, dass das menschliche Herz zumindest zeitweise durch ein künstliches ersetzt werden kann.

Beim damaligen Stand der Technik war es jedoch kaum möglich, den Patienten, die unter Infektionen, Thrombosen und inneren Blutungen litten, auch eine akzeptable Lebensqualität zu ermöglichen. Die Forschungen verlagerten sich daher auf sogenannte Herz-Unterstützungs-Systeme. Deren Aufgabe ist es, das noch vorhandene Herz des Patienten beziehungsweise eine der Herzhälften beim Pumpen des Bluts zu unterstützen. So wird das Herz entlastet, bis ein geeignetes Spenderherz gefunden ist. Es kann jedoch auch vorkommen, dass das Herz des Patienten sich erholt, so dass das System wieder entnommen werden kann, ohne dass eine Transplantation erforderlich ist. Am häufigsten werden sogenannte Linksherz-Unterstützungs-Systeme eingesetzt. Sie übernehmen die Aufgabe der linken Herzkammer, die das Blut in den Körper ausstößt und am meisten Arbeit leisten muss. Diese Art von Kunstherz wird an der linken Herzkammer angesetzt und pumpt das Blut von dort in die Aorta. Diese Systeme können hinsichtlich der Art der Pumpe und danach, ob diese sich außerhalb oder innerhalb des Körpers befindet, unterschieden werden.

In den 1970er und 1980er Jahren wurden erste »pulsatile Systeme« entwickelt, bei denen eine Verdrängerpumpe im Rhythmus des Herzens pumpt. Solche Systeme sind auch heute noch im Einsatz. Meist werden sie mit Druckluft betrieben. Durch den Druck der Luft gegen eine Membran in der Pumpkammer wird das Blut bewegt und kann so im Körper zirkulieren. Die Pumpe ist vollständig in den Blutkreislauf einbezogen. Befindet sie sich außerhalb des Körpers und ist über Schläuche mit dem Herzen und der Hauptschlagader verbunden, spricht man von einem extrakorporalen System. Früher gab es auch Verdrängerpumpen, die sich innerhalb des Körpers befanden und von außen über ein Kabel durch die Bauchdecke mit elektrischer Energie versorgt wurden. Diese Art von Herz-Unterstützungs-Systemen bezeichnet man als intrakorporale Systeme. Diese implantierten, auf Verdrängerpumpen beruhenden Systeme waren allerdings schwer und voluminös und bereiteten daher oft Probleme.

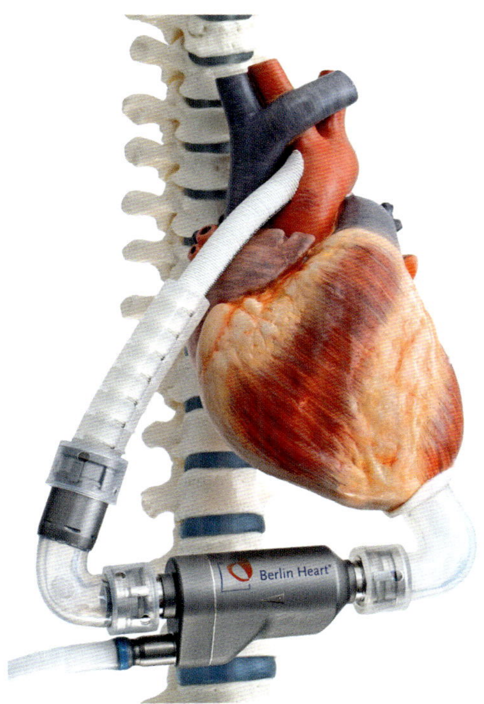

Intrakorporales Links-Herz-Unterstützungs-System »INCOR« (Berlin Heart GmbH)

Eine Alternative stellen kontinuierlich pumpende Axialpumpen dar, die bedeutend kleiner gebaut werden können. Das Blut wird dabei durch eine kreisende Turbine oder einen Rotor transportiert. Im Jahr 1998 wurde als erstes dieser Bauart das MicroMed-Debakey-System eingeführt. Da diese Form Pumpe einen kontinuierlichen Blutstrom erzeugt, ist bei den Patienten kaum noch ein fühlbarer Herzschlag vorhanden. Dies ist bei den vorher geschilderten pulsatilen Systemen anders. Hier ahmt die mit Druckluft betriebene Verdrängerpumpe den Herzschlag nach. Die Verweildauer der Systeme mit Axialpumpe im Körper ist bedeutend länger als bei den auf Verdrängerpumpen beruhenden Systemen. Teilweise leben Patienten mehrere Jahre mit solchen Systemen und können mit Einschränkungen ihrem Alltag nachgehen, müssen sich also nicht im Krankenhaus aufhalten. Bei modernen intrakorporalen Linksherz-Unterstützungs-Systemen mit Axialpumpe kommt noch hinzu, dass der Rotor der Pumpe magnetisch gelagert ist, wodurch keine Reibung und kein Verschleiß auftreten. Mit diesen Systemen ist es zudem möglich geworden, das Blut zu pumpen, ohne die Blutplättchen zu zerstören. Ein Beispiel für ein solches System ist das aus den Forschungen Bücherls hervorgegangene, seit 2002 erhältliche Links-Herz-Unterstützungs-System »Incor« der Firma Berlin Heart.

Trotz aller Fortschritte werden Kunstherzen beziehungsweise Herz-Unterstützungs-Systeme heute noch vor allem eingesetzt, um die Wartezeit bis zu einer Organtransplantation zu überbrücken. Ein längerfristiges Weiterleben ist in vielen Fällen, wenn Organe wie das Herz vollständig versagen, nur durch die Übertragung eines gesunden Spenderorgans gesichert. Organtransplantationen sind heute Routine. Die Nachfrage nach Spenderorganen ist jedoch deutlich höher als das Angebot. Im Jahr 2015 etwa wurden in Deutschland 283 Herztransplantationen durchgeführt, auf der Warteliste befanden sich mehrere hundert Patienten.

Die Grundlagen der modernen **Transplantationsmedizin** wurden bereits zu Beginn des 20. Jahrhunderts gelegt. Voraussetzungen waren die Entdeckung der Blutgruppen durch Karl Landsteiner (1868–1943), die Entwicklung der Technik, zwei Gefäße miteinander zu vernähen, durch Alexis Carrel (1873–1944) sowie die von Carrel zusammen mit Charles-Claude Guthrie (1880–1963) gemachte Beobachtung, dass Organe länger haltbar sind, wenn man sie kühlt und somit ihren Stoffwechsel verlangsamt. Frühe Versuche, Organe zu verpflanzen, waren jedoch nicht erfolgreich, da die Körper der Patienten die neuen Organe abstießen. Erst 1942 erkannten der Biologe Peter B. Medewar (1915–1987) und der Mediziner Thomas Gibson (1915–1993), dass dies auf einer Immunreaktion beruhte. Zunächst versuchte man diese Abstoßungsreaktion durch radioaktive Ganzkörperbestrahlungen zu unterdrücken. Seit den 1960er Jahren kamen Medikamente zum Einsatz – zunächst mit geringem Erfolg. Erst Anfang der 1980er Jahre revolutionierte der aus Schlauchpilzen gewonnene Wirkstoff Ciclosporin die Transplantationsmedizin. Er unterdrückt die Abstoßung des transplantierten Organs durch den Körper und macht die Transplantation so besser beherrschbar.

Eine weitere Entwicklung war die Entwicklung der Intensivmedizin mit der Nutzung lebenserhaltender Systeme, wie der künstlichen Beatmung, der Hämodialyse oder der Herz-Lungen-Maschine. Diese neuen technischen Möglichkeiten wirkten maßgeblich auf die medizinischen Körperbilder zurück, da sie eine völlig neue Definition des Todes hervorbrachten. Im Jahr 1968 wurde von der Harvard Medical School der »Hirntod«, also der nicht rückgängig zu machende Ausfall aller Hirnfunktionen, als entscheidendes Kriterium des Todes bestimmt. Es wurde damit der Entwicklung Rechnung getragen, dass Herz und Kreislauf unterstützt durch Apparate aufrechterhalten werden konnten, auch wenn das Gehirn keine Aktivität mehr zeigt. Die Vorstellung vom Hirntod nimmt auf die mechanistischen Körpervorstellungen Descartes' Bezug, der dem im Gehirn verorteten Geist ein seelenloser, einzig den Gesetzen der Mechanik gehorchender Körper gegenübergestellt wurde. Dieses mechanistische Bild vom Menschen kulminiert in der Transplantationsmedizin, die auf dem Konzept des Hirntods aufbaut.

Es gibt einen grundlegenden Unterschied zwischen der Transplantation und anderen therapeutischen Maßnahmen: Ein Mensch muss sich bereiterklären, meist nach seinem Tod, dem Patienten eines seiner Organ zu überlassen. Daraus ergeben sich eine Reihe ethischer Fragen: Eine erste Frage ist die, zu bestimmen, wann ein Mensch als tot gelten kann. Dabei ist die Frage nach dem Konzept des Todeszeitpunkts nicht nur eine medizinische, sondern auch eine philosophische. Gilt der endgültige Ausfall von Herzschlag und Kreislauf als entscheidender Maßstab, also der Herztod? Oder nimmt man das vollständige Erlöschen der Aktivität im gesamten Gehirn, den Hirntod, als Zeitpunkt des Todes an? Eine weitere Frage ist angesichts des Mangels an Spenderorganen, wie diese gerecht unter den möglichen Empfängern verteilt werden können.

In Deutschland am häufigsten und beim Herzen auch medizinisch einzig möglich ist die »Totenspende« sofort nach dem Tod des Spenders. Die Definition des Hirntodkriteriums fällt zeitgleich zusammen mit den Anfängen der Transplantationsmedizin, so dass Organe von Hirntoten entnehmbar wurden, deren Kreislauf und Atmung bis zur Entnahme der Organe künstlich durch technische Apparate aufrechterhalten wird, was medizinisch und technisch vorteilhaft ist. Bei den doppelt vorhandenen Nieren kommt auch eine Spende durch einen lebenden Spender infrage. In beiden Fällen benötigt der Empfänger lebenslang starke Medikamente, die die Immunreaktion des Körpers in Schach halten.

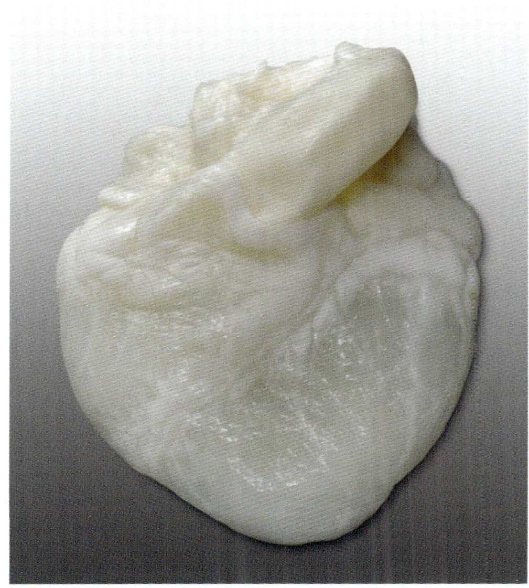

Dezellularisiertes Schweinherz (2014)

Trotzdem versagen auch immer wieder transplantierte Organe: Fünf Jahre nach der Transplantation arbeiten etwa noch siebzig Prozent der verpflanzten Herzen. Neue Forschungen zum Organersatz wenden sich unter anderem der regenerativen Medizin zu, hier spielen noch deutlicher als bei der Transplantationsmedizin Ideen eines biotechnologischen Menschenbildes eine Rolle. Anstelle technischen Ersatzes soll natürliches Gewebe zur Regeneration stimuliert werden oder

Gewebe in Form des »Tissue Engineering« in Bioreaktoren gezüchtet werden, um so eines Tages ganze Organe zu ersetzen.

Für Herztransplantationen etwa stehen viel weniger Spenderherzen zur Verfügung als benötigt. Deshalb wird versucht, im Labor Herzen zu züchten. Einen Ansatz verfolgt die Arbeitsgruppe »Whole-Heart-Tissue-Engineering« an der Universitäts-Herzklinik in Heidelberg. Aus einem Schweineherz, das dem menschlichen Herzen anatomisch stark ähnelt, werden zunächst alle Zellen ausgespült. Ein aus Kollagenfasern bestehendes Stützgerüst bleibt übrig. Dieses soll in einem Bioreaktor wieder mit Zellen des Organempfängers besiedelt werden, um so ein maßgeschneidertes Herz zu züchten, das auch vom Immunsystem nicht abgestoßen wird. Die Forschung steht jedoch noch am Anfang. Eine weitere Idee aus der Biotechnologie ist es, aus Stammzellen, die sich zu allen möglichen Gewebearten entwickeln können, im Bioreaktor komplette Organe wachsen zu lassen.

Handelt es sich beim »Tissue Engineering« ganzer Organe noch um Grundlagenforschung, wurde bereits 1981 aus körpereigenen Hautzellen im Labor gezüchteter **Hautersatz** bei Patienten mit schweren Verbrennungen eingesetzt. Im Jahr 1999 kam schließlich die »Haut aus der Tube« auf den Markt. Dabei werden zuvor im Labor vermehrte Vorläufer-Hautzellen des Patienten sowie der biologische Klebstoff »Fibrin« in die Wunde eingebracht. Die verwendeten Hautzellen sind dazu in der Lage, sich auch nach der Transplantation noch zu teilen. So wachsen sie auch in die Tiefe und liegen nicht nur oberflächlich auf der Wunde auf. Auch Knorpel-Gewebe wird schon gezüchtet und Patienten implantiert. Herzklappen oder Blutgefäße werden ebenfalls schon auf biotechnologischem Weg hergestellt, indem deren Form vorgebende Gerüste mit Zellen besiedelt werden. In allen Fällen handelt es sich aber um Gewebe aus einer Zellart, während die inneren Organe aus verschiedenen Typen von Zellen bestehen. Um die Aufgabe der Leber bei der Herstellung von Gerinnungsstoffen, Proteinen und Hormonen zu ersetzen, wird allerdings bereits im Tierversuch an Leberzell-Bioreaktoren geforscht. In diesen sollen Leberzellen eingebracht und das Blut des Patienten durchgeleitet werden.

Nerven als Schnittstellen – Neuroprothetik

Neben diesen biotechnologischen Perspektiven der Medizintechnik stehen informationswissenschaftliche: Immer mehr Implantate geben einfache elektrische Impulse, aber auch immer komplexere Informationen, wie akustische und visuelle Eindrücke, direkt in das Nervensystem und bilden somit eine unmittelbare Schnittstelle von Mensch und Technik. Man bezeichnet diese Art von Prothesen auch als Neuroprothesen, da sie Nervenzellen unmittelbar anregen. Die ältesten dieser Neuroprothesen sind Herzschrittmacher und Defibrillatoren: Wenn das Herz gesund ist, geben auf die Bildung elektrischer Impulse spezialisierte Zellen des Herzmuskels, wie der Sinusknoten, der sich in der Wand des rechten Vorhofs befindet, den Takt des Herzschlags vor. Ist allerdings die Bildung und Weiterleitung der Herzerregung gestört oder unterbrochen, wird der Schlagrhythmus zu langsam, zu schnell oder ganz unregelmäßig.

Herzschrittmacher erzeugen in der erforderlichen Schlagfrequenz elektrische Impulse und erregen damit über Elektroden

den Herzmuskel. In den späten 1920er und frühen 1930er Jahren wurden durch den Anästhesisten Mark Lidwell (1878–1969) und den Kardiologen Albert Hyman (1893–1962) in den Vereinigten Staaten unabhängig erste Geräte erprobt, die das Herz bei Stillstand durch regelmäßige elektrische Impulse wieder zum Schlagen anregten. Bei den Elektroden handelte es sich um eine Nadel, die ins Herz des Patienten gesteckt wurde. Hymans Gerät selbst wog noch sieben Kilogramm. Genau genommen handelte es sich bei den Apparaten von Lidwell und Hyman um Defibrillatoren, auch wenn letzterer die Bezeichnung »pacemaker« dafür prägte. Als es auf den Markt kam, wurde es von der Presse als »*Self-Starter for Dead Man's Heart*« bezeichnet. Herzschrittmacher im eigentlichen Sinne wurden Anfang der 1950er Jahre das erste Mal eingesetzt, etwa vom amerikanischen Kardiologen Paul Maurice Zoll (1911–1999). Es handelte es sich aber immer noch um große Apparate, die auf Rollwagen standen und auf eine Stromversorgung über das Netz angewiesen waren.

Im Jahr 1957 wurde vom Elektrotechniker Earl Bakken (*1924), dem Gründer des Medizintechnik-Herstellers Medtronic, für die medizinische Fakultät der Universität von Minnesota der erste tragbare und batteriebetriebene Herzschrittmacher entwickelt. Seine technische Grundlage war eine Bauanleitung für ein elektrisches Metronom. Dieser Schrittmacher wurde an einer Halskette getragen und besaß zwei Regler, mit denen sich die Herzfrequenz einstellen ließ. Die Elektroden wurden unter der Haut bis zum Herzen geführt.

Einen ersten vollständig implantierbaren Herzschrittmacher bauten der schwedische Chirurg Åke Senning (1915–2000) und der Ingenieur Rune Elmquist (1906–1996) von der

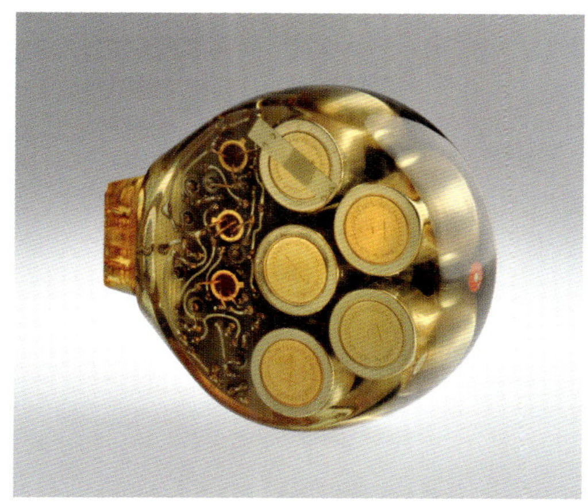

Herzschrittmacher »Ectocor« (1965)

Firma Siemens-Elema. Dieser Schrittmacher wurde 1958 als erster einem Patienten eingepflanzt. Der Schrittmacher musste zwar am nächsten Morgen gegen ein zweites Gerät ausgetauscht werden, das nach wenigen Tagen ebenfalls versagte. Doch der Patient überlebte. Bis er im Jahr 2001 im Alter von 86 Jahren verstarb, erhielt er 26 Herzschrittmacher. Aus Zeitmangel goss Elmquist die technischen Bauteile dieses Prototyps in einem Kunststoffbecher mit Epoxydharz aus. Eine wichtige technische Voraussetzung waren auch bei der Entwicklung implantierbarer Herzschrittmacher die Verwendung von Transistoren für die Schaltung, die sich mit den zuvor verwendeten Elektronenröhren nicht so hätte verkleinern lassen. In den Vereinigten Staaten zogen 1960 der Ingenieur Wilson Greatbatch (1919–2011) und der Arzt William Chardack (1914–2006) mit einem von ihnen entwickelten *pacemaker* nach.

Im Mittelpunkt der weiteren Entwicklungen stand die Anpassung der Technik an den Menschen, sowohl hinsichtlich der Größe der implantierbaren Schrittmacher als auch der

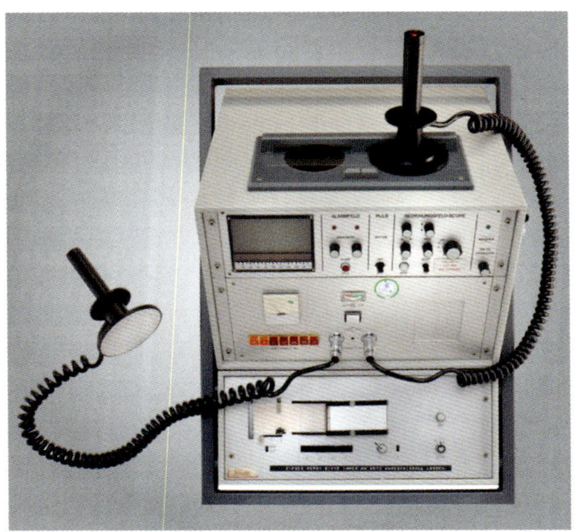

Externer Defibrillator für den Einsatz im Rettungswagen (1974)

Steuerung der Schlagfrequenz. Dabei wurden Innovationen aus anderen Technologie-Feldern aufgegriffen, etwa der Transistor (1950er Jahre), integrierte Schaltkreise (1960er und 1970er Jahre), der Mikroprozessor (1970er und 1980er Jahre) sowie moderne Sensorik und Datenverarbeitungsmethoden. Es gelang so, Herzschrittmacher zu verkleinern und leichter zu machen, eine längere Lebensdauer zu erzielen und sie anpassungsfähiger zu gestalten.

Der von Chardack und Greatbatch entwickelte Herzschrittmacher brachte um die 300 Gramm auf die Waage, aktuelle Modelle wiegen noch knapp 30 Gramm. Die ersten Herzschrittmacher mussten aufgrund ihrer Größe noch im Bauchraum eingesetzt werden. Die Elektroden wurden auf den Herzmuskel genäht. Inzwischen werden Schrittmacher in eine kleine Hauttasche unterhalb des Schlüsselbeins eingepflanzt. Die Elektroden werden über eine Vene in die Herzkammer vorgeschoben und von innen am Herzmuskel befestigt. Der aktuell kleinste Herzschrittmacher hat die Größe einer Vitaminkapsel. Er wird mit Hilfe eines Katheters über die Oberschenkelvene eingeführt, ins Herz vorgeschoben und direkt in der Wand des Herzmuskels verankert. Ein Elektrodenkabel ist daher nicht erforderlich. Über eine Batterie bezieht er für etwa zehn Jahre seine Energie. Noch wird dieser Schrittmacher allerdings in klinischen Studien getestet.

Neben der Größe erwies sich anfangs die Versorgung der Schrittmacher mit elektrischer Energie als eine der wesentlichen Begrenzungen. Die zunächst eingesetzten Quecksilber-Zink-Batterien lieferten maximal zwei Jahre die erforderliche Spannung. Zwischenzeitlich wurden Schrittmacher sogar mit Radionuklidbatterien betrieben, bei denen Plutonium die erforderliche Energie lieferte. Anfang der 1970er Jahre wurden Lithiumjod-Batterien eingeführt, durch die sich die Betriebsdauer auf fünf bis zehn Jahre verlängerte.

Die ersten Schrittmacher gaben ihre elektrischen Impulse noch mit einer fest eingestellten Frequenz ab. Ab 1965 kamen Geräte auf den Markt, die nur dann einen Impuls abgaben, wenn das Herz nicht selbst einen erzeugte. Miniaturisierte Schaltkreise ermöglichen seit den 1970er Jahren, die Frequenz zu regeln und das Gerät an den Patienten und sein jeweiliges Krankheitsbild anzupassen. Programmiert wurden sie elektromagnetisch und drahtlos durch die die Haut hindurch. Die Programmierung lässt sich so einfach ändern. Seit Mitte der 1980er Jahre passen sich die Schrittmacher dem Zustand des Patienten an. Sie erfassen über geeignete Sensoren die Aktivität sowie das EKG des Patienten und geben dem Herz einen schnelleren Takt vor, wenn dieser sich körperlich anstrengt, und einen langsameren, wenn der Patient sich nicht bewegt.

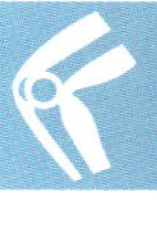

Heute lassen sich die Herzfunktion und der Herzschrittmacher auch drahtlos über das Internet überwachen. Angesichts der technischen Möglichkeiten der Erfassung und Übertragung von Vitalparametern durch Herzschrittmacher und ihre Programmierung über Drahtlos-Schnittstellen wurden zuletzt auch Fragen der Datensicherheit, sowie der Möglichkeit des Hackens solcher Implantate und die damit verbundene Manipulationsgefahr diskutiert.

Während ein Herzschrittmacher ein zu langsam schlagendes Herz dauerhaft aktiviert, werden die Stromstöße von Defibrillatoren genutzt, um das Herz bei Kammerflimmern, das heißt einer Herzrhythmusstörung, bei der sich im Herzmuskel ungeordnete Erregungen ausbreiten, so dass er sich nicht mehr zusammenzieht, für einen kurzen Moment zu stoppen, so dass es danach in einem langsameren Rhythmus schlägt. Der Defibrillator überprüft mittels einer EKG-Ableitung ständig die Schlagfrequenz des Herzens. Gerät das Herz ins Flimmern, löst er umgehend einen Elektroschock aus. Das Prinzip der Elektroschocks bei Kammerflimmern oder Herzstillstand wurde schon seit den 1930er Jahre erforscht und seit den späten 1940er Jahren bei Operationen angewandt. Dazu dienten jedoch stationäre Defibrillatoren.

Die beiden Ärzte Michel Mirowski (1924–1990) und Morton Mower (*1933) begannen 1969 in Baltimore damit, einen implantierbaren Defibrillator zu entwickeln. Die Kardiologie wurde auf die Entwicklung aufmerksam, als 1975 ein Defibrillator erfolgreich einem Hund implantiert wurde. Das Ziel war nun klar: Es sollte ein Gerät für einen Menschen entwickelt werden. Erstmals wurde dann 1980 in Baltimore einer 57-jährigen Frau, die an schweren, nicht beherrschbaren Herzrhythmusstörungen litt, vom Herzchirurgen Levi Watkins (1944–2015) ein Defibrillator erfolgreich implantiert. Die ersten implantierbaren Geräte hatten ein Gewicht von einem Viertel Kilo und waren sehr groß. Um die erforderlichen hohen Spannungen zu erzeugen, benötigte man große Kondensatoren. Dementsprechend war die Implantation, die in den Bauchraum erfolgte, aufwendig. Moderne Defibrillatoren hingegen wiegen nur rund achtzig Gramm.

Das Prinzip der elektrischen Nervenstimulation wurde ausgehend vom Herzschrittmacher in den letzten Jahrzehnten auf weitere Gebiete übertragen. Neurostimulatoren sind kleine, implantierbare Geräte, die mit Elektroden verbunden sind, über die winzige Stromimpulse gezielt an Nerven abgegeben werden können. Der Patient bekommt ein Programmiergerät, mit dessen Hilfe er die Stärke der Stromimpulse variieren kann.

Ein seit den 1990er Jahren etabliertes Verfahren ist beispielsweise die elektrische Stimulation von Blase oder Enddarm, etwa bei Inkontinenz. Die Elektroden dieses Neurostimulators werden in den Rücken des Patienten implantiert. Kleine Stromimpulse stimulieren die dort befindlichen Nerven, welche die Muskulatur der Harnblase, des Darms und der Schließmuskeln des Afters steuern. Ziel ist es, bei Harn- oder Stuhlinkontinenz den Betroffenen wieder die Kontrolle über ihre Körperfunktionen zurückzugeben.

Ein weiteres solches Verfahren ist die sogenannte Tiefe Hirnstimulation. Elektrische Impulse, die ins Gehirn abgegeben werden, sorgen dafür, dass das Gehirn wieder besser arbeitet und Symptome neurologischer Erkrankungen gelindert werden. In der Umgangssprache findet auch der Begriff »Hirnschrittmacher« Verwendung. Dieser wurde zu

Beginn der 1970er-Jahre vom spanischen Physiologen José Delgado (1915–2011) geschaffen und hebt die technologische Nähe zum Herzschrittmacher hervor. Weltweit wurde bereits 120.000 Menschen ein solcher Stimulator eingesetzt. Der eigentliche Neurostimulator mit Elektronik und Batterie wird unter die Haut der Schlüsselbein- oder Bauchraumregion eingesetzt. Ein angeschlossenes Kabel führt zu einer Elektrode mit mehreren Kontakten, welche in festgelegte Bereiche des Gehirns implantiert wird. Die Patienten sind während der Operation bei Bewusstsein und müssen bei der Verortung der Elektroden mitwirken, indem sie mitteilen, ob bei der jeweiligen Position eine Verbesserung eintritt.

Die Stimulation dieser Gehirnbereiche mit winzigsten Stromimpulsen ermöglicht eine verbesserte Steuerung der Bewegung bei Bewegungsstörungen, die bei Patienten mit Tremor (zugelassen seit 1995), Parkinson (1998), Dystonien, also unwillkürlichen Verkrampfungen (2003), Zwangserkrankungen wie dem Tourette-Syndrom, einer Krankheit, bei der Betroffene zum Beispiel unbeabsichtigt Schimpfwörter ausstoßen (2009) und Epilepsie (2010) auftreten. Die genaue Wirkweise der Tiefen Hirnstimulation ist dabei bislang nicht geklärt. Im experimentellen Stadium befindet sich der Einsatz der Tiefen Hirnstimulation etwa bei Depressionen.

Erstmals kam ein Neurostimulator 1987 bei einem Parkinson-Patienten zum Einsatz. Erst 25 Jahre später wurde er gegen eine schwere Depression verwandt. Dass die Tiefe Hirnstimulation gegen psychische Erkrankungen wirksam ist, wurde zufällig entdeckt: Ärzten fiel auf, dass sich bei einigen Patienten mit neuronalen Bewegungsstörungen nach der Implantation auch die Stimmung wandelte. Einige wurden depressiv, andere verspürten Euphorie und ein gesteigertes sexuelles Verlangen. Daraus ging der Gedanke hervor, diese Nebenwirkungen zu nutzen, um gezielt psychische Erkrankungen zu behandeln.

Neben unerwünschten Auswirkungen auf die Psyche wird, zum Beispiel seit 2006 im Nationalen Ethikrat, auch die Frage diskutiert, wie man mit den noch theoretischen Möglichkeiten und dem sich daraus ergebenden möglichen Missbrauch des Neuro-Enhancement umgehen soll, also der »Verbesserung« eines gesunden Gehirns durch Neurostimulation. Führt dies möglicherweise zu mehr Glücksempfinden, Denkvermögen und Leistung oder werden die Menschen nur skrupelloser, aggressiver, berechenbarer oder möglicherweise steuerbar?

Während selbst Neurostimulatoren nur elektrische Impulse abgeben, werden über Neuroimplantate über Sensoren aufgenommene und von einem Prozessor verarbeitete Informationen direkt ins Nervensystem eingespeist. Für Gehörlose wurden Cochlea-Implantate entwickelt, die das natürliche Hörvermögen zum Teil ersetzen können. Voraussetzung ist allerdings, dass der Hörnerv, der zum Gehirn führt, nicht geschädigt ist. Töne werden von einem am Ohr angebrachten Mikrophon erfasst und von einem Prozessor in elektrische Impulse umgewandelt. Diese werden über ein Implantat in der Hörschnecke (Cochlea) in den Hörnerv eingespeist und an das Gehirn übertragen. Das Gehirn lernt, diese Signale zu deuten. Das Implantat kann so das natürliche Hörvermögen ersetzen.

Die Technikgeschichte des Cochlea-Implantats beginnt Mitte des 20. Jahrhunderts. Im Jahr 1957 konnten durch elektrische Stimulation mit einer an den Stamm des

Hörnervs angelegten Elektrode bei einem Gehörlosen Höreindrücke ausgelöst werden. In den 1960er Jahren wurden erste Cochlea-Implantate entwickelt, deren Elektroden man in die Hörschnecke der Patienten einsetzte. Da diese Implantate aber nur über eine einzige Elektrode verfügten, die den Hörnerv reizte, nahmen die Patienten zwar Höreindrücke wahr, konnten aber kaum etwas verstehen. Erst seit den 1970er Jahren gibt es Geräte mit mehreren Elektroden, die an verschiedenen Stellen innerhalb der Hörschnecke verortet sind. Dadurch wurde es Gehörlosen möglich, einem Gespräch zu folgen. Diese Implantate sind vor allem eine Entwicklung des australischen HNO-Arztes und Chirurgen Graeme Clark (*1935). Im Jahr 1978 führte er gemeinsam mit Brian Pyman die erste Implantation an einem Patienten durch, der mit 46 Jahren sein Hörvermögen eingebüßt hatte.

Heute besitzen die Implantate zwischen acht und 22 Elektrodenkanäle, die allerdings rund 25.000 Hörsinneszellen ersetzen müssen. Die Zahl der Elektroden lässt sich nicht beliebig steigern, da es sonst in der elektrisch leitenden Flüssigkeit, mit der die Cochlea gefüllt ist, zu Kurzschlüssen käme. Die Hörqualität ist nicht nur abhängig von der Zahl der Elektroden, sondern auch von der Pulsrate, also der Zahl der elektrischen Impulse, die das Implantat an den Hörnerv pro Sekunde abgeben kann, sowie von der Verarbeitung von Sprache und Geräuschen in einem Mikroprozessor. Bei letzterem kann allerdings nur ein Teil des akustischen Spektrums umgesetzt werden, so dass das Hören auch mit einem Cochlea-Implantat beschränkt ist. Nachdem das Implantat eingepflanzt wurde, ist es zudem erforderlich, dass die Patienten an einem intensiven Hörtraining teilnehmen. Das Gehirn muss erst darauf trainiert werden, den

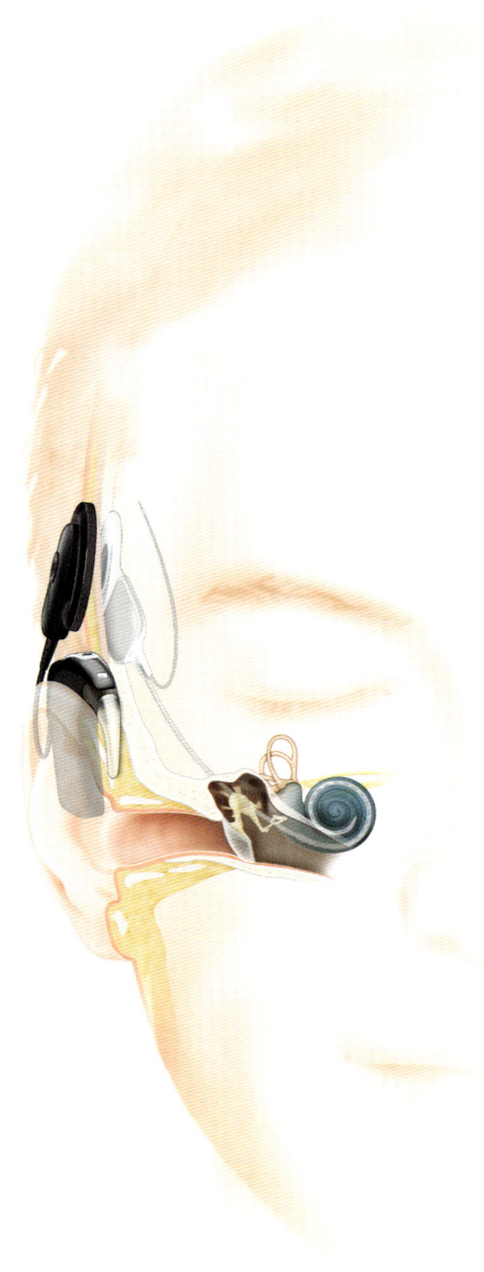

Schematische Zeichnung eines Cochlea-Implantats (Cochlear Deutschland GmbH & Co. KG)

empfangenen Signalen sinnvolle Informationen zu entnehmen, um gesprochene Sprache zu verstehen.

Bei zwei Gruppen sind die Erfolgschancen beim Einsetzen eines Cochlea-Implantats besonders hoch: Einerseits Menschen, die ihr Gehör erst verloren haben, nachdem sie sprechen lernten; andererseits gehörlose Kinder, denen das Implantat im Kleinkindalter eingepflanzt wird, so dass sie damit hören und sprechen lernen. Diese neuen technischen Möglichkeiten führten insbesondere in den 1990er Jahren zu einer intensiven Diskussion unter Hörgeschädigten: Die Selbstwahrnehmung von gehörlosen Menschen unterscheidet sich grundlegend von der Fremdwahrnehmung. Lange Zeit waren Gehörlose gesellschaftlich ausgegrenzt und ihre Gebärdensprache wurde nicht als wirkliche Sprache betrachtet. In diesem Umfeld entstand eine selbstbewusste Kultur von Gehörlosen, die sich selbst nicht als behindert wahrnahm, sondern als sprachliche Minderheit verstand. Das Cochlea-Implantat, das die Möglichkeit der Anpassung an die nicht-gehörlose Mehrheitsgesellschaft ermöglichen sollte, wurde daher von Teilen der Gehörlosenkultur kritisch wahrgenommen.

Die Kernfrage der Debatte lässt sich darauf zuspitzen, ob es ein »Recht auf Taubheit« gebe oder ob Kinder vielmehr ein Anrecht auf das Implantat hätten. Die Gegner fürchteten, dass technische Entwicklungen und gesellschaftlicher Druck zum »Verstummen« einer Sprachkultur führen würden, die sich selbst als nicht als behindert versteht. Die Befürworter hingegen betonten, eine Implantation ließe sich rückgängig machen, die Folgen einer nicht erfolgten Einpflanzung nicht. Ein Kind könne so in Gebärdensprache und mit dem Implantat aufwachsen und später eine Entscheidung treffen oder sich auch beiden Sprachkulturen zugehörig fühlen.

Während das Cochlea-Implantat inzwischen technisch etabliert ist, handelt es sich bei Retina-Implantaten für das Auge um eine sehr junge Technologie. Das Prinzip gleicht sich jedoch: Mit Hilfe eines Implantats werden technisch aufgenommene Videobilder, die von einem Mikroprozessor zu elektrischen Impulsen verarbeitet wurden, in den Sehnerv eingespeist. Allerdings darf der Sehnerv nicht zerstört sein. Dies trifft etwa auf die Netzhauterkrankung Retinitis pigmentosa zu. Bei dieser sind die Sinneszellen der Netzhaut zerstört, der Sehnerv ist aber intakt. Patienten, die an dieser Krankheit erblindet sind, kann ein Netzhaut-Implantat ermöglichen, wieder optische Reize wahrzunehmen. Dabei wird das Sichtfeld mit einem Videochip als digitales Bild aufgenommen. Dieses wird anschließend in elektrische Impulse umgewandelt, die in den Sehnerv eingespeist werden. Dort erzeugen sie die Wahrnehmung von Lichtmustern, die die Patienten zu deuten lernen.

Die Auflösung solcher Implantate beträgt zurzeit lediglich zwischen 60 und 1.500 Bildpunkte. Das bedeutet, dass sich nur Umrisse, Formen und starke Kontraste erkennen lassen. Farben lassen sich überhaupt nicht darstellen. Auch bietet das Implantat keinen dem natürlichen Sehen vergleichbaren Ersatz, denn das Sehen ist weitaus komplexer als das Hören. Der Sehnerv besteht aus rund einer Million Fasern, dreißigmal so viele wie der Hörnerv. Trotz dieser hohen übermittelten Informationsdichte verarbeitet die Netzhaut mit ihren Nerven die von ihren 100 Millionen Sinneszellen aufgenommen Informationen schon vor und komprimiert diese.

Bei Retina-Implantaten können zwei technologische Ansätze unterschieden werden:

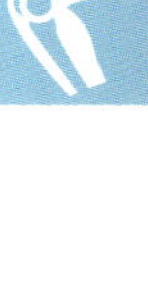

Beim epiretinalen (wörtlich: auf der Netzhaut gelegenen) Implantat werden unmittelbar auf der Retina, der Netzhaut, ein Mikrochip und Stimulationselektroden befestigt. Das Bild einer in eine Brille integrierten Videokamera wird von einem Minicomputer in Impulse übersetzt. Der Prozessor ersetzt also die in der Netzhaut stattfindende Signalverarbeitung. Die dort errechneten Signale werden drahtlos an das auf der Netzhaut implantierte Elektroden-Gitter gesendet. Es stimuliert die noch aktiven Nervenzellen, die diese Impulse an das Gehirn weiterleiten. Dort erzeugen sie die Wahrnehmung von Lichtmustern, die die Patienten zu interpretieren lernen.

Beim subretinalen (also: unter der Netzhaut gelegenen) Implantat hingegen wird das Implantat zwischen der Netzhaut und der Aderhaut eingebracht, was gegenüber dem epiretinalen aufwendiger ist. Die Patienten benötigen allerdings anschließend keine externe Video-Brille. Das subretinale Implantat umfasst Photodioden. Diese geben je nach Stärke des ins Auge einfallenden Lichts elektrische Impulse ab, die über Elektroden an die Nerven übermittelt werden. Das Implantat ersetzt in diesem Fall nur die geschädigten Fotorezeptoren, die Licht in elektrische Impulse umwandeln und so die mit ihnen verbundenen Nervenzellen anregen. Die Photodioden und die Stimulations-Elektroden befinden sich direkt nebeneinander auf dem Mikrochip, so dass keine weitere Verarbeitung der Signale erforderlich ist. Sie werden lediglich elektronisch verstärkt.

Beide Typen von Implantaten befinden sich bereits auf dem Markt. Die Forschung an Retina-Implantaten begann in den 1990er Jahren, auch wenn die damals freilich technisch nicht umzusetzenden Visionen dazu teils bis in das 19. Jahrhundert oder zu Sinnesprothesen-Projekten aus der Zeit des Zweiten Weltkrieges zurückreichen, wie der Medizinhistoriker Cornelius Borck ausführt. Der Medizintechniker und Elektroingenieur Robert Greenberg, Entwickler eines solchen Implantats, beschreibt in einem Interview, dass er zu seinen Forschungen angeregt wurde, als ihm der an der Duke University lehrende Augenarzt Eugene de Juan in einem Experiment zeigte, dass er durch Anlegen eines elektrischen Impulses auf der Netzhaut eines erblindeten Patienten einen Lichteindruck hervorrufen konnte. Im ersten Jahrzehnt des 21. Jahrhunderts wurden beide Typen von Implantaten das erste Mal für längere Zeit mit Erfolg Patienten implantiert: 2002 ein von Robert Greenberg und seinem Team entwickeltes epiretinales Implantat in den USA, das 16 Elektroden besaß, Mitte der 2000er Jahren in Tübingen ein vom Mediziner und Augenarzt Eberhart Zrenner (*1945) und seinen Mitarbeitern gebautes subretinales Implantat.

Die Neuroprothetik bietet insgesamt große Chancen, wirft aber auch ethische Fragen auf. Um zwei Themenfelder kreist die Diskussion: Einerseits um das »Reparieren von Defekten«, also um die Frage der gesellschaftlichen Anerkennung von Behinderten und kranken Menschen und ihres Selbstverständnisses; andererseits – in die Zukunft gedacht – um die Fragen, die sich aus den potentiellen Möglichkeiten der »Verbesserung« gesunder Menschen mit Hilfe der Kopplung von Nerven und elektronischen Implantaten ergeben. Zu denken wäre etwa an eine Erweiterung der Sinne: Wie verhält es sich damit, wenn es technisch möglich sein sollte, mit einem Cochlea-Implantat Ultraschall »hörbar« zu machen? Dürfte der Patient das Implantat »hacken«, um sich diese Fähigkeit anzueignen?

Körperbilder der Prothetik

Mit der systematischen Erforschung der Biomechanik des Menschen entstanden seit dem 19. Jahrhundert funktionale Prothesen für Gliedmaßen. Arbeiteten diese zunächst rein mechanisch, sind Prothesen heute mit Elektromotoren und elektronischen Sensoren und Steuerungen ausgestattet. Teils werden als Steuersignale auch Nervenimpulse genutzt. Für innere Organe wie Herz, Lunge oder Niere wurde technischer Organersatz geschaffen, der diese in Teilfunktionen auch auf längere Dauer ersetzen kann. Ein vollständiger, dauerhafter technischer Ersatz eines kompletten Organs ist jedoch bislang kaum möglich. Forschungen in diesem Feld wenden sich daher auch der regenerativen Medizin zu. Dahinter verbirgt sich die Idee, natürliches Gewebe zur Regeneration zu stimulieren oder Gewebe in Form des »Tissue Engineering« in Bioreaktoren künstlich zu züchten, um Organe auf diese Weise zu ersetzen.

In der Prothetik lässt sich besonders der Trend beobachten, dass Prothesen und Implantate »unter die Haut« gehen. Beispiele hierfür sind künstliche Hüftgelenke, aber auch Prothesen für die Sinnesorgane Ohr und Auge. Dabei werden von Mikrophonen oder Videochips aufgenommene Daten in elektrische Signale umgewandelt und in die Sinnesnerven eingespeist. Die Tendenz zur Miniaturisierung, die sich auch in anderen Bereichen der Medizintechnik findet, ist ebenfalls erkennbar. Der erste tragbare Herzschrittmacher wurde 1957 noch an einem Gurt getragen. Heute werden miniaturisierte Herzschrittmacher getestet, die minimalinvasiv über einen Katheter im Herz verankert werden.

In den Entwicklungen der Prothetik spiegeln sich auch medizinische Körperbilder, die sich zu unterschiedlichen Zeiten entwickelt haben, aber heute nebeneinander bestehen. Dies beginnt mit mechanistischen Vorstellungen des Körpers als Maschine, deren defekte Bauteile ausgetauscht werden können, von der Brille über Endoprothesen bis hin zum Unterstützungssystemen für das Herz. Doch selbst bei »bloßem« mechanischen Ersatz ist die Herausforderung zu berücksichtigen, dass technische Bauteile in verschiedener Hinsicht in Wechselwirkung mit lebendem Gewebe treten.

Es gibt viele, teils auch konkurrierende Körperbilder der Prothetik, wie Thomas Schnalke oder Barbara Orland herausarbeiten: Neben das mechanistische tritt ein informationstechnologisches, das sich in der Figur des »Cyborg« spiegelt, das neben dem mechanischen Ersatz den Informationsaustausch zwischen dem Körper und seinem Nervensystem und informationstechnischen und elektronischen Systemen steigert, sei es durch Sensoren, die Informationen in den Körper einspeisen, oder durch Motoren und Aktoren, die über Nerven angesteuert werden. Dazu tritt die biotechnologische Vision des Klonens oder Züchtens von natürlichem Gewebe, das als Ersatz anstelle des eigenen Gewebes tritt. Die korrespondierende Figur wäre hier der Klon.

Doch stellt sich die Frage, wie realistisch die in der Debatte teils gefürchtete, teils gefeierte »symbiotische Vereinigung von Körper und Technik« ist, die sich durch Entwicklungen in der Künstlichen Intelligenz und Neuroprothetik, der Bio- und Gentechnik und der Nanotechnologie vollziehen soll. Dem gegenüber vertreten andere Stimmen die Grundannahme, dass sich der menschliche Körper insgesamt nicht technisieren lasse, also auch nicht zur Gänze in der Technik aufgehen könne. Die Geschichte der am Körper eingesetzten Technik, die mit Prothesen für Gliedmaßen letztlich bis in die Antike zurückreicht, kannte nie das Ziel, den menschlichen Körper als Ganzes technisch zu ersetzen. Das Zusammenspiel verschiedener Körperkonzepte und Praktiken brachte immer wieder neue Vorstellungen vom Körper hervor. Sie bildeten die Grundlage für Versuche der technisch unterstützten Verbesserung einzelner Funktionen des Körpers. Im Blick auf die auf einzelne Körperteile und -funktionen gerichteten »Verbesserungsprojekte« wird deutlich, dass die lange als selbstverständlich betrachtete Gegenüberstellung von »Natur« und »Technik« nicht erst im Licht aktueller Entwicklungen auf dem Feld der Prothesen und Implantate hinterfragt werden muss, sondern die Idee der technischen Formung des natürlichen Leibs schon lange geübte Praxis ist.

Prothetik richtet sich auf die Formung des Körpers durch die Wiederherstellung von Formen und Funktionen. Der Blick auf die Prothesen zeigt nicht nur die technischen Möglichkeiten des Machbaren auf, sondern auch, welche Körpertechniken als bedeutsam gesehen wurden, etwa mit Blick auf die Orthopädietechnik, welche Arten des Gehens oder Greifens als wichtig galten. Den Prothesen als Artefakten sind auch die jeweilig vorherrschenden Vorstellungen über den Körper in der Moderne eingeschrieben, wie die Gegenüberstellung von Norm und pathologischer Abweichung oder das Leistungsprinzip. Behinderungen wurden bis in die Mitte des 20. Jahrhunderts als das »ultimativ Andere« stigmatisiert. Prothetik diente in diesem Zusammenhang der Inklusion, indem sie körperliche Beeinträchtigungen im Sinne eines normativ vorgegebenen Körperbildes kaschieren oder als »normal« betrachtete Funktionen wiederherstellte. Die Prothetik orientierte sie sich an der »Normalisierung« behinderter Menschen, was beispielsweise in der Debatte um das Cochlea-Implantat hinterfragt wurde. Unter dem Eindruck eines neuen Körper-Kultes um die jungen, starken und schönen Körper erscheinen auch nicht versehrte Körper als verbesserungsbedürftig, wenn sie nicht dem Idealbild entsprechen. Implantate für Brüste oder Gesäß, die diese nach dem Wunschbild modellieren, sollen helfen, das eigene Aussehen an die Idee anzupassen, und erfüllen keinen medizinisch notwendigen Zweck.

Im 18. Jahrhundert wurde die produktive Erwerbsarbeit mit messbarer Leistung zu einem Wert an sich. Die Teilhabe an der Arbeitsleistung wurde zum Integrationsinstrument, aber auch zum Sinnbild der Erwartungen an die »Normalität« behinderter Menschen. Der Dreiklang aus Prothese, Arbeit und Leistung prägt die Geschichte der modernen Prothetik, die einen leistungsfähigen und damit produktiven Körper gewährleisten soll, zunehmend nicht nur in der Arbeitswelt, sondern auch im Alltag oder im Sport. Die Debatten um die Prothetik waren im 20. Jahrhundert verbunden mit der erwarteten Steigerung von Effizienz und Leistung. Nicht nur Form und Funktion des Körpers sollten wiederhergestellt werden, sondern er sollte auch effektiver, schneller, robuster gemacht werden. Die Verbesserung von Leistung und Effizienz war auch der Maßstab, der an Prothesen und Implantate selbst angelegt wurde, etwa durch Einsatz neuartiger Materialien und Technologien. Damit verbindet sich die Vorstellung, dass die Prothetik »immer besser« werde. Betrachtet man aber reale Prothesen, wird deutlich, dass diese nicht an das natürliche Vorbild heranreichen.

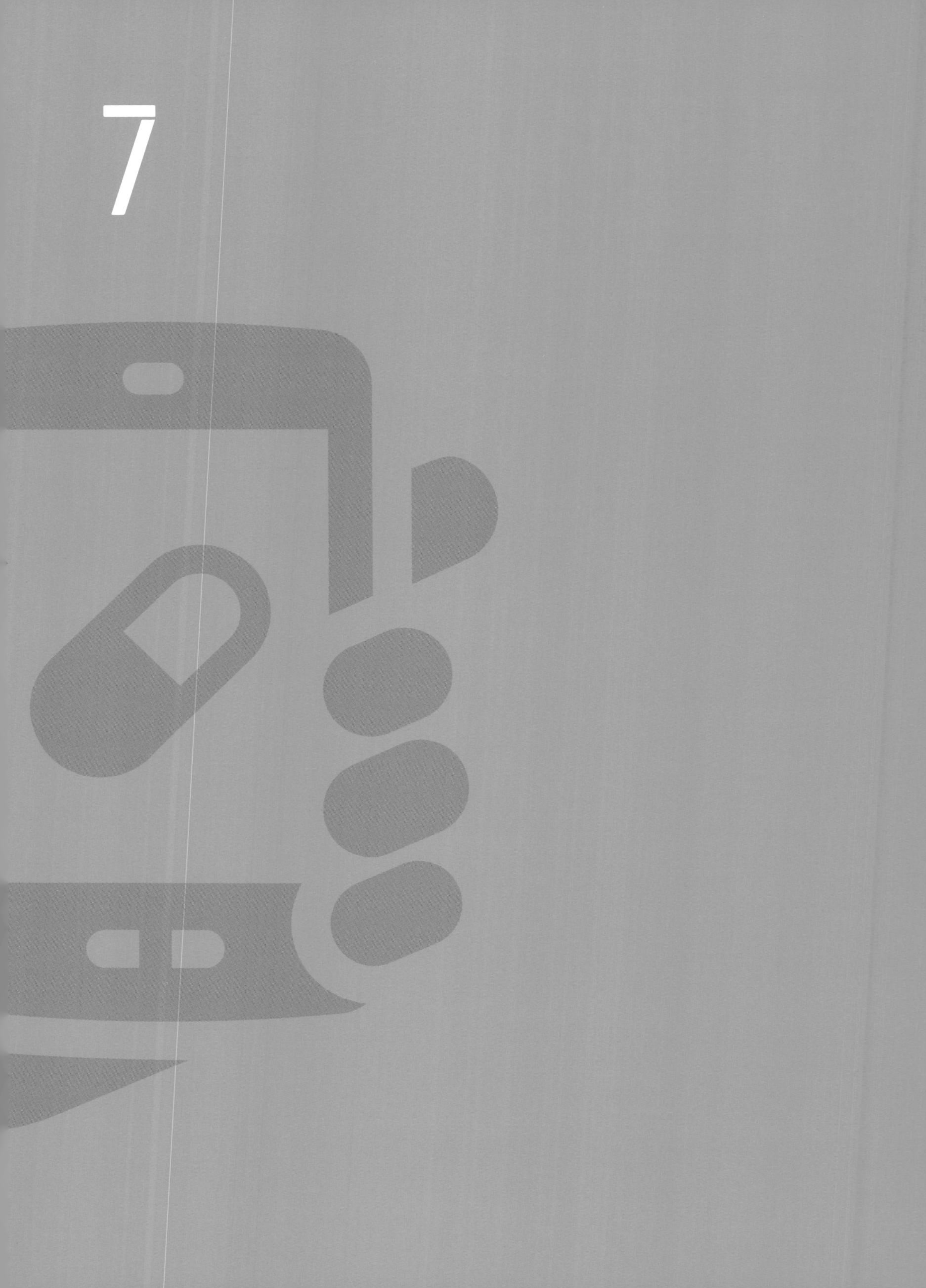
7

AUSBLICK:

DIE ZUKUNFT DER MEDIZINTECHNIK

Die naturwissenschaftlich begründete Medizin, wie sie seit Beginn des 19. Jahrhunderts entstanden ist, hat eindrucksvolle Erfolge erzielt. Viele Krankheiten sind erkennbar, vorhersehbar und heilbar geworden. Implantate und Prothesen ersetzen Gliedmaßen und Organe. Eine der Grundlagen dafür sind »Einblicke« in das Körperinnere, die zuvor unvorstellbar waren. Neben akustischen und optischen Instrumenten wie Stethoskopen, Augenspiegeln oder Endoskopen, die sich auf den »Aufbruch der Medizin in die Moderne« im 19. Jahrhundert zurückführen lassen, ermöglichen dies die modernen bildgebenden Verfahren. Sie gehen auf die Entdeckung der Röntgenstrahlen an der Wende vom 19. zum 20. Jahrhundert zurück und erfuhren in der zweiten Hälfte des 20. Jahrhunderts eine erhebliche Ausweitung, von der Nutzung physikalischer Phänomene wie dem Ultraschall oder der Kernspinresonanz bis hin zum Einsatz der Computertechnik etwa in der Computertomographie. Derartige Bilder aus dem Körper prägen heute die Medizin entscheidend. Abgesehen von der Endoskopie sind sie jedoch stets eine »Übersetzung« nicht sichtbarer Phänomene in Abbildungen. Außerdem entwickelte sich eine Tradition der Betonung des »Sehens« in der Medizin, die letztlich bis zur Anatomischen Revolution des 16. Jahrhunderts zurückreicht. Auf sie geht die Bedeutung des Blicks in den Körper zurück.

Nicht nur das »Sehen« von Strukturen und Prozessen im Körper wird wichtig, sondern auch das Messen von physikalischen und biochemischen Vorgängen im Körper mit verschiedenen Instrumenten, und zwar in enger Wechselwirkung zu den quantitativ vorgehenden modernen Naturwissenschaften. Viele dieser Verfahren werden zunächst experimentell in der physiologischen Grundlagenforschung entwickelt und ziehen dann allmählich in die ärztliche Diagnostik ein. Heute haben einige von ihnen im Rahmen der Selbstmessung ihren Platz in den Haushalten gefunden, etwa die Messung von Fieber, Blutdruck oder Blutzuckerspiegel. Ihren Anfang nimmt die systematische, technikgestützte »Vermessung des Patienten« mit der Messung der Körpertemperatur durch das Fieberthermometer, sieht man ab von der Erhebung der Pulsfrequenz, für die seit Ende des 18. Jahrhunderts die mechanische Taschenuhr Bedeutung gewinnt.

Bei der Temperaturmessung tritt erstmals das Problem auf, dass man einen Vorgang untersuchen möchte, aber mit dem Fieberthermometer nur punktuell einen Messwert erheben kann. Daher beginnt man schon seit Mitte des 19. Jahrhunderts mehrere, zu festen Zeitpunkten erhobene Messwerte zu

Verlaufskurven zu verbinden. Mit Hilfe anderer Instrumente und Apparate entstehen Verlaufskurven über die Zeit. Neben einfachen physikalischen Parametern wie Temperatur und Druck werden seit Beginn des 20. Jahrhunderts auch die elektrophysiologischen Vorgänge in den Nerven und Muskeln, wie etwa im Herzmuskel, gemessen und die Messwerte in Kurvenform aufgezeichnet. Die Elektrokardiographie ist heute eines der unverzichtbaren Verfahren der Kardiologie.

Lassen sich physikalische Messwerte aus dem Körper heute häufig im Verlauf darstellen, ist dies bei den Parametern der Biochemie, die in der Labormedizin meist aus Körperflüssigkeiten wie Blut oder Urin bestimmt werden, schwieriger. Hier stehen in der Regel nur punktuelle Messwerte zur Verfügung. Sie geben nur über die stoffliche Zusammensetzung oder die Konzentration bestimmter Stoffe im Körper zum Zeitpunkt der Probenerhebung Auskunft. Dennoch entwickelten sich die Verfahren seit den Anfängen der Labordiagnostik im 19. Jahrhundert entscheidend weiter. Eine Grundlage der modernen Labormedizin ist die Entwicklung der Spektralanalyse durch Kirchhoff und Bunsen um 1860. Technische Entwicklungen in der Labormedizin betreffen vor allem die Reduktion der Probenmenge, die für die Analyse benötigt wird, die Geschwindigkeit, mit der diese durchgeführt werden kann, sowie die Automatisierung des Messens und der Vorbereitung der Probe. Durch Laborautomaten, wie sie seit der zweiten Hälfte des 20. Jahrhunderts entwickelt wurden, ist die moderne Labordiagnostik mit einem massenhaften Durchsatz von Proben überhaupt erst möglich geworden.

Neben dem Blick auf die Strukturen des Körperinneren ist die moderne Medizin auch entscheidend vom »Blick ins Unsichtbare« geprägt. Dies beinhaltet den ebenfalls technisch vermittelten Blick auf mikroskopisch kleine Strukturen im Körper, welche die Vorstellungen vom Körper sowie von Gesundheit und Krankheit entscheidend beeinflussen. Zunächst entstand die Zellularpathologie, die besagt, dass der menschliche Körper – wie alles Lebendige – als Grundbaustein aus Zellen besteht und dass Krankheiten letztlich auf zellulärer Ebene wirken. Dazu kamen Bakteriologie und Virologie, welche die Ursache von Infektionskrankheiten in Bakterien oder Viren erkennen. Zuletzt wurde schließlich das Konzept der modernen Genetik wirksam, nach dem jede Zelle ihren Bauplan in Form der Chromosomen in sich trägt. Darauf fußt die Entdeckung, dass viele Krankheiten entweder genetisch bedingt oder durch Fehler in diesem Bauplan ausgelöst werden.

Diese in ihrer Wirkung kaum zu unterschätzenden medizinischen Leitkonzepte sind entscheidend von der sich seit dem 19. Jahrhundert rasant entwickelnden Technik der Mikroskopie und den Ideen der Biologie als Lebenswissenschaft geprägt. Stieß die Lichtmikroskopie an die zunächst nicht zu umgehende Auflösungsgrenze des sichtbaren Lichts, ermöglichte seit den 1930er Jahren die Elektronenmikroskopie weitaus höhere Auflösungen. Seit den 1980er Jahren eröffnen die Rastertunnel- und Rasterkraftmikroskopie den Blick auf Moleküle und sogar Atome: Der Schritt von der Mikroskopie zur Nanoskopie, vom Mikro- in den Nanokosmos war getan. Mit STED-Mikroskopen stehen seit Ende des 20. Jahrhunderts erstmals Lichtmikroskope zur Verfügung, die mit Hilfe der geschickten Anwendung der Fluoreszenzmikroskopie Vorgänge deutlich unter der Auflösungsgrenze des Abbe-Limits sichtbar machen können. Außerdem lässt sich mit diesen Geräten, anders als mit Elektronenmikroskopen, auch lebendes Gewebe untersuchen. Medizinisch werden sie allerdings nur in der Grundlagenforschung genutzt. Die genetische Diagnostik hingegen beruht technisch gesehen nicht mehr auf der Mikroskopie, sondern auf Verfahren zur Vervielfältigung von Erbgut, wie der Polymerase-Ketten-Reaktion im Thermocycler oder der Sequenzierung von Erbgut.

Der zunehmende Blick ins Körperinnere und die Fokussierung der Medizin auf Verletzungen oder Veränderungen der festen Bestandteile des Körpers seit dem späten 18. Jahrhundert führt zur Suche nach neuen Möglichkeiten von chirurgischen Eingriffen. Obwohl die Chirurgie zu den ältesten Zweigen der Heilkunde zählt, erlebt sie in der zweiten Hälfte des 19. Jahrhunderts einen grundlegenden Wandel, der erstmals Operationen im Brust- und Bauchraum sowie am Gehirn möglich machen sollte. Die technischen Voraussetzungen hierfür sind zum einen die Möglichkeiten, schmerzlos zu operieren und dadurch mittels Narkose auch lange andauernde Operationen durchzuführen. Zum anderen greift man verstärkt zu Desinfektion und Sterilisation, so dass keine Keime in die Operationswunde gelangen und die Überlebensrate der Patienten erheblich ansteigt. Das Prinzip der Keimfreiheit wirkt sich auf die chirurgischen Instrumente aus, die in Form und Material so konstruiert sind, dass ihnen möglichst wenig Schmutz anhaften kann. Zudem lassen sie sich gut reinigen und sterilisieren. Die Suche nach Möglichkeiten, die Narkose durch die genaue Dosierung von Narkosemittel und Sauerstoff verträglicher und weniger gefährlich zu machen, sowie das Bestreben, Patienten während der Operation zu beatmen, führt zur Entwicklung immer komplexerer Narkosegeräte. Diese werden zum modernen Anästhesie-Arbeitsplatz weiterentwickelt, an dem zur Narkose und Beatmung auch noch die automatische Überwachung der Vitalparameter des Patienten zählt. Die messende Medizin zieht also in den Operationssaal ein. Die künstliche Beatmung ist zusammen mit der Hämodialyse auch die Wurzel der lebensrettenden Intensivmedizin, wie sie sich seit den 1950er Jahren entwickelt – und die als bloß lebensverlängernde »Apparatemedizin« seit den 1970er Jahren in die Debatte gerät. Im Kontext des sich ausweitenden Bestands an intensivmedizinischen Geräten im Operationssaal muss auch die Herz-Lungen-Maschine gesehen werden, die seit den frühen 1950er Jahren bei Operationen am offenen, also stillgelegten Herzen das Blut durch den Körper pumpt sowie dessen Anreicherung mit Sauerstoff und Abgabe von Kohlenstoffdioxid übernimmt.

Dies bringt einen grundlegenden Wandel in der Herzchirurgie. Für die gesamte Chirurgie hingegen sind die minimalinvasiven Verfahren, bei denen unter indirekter Sicht durch ein Endoskop und mit speziellen Instrumenten operiert wird, von großer Bedeutung. Das gilt auch für die sich noch im Anfangsstadium befindende Roboterchirurgie, bei der technische Systeme eine Operation unterstützen. Die Technisierung betrifft seit der zweiten Hälfte des 19. Jahrhundert nur den Patientenkörper (Narkose, Beatmung etc.) und das Operationsmaterial (Sterilisation von Instrumenten und Materialien), während das Operieren selbst ein Handwerk bleibt. Doch verändern die Neuerungen nun den Blick des Chirurgen, indem technische Hilfsmittel die Sicht überhaupt ermöglichen und erweitern, wie zum Beispiel durch die Anfärbung von markiertem Gewebe unter Fluoreszenz-Licht. Hinzu kommt eine zunehmend komplexere und »intelligentere« Technik, die zwischen dem Chirurgen und dem Patientenkörper vermittelt. Schließlich etablieren sich diese Verfahren, weil sie schonender für Patienten sind, die Heilung beschleunigen und damit die Behandlungskosten verringern.

Die Entwicklung der Medizintechnik seit dem 19. Jahrhundert hat nicht nur neue chirurgische Eingriffe ermöglicht, sondern zudem den zumindest partiellen technischen Ersatz für Gliedmaßen und Organe, wobei die maßgeblichen Entwicklungen auf diesem Gebiet ins 20. Jahrhundert fallen. Entscheidende Voraussetzung für den funktionellen Ersatz ist die Erforschung der Wirkweisen der ersetzten Körperteile etwa durch die Biomechanik oder die Physiologie, die beide seit dem 19. Jahrhundert systematisch erforscht werden. Nur solche Organe sind überhaupt in Ansätzen technisch nachzubilden, deren Aufgaben sich mit den Regeln der klassischen Mechanik nachbilden lassen. Dazu gehören Beine, Arme und Hände, die Niere als Filter oder das Herz als Pumpe. Große Drüsen wie die Leber oder die Bauchspeicheldrüse hingegen, in denen biochemische Vorgänge ablaufen, entziehen sich der Nachbildung bislang. Letztlich besteht beim Versagen eines inneren Organs noch immer die Notwendigkeit, dieses durch ein Spenderorgan zu ersetzen. Auch dies ist eine Möglichkeit, welche die Medizintechnik in der zweiten Hälfte des 20. Jahrhunderts eröffnet hat. Dabei ist eine entscheidende Voraussetzung eine pharmazeutische, nämlich dass man die Abstoßung als Reaktion des Immunsystems medikamentös unterdrücken kann.

Neben der funktionellen Nachbildung ist es ein entscheidendes Charakteristikum der modernen Prothetik, dass Prothesen nicht mehr nur äußerlich dem Körper angefügt werden, sondern teilweise als Endoprothesen im wahrsten Sinne des Wortes unter die Haut gehen. Um die Verbindung von körpereigenem Gewebe und technischen Prothesen zu gewährleisten, suchte und entwickelte man geeignete biokompatible Materialien. Moderne Endoprothesen befinden sich nicht nur als strukturelle Elemente im Körper, sondern sie werden zunehmend an das Nervensystem angekoppelt. Dies geschieht beispielsweise, indem Nervenimpulse im Armstumpf zur Steuerung von Handprothesen genutzt werden. Es werden aber auch – wie bei Cochlea- oder Retina-Implantaten – Informationen aus der Umwelt von technischen Geräten aufgenommen und dann ins Nervensystem eingespeist.

Alle diese Entwicklungen gehen einerseits aus einer Wechselwirkung der Medizin mit den modernen Naturwissenschaften wie Physik, Chemie und Biologie hervor, mit deren Konzepten und Mitteln die Medizin den menschlichen Körper zu verstehen versucht. Andererseits entwickeln sich Neuerungen aus der Nutzung von Erkenntnissen aus dem weiten Feld der Technik, von den Materialwissenschaften über die Feinmechanik, Optik, Elektrotechnik bis hin zur Mikroelektronik. Auch neue Entwicklungslinien der Medizintechnik wie die Computerisierung, die Miniaturisierung und die Biologisierung, also die Nutzung von Biotechnologien, die Hoffnungen auf neue schonendere und wirksamere Formen der Behandlung wecken, beruhen auf der Nutzung aktueller Technologien aus anderen Bereichen als der Medizin.

Trends der Medizintechnologie

Die moderne Medizintechnik zeichnet sich durch eine enorme Spannbreite aus, zudem verläuft ihre Entwicklung sehr dynamisch. In der Vielfalt, die hier nicht dargestellt werden kann, lassen sich zusammenfassend einige wesentliche Entwicklungen und Trends erkennen. Diese werden von Expertinnen und Experten diskutiert, wie eine Studie des Verbandes der Elektrotechnik Elektronik Informationstechnik (VDE), unter dem Titel »MedTech 2020« zeigt, bei der im Jahr 2009 über 700 internationale Fachleute zur Zukunft der Medizintechnik befragt wurden. Ergänzend veröffentlichte der BVMed, der Bundesverband Medizintechnologie, 2012 ein Forschungspapier zu »Medizintechnologien der Zukunft«.

Die Studien lassen folgende Trends erkennen: Betrachtet man die mittels bildgebender Verfahren erzeugten Bilder, so entwickelt sich die Magnetresonanztomographie in Richtung der quantitativen Bildgebung. Sie macht die genaue Vermessung bestimmter Strukturen im Körper möglich. Ein weiterer Aspekt ist die Darstellung von Vorgängen und Abläufen im Körper durch die funktionelle Bildgebung, beispielsweise des Blutstroms in der Aorta oder der Nervenbahnen im Gehirn. Dazu tritt die Entwicklung der molekularen Bildgebung. Sie ermöglicht es, lebende Zellen und die Stoffwechselvorgänge in ihnen in Echtzeit zu beobachten und so Rückschlüsse über Krankheiten zu treffen, bevor sie ausgebrochen sind. Dies erfolgt mit Hilfe signalgebender Stoffe, die mittels transportierender Stoffe ins Ziel gebracht werden. Ein Beispiel sind nuklearmedizinische Verfahren mit radioaktiven Substanzen. In der Endoskopie können Fluoreszenz-Marker genutzt werden, um etwa entartete Zellen, die einen veränderten Stoffwechsel haben, abzubilden.

An neuen Methoden wird geforscht, wie dem sogenannten Magnetic Particle Imaging. Bei diesem Verfahren, das sich noch im Versuchsstadium befindet, wird die Verteilung und Konzentration in den Körper eingebrachter magnetischer Teilchen ermittelt. Dadurch lassen sich wie mit der Positronen-Emissions-Tomographie Vorgänge im Körper darstellen. Im Unterschied dazu arbeitet das Magnetic-Particle-Imaging-Verfahren weitaus schneller und bringt keine Strahlenbelastung mit sich.

Ein weiteres neues bildgebendes Verfahren ist das Impedance Imaging, das auch als Elektrische-Impedanz-Tomografie (EIT) bekannt ist. Bei diesem wird die elektrische Leitfähigkeit des Gewebes in einem Schnittbild durch den Körper dargestellt. Diese ist beim Gewebe in Abhängigkeit von dessen Beschaffenheit und Zustand unterschiedlich stark, sie kann als Messwert anschließend visualisiert werden. Bei der Untersuchung werden Elektroden ringförmig um die betreffende Region auf der Haut eines Patienten aufgebracht. Zwischen jeweils zwei dieser Elektroden werden nacheinander höherfrequente Wechselströme mit niedriger Spannung angelegt, während man mit Hilfe der anderen Elektroden die elektrische Leitfähigkeit des Gewebes zwischen den beiden Elektroden misst, an denen die Spannung anliegt.

Bewegt man sich von der Diagnostik zur Therapie, insbesondere zu den Eingriffen in den Körper durch sogenannte interventionelle Medizintechnologien, wird unter anderem ein Trend zur immer engeren Verbindung von Operationsverfahren und diagnostischen Hilfsmitteln deutlich. Patientenmodelle, die vor der Operation computerbasiert erstellt wurden, Verfahren der bildgebenden und molekularen Diagnostik sowie Assistenzsysteme für hochpräzise Eingriffe sollen ineinandergreifen: Dreidimensionale Computermodelle des Patienten sollen eine exakte Planung des Eingriffs ermöglichen und dienen als Grundlage des chirurgischen Vorgehens. Während des Eingriffs stehen dem Chirurgen dann die Daten von bildgebenden Verfahren zur Verfügung und unterstützen ihn bei der Navigation im Körper, vor allem wenn die anatomischen Verhältnisse im Operationsfeld schwierig sind. Unterstützt wird er dabei zusätzlich von Assistenzsystemen, wie Manipulatoren oder Robotern.

Diese Idee wird unter dem Schlagwort »integrierte Intervention« propagiert. Der Operationssaal soll sich dazu in einen vernetzten und technisierten »Interventionsraum« verwandeln, der auch mit Möglichkeiten der bildgebenden und molekularen Diagnostik ausgestattet ist. Dies ist eine Weiterführung der Idee des bereits bestehenden Hybrid-Operationssaals, in dem auch Geräte zur medizinischen Bildgebung vorhanden sind.

Für die »Ersatzteilmedizin« gelten die Zell- und Gewebetechnik, Neuroengineering und neuartige Implantate als Wege der Zukunft. Bei der Zell- und Gewebetechnik stellt die Verbesserung der Bioverträglichkeit von Implantaten, etwa durch biologische und teilbiologische Implantate, ein Ziel dar. Darüber hinaus ist auch der regenerative Ersatz von Organen und Gewebe im Sinne des Tissue Engineering im Fokus der Forschung. Ein Beispiel sind mitwachsende Herzklappen, die von Spendern stammen, aber zuvor komplett dezellularisiert werden.

Mit der regenerativen Medizin verbindet sich also letztlich die Hoffnung, dass sie technische Lösungen der Medizintechnik in einigen Bereichen ersetzen kann. Das Neuroengineering hingegen entwickelt technische Lösungen für verlorene sensorische und motorische Fähigkeiten des Nervensystems sowie die Steuerung von Prothesen durch ihre Ankopplung an die Nerven. Dazu zählen etwa Implantate mit sensorischen Aufgaben wie Cochlea- oder Retina-Implantate, die gezielte Stimulation der Muskulatur bei Lähmungen, intelligente Prothesen oder auch die Neurostimulation bei Parkinson, Epilepsie oder Depression. Von Experten wird die Bedeutung vielfältiger Implantate, wie auch von Medikamentenpumpen, nicht zuletzt aufgrund des stetig steigenden Durchschnittsalters der Bevölkerung und der damit einhergehenden Zunahme chronischer und degenerativer Erkrankungen als hoch eingeschätzt.

Im systematischen Überblick lassen sich drei wichtige technologische Trends erkennen: Es handelt sich dabei um die Computerisierung, also den verstärkten Einsatz von IT-Technologien, die Biologisierung, etwa durch die Integration biotechnologischer Verfahren oder die Entwicklung neuer Biomaterialien mit verbesserter Verträglichkeit, sowie die immer weiter fortschreitende Miniaturisierung medizintechnischer Instrumente, Sensoren, Geräte oder Implantate. Computerwissenschaften und Informatik, die Zell- und Biotechnologien sowie die Informations- und Kommunikationstechnologie wurden dementsprechend von Experten in dieser Reihung als die entscheidenden Schlüsseltechnologien für die zukünftige Entwicklung der Medizintechnik genannt.

Der Einzug der Computertechnik in die Medizin stellt wohl den grundlegenden Trend der letzten Jahrzehnte dar. Dieser wird nach Ansicht der befragten Fachleute weiter anhalten. Er spiegelt letztlich die überragende Bedeutung der Informationstechnologie für die Entwicklung der Technik seit der zweiten Hälfte des 20. Jahrhunderts insgesamt wider. Diese Computerisierung der Medizintechnik betrifft die einzelnen Instrumente und Geräte ebenso wie die zunehmende Vernetzung von

Menschen, etwa von Arzt und Patient oder von einem Facharzt mit dem anderen, aber auch die Verbindung verschiedener Geräte miteinander. Computertechnik spielt eine entscheidende Rolle bei der Auswertung von Messwerten, die mit labor- und elektrodiagnostischen, aber vor allem mit bildgebenden Verfahren erfasst worden sind. Sie kommt dabei vor allem bei der Bildverarbeitung, Modellierung und Simulation und nicht zuletzt auch für die Planung von Therapien zum Einsatz. Ein Sonderfall sind medizinische Simulatoren zu Trainingszwecken, die unter anderem auch Virtual Reality oder Augmented Reality-Umgebungen nutzen. Dazu zählen beispielsweise Simulatoren für Operationen des Grauen Stars, für Untersuchungen mit dem Augenspiegel oder für Herzkatheter-Eingriffe. Software ermöglicht überdies – teils auf Grundlage dieser Planungs- und Simulationsprozesse – die Steuerung von medizinischen Geräten für Diagnose und Therapie, etwa aus dem Bereich der Robotik und Automatisierungstechnik. Auch Implantate werden von Mikroprozessoren gesteuert, die immer leistungsfähiger werden.

Daneben tritt die informations- und kommunikationstechnische Vernetzung von Patientendaten. Damit verbindet sich die Hoffnung, bei der Planung von Behandlungen vergleichbare Fälle aus der Vergangenheit zu ermitteln und analysieren zu können und daraus Vorschläge für die Diagnose und die Therapie zu gewinnen. Die Medizin soll dadurch präzisier und individualisierter werden. Aus der Verbindung verfügbarer Gesundheitsdaten sollen Medikamente und Therapien auf das persönliche Gewebe- und Stoffwechselprofil abgestimmt werden. Eine Voraussetzung dafür ist es, eine riesige Masse von Daten (Big Data) auszuwerten. Diese Analyse stellt eine doppelte Herausforderung dar. Dies betrifft einerseits aus technischem Blickwinkel die Form, in der sie aufbereitet und ausgewertet werden, etwa als Register oder umfassende computergestützte Patientenmodelle zu Diagnostik und Therapie. Andererseits werden von diesen Entwicklungen auch entscheidende Fragen der Datensicherheit und der informationellen Selbstbestimmung der Patienten berührt. Welche Daten will der Patient überhaupt preisgeben und wem will er sie anvertrauen? Wie kann die Sicherheit der digitalen Daten gewährleistet werden? Droht der Mensch zum »Gläsernen Patienten« zu werden, dessen Gesundheitsdaten seinen Lebensweg und seine gesellschaftlichen Chancen bestimmen?

Zur Analyse von Befunden, Krankheitsverläufen und Patientendaten hinzu kommt im Rahmen von eHealth, Telemedizin und Telemonitoring auch die Vernetzung von miniaturisierten Messgeräten insbesondere für chronisch erkrankte, alte oder pflegebedürftige Menschen. Diese Geräte sollen EKG, Blutdruck, Gewicht, Blutzuckerspiegel oder Blutgerinnung erheben und unmittelbar in eine elektronische Gesundheitsakte des betreffenden Patienten übermitteln. Kritiker sehen dabei unter anderem Gefahren des Missbrauchs sensibler Gesundheitsdaten. Befürworter argumentieren mit einer verbesserten Versorgung von Patienten in ihrem vertrauten häuslichen Umfeld, aber auch mit Kosteneinsparungen und wirtschaftlichen Vorteilen.

Unter dem Schlagwort der »Integrierten Information« sollen nicht nur Patientendaten zusammengeführt und ausgewertet werden, sondern auch medizintechnische Geräte sowie Prozess- oder Betriebsabläufe der medizinischen Versorgung. Diese Entwicklungen überschneiden sich im technischen Patienten-Monitoring in Form der engmaschigen Überwachung von Vitaldaten im Krankenhaus oder des die Therapie begleitendes Tele-Monitorings in den eigenen vier Wänden. Dabei soll es möglich sein, sowohl vom Krankenhaus aus als auch von der Praxis des Hausarztes oder des Facharztes auf diese Daten zuzugreifen. Dadurch würden sich klinische und ambulante Versorgungsabläufe entscheidend wandeln.

Technische Voraussetzungen einer immer umfangreicheren medizintechnischen Überwachung des Patienten sind Verbesserungen bei der Erfassung und Verarbeitung von Biosignalen mit entsprechenden Sensoren, der Software sowie der Computer-Hardware. Das Monitoring wird so nicht nur immer leistungsfähiger, es werden auch immer mehr Daten überwacht und aufgenommen. Darunter fallen etwa biochemische Daten, die über sogenanntes »Point-of-Care-Testing« erfasst werden. Gemeint sind labormedizinische Untersuchungen, die direkt am Krankenbett stattfinden und deren Ergebnisse nicht erst im Labor ermittelt werden müssen.

Eine weitere Entwicklung, die von Experten als sehr wichtig eingeschätzt wird, ist die Biologisierung der Medizintechnik, also die Nutzung von Biotechnologie sowie von Zell- und Gewebetechnik. An erster Stelle ist dabei der Durchbruch der regenerativen Medizin gemeint, die sich nach Ansicht vieler Experten in den kommenden Jahren von der Grundlagenforschung zur Anwendung entwickeln wird. Unter dem Begriff der regenerativen Medizin versteht man einerseits den Ersatz von Gewebe oder Organen durch das Nachzüchten des fehlenden Gewebes sowie die gezielte Anregung von körpereigenen Wachstums- und Reparaturprozessen. Ausgangspunkt ist die seit Anfang der 1980er Jahre angewandte Stammzelltransplantation, also die Übertragung von Blutstammzellen von einem Spender zu einem Empfänger. Sie ebnete den Weg für die regenerative Medizin, die neben der Gewebezüchtung auch die Gentherapie umfasst. Diese hat zum Ziel, schadhafte Erbinformationen durch intakte zu ersetzen, indem diese in den Zellkern eingeschleust werden.

Im Zusammenhang der Biologisierung wird auch die Forschung an neuen funktionellen Biomaterialien, etwa für Implantate, gesehen. Sie sollen die Eigenschaften von körpereigenem Gewebe besser nachahmen (Biomimesis) und auf diese Weise einfacher durch Zellen besiedelt und in der Folge leichter und besser vom Körper angenommen werden. Außerdem ist es das Ziel, dass Implantate zusätzlich die »Regeneration der biologischen Funktion« ermöglichen, also zeitweise die Aufgabe des ersetzten Gewebes übernehmen und diese dann auch wiederherstellen.

Eine letzte entscheidende, technikgetriebene Entwicklung ist die Miniaturisierung von Medizintechnik durch Mikrosystemtechnik, Nanotechnologie und optische Technologien, die zum zunehmenden Einsatz von elektromechanischen, elektronischen und optischen Mikrosystemen in der Medizintechnik führt. Beispiele hierfür sind unter anderem Forschungen und Entwicklungen zu miniaturisierten Implantaten, die aktiv oder passiv, sensorisch, telemetrisch oder mit Nervenankopplung arbeiten. Ein weiteres Feld, auf dem die Miniaturisierung wirksam ist, ist die biochemische oder genetische Untersuchung von Körperflüssigkeiten. Hier erhofft man durch die immer weitere Verkleinerung der Untersuchungstechnik bis in den mikroskopischen Bereich einen geringeren Bedarf an Probenmaterial und Reagenzien

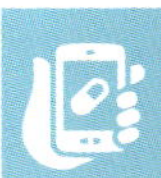

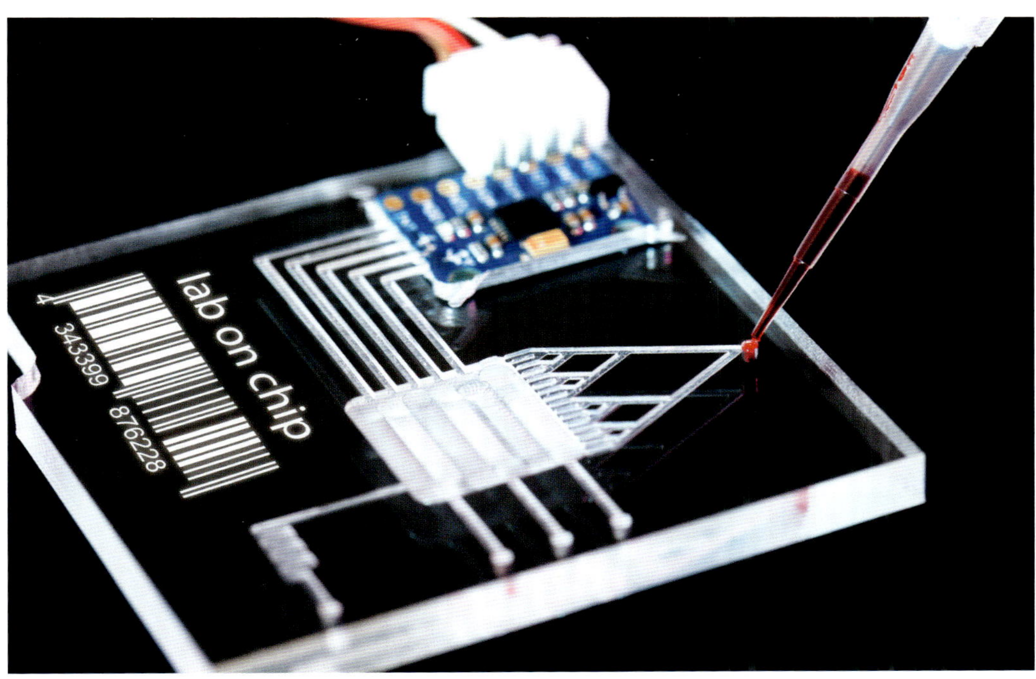

Lab-on-a-chip-Systeme integrieren verschiedene labordiagnostische Verfahren auf einem Chip

sowie einen Nachweis immer geringerer Stoffmengen zu erreichen. Beispiele sind der Einsatz von DNA- oder Proteinchips sowie der Versuch, Lab-on-a-chip-Systeme zu entwickeln. Bei der Untersuchung von DNA oder Proteinen kommen seit den 1990er Jahren sogenannte Microarrays zum Einsatz, die auf kleinstem Raum auf einem Trägermaterial eine große Zahl an Testfeldern tragen, an welche sich die gesuchten Stoffe binden. Diese ermöglichen die zeitgleiche Untersuchung von mehreren tausend Einzelnachweisen in einer geringen Probenmenge. Weil sie wie Computerchips auf kleinstem Raum eine Vielzahl an Informationen tragen, werden sie auch »Biochips« genannt. Beim »Lab-on-a-Chip« soll ein gesamtes Labor zur Analyse bestimmter Substanzen mit Reaktions- und Analysekammern so miniaturisiert werden, dass es auf einem »Chip« Platz findet, unter anderem mit dem Ziel, die »Point-of-Care-Diagnostik«, also aufwendige Laboruntersuchungen, direkt am Krankenbett oder beim Arzt möglich zu machen. Verbunden wäre damit eine Zeitersparnis. Die Entwicklung folgt aber auch ökonomischen Motiven, da man hofft, Kosten einzusparen.

Gesellschaftliche und ethische Fragen der Medizintechnik

Die in geschichtlicher Sicht »einmalig leistungsfähige naturwissenschaftliche Medizin« – so der Medizinhistoriker Karl-Heinz Leven – hat in vielen Bereichen das im späten

19. Jahrhundert erhoffte Fortschrittsszenario umsetzen können. Ein »ungebrochener Optimismus« in Hinblick auf die Medizin lässt sich bis in die 1970er Jahre beobachten, nicht zuletzt getragen durch die großen Erfolge durch die Antibiotika und in der Chirurgie seit der Mitte des 20. Jahrhunderts. Seit den 1980er Jahren werden hingegen zunehmend auch Medizin und Medizintechnik, zumindest in Teilbereichen, kritisch hinterfragt. Denn trotz – oder teilweise auch wegen – ihrer großen Möglichkeiten steht die Medizintechnik auch Herausforderungen gegenüber, die sich durch gesellschaftliche oder technische Entwicklungen ergeben, zumal seit der »medizinischen Revolution« um 1800 auch der gesellschaftliche Stellenwert der Medizin erheblich gewachsen ist.

Immer mehr Lebensbereiche fielen seitdem unter medizinische Beobachtung und Verantwortung. Dieser Prozess der »Medikalisierung« führte dazu, dass die Medizin von einer persönlichen Beziehung zwischen Patienten und Heilkundigen zu einer gesellschaftlichen Angelegenheit wurde, die sowohl der Staat als auch der Markt steuern. Medizin wird heute als öffentliche Angelegenheit gesehen, die eine bedeutende Rolle für das Wohlergehen der Bürger und der Gesellschaft als Ganzes einnimmt und die für das Funktionieren komplexer Industriegesellschaften unerlässlich ist. Neben die staatliche Gesundheitspolitik tritt in marktwirtschaftlichen Gesellschaften zudem Medizin als ein Konsumgut, das sich lukrativ vermarkten lässt. Der gesellschaftliche Einfluss der Medizin ist unübersehbar. Er reicht von der Verbesserung der Lebensqualität bis hin zu unseren Vorstellungen von Körper, Gesundheit und Krankheit, die maßgeblich durch die Medizin geprägt werden.

Eine der Herausforderungen, vor denen die moderne Medizin steht, ist der demographische Wandel. Unsere Gesellschaft wird immer älter, doch ist die medizinische Versorgung kostenintensiv. Wie kann der Zugang zur Medizin auch in Zukunft gerecht gestaltet werden? Die Kluft zwischen der Erwartung der Patientinnen und Patienten und den Möglichkeiten der modernen Medizin auf der einen Seite und den finanziellen Mitteln, die im Gesundheitswesen zur Verfügung stehen, auf der anderen, wird wohl wachsen. Bedingt wird dies durch die Fortschritte der Medizintechnik selbst, die auch die Kosten in die Höhe treibt, da Angebot und Nachfrage von medizinischen Leistungen stetig wachsen. Die Ausgaben im Gesundheitswesen sind dadurch in der zweiten Hälfte des 20. Jahrhunderts erheblich gestiegen. Allerdings werden in den meisten Ländern inzwischen das öffentliche Gesundheitswesen und die Kostenübernahme für Krankenbehandlungen durch Krankenversicherungen auf eine für ein Wirtschaftsjahr zur Verfügung stehende, festgesetzte Summe begrenzt. Zugleich wird eine Ökonomisierung des Gesundheitswesens, in dem Patienten zunehmend als Kunden oder Konsumenten erscheinen, kontrovers diskutiert. Zudem wird die Frage aufgeworfen, ob die Technik immer erforderlich ist für die Diagnose, oder ob das bloße Vorhandensein der Technik zu einem Mehr an Untersuchungen führt.

Noch drängender stellt sich die Frage des Zugangs zur technisierten und teuren Medizin im globalen Maßstab. Die naturwissenschaftlich begründete Medizin hat sich in Europa und Nordamerika – mithin im globalen »Westen« – entwickelt und hat sich von dort aus in den Industriestaaten der Welt verbreitet. In Entwicklungs- und Schwellenländern hingegen ist sie nur für die Oberschicht oder

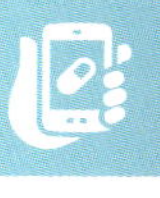

allenfalls die Mittelschicht zugänglich, nicht jedoch für die breite Bevölkerung.

Nicht nur unter Aspekten der Kosten und des Zugangs stellt sich die Frage, welche Folgen der demographische Wandel für die Medizintechnik hat. Eine der Herausforderungen für die moderne Medizin ergibt sich nicht zuletzt aus ihren Erfolgen: Die Menschen werden immer älter und chronische Erkrankungen haben die akuten Infektionskrankheiten als Haupttodesursache abgelöst. Es gibt immer mehr alte und chronisch kranke Menschen. Zugleich wurde das ideale Bild eines jungen, fitten Körpers prägend.

Ein Faktor, der die »Lebensverlängerung zu den markantesten demographischen Ergebnissen des letzten Jahrhunderts« (Eckart) machte, sind die technischen und pharmazeutischen Fortschritte der inneren Medizin des 20. Jahrhunderts. Die Erhöhung der Lebenserwartung ergibt sich aus drei demographischen Trends: Erstens der erheblichen Verringerung der Säuglingssterblichkeit, die um 1900 noch ca. zwanzig Prozent betragen hatte, zweitens der Reduktion der Kindersterblichkeit und drittens der erheblichen Verlängerung des Erwachsenenlebens. Für im Jahr 1870 Geborene setzte das Kaiserliche Statistische Amt eine durchschnittliche Lebenserwartung von etwa 37 Jahren an. Im Jahr 2016 wurde das erreichbare Durchschnittsalter eines männlichen Neugeborenen in Deutschland vom Statistischen Bundesamt mit durchschnittlich 78 Jahren, das eines Mädchens sogar mit 83 Jahren angegeben. Es muss betont werden, dass bei diesem »Gewinn der Jahre« auch zahlreiche andere Faktoren, etwa eine bessere Ernährungslage oder gesündere Arbeits- und Lebensbedingungen, eine Rolle spielen.

Anfang des 20. Jahrhunderts stellten junge Menschen den größten Bevölkerungsanteil dar, heute dominieren zahlenmäßig die mittleren Altersklassen. In Deutschland steigt die Lebenserwartung der Menschen kontinuierlich. Gleichzeitig sinkt die Geburtenrate. Weniger junge Menschen stehen daher einer steigenden Anzahl älterer und hochaltriger Menschen gegenüber. Diese Entwicklungen bedeuten für das Gesundheitssystem zahlreiche Herausforderungen. Die Anzahl der Erwerbstätigen, die Beiträge in das Gesundheitssystem einzahlen, sinkt. Auch kann der Bedarf an Pflegekräften möglicherweise nicht gedeckt werden.

Neben sozialpolitischen Herausforderungen ist auch die zunehmende Individualisierung der Gesellschaft ein Phänomen, dem Rechnung getragen werden muss. Die Medizintechnik kann den Alterungsprozess nicht aufhalten, aber sie zielt darauf ab, die Unabhängigkeit von alten Menschen zu erhalten. Im Mittelpunkt steht die Verzahnung von Telemedizin, Sensorik und Robotik, die als Ambient Assisted Living (AAL) bezeichnet wird. Ein Ziel ist es, durch die unauffällige Integration von Technik in die Wohnumgebung, wie Sensoren oder Steuerungen, den Alltag zu erleichtern.

Diese Systeme umfassen zum einen Funktionen, die den Alltag erleichtern sollen, wie zum Beispiel die automatische Steuerung von Beleuchtung oder Rollläden. Zum anderen beinhalten sie Überwachungs- und Sicherheitsfunktionen, wie etwa einen Hausnotruf oder die Erstellung von Bewegungsprofilen. Hierzu werden Wohnräume beispielsweise mit Bewegungsmeldern ausgerüstet. Solch ein System erkennt Bewegungsmuster und setzt bei ungewöhnlicher Inaktivität einen Hilferuf an die zuständige Rettungsstelle ab.

Ambient Assisted Living kann auch mit Telemedizin-Systemen verbunden sein. Unter

Telemedizin versteht man Diagnostik und Therapie, bei der eine meist räumliche, aber auch zeitliche Distanz zwischen dem Arzt und seinem Patienten durch eine geeignete digitale Verbindung überbrückt wird. Die Wurzeln reichen bis in die 1920er Jahre zurück, als S. G. Brown mit einem »*electrical stethoscope and telephon relay*« die Herztöne eines Patienten elektrisch verstärkt aufnahm und per Telefon über einhundert Kilometer übermittelte. In größerem Maße werden solche Verfahren allerdings erst seit den 1980er-Jahren entwickelt und erprobt. Ein Aspekt der Telemedizin ist das Telemonitoring, also die Fernuntersuchung und -überwachung eines Patienten durch seinen behandelnden Arzt. Chronisch kranken oder älteren Menschen bleibt dadurch der eine oder andere Gang zum Arzt erspart. An eine Basisstation, die über Internet die Verbindung zwischen Arzt und Patient herstellt, werden Peripheriegeräte, beispielsweise für die Blutdruckmessung, angeschlossen. Sie übermitteln die Patientendaten direkt zum behandelnden Arzt. In der Diskussion dieser technischen Unterstützungs-Systeme werden zu ihren Gunsten ein gesteigertes Sicherheitsgefühl für den Patienten sowie die Entlastung von Pflegenden und Angehörigen angeführt. Neben Argumenten, die die Lebensqualität der Betroffenen in den Blick nehmen, werden auch volkswirtschaftliche Erwägungen herangezogen, da die häusliche Pflege kostengünstiger erscheint als eine stationäre Versorgung. Auf der anderen Seite werden Fragen des Datenschutzes beim Einsatz von Telemonitoring und Überwachungssensoren wie Bewegungsmeldern angeführt. Auch wird nach der Akzeptanz der Technik seitens der Senioren gefragt sowie auf Möglichkeiten der Fehlbedienung hingewiesen, vergleichbar der Diskussion um die richtige Anwendung der Blutdruck-Selbstmessung.

Im Zusammenhang von Ambient Assisted Living wird auch am Einsatz von Serviceroboter geforscht, die sich selbst fortbewegen können. Sie sollen älteren oder pflegebedürftigen Menschen in ihrem häuslichen Umfeld bei Handhabungsaufgaben behilflich sein, indem sie zum Beispiel Getränke bringen. Auch in der Pflege, etwa in Altenheimen, werden Roboter bereits eingesetzt. Vorreiter ist Japan, in dessen überalterter Gesellschaft sich der demographische Wandel besonders deutlich macht. So gibt es beispielsweise Assistenzsysteme, die das Pflegepersonal bei körperlichen Arbeiten unterstützen, indem sie Patienten vom Bett in den Rollstuhl heben. Ebenfalls aus Japan stammt der wohl bekannteste Pflegeroboter »PARO«, der in den 1990er Jahren entwickelt wurde und seit 2004 im Handel ist. Dieser Roboter hat die Form einer Robbe und wird zu therapeutischen Zwecken bei unter Demenz leidenden Personen, aber auch bei autistischen Kindern eingesetzt. Mittels verschiedener Sensoren reagiert der Roboter auf Berührungen, Licht oder Zurufe, indem er mit den Augen blinzelt, Flossen sowie Kopf bewegt und Laute von sich gibt. Er soll Abwechslung in den Alltag bringen, die Kommunikation während der Therapie fördern, die Stimmung der Patienten positiv beeinflussen und letztlich dazu beitragen, dass Patienten, die menschlicher Ansprache nicht mehr zugänglich sind, sich wieder öffnen. Dieses Konzept ist aber nicht unumstritten. Kritiker befürchten, dass emotionale Roboter angesichts des Personalmangels in der Pflege als Ersatz für menschliche Zuwendung genutzt werden könnten. Befürworter sehen hingegen die Nähe zu anderen Therapieformen, wie dem Einsatz von Kuscheltieren oder echten

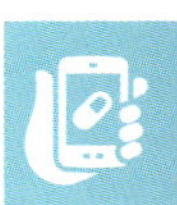

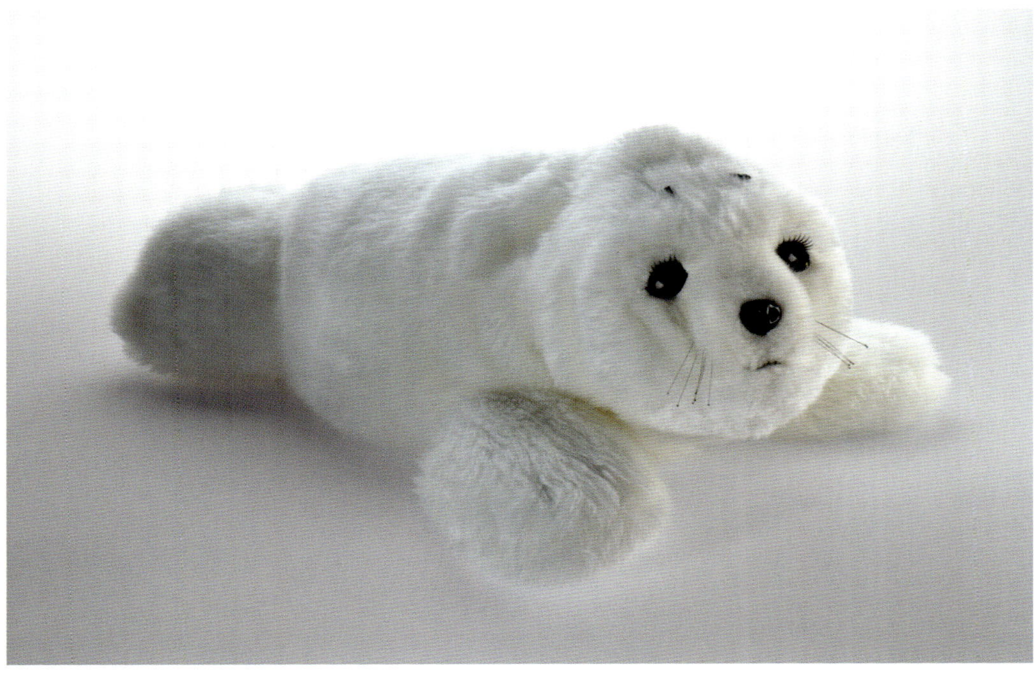

Pflegeroboter »PARO«

Tieren. Auch betonen sie, dass die Robotertherapie wie die Tiertherapie unter Begleitung einer Betreuungsperson erfolgen solle.

Nicht nur für die Gesellschaft als Ganzes, sondern auch für den Einzelnen stellen sich in Bezug auf die erweiterten Möglichkeiten neue Fragen, etwa wenn das Leben oder die Körperfunktionen durch die Medizintechnik aufrecht erhalten werden können. Den Hoffnungen, die tatsächliche und zukünftige Patientinnen und Patienten auf die moderne Medizin richten, steht zugleich ein weit verbreitetes Misstrauen gegenüber einer vermeintlich seelenlosen »Apparatemedizin« entgegen, die Menschen gegen ihren Willen am Leben erhalte. Mit diesem Paradoxon korrespondiert, dass die naturwissenschaftlich begründete Medizin in den letzten Jahrzehnten einerseits ihren hohen Stellenwert bei der Deutung aller Fragen von Gesundheit und Krankheit noch ausbauen konnte, zugleich aber andererseits sich vermeintlich »sanfte« Verfahren der »Alternativmedizin« wachsender Beliebtheit erfreuen.

Vor ethischen Herausforderungen steht daher die technisierte Intensivmedizin, wie sie sich seit den 1960er Jahren entwickelte. In Reaktion auf die Möglichkeiten dieser »Apparatemedizin« warf der aus den Niederlanden stammende katholische Moraltheologe Paul Sporken (1927–1992) im Jahr 1971 die Frage auf »Darf die Medizin, was sie kann?« Seitdem wird die Gefahr diskutiert, dass Ärzte angesichts der großen Möglichkeiten der lebensrettenden Medizin zu einer »Lebenserhaltung um jeden Preis« verleitet werden und sich damit der »Gefahr einer technischen Reduktion des Lebens« aussetzen, so fasst der Medizinhistoriker Wolfgang U. Eckart die Standpunkte zusammen. Die Intensivmedizin, etwa bei der künstlichen Beatmung oder der Kreislaufunterstützung, führe – so meinen kritische Stimmen – immer mehr zum bloßen »Vollzug des Vollziehbaren« in der Medizin. Maßnahmen würden um ihrer selbst Willen, also weil sie möglich seien, ergriffen und stellten ärztliches Handeln unter das »Diktat des technisch Machbaren«.

Das ethische Problem verringert sich, wenn der Patient bei klarem Bewusstsein ist und seinen Willen äußern kann. Dadurch bewilligt oder begrenzt er das ärztliche Handeln. Schwieriger stellt sich die Lage dar, wenn der Patient nicht mehr bei Bewusstsein ist und von ihm keine oder nur eine Verfügung vorliegt, bei der fraglich ist, ob sie so gültig ist. Hier steht der Arzt vor der Abwägung zwischen »Effektivität und Humanität« bei der Behandlung mit den Mitteln der Intensivmedizin, so dass sichergestellt wird, dass die gewonnenen Jahre auch lebenswerte Jahre und nicht nur Jahre des Überlebens sind. So ist es kein Zufall, dass in den letzten Jahrzehnten neben der Intensivmedizin auch die Palliativmedizin, bei der die Lebensqualität schwerkranker Patienten im Vordergrund steht, sich etablierte. 1994 wurde eine entsprechende Fachgesellschaft gegründet und 1999 der erste Lehrstuhl für Palliativmedizin eingerichtet.

Der Medizinethiker Giovanni Maio führt diesen Gedanken noch weiter über die Intensivmedizin hinaus. Er reflektiert grundsätzlich das Verhältnis von Medizin und Technik aus ethischer Sicht. Obwohl die technischen Entwicklungen in der Medizin zu Behandlungen geführt hätten, die »ein Segen für die Menschen« sind, würde eine sich rein technisch und naturwissenschaftlich verstehende Medizin ein bestimmtes »Welt- und Menschenbild« wählen. Dies führe zu dem Glauben, dass »die Probleme der Medizin grundsätzlich technisch lösbar sind«. Es bestehe die Gefahr, dass der Mensch »innerhalb dieses Denkens vornehmlich als Körpermaschine« erscheine und die Medizin als »Reparaturbetrieb«. Er plädiert nicht für eine Medizin ohne Technik, die scheitern müsse, weil sie »das Potential des Helfenkönnens« nicht ausschöpfe. Er spricht sich aber dafür aus, die Technik in der Medizin in eine zwischenmenschliche Beziehung zwischen Arzt und Patient einzubetten und »Tröstung und Sinnfindung« so wichtig zu nehmen wie die »technische Entwicklung«.

Vom Heilen zum Körperdesign?

Jenseits des ethischen Umgangs mit den technischen Möglichkeiten der heutigen Medizin stellt sich die Frage, wie man damit umgehen soll, wenn Medizin möglicherweise in Zukunft nicht nur zum Heilen des Körpers, sondern auch zur »Verbesserung« des Menschen eingesetzt werden kann. Auf der einen Seite stehen die Hinfälligkeit, die Gebrechlichkeit und die zunehmende Pflegebedürftigkeit der immer älter werdenden Gesellschaft, auf der anderen der Wunsch nach Jugend, Schönheit, Kraft, mithin der Optimierung des gesunden Körpers durch technische Möglichkeiten. Für letzteres wurde der Begriff »Human Enhancement« geprägt. Er steht für die wachsenden technischen und pharmazeutischen Möglichkeiten des Menschen, seinen Körper zumindest ein Stück weit nach eigenen Vorstellungen zu gestalten oder dessen Leistungen zu steigern. Eine Debatte über diese noch spekulativen Möglichkeiten zur umfassenden »technischen Verbesserung des Menschen« wurde in den Vereinigten Staaten im Jahr 2002 durch die National Science Foundation in Gang gesetzt. In einem Positionspapier mit dem Titel »Converging Technologies for Improving Human Performance« erklärte sie die gentechnische und technologische Verbesserung der menschlichen Leistungsfähigkeit als Ziel von Wissenschaft und Technik. Mit der Verwirklichung dieser Visionen würde sich die Medizintechnik entscheidend wandeln, von einem Instrument zum Heilen von Krankheit und der Wiederherstellung der Gesundheit zu einem Mittel zur Verbesserung des Menschen, wie der Technikphilosoph Armin Grunwald darlegt. Die Medizin stünde damit vor ganz neuen ethischen Fragen – mit entscheidenden Auswirkungen auf das Selbstverständnis des Arztes, der vom Heiler zum »Körperdesigner« werden würde.

Bereiche, in denen solche Techniken heute schon eingesetzt werden, sind das pharmakologische Doping im Sport sowie die rein ästhetischen Chirurgie, die Schönheitschirurgie. Hier findet sich heute schon einiges umgesetzt, was hinsichtlich anderer Bereiche der Medizintechnik noch Science Fiction ist. Chirurgische Eingriffe zur Verbesserung des Aussehens werden schon seit hunderten von Jahren durchgeführt. Zahllose Kriegsversehrte aus beiden Weltkriegen stellten die plastisch-rekonstruktive Chirurgie vor große Herausforderungen. Die dabei gemachten Erfahrungen und angewandten Techniken bildeten, vergleichbar der Entwicklungen in der Prothetik, schließlich die Grundlage der modernen ästhetischen Chirurgie. Ihren Ausgang nahm diese also mit dem Ziel, körperliche Entstellungen zu heilen – sie stand dabei unter dem klassischen medizinischen Ethos. Dieses wird heute noch in der rekonstruktiven Chirurgie gepflegt, wie sie etwa nach Unfällen oder Erkrankungen zum Einsatz kommt, um das Aussehen wiederherzustellen.

Die ästhetische Chirurgie hingegen nimmt in der Medizin einen besonderen Stellenwert ein, da für die jeweiligen Eingriffe meist keine medizinische Notwendigkeit besteht. Sie bedient eine gesellschaftliche Nachfrage, die im Wunsch nach Selbstoptimierung bestimmter Körperpartien wurzelt, der durch Wettbewerbsdenken beeinflusst ist. Die Gestalt des eigenen Körpers ist nicht mehr durch die Gene vorgegeben, sondern lässt sich medizintechnisch mit Hilfe chirurgischer Verfahren und von Implantaten zumindest teilweise nach den eigenen Vorstellungen formen. Es kann daher fast schon von »Körperdesign durch Medizintechnik« (Grunwald) gesprochen werden.

Die freilich hochgradig spekulative Debatte um die Ausweitung der Medizintechnik vom Heilen zum Verbessern knüpft an die Entwicklungen der Prothetik an, vor allem von Sinnesprothesen und Prothesen für Gliedmaßen, auch wenn diese an ihr natürliches Vorbild noch nicht heranreichen. Ideen, die wie Science Fiction anmuten, richten sich beispielsweise darauf, die menschlichen Sinne technisch auszuweiten. In der Diskussion werden Seh-Implantate genannt, die auch Wellenlängenbereiche jenseits des sichtbaren Spektrums abbilden können und im Dunkeln das Sehen wie mit einem Nachtsichtgerät möglich machen könnten.

Neben der Prothetik werden die »konvergierenden Technologien« als möglicher Ausgangspunkt des »Enhancement« gesehen. Darunter ist die immer weitere Verschmelzung von Nanotechnologie, Bio- und

Gentechnologie, Informations- und Kommunikationstechnologie sowie Hirnforschung und Kognitionswissenschaften zu verstehen, mithin derjenigen Technologien, auf denen die Innovationen der Medizintechnik seit dem Ausgang des 20. Jahrhunderts beruhten. Grundlage könnte dabei die Nanotechnologie sein, die Instrumente zur Betrachtung und Manipulation von Strukturen in der Größe von wenigen Atomen und Molekülen möglich macht. Von ihr könnte eine Verbindung biologischer und informationstechnischer Systeme auf molekularer Ebene ausgehen, so jedenfalls erhoffen es die Vertreter des Gedankens des »Human Enhancement«. Im Kern beruht die Idee auf dem Gedanken, dass es prinzipiell möglich ist, die grundlegenden Strukturen und Vorgänge des Lebendigen technisch nachzubilden. Es stellt sich die Frage, ob dies je möglich sein wird, aber auch, ob und unter welchen Bedingungen eine technische »Verbesserung« des Menschen überhaupt wünschenswert ist oder nicht.

Auch wenn vieles sich möglicherweise nie wird umsetzten lassen, spiegelt sich doch darin die Vorstellung von einer alles möglich machenden Medizin. Diese Erwartungshaltung entspringt den Erfahrungen mit den bahnbrechenden Erfindungen, die die moderne Medizin seit dem »Aufbruch in die Moderne« (Wolfgang U. Eckart) Anfang des 19. Jahrhunderts erschaffen hat und die vor ihrer erfolgreichen Anwendung wie Science Fiction gewirkt haben müssen. Wissenschaftliche Instrumente und technische Geräte ermöglichen es, den Aufbau des Körpers und Vorgänge im Körper zu untersuchen, sie sichtbar und messbar zu machen – und das, ohne den Körper zu öffnen. Die Medizin stieß dabei in Bereiche vor, die entweder so winzig sind, dass sie den menschlichen Sinnen nicht zugänglich sind, oder für die der Mensch gar kein Sensorium hat. Zugleich prägen diese technischen Hilfsmittel in starker Weise das Bild, das wir uns vom Körper machen. Das Körperbild ist durch sie technisch vermittelt und wird technisch sichtbar gemacht.

Auch die immer weitreichenderen technischen Möglichkeiten des Eingriffes in den Körper sowie des Ersatzes von Körperfunktionen machten viele Krankheiten heilbar und deren Folgen erträglicher. Dies birgt schon heute die Gefahr, den Körper als »Maschine« zu betrachten, bei der man wie in einer Reparaturwerkstatt defekte Pumpen und Filter austauschen kann. Schon daran wird ersichtlich, dass die gewachsenen und wachsenden Möglichkeiten die Medizin auch vor Herausforderungen stellen. Diese werden vermutlich durch die erwartete Entwicklung der Informations- und Kommunikationstechnologie, der Biotechnologie und deren Miniaturisierung durch Mikrosystemtechnik und Nanotechnologie weiter wachsen. Neben den Fragen des gerechten Zugangs zu diesen teuren Technologien sowie des Datenschutzes stellen sich vor allem grundlegende ethische Fragen, die mit dem Beginn des Lebens, seinem Ende sowie der Diskussion um die »Verbesserung« des menschlichen Körpers zusammenhängen. Mit den Möglichkeiten der Medizin wuchs und wächst auch ihre Verantwortung.

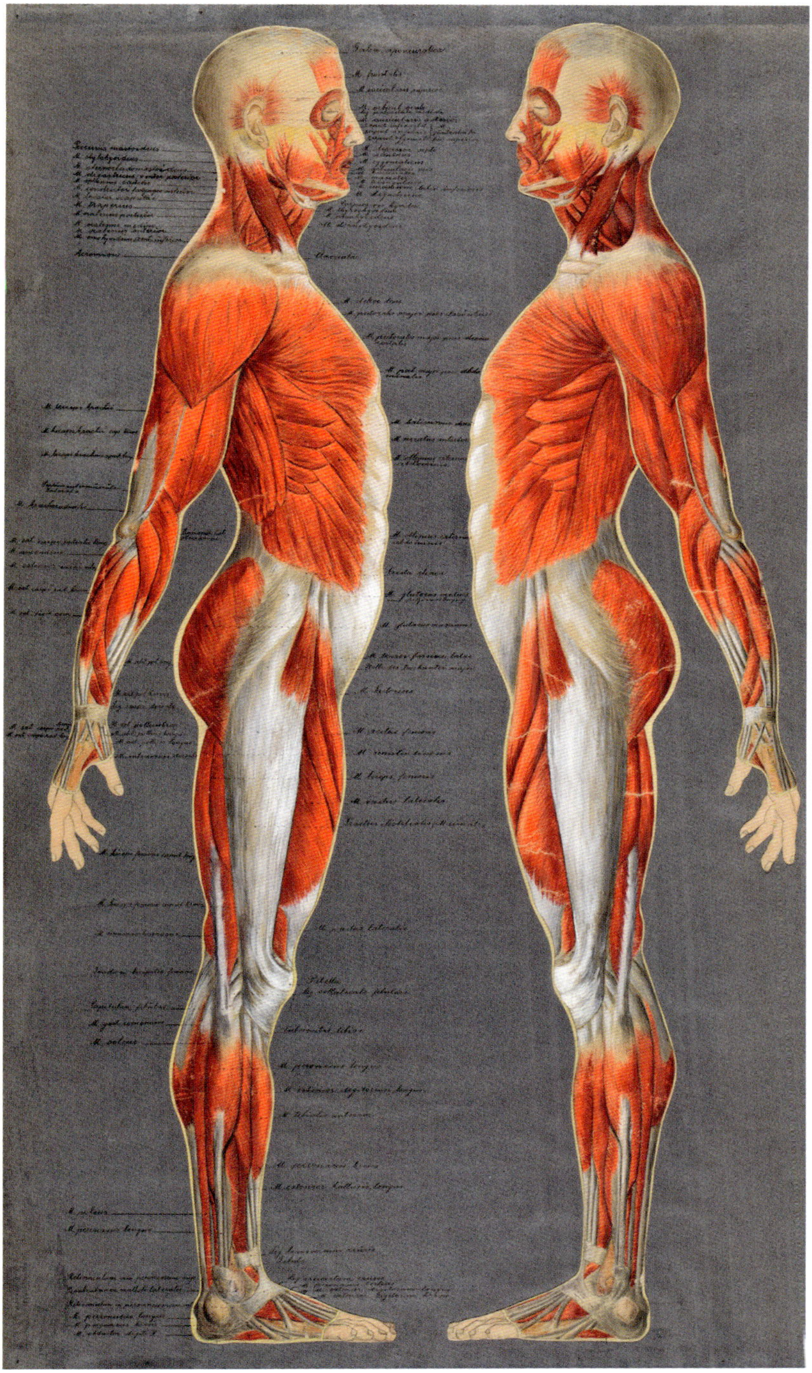

Anatomische Tafel
(um 1870)

NACHWORT

Jedes Buch hat seine eigene Geschichte. Diese Überblicksdarstellung geht zurück auf eine Große Landesausstellung Baden-Württemberg zur »Geschichte und Zukunft der Medizintechnik«. In der Vorbereitung dieser Ausstellung habe ich zahlreiche Expertinnen und Experten aus unterschiedlichen Bereichen der Medizin, der Medizintechnik und der Medizingeschichte kennengelernt und sehr viel von ihnen darüber erfahren. Ihnen sei an erster Stelle herzlich gedankt. Viele ihrer Anregungen sind in die Ausstellung eingeflossen. Einiges fand jedoch buchstäblich keinen Raum. Umso mehr hat es mich gefreut, dass der L&H Verlag mir die Möglichkeit gegeben hat, dieses Buch zu veröffentlichen und das Thema zu vertiefen. Umsichtig betreut wurde das Manuskript von Mareike Hutsky, Thies Schröder und Ralf Petermann. Prof. Dr. Hartwig Lüdtke möchte ich herzlich danken, dass das TECHNOSEUM die Herausgeberschaft übernommen hat und es mir so ermöglicht hat, dieses Buch zu schreiben. Die im Buch abgebildeten historischen Instrumente und Geräte stammen sämtlich aus den Sammlungsbeständen des TECHNOSEUM, sofern dies im Bildnachweis nicht anders angegeben ist. Der essayhaften Form des Buchs, das sich vor allem an ein breites interessiertes Publikum wendet, ist es geschuldet, dass es über keinen wissenschaftlichen Apparat verfügt. Ich habe dennoch versucht, im Text oder Literaturverzeichnis kenntlich zu machen, welche Passagen den Erkenntnissen welcher Autorinnen und Autoren, nicht zuletzt der Beiträgerinnen und Beiträger unseres Ausstellungskatalogs, zu verdanken sind. Last, but not least möchte ich meinen Kolleginnen Birte Launert, Anne Mahn und Marit Teerling herzlich danken, die das Manuskript kritisch gelesen und mit Anmerkungen und Vorschlägen versehen haben, die seine Leserfreundlichkeit und Verständlichkeit wesentlich erhöht haben.

Alexander Sigelen

LITERATURVERZEICHNIS

Apfaltrer, Paul; Schönberg, Stefan O.: Moderne Multimodale Bildgebung der koronaren Herzkrankheit, in: TECHNOSEUM Landesmuseum für Technik und Arbeit (Hg.): Herzblut – Geschichte und Zukunft der Medizintechnik. Katalog zur Großen Landesausstellung 2014 Baden-Württemberg, Darmstadt 2014, S. 136–149.

Atzl, Isabel: Das materiale Erbe der Pflege. Historische Pflegedinge in Sammlungen und Museen und ihr Potential für die (pflege-)historische Forschung, in: Artner, Lucia; Atzl, Isabel; Depner, Anamaria; Heitmann-Möller, André; Kollewe, Carolin (Hg.): Pflegedinge. Materialitäten in Pflege und Care, Bielefeld 2017, S. 51–86.

Atzl, Isabel u. a. (Hg.): Praxiswelten. Zur Geschichte der Begegnung von Arzt und Patienten (=Kataloge des Medizinhistorischen Museum Ingolstadt, Bd. 39), Ingolstadt 2013.

Blaufox, M. Donald: An Illustrated History of the Evolution of the Stethoscope, London 2002.

Borck, Cornelius: Das künstliche Auge. Zur Geburt des Cyborgs in der Sinnesprothesenforschung, in: Orland, Barbara (Hg.): Artifizielle Körper – Lebendige Technik. Technische Modellierungen des Körpers in historischer Perspektive, Zürich 2005, S. 159–176.

Borck, Cornelius: Die Unhintergehbarkeit des Bildschirms. Beobachtungen zur Rolle von Bildtechniken in den präsentierten Wissenschaften, in: B. Heintz; J. Huber (Hg.): Mit dem Auge denken: Strategien der Sichtbarmachung in wissenschaftlichen und virtuellen Welten, Zürich 2001, S. 383–394.

Borck, Cornelius: Hirnströme. Eine Kulturgeschichte der Elektroenzephalogrpahie, Göttingen 2015.

Borck, Cornelius: Vermessene Ströme. Zur Geschichte elektrophysiologischer Aufschreibesysteme am Beispiel von Elektrokardiographie (EKG) und Elektroenzephalographie (EEG), in: Konecny, Ewald; Roelcke, Volker; Weiss, Burghard (Hg.): Medizintechnik im 20. Jahrhundert. Mechanik, Elektrotechnik, Informationssysteme (=Geschichte der Elektrotechnik Bd. 18), Berlin, Offenbach 2003, S. 29–58.

Braun, Hans-Joachim: Gesundheit durch Technik? Technik und Medizin seit dem Ende des 19. Jahrhunderts. Vorträge der Jahrestagung der Georg-Agricola-Gesellschaft 2006 in Melsungen, Freiberg 2007.

Breitsameter, Florian: Operationsmethoden, in: Gerber-Hirt, Sabine u. a. (Hg.): Leben mit Ersatzteilen. Sonderausstellung des Deutschen Museums, Zentrum für neue Technologien vom 9. Mai 2004 bis 30. Juni 2005, München 2004, S. 122–129.

Brock, Alexander; Rauschmann, Michael: Der Weg der Endoprothetik. Geschichtlicher Rückblick und derzeitiger Stand, in: Braun, Hans-Joachim: Gesundheit durch Technik? Technik und Medizin seit dem Ende des 19. Jahrhunderts. Vorträge der Jahrestagung der Georg-Agricola-Gesellschaft 2006 in Melsungen, Freiberg 2007, S. 93–116.

Budde, Marion: Auge, in: Gerber-Hirt, Sabine u. a. (Hg.): Leben mit Ersatzteilen. Sonderausstellung des Deutschen Museums, Zentrum für neue Technologien vom 9. Mai 2004 bis 30. Juni 2005, München 2004, S. 16–29.

Budde, Marion: Ohr, in: Gerber-Hirt, Sabine u. a. (Hg.): Leben mit Ersatzteilen. Sonderausstellung des Deutschen Museums, Zentrum für neue

Technologien vom 9. Mai 2004 bis 30. Juni 2005, München 2004, S. 30–43.

Büttner, Johann; Habrich, Christa; Kowalski, Michael: An das Licht gebracht. Diagnostik durch Farben (Kataloge des Deutschen Medizinhistorischen Museums Ingolstadt, Bd. 16), Ingolstadt 1999.

BVMed – Bundesverband Medizintechnologie e. V. (Hg.): Medizintechnologien der Zukunft, o. O. [Berlin] 2012. [URL: https://www.bvmed.de/download/2012-massstab-mensch-medizintechnologien-der-zukunft.pdf, Letzter Zugriff: 18.09.2017]

Bynum, Helen; Bynum, William (Hg.): Die großen Entdeckungen in der Medizin, Köln 2012.

Bynum, William: Geschichte der Medizin. Aus dem Englischen übersetzt von Christian Rochow, Stuttgart 2010.

Caetano da Rosa, Catarina: Operationsroboter in Aktion. Kontroverse Innovationen in der Medizintechnik, Bielefeld 2013.

Christen, Markus: Der Einbau von Technik in das Gehirn. Das Wechselspiel von Informationsbegriffen und Technologieentwicklung am Beispiel des Hörens, in: Orland, Barbara (Hg.): Artifizielle Körper – Lebendige Technik. Technische Modellierungen des Körpers in historischer Perspektive, Zürich 2005, S. 197–218.

Dommann, Monika: Durchsicht, Einsicht, Vorsicht. Eine Geschichte der Röntgenstrahlen, 1896 – 1963, Zürich 2003.

Dommann, Monika: Innenaufnahme: Die wechselvollen Karrieren des Röntgenapparates (1895–1945), in: Braun, Hans-Joachim: Gesundheit durch Technik? Technik und Medizin seit dem Ende des 19. Jahrhunderts. Vorträge der Jahrestagung der Georg-Agricola-Gesellschaft 2006 in Melsungen, Freiberg 2007, S. 45–62.

Dössel, Olaf: Geschichte der bildgebenden Verfahren in der Medizin, in: Konecny, Ewald; Roelcke, Volker; Weiss, Burghard (Hg.): Medizintechnik im 20. Jahrhundert. Mechanik, Elektrotechnik, Informationssysteme (= Geschichte der Elektrotechnik Bd. 18), Berlin, Offenbach 2003, S. 59–92.

Duden, Barbara: Der vermessene Fötus. Mit Ultraschall in den Frauenleib, in: NZZ Folio 03/1998.

Eckart, Wolfgang U.: Geschichte der Medizin. Fakten, Konzepte, Haltungen. 6., völlig neu bearbeitete Auflage, Heidelberg 2009.

Eckart, Wolfgang U.: Illustrierte Geschichte der Medizin. Von der französischen Revolution bis zur Gegenwart, 2. Auflage, Berlin; Heidelberg; New York 2011.

Eckart, Wolfgang U.: Vom kuriosen Experiment zur Elektrotherapie und Elektrodiagnostik im 19. und frühen 20. Jahrhundert, in: TECHNOSEUM Landesmuseum für Technik und Arbeit (Hg.): Herzblut – Geschichte und Zukunft der Medizintechnik. Katalog zur Großen Landesausstellung 2014 Baden-Württemberg, Darmstadt 2014, S. 56–73.

Eckart, Wolfgang U.; Jütte, Robert: Medizingeschichte. Eine Einführung, Köln; Weimar; Wien 2007.

Enzyklopädie Medizingeschichte, 3 Bände, hg. von Werner E. Gerabek u. a., Berlin, New York 2007.

Falkner, Ina: Temperiergeräte, in: Kramme, Rüdiger (Hg.): Medizintechnik. Verfahren – Systeme – Informationsverarbeitung. 5., vollständig überarbeitete und erweiterte Auflage, Berlin 2017, S. 725–737.

Fangerau, Heiner; Martin Michael: Blutdruck messen: Die ›Technikalisierung‹ der Kreislaufdiagnostik, in: TECHNOSEUM Landesmuseum für Technik und Arbeit (Hg.): Herzblut – Geschichte und Zukunft der Medizintechnik. Katalog zur Großen Landesausstellung 2014 Baden-Württemberg, Darmstadt 2014, S. 74–93.

Feneberg, Barbara; Rathjen, Walter: Innere Organe, in: Gerber-Hirt, Sabine u. a. (Hg.): Leben mit Ersatzteilen. Sonderausstellung des Deutschen Museums, Zentrum für neue Technologien vom 9. Mai 2004 bis 30. Juni 2005, München 2004, S. 60–83.

Fischer-Homberger, Esther: Geschichte der Medizin, 2., überarbeitete Auflage, Berlin, Heidelberg, New York 1977.

Frentzel-Beyme, Bernd: Die Geschichte der Ultraschalldiagnostik, in: Der Radiologe 53/2013.

Gerabek, Werner E.: Zahnheilkunde, in: Enzyklopädie Medizingeschichte, Bd. 3, hg. von Werner E. Gerabek u. a., Berlin, New York 2007; S. 1518–1523.

Gerber-Hirt, Sabine u. a. (Hg.): Leben mit Ersatzteilen. Sonderausstellung des Deutschen Museums, Zentrum für neue Technologien vom 9. Mai 2004 bis 30. Juni 2005, München 2004.

Gerber-Hirt, Sabine: Gliedmaßen und Gelenke, in: Dies. u. a. (Hg.): Leben mit Ersatzteilen. Sonderausstellung des Deutschen Museums, Zentrum für neue Technologien vom 9. Mai 2004 bis 30. Juni 2005, München 2004, S. 84–107.

Gerlach, Dieter: Geschichte der Mikroskopie, Frankfurt a. M. 2009.

Goerke, Heinz: Medizin und Technik. 3000 Jahre ärztliche Hilfsmittel für Diagnostik und Therapie, München 1988.

Gradmann, Christoph: Krankheit im Labor. Robert Koch und die medizinische Bakteriologie, Göttingen 2005.

Gradmann, Christoph: Alles eine Frage der Methode. Zur Historizität der Kochschen Postulate 1840–2000, in: Medizinhistorisches Journal 43 (2008), S. 121–148.

Gretz, Norbert: Zukünftige Entwicklungen in der Medizintechnik: Es werde Licht, in: TECHNOSEUM Landesmuseum für Technik und Arbeit (Hg.): Herzblut – Geschichte und Zukunft der Medizintechnik. Katalog zur Großen Landesausstellung 2014 Baden-Württemberg, Darmstadt 2014, S. 176–185.

Grunwald, Armin: Die Zukunft der Medizintechnik – technische Verbesserung des Menschen, in: TECHNOSEUM Landesmuseum für Technik und Arbeit (Hg.): Herzblut – Geschichte und Zukunft der Medizintechnik. Katalog zur Großen Landesausstellung 2014 Baden-Württemberg, Darmstadt 2014, S. 186–197.

Habrich, Christa: Deutsches Medizinhistorisches Museum Ingolstadt, München 1986.

Hauser, Birte: Gewebezüchtung, in: Gerber-Hirt, Sabine u. a. (Hg.): Leben mit Ersatzteilen. Sonderausstellung des Deutschen Museums, Zentrum für neue Technologien vom 9. Mai 2004 bis 30. Juni 2005, München 2004, S. 108–121.

Helmstädter, Axel: Injektionsspritzen. Kurze Geschichte langer Nadeln, in: Pharmazeutische Zeitung 50/2007.

Hess, Volker: Der wohltemperierte Mensch. Fiebermessen in Wissenschaft und Alltag 1850–1900, Frankfurt, New York 2000.

Hug, Bernhard; Haag, Reiner: Hochfrequenzchirurgie, in: Kramme, Rüdiger (Hg.): Medizintechnik. Verfahren – Systeme – Informationsverarbeitung. 5., vollständig überarbeitete und erweiterte Auflage, Berlin 2017, S. 617–641.

Ingold, Niklaus: Lichtduschen. Geschichte einer Gesundheitstechnik 1890–1975 (= Interferenzen Bd. 22), Zürich 2015.

Irion, Klaus-Martin; Leonhard, Martin: Endoskopie, in: Kramme, Rüdiger (Hg.): Medizintechnik. Verfahren – Systeme – Informationsverarbeitung. 5., vollständig überarbeitete und erweiterte Auflage, Berlin 2017, S. 387–410.

Kiessling, Arndt-H.: Die Entwicklung der modernen Medizintechnik in der Herzchirurgie, in: TECHNOSEUM Landesmuseum für Technik und Arbeit (Hg.): Herzblut – Geschichte und Zukunft der Medizintechnik. Katalog zur Großen Landesausstellung 2014 Baden-Württemberg, Darmstadt 2014, S. 112–123.

Konecny, Ewald: Die Elektrizität in der Medizin, in: Ders., Roelcke, Volker; Weiss, Burghard (Hg.): Medizintechnik im 20. Jahrhundert. Mechanik, Elektrotechnik, Informationssysteme (=Geschichte der Elektrotechnik Bd. 18), Berlin, Offenbach 2003, S. 93–104.

Konecny, Ewald; Roelcke, Volker; Weiss, Burghard (Hg.): Medizintechnik im 20. Jahrhundert. Mechanik, Elektrotechnik, Informationssysteme (=Geschichte der Elektrotechnik Bd. 18), Berlin, Offenbach 2003.

Kramme, Rüdiger (Hg.): Medizintechnik. Verfahren – Systeme – Informationsverarbeitung. 5., vollständig überarbeitete und erweiterte Auflage, Berlin 2017.

Lachmund, Jens: Der abgehorchte Körper: Zur historischen Soziologie der medizinischen Untersuchung, Opladen 1997.

Leven, Karl-Heinz: Geschichte der Medizin. Von der Antike bis zur Gegenwart, München 2008.

Lohse, Ulrich: Instrumente, zahnärztliche, in: Enzyklopädie Medizingeschichte, Bd. 2, hg. von Werner E. Gerabek u. a., Berlin, New York 2007, S. 675–680.

Lübbers, Wolf; Lübbers, Christian W.: Adieu Stirnreflektor, in: HNO-Nachrichten 45/2015, S. 60–61.

Lübbers, Wolf; Lübbers, Christian W.: Das erste Kompaktotoskop von 1865. Das »Spekulum Auris« des Herrn Dr. Brunton, in: HNO-Nachrichten 42/2012, S. 56–57.

Lübbers, Wolf; Lübbers, Christian W.: Ohrenspiegel und Augenspiegel, in: HNO-Nachrichten 37/2007, S. 68–71.

Lübbers, Wolf; Lübbers, Christian W.: Operieren wie im Rausch, in: HNO-Nachrichten 38/2008, S. 1–4.

Maio, Giovanni: Ethik und apparative Medizin. Ethische Reflexionen zum Verhältnis von Medizin und Technik, in: Kramme, Rüdiger (Hg.): Medizintechnik. Verfahren – Systeme – Informationsverarbeitung. 5., vollständig überarbeitete und erweiterte Auflage, Berlin 2017, S. 7–10.

Nationaler Ethikrat (Hg.): Die Zukunft der genetischen Diagnostik – von der Forschung in die klinische Anwendung. Stellungnahme, Berlin 2013.

Neumaier, Michael: Entwicklung der labormedizinischen Diagnostik, in: TECHNOSEUM Landesmuseum für Technik und Arbeit (Hg.): Herzblut – Geschichte und Zukunft der Medizintechnik. Katalog zur Großen Landesausstellung 2014 Baden-Württemberg, Darmstadt 2014, S. 124–135.

Orland, Barbara (Hg.): Artifizielle Körper – Lebendige Technik. Technische Modellierungen des Körpers in historischer Perspektive, Zürich 2005.

Orland, Barbara: Wo hören Körper auf und fängt Technik an? Historische Anmerkungen zu posthumanistischen Problemen, in: Dies. (Hg.): Artifizielle Körper – Lebendige Technik. Technische Modellierungen des Körpers in historischer Perspektive, Zürich 2005, S. 9–42.

Osten, Philipp: »Die photographische Platte ist die Retina der Wissenschaft«. Die technische Entwicklung von Patientenbild, Bakterienfotografie und Röntgenaufnahmen, in: TECHNOSEUM Landesmuseum für Technik und Arbeit (Hg.): Herzblut – Geschichte und Zukunft der Medizintechnik. Katalog zur Großen Landesausstellung 2014 Baden-Württemberg, Darmstadt 2014, S. 94–111.

Perry, Heather P.: Brave Old World. Recycling der Kriegskrüppel während des Ersten Weltkrieges, in: Orland, Barbara (Hg.): Artifizielle Körper – Lebendige Technik. Technische Modellierungen des Körpers in historischer Perspektive, Zürich 2005, S. 147–158.

Porter, Roy: Die Kunst des Heilens. Eine medizinische Geschichte der Menschheit von der Antike bis heute, Heidelberg 2000.

Porter, Roy: Geschröpft und zur Ader gelassen. Eine kleine Kulturgeschichte der Medizin. Aus dem Englischen von Christian Detoux, Zürich 2004.

Rathjen, Walter: Herzschrittmacher, Herzklappen, Stents und künstliche Herzen: 50 Jahre Medizintechnik in der Herzunterstützung, in: Braun, Hans-Joachim: Gesundheit durch Technik? Technik und Medizin seit dem Ende des 19. Jahrhunderts. Vorträge der Jahrestagung der Georg-Agricola-Gesellschaft 2006 in Melsungen, Freiberg 2007, S. 117–149.

Rathjen, Walter: Zahn und Kiefer, in: Gerber-Hirt, Sabine u. a. (Hg.): Leben mit Ersatzteilen. Sonderausstellung des Deutschen Museums, Zentrum für neue Technologien vom 9. Mai 2004 bis 30. Juni 2005, München 2004, S. 44–59.

Rebentrost, Inken K.: Das Labor in der Box. Deskilling und down-scaling als Strategien der Technikentwicklung, in: Braun, Hans-Joachim (Hg.): Gesundheit durch Technik? Technik und Medizin seit dem Ende des 19. Jahrhunderts. Vorträge der Jahrestagung der Georg-Agricola-Gesellschaft 2006 in Melsungen, Freiberg 2007, S. 31–43.

Regal, Wolfgang; Nanut, Michael: Der »feine und warme Hauch der Seele«. Die Entwicklung der Hörhilfe: Von der Hand hinterm Ohr bis zum miniaturisierten Hörgerät, in: ÄrzteWoche 44/2014.

Regal, Wolfgang; Nanut, Michael: Innenansichten als Jahrmarktsensation, in: ÄrzteWoche 44/2005.

Regal, Wolfgang; Nanut, Michael: Von der Freude, eine Netzhaut zu sehen, in: in: ÄrzteWoche 27/2007.

Reuter, Matthias A.: Geschichte der Endoskopie, 7 Bde., Stuttgart; Zürich 1998.

Richter, Claudia: Schlafmachende Schwämme, in: Pharmazeutische Zeitung 31/1999.

Richter, Eckart u. a.: Die Entwicklung der Strahlentherapie, in: Konecny, Ewald; Roelcke, Volker; Weiss, Burghard (Hg.): Medizintechnik im 20. Jahrhundert. Mechanik, Elektrotechnik, Informationssysteme (= Geschichte der Elektrotechnik Bd. 18), Berlin, Offenbach 2003, S. 141–166.

Ruisinger, Marion Maria: Aderlass-Schnäpper, in: Bayerisches Ärzteblatt 2013, Heft 11, S. 597.

Ruisinger, Marion Maria: Amputationssäge, in: Bayerisches Ärzteblatt 2012, Heft 10, S. 561.

Ruisinger, Marion Maria: Dampfsterilisator, in: Bayerisches Ärzteblatt 2015, Heft 1/2, S. 447.

Ruisinger, Marion Maria: Herz-Lungen-Maschine, in: Bayerisches Ärzteblatt 2012, Heft 5, S. 253.

Ruisinger, Marion Maria: Injektionsspritze und Narkoseapparat. Zum Zusammenhang von Theorie und Praxis in der Medizin, in: TECHNOSEUM Landesmuseum für Technik und Arbeit (Hg.): Herzblut – Geschichte und Zukunft der Medizintechnik. Katalog zur Großen Landesausstellung 2014 Baden-Württemberg, Darmstadt 2014,, S. 24–39.

Schmitt, Joachim M.; Beeres, Manfred: Geschichte und Trends der Medizintechnologie. Hg. vom BVMed Bundesverband Medizintechnologie e. V., Berlin 2004.

Schmucker, Peter: Die Entwicklung der Anästhesietechnik, in: Konecny, Ewald; Roelcke, Volker; Weiss, Burghard (Hg.): Medizintechnik im 20. Jahrhundert. Mechanik, Elektrotechnik, Informationssysteme (=Geschichte der Elektrotechnik Bd. 18), Berlin, Offenbach 2003, S. 167–180.

Schnalke, Thomas: Der ersetzbare Mensch, in: Gerber-Hirt, Sabine u. a. (Hg.): Leben mit Ersatzteilen. Sonderausstellung des Deutschen Museums, Zentrum für neue Technologien vom 9. Mai 2004 bis 30. Juni 2005, München 2004, S. 12–15.

Schulz, Stefan: Die neuen Hände. Biomechanik und Gefühl revolutionieren die Prothetik, in: TECHNOSEUM Landesmuseum für Technik und Arbeit (Hg.): Herzblut – Geschichte und Zukunft der Medizintechnik. Katalog zur Großen Landesausstellung 2014 Baden-Württemberg, Darmstadt 2014, S. 150–159.

Spreen, Dierk: Weltraum, Körper und Moderne. Eine soziologische Annährung an den astronautischen Menschen und die Cyborggesellschaft, in: Fischer, Joachim; ders. (Hg.): Soziologie der Weltraumfahrt, Bielefeld 2014, S. 41 ff.

Stallkamp, Jan: Ingenieure, Ärzte und Visionen, in: TECHNOSEUM Landesmuseum für Technik und Arbeit (Hg.): Herzblut – Geschichte und Zukunft der Medizintechnik. Katalog zur Großen Landesausstellung 2014 Baden-Württemberg, Darmstadt 2014, S. 160–175.

VDE Verband der Elektrotechnik Elektronik und Informationstechnik (Hg.): MedTech 2020, Frankfurt a. M. 2009.

Vienken, Jörg: Blutreinigungssysteme, in: Kramme, Rüdiger (Hg.): Medizintechnik. Verfahren – Systeme – Informationsverarbeitung. 5., vollständig überarbeitete und erweiterte Auflage, Berlin 2017, S. 505–530.

Weinig, Kirsten; Berliner Medizinhistorisches Museum der Charité; Historisches Museum Frankfurt (Hg.): Arsen und Spitzenforschung. Paul Ehrlich und die Anfänge einer neuen Medizin, Berlin 2015.

Winau, Rolf (Hg.): Technik und Medizin (=Technik und Kultur Bd. IV), Düsseldorf 1993.

REGISTER

N

O

P

Q

R

S

T

U

V

W

Z

BILDNACHWEIS

Der Verlag bedankt sich für die freundliche Genehmigung zur Reproduktion ihrer Abbildungen bei:

Cover vorn: *oben links:* Sebastian Kaulitzki/Fotolia.com; *oben mittig:* TECHNOSEUM/Klaus Luginsland; *oben rechts:* Stefan Jakobs/Max-Planck-Institut für biophysikalische Chemie; *unten:* TECHNOSEUM/Klaus Luginsland;
Cover hinten: *oben links+mittig:* TECHNOSEUM/Klaus Luginsland; *oben rechts:* Intuitive Surgical, Inc.
Berlin Heart GmbH: S. 253;
Cochlear Deutschland GmbH & Co. KG: S. 261;
Deutsches Herzzentrum, München: S. 67;
Fotolia: S. 75 © jovannig, S. 76 © thebigland45, S. 164 © Monkey Business, S. 202 © flywish, S. 244 © familie-eselsohr.de, S. 249 © zlikovec, S. 275 © science photo;
Intuitive Surgical, Inc.: S. 206;
Max-Planck-Institut für biophysikalische Chemie: S. 134 © Stefan Jakobs;
Ottobock: S. 239;
Siemens AG, München/Berlin: S. 67, 68, 70;
TECHNOSEUM, Klaus Luginsland: S. 16, 17, 23, 38, 39 o+m+u, 40 l+r, 44, 45, 46 l+r, 47 o+u, 49 o+u, 50, 51, 52, 55, 57, 58, 59, 60, 61, 62, 63 o+u, 65, 73, 86, 88, 89, 91, 93, 95, 103, 105, 106, 107 o+u, 109, 110, 113, 117 l+r, 118, 126, 129, 130, 131, 138, 139, 141, 142, 143, 144, 147, 153 l, 169 l+r, 170, 173, 178, 179 l+r, 180, 181 l, 182, 183, 185, 186, 189, 191, 192, 194, 196, 197 o+u, 199, 212 o+u, 213 l+r, 214, 215, 217, 218 l+r, 219 l+r, 220, 226 o+ul+ur, 227 o+u, 230, 231, 233, 234, 237, 241 r, 242, 246, 255, 257, 258, 279, 283;
VINCENTevolution2, Vincent Systems GmbH: S. 243;
Wellcome Library, London/licensed under https://creativecommons.org/licenses/by/4.0/: S. 13, 14, 15, 18, 19, 20 l+r, 21, 22 l+r, 24, 26, 28, 29, 30, 37, 42, 48, 54 l+r, 56, 82, 85, 87, 92 l+r, 97, 98, 99, 125, 136, 137, 140, 146 l+r, 148, 153 r, 154, 156, 157, 158, 159, 176, 181 r, 187, 193, 195, 198, 211, 224, 225, 236, 241 l;
Wikimedia Commons/licensed under https://creativecommons.org/publicdomain/zero/1.0/deed.de: S. 133;
Zeiss: S. 201;
Symbole: © Nikiteev_Konstantin/iStock und © appleuzr/iStock

Der Verlag hat sich bemüht, alle Rechteinhaber ausfindig zu machen. Eventuelle Auslassungen wird der Verlag bei entsprechendem Hinweis gern in einer folgenden Auflage korrigieren.